Springer

胎儿颅脑与脊柱影像图解

Imaging of Fetal Brain and Spine

An Atlas and Guide

〔印〕拉马·穆尔蒂（B. S. Rama Murthy）/ 编　著

李胜利 / 主　校

袁　鹰　陈亚岩　钟晓红　何冠南　李喜红 / 主　译

秦　越　廖伊梅　罗丹丹　曾　晴 / 副主译

北京科学技术出版社

著作权合同登记号　图字：01-2025-1838

图书在版编目（CIP）数据

胎儿颅脑与脊柱影像图解 / (印) 拉马·穆尔蒂
(B. S. Rama Murthy) 编著；袁鹰等主译. -- 北京：
北京科学技术出版社, 2025. -- ISBN 978-7-5714-4612
-3

Ⅰ. R726.511.04-64；R726.815.04-64

中国国家版本馆CIP数据核字第2025PH8109号

责任编辑：尤玉琢
文字编辑：严晓杰
责任校对：贾　荣
图文制作：申　彪
责任印制：吕　越
出　版　人：曾庆宇
出版发行：北京科学技术出版社
社　　　址：北京西直门南大街16号
邮政编码：100035
电　　　话：0086-10-66135495（总编室）
　　　　　　0086-10-66113227（发行部）
网　　　址：www.bkydw.cn
印　　　刷：北京顶佳世纪印刷有限公司
开　　　本：787 mm×1092 mm　1/16
字　　　数：300千字
印　　　张：18
版　　　次：2025年6月第1版
印　　　次：2025年6月第1次印刷
ISBN 978-7-5714-4612-3

定　　价：240.00元

谨以此书献给：

无所不知的文卡泰斯瓦拉神，
慈悲为怀的圣者赛巴巴。
你们是经典的源头，
你们是故事的作者，
你们是执笔记录真理的神明。

我的母亲宋达雅瓦丽女士：
您用一生辛劳塑造了我的品格，
教会我如何正直做人，
点亮我心中永不熄灭的智慧明灯。

我的父亲，荣获莲花士勋章的 BLS 穆尔蒂先生：
您诠释了"工作即修行"的真谛，
您教导我们善待生命中遇到的每一个人，
您的典范人生，是我们的榜样与力量。

译者名单

主　校　李胜利　南方医科大学深圳妇幼保健院

主　译　袁　鹰　陈亚岩　钟晓红　何冠南　李喜红

副主译　秦　越　廖伊梅　罗丹丹　曾　晴

译　者　（按姓氏汉语拼音排序）

陈亚岩　深圳市龙华区妇幼保健院

郭洪波　南方医科大学深圳妇幼保健院

何冠南　四川省妇幼保健院

姜　伟　华中科技大学协和深圳医院

李喜红　中信湘雅生殖与遗传专科医院

梁博诚　南方医科大学深圳妇幼保健院

梁美玲　南方医科大学深圳妇幼保健院

廖伊梅　南方医科大学深圳妇幼保健院

罗丹丹　南方医科大学深圳妇幼保健院

欧阳妍　中信湘雅生殖与遗传专科医院

秦　越　南方医科大学深圳妇幼保健院

覃桂灿　广西壮族自治区妇幼保健院

石智红　济南市妇幼保健院

谭　莹　南方医科大学深圳妇幼保健院

王　琳　深圳市福田区妇幼保健院

温　昕　南方医科大学深圳妇幼保健院

文华轩　南方医科大学深圳妇幼保健院

杨水华　广西壮族自治区妇幼保健院

袁　鹰　南方医科大学深圳妇幼保健院

曾　晴　南方医科大学深圳妇幼保健院

钟晓红　厦门市妇幼保健院

朱巧珍　河源市妇幼保健院

译者前言

评估胎儿神经系统畸形是产前超声诊断的重点和难点。随着超声仪器的发展、超声医师对中枢神经系统疾病认知水平的提高，以及神经系统超声方法学的进步，产前超声从最初仅能评估双顶径、头围和脑室宽度，逐渐发展到可对皮质、白质和小脑蚓部等结构进行详细评估。目前，胎儿颅脑超声评估已从结构评估向功能评价方向转型，开启了胎儿颅脑筛查的新纪元。

Imaging of Fetal Brain and Spine 是 Rama Murthy 教授及其团队多年来在胎儿颅脑和脊柱畸形超声诊断领域进行深入研究与探索的成果。原版书全面阐述了正常和异常胎儿颅脑与脊柱全面检查的方法与要点，针对每种异常，以结构化的方式呈现疾病的定义、胚胎学、发病机制、疾病范围和遗传学背景、超声表现和鉴别诊断，便于读者快速获取关键信息。该书中的图片详细记录了图像获取方式与所使用的技术，并提供了相关的 MRI 图像或产后病理，相关病例内容收集全面，还包含了很多珍贵的病例供大家学习与参考。

为了让大家更轻松地阅读此书，译者团队在充分尊重原著的基础上将此书翻译成了中文版《胎儿颅脑与脊柱影像图解》。每一章都经过反复推敲和精心校对，力求向广大读者传达最精确的原著信息。希望本译著能成为超声医师及胎儿医学相关医师精进胎儿诊断技术的实用手册，成为产科医师做出影像－临床决策的实用工具，从而进一步推动高质量、规范化胎儿神经系统超声检查的应用，提高神经系统畸形的产前诊断水平，促使我国胎儿医学向更高水平迈进。

本书的出版得益于多方协作：感谢原著作者 Rama Murthy 教授团队的学术支持，他们开放的学术胸襟促成了知识的交流与传递；感谢北京科学技术出版社编辑团队的专业把关，他们的严谨态度确保了医学译著的出版质量；尤其要感谢所有参与翻译和校审的专家及工作人员，他们的辛勤努力与付出让本书顺利付梓。

我们虽竭力保持原著的学术严谨性，但难免存在疏漏，恳请读者批评指正。

李胜利

2025 年 4 月

序

《胎儿颅脑与脊柱影像图解》对于从事胎儿超声诊断工作的人来说是一本必不可少的书，从初学者到专家都适用。本书描述清晰易懂，体现了 Rama Murthy 博士的个性和与生俱来的沟通能力。

几年前，我在 Rama Murthy 博士的家乡班加罗尔与他见面，仅仅几秒钟，我就意识到他不仅是一位有天赋的演讲者，还是一位出色的沟通者。在他演讲的过程中，有超过 500 名与会者积极参与并回答了他提出的问题。这是在宗教集会中常见的场面，但在科学会议上却很少见。

在这本书中，Rama Murthy 博士将他多年来在胎儿超声领域中作为教育领导者所做的事情记录了下来，我真诚地希望并相信这本书能够在全球范围内继续发挥教育作用。

胎儿颅脑成像技术在相对短的时间内取得了进展，这得益于高分辨率阴道超声探头和磁共振成像的引入。胎儿颅脑超声检查已在对胎儿的双顶径、头围和脑室宽度等的简单评估的基础上，增加了对胎儿大脑的皮质、白质和小脑蚓部等结构的详细评估。

本书的章节从独到的教学视角精心编排，充分体现了 Rama Murthy 博士经过深思熟虑的知识布局。本书为临床实践中可能遇到的几乎所有诊断问题提供了清晰的答案。同样令人印象深刻的是，本书收集了大量的病例，其中许多是极为罕见的病例。本书中图像的质量非常高，这非常有助于读者理解本书内容。

从本书图像的构成来看，Rama Murthy 博士在进行检查时不仅考虑到了他的患者，也考虑到了他的学生和本书的读者。每张图像都配有详尽的说明，包括患者的孕龄与诊断、切面名称和详细注释。

《胎儿颅脑与脊柱影像图解》以及 Rama Murthy 博士的贡献，生动地展示了知识及其卓越性并不局限于"第一世界"中的少数人。这赋予了本书非凡的意义。

古斯塔沃·马林格教授

LIS 妇产医院 妇产科超声部 主任

特拉维夫苏拉斯基医疗中心

萨克勒医学院

特拉维夫大学

以色列，特拉维夫

前 言

　　胎儿颅脑，由于其结构的复杂性和持续的发展变化，往往被视为医学研究领域中的一项挑战。对胎儿的颅脑在各个胚胎发育阶段的正常和异常超声解剖学的理解至关重要。在所有的先天性畸形中，颅脑畸形的发生率仅次于心脏畸形的发生率。过去十年里，超声技术的持续改进和创新使获得清晰的胎儿颅脑图像成为可能。这个领域的研究进展迅速，对识别和理解大量的胎儿颅脑畸形发挥了关键的推动作用。

　　为了撰写本书，我特地整理了印度班加罗尔的斯里尼瓦萨超声扫查中心的超声病例。本书将重点放在了超声图像及其描述上。几乎每个图像的图注都提供了孕周、超声检查途径（括号内）、诊断、切面和超声结果等相关信息。一些病例中还包括了三维超声和 MRI 的图像。在必要的情况下，一些病例中甚至还添加了实验室报告和临床 / 尸检照片。

　　本书针对每一种异常情况，以段落形式描述了其定义、胚胎学、发病机制、疾病范围和遗传学等相关内容，并以易于阅读的、按点编号的方式介绍了超声发现和鉴别诊断。这样可以避免阅读冗长的文字以获取必要的信息。书中的示意图有助于加强读者理解。本书不涵盖咨询、预后和治疗等内容。

　　本书还讨论了有关的遗传病因，因为未来的产前诊断将非常依赖遗传检测和特定的标志物。

　　本书分为 11 章。第 1 章以颅脑的超声解剖学内容为基础展开。接下来的章节根据胚胎发育异常的部位对颅脑畸形进行了分类讨论，包括妊娠早期诊断、占位性病变和破坏性异常。最后一章专门讨论了眼眶相关疾病。胎儿脊柱相关疾病在第 6 章中进行了讨论。

　　希望本书能够帮助所有从事胎儿超声诊断及胎儿护理的专业人士更好地理解正常和异常的胎儿颅脑结构。

印度班加罗尔

Rama Murthy 博士

致　谢

感谢我亲爱的妻子 Rama 与可爱的孩子 Rachita 和 Roshan：感谢你们无条件和慷慨的爱、支持和鼓励。

感谢斯里尼瓦萨超声扫查中心的所有员工：正是因为有你们，我才能够坚定地执业三十多年。非常感谢你们。

感谢斯里尼瓦萨超声扫查中心的同事 Jayalakshmi Vijayan 医生和 Rachita Rama Murthy 医生：感谢你们两位提供的超凡的专业支持。

感谢准妈妈们和她们未出生的孩子：是你们让我获得了这些宝贵的经验，也是为了你们我才去教学。感谢你们每一个人。

感谢我的产科医生同行们：谢谢你们对我的信任。

感谢 Ganesh Rao 医生：感谢你提供的出色的磁共振技术支持。

感谢 Supriya Sheshadri 医生：你从读者的角度审查了手稿，你的建议极大地提升了本书文稿的质量。感谢你的辛勤付出。

感谢 Rachita Rama Murthy 医生：感谢你仔细阅读了每一行文字，并在字里行间发现了问题。万分感谢。

感谢 Ankita 女士：正是因为你对示意图的深刻理解，才让本书的图像得以迅速地以高质量的方式呈现；我对你的帮助表示深深的感谢。

感谢 Mala Sibal 医生：谢谢你相信我能做到！感谢你。

感谢 Springer Nature 团队：你们真是专业至上。谢谢你们。

目　录

第 6 章 背侧诱导异常：神经管缺陷 ……………………………… 124

第1章
颅脑超声解剖

颅脑是人类最复杂的器官。它由最初的三个简单囊泡，逐渐发展成一个拥有数百万有序神经元和突触连接的器官。超声技术使我们能够在胎儿生长和发育的过程中对颅脑进行成像和研究。

在尝试诊断颅脑异常前，我们必须了解胎儿不同发育阶段的正常颅脑的超声解剖结构。胎儿颅脑超声图像可通过经腹部超声扫查或经阴道超声扫查的方式获取。

经腹部超声扫查常规应用于妊娠早期颈项透明层检查、妊娠中期结构检查和妊娠晚期检查。一般使用低频率（1 MHz ～ 5 MHz）的凸阵探头。若孕妇体形合适，可以使用更高频率（6 MHz ～ 9 MHz）的凸阵或线阵探头获得更高分辨率的图像。

在颈项透明层检查中，经阴道超声扫查可以获得高分辨率的图像。如果胎儿为头先露，经阴道超声也可以在妊娠中期和妊娠晚期使用，从而轻松获取冠状切面和矢状切面图像。

胎儿颅脑的常规检查通常使用横切面。在常规检查时，如果发现异常，必须补充获取矢状切面和冠状切面图像。

使用腹部探头时，有经验的操作者可利用探头轻柔推压胎儿头部来调整其位置，该操作有助于获取所需切面的图像。在进行经阴道超声扫查时，操作者可以将手置于孕妇耻骨上方处并与探头配合，实现经前囟或经颅缝扫查。检查过程中，充分放大图像非常重要。

所有神经系统超声标准切面都可以从三维容积数据中获取，这些数据可以通过经腹部或经阴道超声扫查由任一方向（横切面、冠状切面或矢状切面）获取。三维容积数据还可以实现图像优化和渲染。

1.1　颅内结构的声像特点

（1）在高分辨率（高频超声）图像上，大脑实质呈低回声，有细微斑点。

（2）由于含有液体（如脑脊液），透明隔腔（cavum septum pelllucidum，CSP）以及脑室系统为无回声。

（3）由于软脑膜的反射，基底池呈高回声，但小脑延髓池因足够大而呈无回声。

1.2 基础检查切面

在基本检查中，除了正中矢状切面，其余切面均是横切面（表 1.1）。

表 1.1 基本检查的切面

11 ~ 14 周基本检查的切面	18 ~ 22 周基本检查的切面
经侧脑室横切面	经侧脑室横切面
正中矢状切面	经丘脑横切面
	经小脑横切面

1.2.1 11 ~ 14 周检查切面声像特点

经侧脑室横切面

（1）颅骨环呈椭圆形。

（2）颅骨（额骨、顶骨和枕骨）已骨化，呈现高回声的环状结构。

（3）中间的线状回声为大脑镰，大脑镰将颅脑分为两个对称的半球。

（4）脉络丛呈明显的高回声，在宽径上充满侧脑室。两侧脉络丛在大小和形状上可能不对称。

（5）脉络丛前方的侧脑室前（额）角内可显示脑脊液。

（6）脑中线（大脑镰）和脉络丛共同形成"蝴蝶征"（图 1.1a）。

（7）大脑皮质相对较薄，在进行经腹部超声扫查时，可以通过设置较高的增益或使用高频超声的方法显示。

（8）由于透明隔腔尚未出现，因此无法观察到。

该切面对应妊娠中期检查中的经侧脑室横切面。

正中矢状切面

（1）胎儿处于仰卧位时，放大的正中矢状切面可用于观察颅内解剖结构。

（2）可以观察到颅骨、鼻尖、鼻骨、上颌骨和下颌骨。

（3）在标准的正中矢状切面上，可以在幕上区域看到呈稍高回声的大脑镰。稍偏离中线的切面可以显示一部分侧脑室。间脑（丘脑）为大脑镰下方的低回声圆形结构。

（4）在颅后窝内，可以看到三条低回声带被两条高回声线分隔开（图 1.2a）。前、

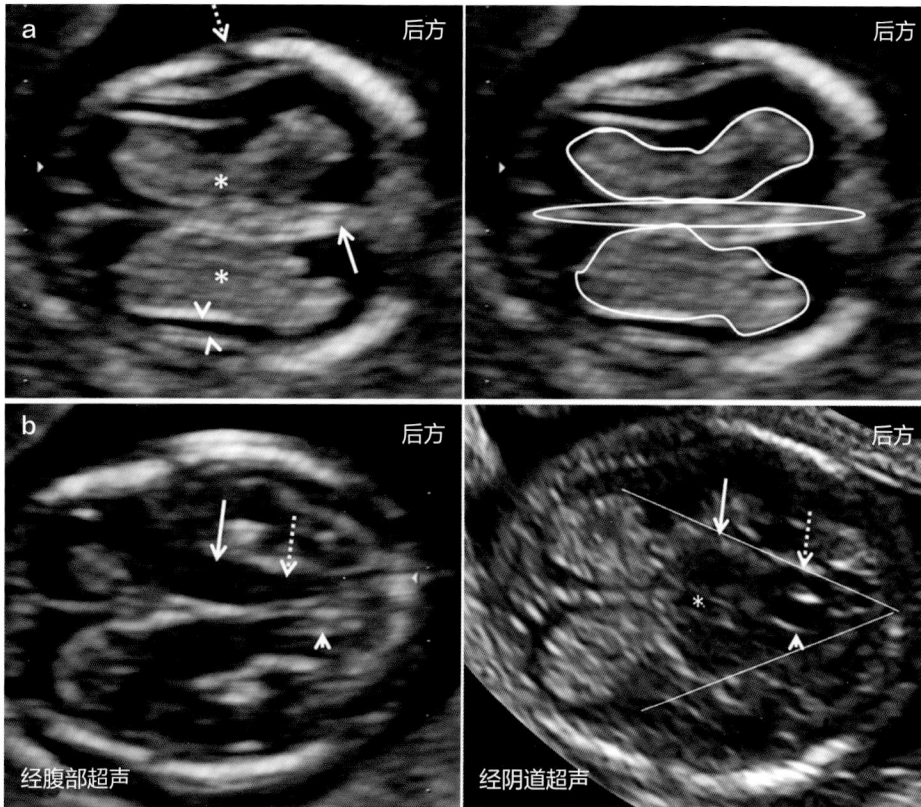

图 1.1 （a）12 周（经腹部超声）经侧脑室横切面。该切面显示了脉络丛（＊）和脑中线（实线箭头）形成的 "蝴蝶征"、大脑实质［两个单箭头尖（∧）之间的部分］、颅缝（虚线箭头）。注意，脉络丛在宽径上充满侧脑室。（b）12 周（经腹部超声和经阴道超声）经丘脑大脑脚横切面。该切面显示了丘脑（实线箭头）、第三脑室（＊）、大脑脚（虚线箭头）和导水管（单箭头尖）。大脑脚和导水管未靠近枕骨。注意，两侧丘脑和大脑脚外侧缘的连线在颅脑后侧相交

后两条高回声线分别是脑干后缘和第四脑室脉络丛。前、中、后三条低回声带分别是脑干、第四脑室（颅内透明层）和小脑延髓池。颅内透明层（intracranial translucency，IT）厚度在其最宽处测量。测量时，在前后两条高回声线的内侧放置 "＋" 游标（图 1.2b）。随着头臀长（crown-rump length，CRL）的增长，IT 的厚度也随之呈线性增长。应用基于 CRL 的 IT 参考值（平均值、第 5 和第 95 百分位数）图表，可以客观评估 IT。

（5）可以测量脑干（brainstem，BS）的前后径以及脑干后缘与枕骨内侧缘之间的距离（brainstem occipital bone，BSOB 距离）（图 1.2c），BS 和 BSOB 距离会随着 CRL 的增长而增加，BS/BSOB 会随着 CRL 的增长而减小。可以根据参考值（第 5 百分数和第 95 百分数）图表进行客观评估。

由于 IT、BS 和 BSOB 距离的测量值在开放性脊柱裂（open spina bifida，OSB）时会出现异常，因此这 3 个指标可作为 OSB 的筛查指标。

在经侧脑室横切面或正中矢状切面中发现异常时，应该补充观察经丘脑大脑脚横切面和经小脑横切面。

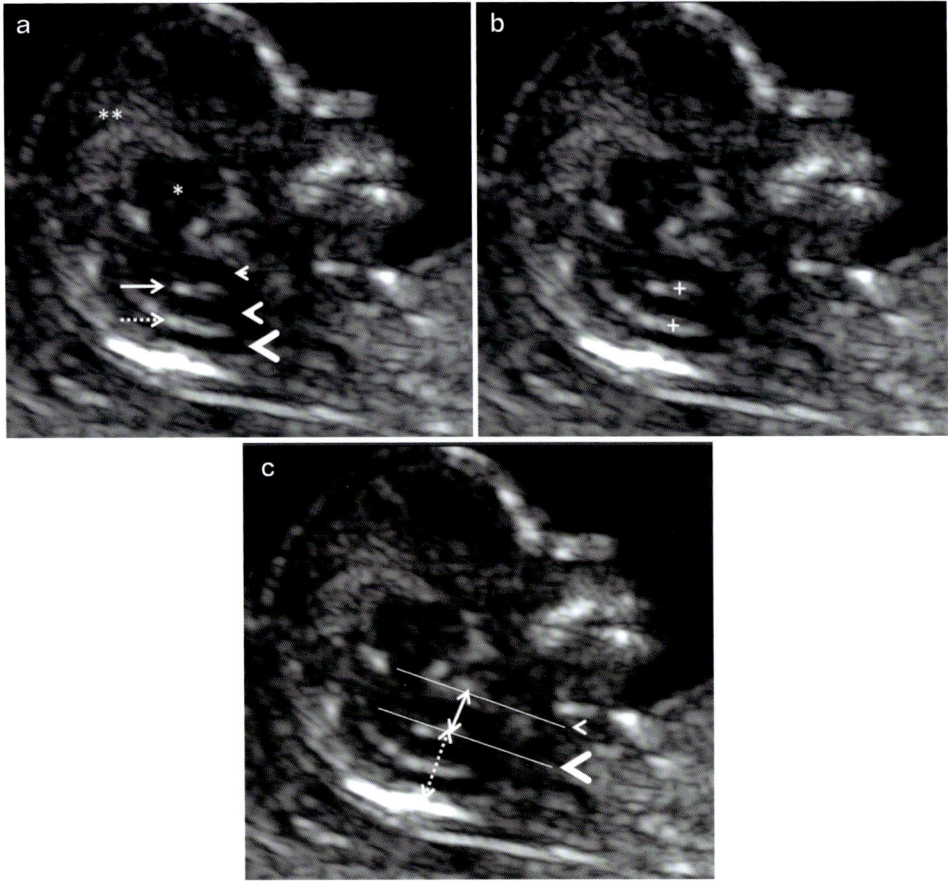

图 1.2　（a）12 周（经腹部超声）正中矢状切面。该切面显示了脑干（小单箭头尖）、脑干后缘（实线箭头）、颅内透明层或第四脑室（中单箭头尖）、脉络丛（虚线箭头）和小脑延髓池（大单箭头尖）、丘脑（＊）和大脑镰（＊＊）。（b）12 周（经腹部超声）正中矢状切面。该切面显示了测量颅内透明层的方法或游标放置的位置（＋）。（c）12 周（经腹部超声）正中矢状切面。该切面显示了经蝶骨后缘的线（小单箭头尖）、经脑干后缘的线（大单箭头尖）；这两条线之间的距离是脑干的直径（实线双头箭头）；脑干后缘与枕骨内侧缘间的距离是脑干枕骨距离（虚线双头箭头）

经丘脑大脑脚横切面

（1）将探头由经侧脑室横切面向胎儿尾侧稍平移，可获得该切面。

（2）丘脑（间脑）和大脑脚（中脑）呈对称的低回声结构。丘脑位于大脑脚的前方，较宽大。因此，丘脑与大脑脚左右两侧的切线向后汇聚至枕骨处。该切面还可观察到间脑和中脑之间的腔隙，即第三脑室和导水管（图 1.1b）。

（3）中脑（大脑脚）不延伸至枕骨，导水管距离枕骨有一段距离。

经小脑横切面

（1）这个偏斜的横切面可显示颅后窝，最好经胎儿前额获取。

（2）在该切面上，脑干、第四脑室和小脑延髓池为三条低回声带，被两条高回声线分隔，这和正中矢状切面的表现类似（图 1.3）。

（3）若切面向头侧轻微偏斜，可以观察到两侧小脑半球，但由于小脑蚓部尚未发育完成，该切面第四脑室和颅后窝池在中线处相通（第四脑室开放）。

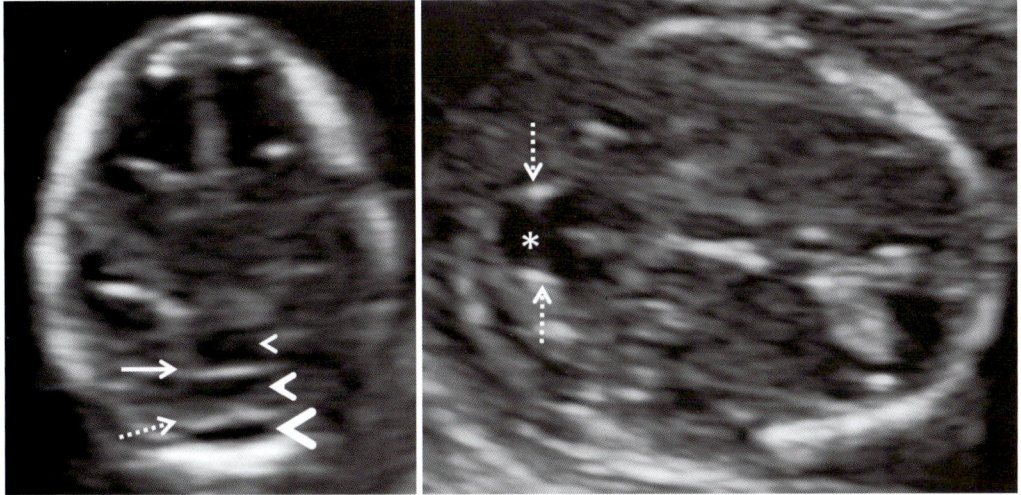

图 1.3　12 周（经腹部超声）稍偏向头侧和尾侧的经小脑横切面。该切面显示了脑干（小单箭头尖）、脑干的后缘（实线箭头）、颅内透明层或第四脑室（中单箭头尖）、脉络丛（虚线箭头）、小脑延髓池（大单箭头尖）和开放的第四脑室（*）

1.2.2　18 ~ 22 周检查切面声像特点

经侧脑室横切面

（1）该切面可以看到远场侧脑室的前角、体部和后角（图 1.4a、b）。在所有的横切面中，脑中线均呈水平方向。近场的颅内结构因受近侧顶骨的混响伪像影响而显示不清。为了显示近场大脑半球及脑室，需要移动探头，使脑中线与水平线约成 30° 角（图 1.5）。

（2）侧脑室的三角区充满或几乎充满高回声的脉络丛（图 1.4a、b）。

（3）在标准的横切面上，中线两侧的大脑半球呈对称分布，侧脑室的宽度可在远场的顶枕沟对应处测量。注意优化图像，以清晰显示脑室的边界。游标"+"应置于脑室内侧壁和外侧壁的内缘，并且垂直于侧脑室壁（图 1.4d）。正常的侧脑室宽度的测量值在妊娠中期和妊娠晚期均小于 10 mm。所有病例都应该观察近场的侧脑室。在倾斜的切面上测量，以及游标放置不正确都会导致测值不准确。

（4）透明隔腔（CSP）是一个充满清澈液体的矩形结构，位于脑中线偏前，该处的脑中线的连续性回声中断。两侧的侧脑室前角紧邻 CSP（图 1.4a、b 和 1.6a）。CSP 的前界和下界分别是胼胝体的膝部和嘴部，后界是穹隆柱。穹隆柱后方的 CSP 称为韦氏腔（cavum vergae，CV）。明显突出的 CV 是一种解剖变异（图 1.7）。

（5）大脑半球间裂（interhemispheric fissure，IHF）前侧从额骨延伸到胼胝体

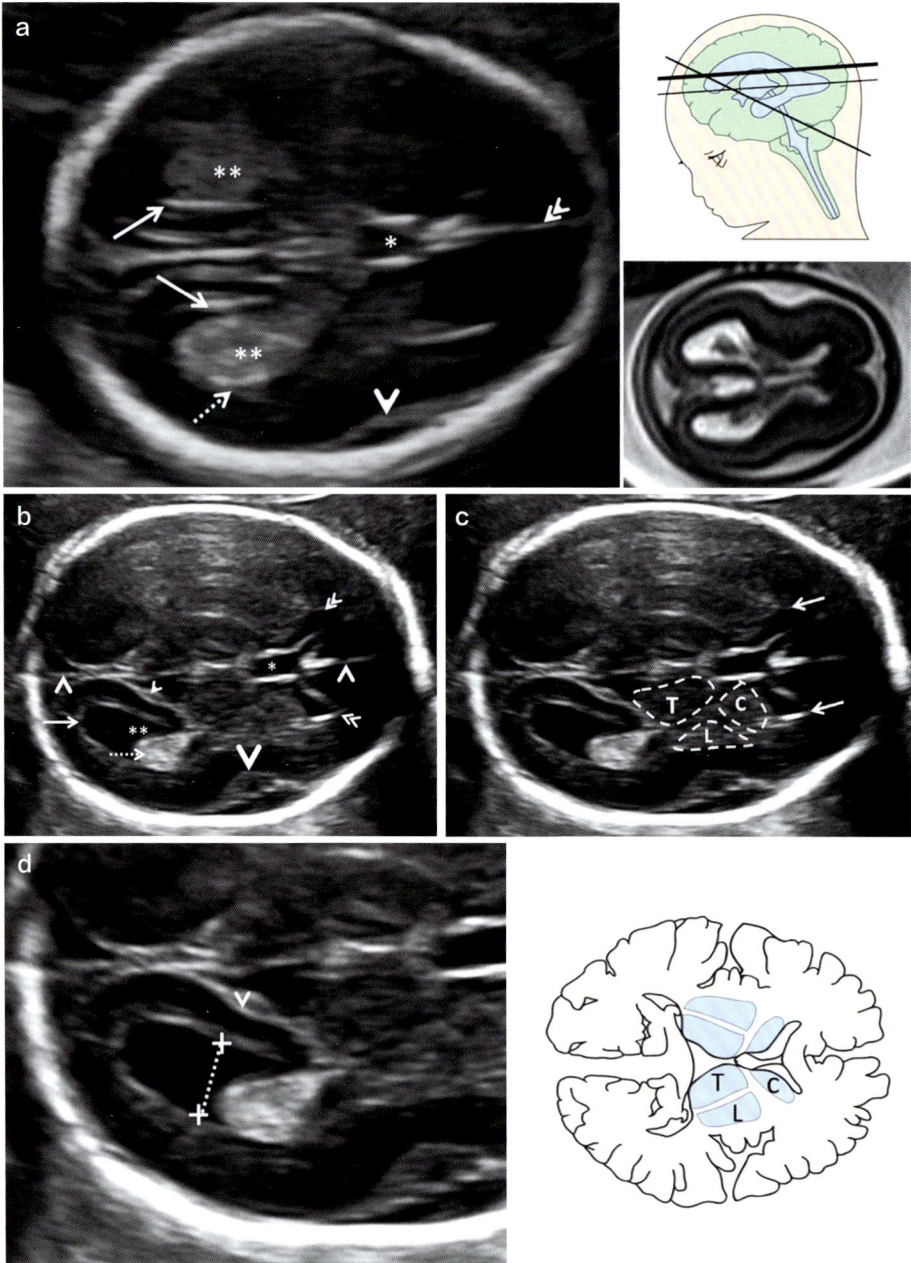

图 1.4 （a）18 周（经腹部超声和 MRI）经侧脑室横切面。该切面显示了侧脑室后角的内侧壁（实线箭头）、侧脑室后角的外侧壁（虚线箭头）、脉络丛（**）、透明隔腔（*）、大脑镰（双箭头尖）、外侧裂（单箭头尖）。近场大脑半球因混响伪像显示不清。（b）21 周（经腹部超声）经侧脑室横切面。该切面显示了透明隔腔（*）、侧脑室前角（双箭头尖）、侧脑室后角（实线箭头）、脉络丛（虚线箭头）、顶枕沟（小单箭头尖）、大脑镰（中单箭头尖）、外侧裂（大单箭头尖）和侧脑室三角区（**）。近场大脑半球大部分因混响伪像显示不清。（c）21 周（经腹部超声）经侧脑室横切面。该切面显示了丘脑（T）、尾状核头部（C）、豆状核（L）和侧脑室前角（实线箭头）。尾状核和豆状核（壳核和苍白球）合称为基底节的背侧纹状体。（d）21 周（经腹部超声）放大的经侧脑室横切面。该切面显示了测量侧脑室宽度的方法：在顶枕沟对应处，将游标"+"置于侧脑室内壁的内侧缘与内壁的外侧缘，并垂直于侧脑室壁。此时顶枕沟刚刚出现，在大脑半球的内表面上形成浅凹（单箭头尖）

膝部（图 1.4a、b 和 1.6a）。后侧从枕骨延伸到胼胝体压部（图 1.6b）。

（6）CSP、侧脑室前角、胼胝体膝部、大脑半球间裂和胼胝体沟统称为"前部复合结构"（图 1.6a）。CSP、侧脑室体部、胼胝体压部和胼胝体沟统称为"后部复合结构"（图 1.6b）。胼胝体沟是覆盖胼胝体外侧的软脑膜的回声。

（7）将探头由经侧脑室横切面向尾侧稍平移，穹隆柱（包括脑中线）显示为三条平行的高回声线。勿将该结构与无中线的 CSP 混淆（图 1.8）。

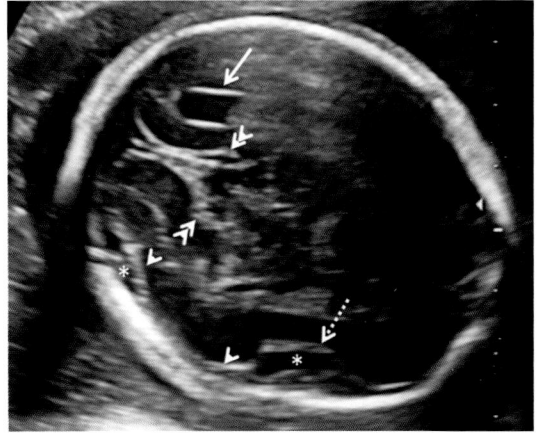

图 1.5　23 周（经腹部超声）经侧脑室横切面。该切面显示了脑中线与水平线约成 30° 角时可观察到近场的大脑半球的侧脑室后角（实线箭头）、顶枕沟（双箭头尖）、大脑表面（单箭头尖）、外侧裂（虚线箭头），蛛网膜下腔（*）在远场可见

（8）尾状核头部位于侧脑室前角的后外侧。豆状核（壳核和苍白球）呈稍高回声，位于尾状核头部的外侧、外侧裂的内侧（图 1.4c）。

（9）顶枕沟自 22 周开始逐渐可见，它位于大脑半球的内侧面，是顶叶和枕叶的分界（图 1.4b）。位于顶枕沟下的皮质在枕角处向内侧凹陷，称为禽距。

（10）扣带沟位于 CSP 前方，与大脑半球间裂垂直。

（11）外侧裂在额顶部的大脑凸面上可见（图 1.4b、1.5）。

（12）脑沟和外侧裂会随着孕妇孕龄的增加而演变发展。

（13）蛛网膜下腔可在大脑半球的凸面周围显示，尤其是在远场处（图 1.5）。

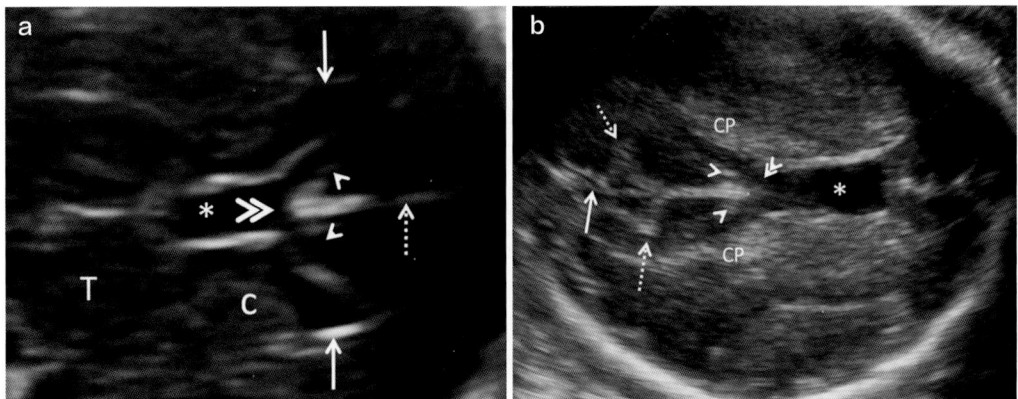

图 1.6　（a）21 周（经腹部超声）放大的经侧脑室横切面显示前部复合结构。该切面显示了侧脑室前角（实线箭头）、大脑半球间裂（虚线箭头）、透明隔腔（*）、胼胝体膝部（双箭头尖）、胼胝体沟（单箭头尖）、尾状核头部（C）和丘脑（T）。（b）30 周（经腹部超声）放大的经侧脑室斜横切面显示后部复合结构。该切面显示了侧脑室内的脉络丛（CP）、大脑半球间裂（实线箭头）、透明隔腔（*）、胼胝体压部（双箭头尖）、胼胝体沟（单箭头尖）、顶枕沟（虚线箭头）

（14）该切面不显示侧脑室体部和颅后窝。

在经侧脑室横切面中可以看到许多结构（如上所述）。然而，在临床常规检查中，主要可观察到前部复合结构、侧脑室三角区以及侧脑室后角。当需要评估脑沟回时，需额外评估外侧裂、顶枕沟和扣带沟。

经丘脑横切面

（1）该切面经过 CSP 和丘脑（图 1.9）。

（2）该切面可测量双顶径和头围。

（3）该切面可见前复合体。

（4）双侧丘脑之间可见裂隙样第三脑室。

（5）该切面可见顶枕沟、扣带沟、海马回和外侧裂。

（6）颅后窝结构在此切面上不显示。

（7）声束向尾侧稍平移，可分别显示大脑脚前方的脚间池、侧方的环池和后方的四叠体池（图 1.8）。脑池内的回声主要来自软脑膜的反射。

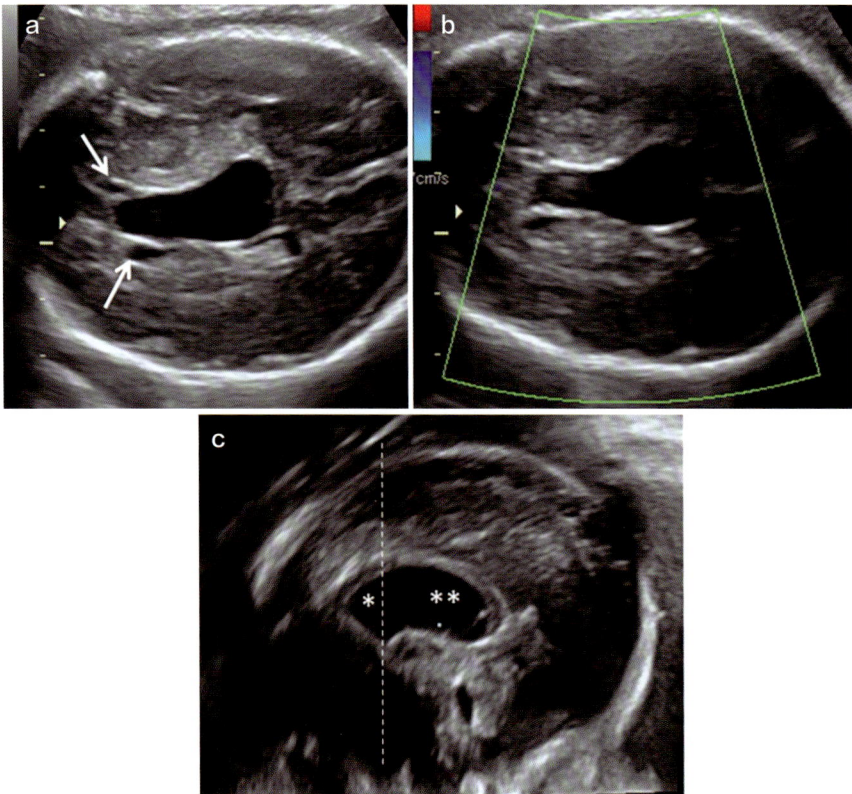

图 1.7   26 周（经腹部超声）经侧脑室横切面灰阶超声（a）、彩色多普勒超声（b）和正中矢状切面（c）。图 a 中，中线处胼胝体下方可见一较大囊肿，侧脑室前角（图 a 实线箭头）位于囊肿两侧，囊肿的后部较宽。图 b 显示囊腔内没有血流信号。囊肿的一部分是增大的韦氏腔（图 c**）（解剖变异），位于穿过脑室间孔的垂线后方，囊肿前方与透明隔腔（图 c*）相连续

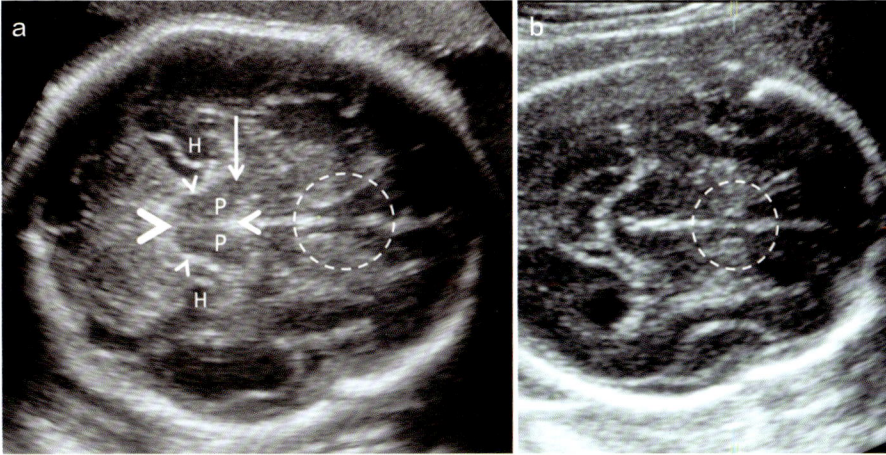

图 1.8　25 周和 19 周（经腹部超声）经丘脑横切面向尾侧平移的切面。图 a 中可见中脑及大脑脚（实线箭头）被一圈相互连通的脑池包围，其中包括脚间池（中单箭头尖），位于大脑脚（P）外侧、海马回（H）内侧、环绕大脑脚的环池（小单箭头尖），以及四叠体池（大单箭头尖）。穹隆柱位于中线的两侧（虚线圆圈），不应将其误认为透明隔腔

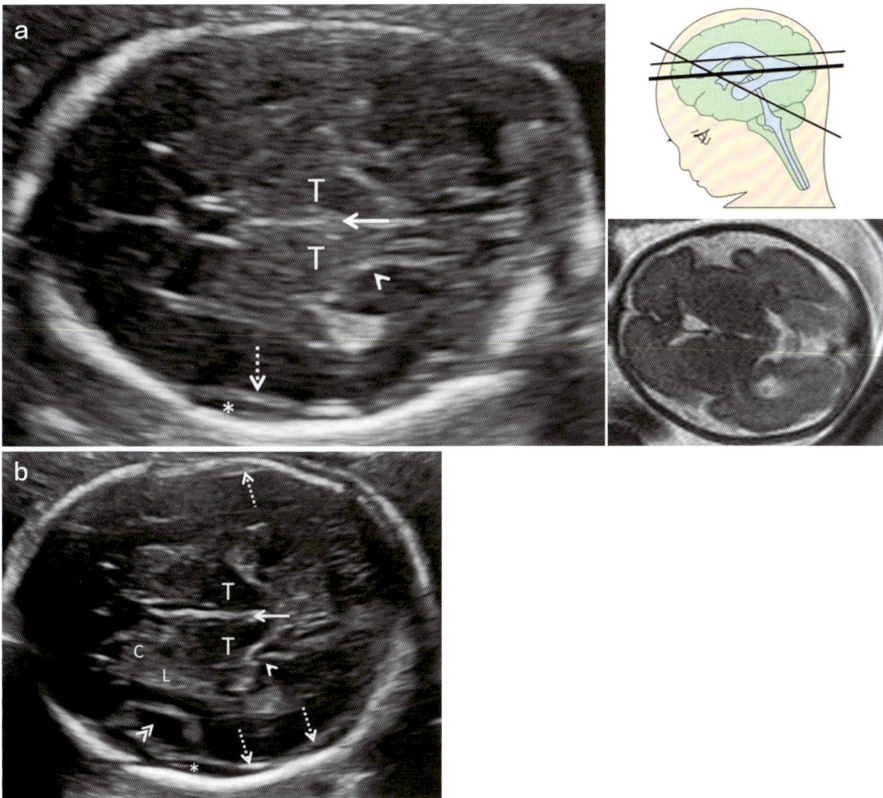

图 1.9　（a）19 周（经腹部超声和 MRI）经丘脑横切面。该切面显示了两侧丘脑（T）及其中间的第三脑室（实线箭头）、前复合体、海马回（单箭头尖）、强回声的大脑表面（虚线箭头）和蛛网膜下腔（＊）。（b）23 周（经腹部超声）经丘脑横切面。该切面显示了两侧低回声丘脑（T）及其中间的第三脑室（实线箭头）、前复合体、海马回（单箭头尖）、强回声的大脑表面（虚线箭头）、蛛网膜下腔（＊）、外侧裂（双箭头尖）、尾状核头部（C）、豆状核（L）

经小脑横切面

在该切面可以观察到颅后窝，主要显示的结构有小脑半球、小脑蚓部、第四脑室、Blake's囊和小脑延髓池。

（1）两侧低回声的小脑半球和中间相对高回声的小脑蚓部连接，呈哑铃状（图1.10）。在此切面不能显示第四脑室。

（2）稍向尾侧偏斜可显示第四脑室（图1.11）。小脑蚓部分隔第四脑室与小脑延髓池。

（3）小脑的大小可通过测量小脑横径（transverse cerebellar diameter，TCD）来评估。这是小脑半球的最大线性长度。小脑横径随孕妇孕周的增加而增大，生长曲线图可客观评估小脑的发育状况。

（4）Blake's囊是小脑延髓池的中线处囊（图1.11）。囊壁由两片横向的薄膜组成，前后方向走行，穿过颅后窝池。Blake's囊与第四脑室在下蚓部的下方相通。Blake's囊两侧的液体是小脑延髓池中的脑脊液。

（5）小脑延髓池的前后径通常小于等于10 mm。

（6）由小脑向前排列依次是大脑脚（中脑）和丘脑。

（7）前复合体位于丘脑前方。

（8）侧脑室下（颞）角位于海马回外侧，而海马回又位于大脑脚和环池的外侧（图1.10）。

（9）在向尾侧稍平移的切面上，可以观察到五边形的鞍上池和搏动的Willis环。Willis环可以在彩色多普勒超声图像上显示（图1.12）。

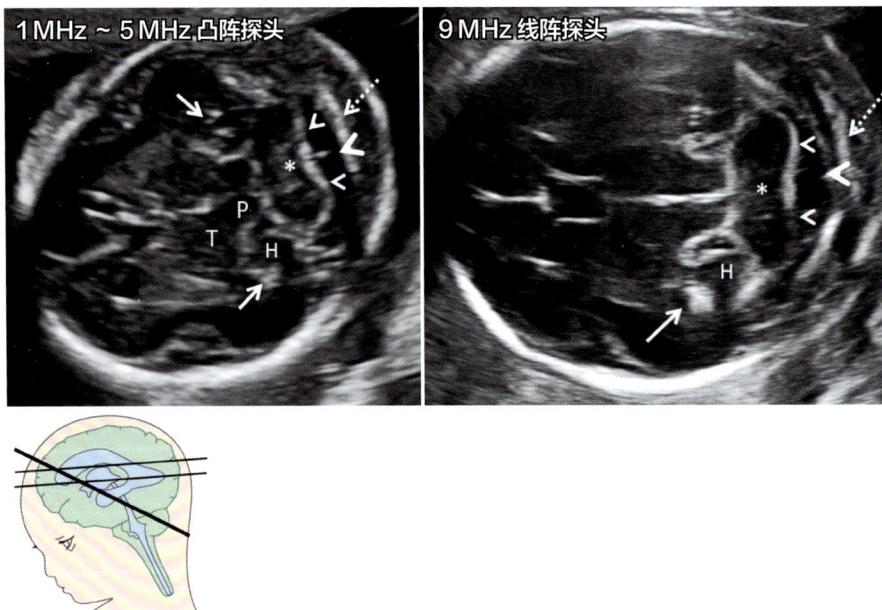

图1.10　22周（经腹部超声）经小脑横切面。该切面显示了弱回声的小脑蚓部（＊）、小脑半球（小单箭头尖）、小脑延髓池（大单箭头尖）、枕骨（虚线箭头）、丘脑（T）、大脑脚（P）、侧脑室下（颞）角（实线箭头）和海马回（H）。还可见第三脑室、前复合体、强回声的大脑表面、外侧裂和蛛网膜下腔

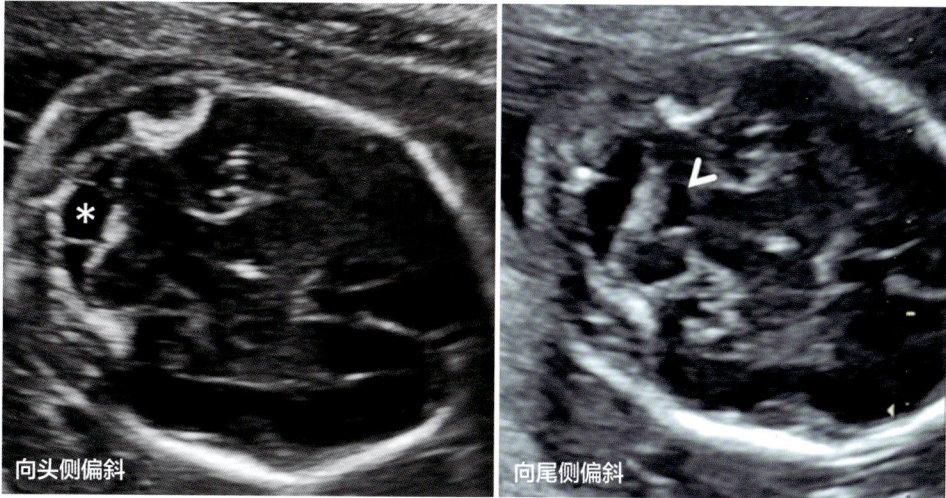

图 1.11　19 周（经腹部超声）经小脑横切面向头侧和尾侧偏斜扫查。探头向头侧偏斜时，小脑延髓池内的两条强回声线性隔膜是 Blake's 囊的壁；（ * 标记处为囊腔）。探头向尾侧偏斜时可显示第四脑室（单箭头尖）

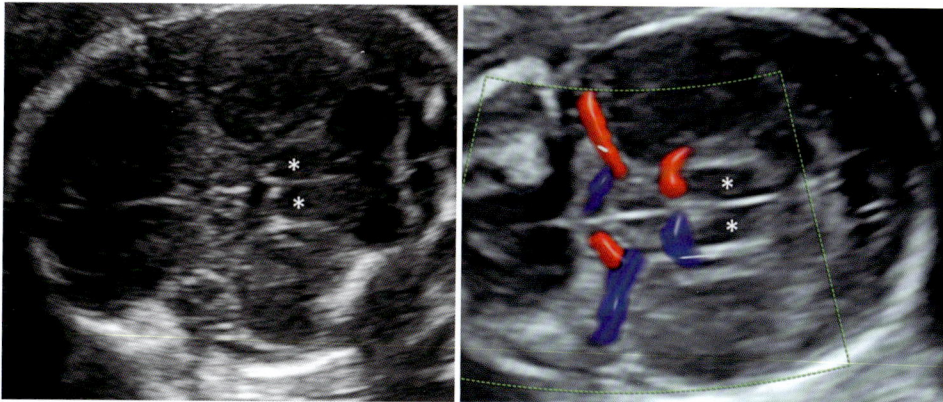

图 1.12　22 周（经腹部超声）经小脑横切面向尾侧平行扫查，二维超声和彩色多普勒超声图像。该切面显示了五边形的鞍上池（彩色多普勒超声图像中突出显示）位于大脑脚（ * ）前方，Willis 环内有彩色血流信号

在三个横切面（如上所述）中发现的任何异常都是进行详细的胎儿神经系统超声检查的指征。

胎儿神经系统超声检查包括 4 个冠状切面和 3 个矢状切面的检查（表 1.2）。

表 1.2　胎儿神经系统超声检查相关切面

冠状切面	矢状切面
经额叶冠状切面	正中矢状切面
经尾状核冠状切面	经右侧旁矢状切面
经丘脑冠状切面	经左侧旁矢状切面
经小脑冠状切面	

　　如果胎儿是头先露，可通过经阴道超声扫查获取这些切面。该方法可获得高分辨率的图像。如果胎儿不是头位，可通过经腹部超声检查获取这些切面。根据胎儿颅骨的位置，声束可以通过经颅顶入射（经前囟和矢状缝的声窗）或经颞侧入射（经蝶囟和顶颞骨间的声窗）来获得冠状切面。通过前囟入射可获得最佳的冠状切面和矢状切面。在声束从颞侧入射所获得的冠状切面中，由于混响伪像，近场大脑半球无法很好地显示（图 1.13a）。冠状切面和矢状切面也可以通过经腹部超声横切面三维容积获取。

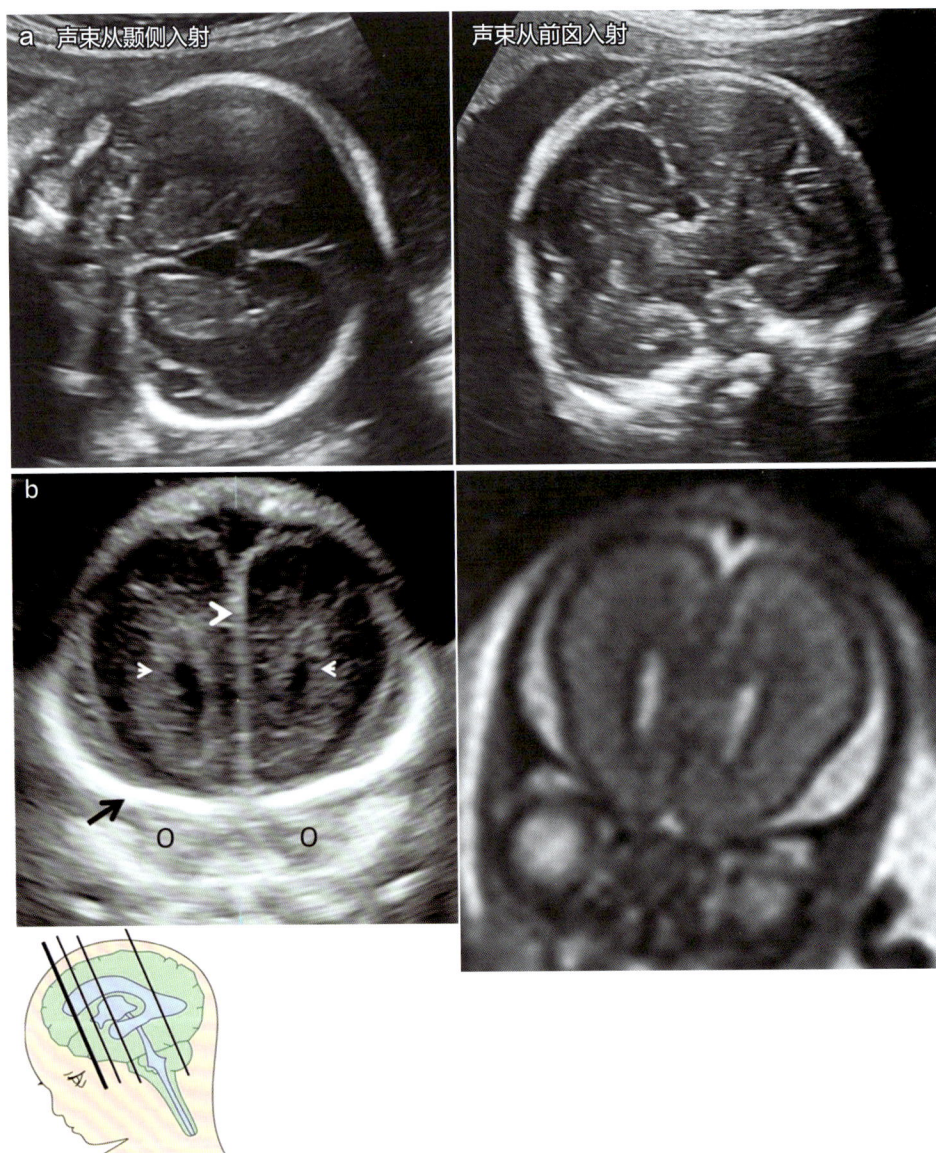

图 1.13 （a）23 周（经腹部超声）经尾状核冠状切面（声束从颞侧入射）和经丘脑冠状切面（声束从前囟入射）。在声束由颞侧入射获得的图像中，近场结构被混响伪像掩盖，而在声束从前囟入射获得的图像中无混响伪像。（b）22 周（经阴道超声和 MRI）经额叶冠状切面。该切面显示了大脑半球间裂不间断（大单箭头尖）、侧脑室前角（小单箭头尖）、眼眶（O）和眶顶（实线箭头）

经额叶冠状切面

（1）该切面经过额叶，位于胼胝体膝部前方（图 1.13b）。因为在 CSP 前方，所以大脑半球间裂不间断。

（2）该切面可见两侧前角对称，呈逗号状，中间凸起。

（3）该切面可见嗅沟形成后位于中线两侧的大脑下表面处。

（4）该切面可见骨性眼眶。

经尾状核冠状切面

（1）该切面穿过额叶、前角、CSP、尾状核头部、豆状核和外侧裂（图 1.14，1.15）。前角紧贴 CSP 外侧。

（2）该切面可见大脑半球间裂被胼胝体体部、胼胝体沟和 CSP 阻断（图 1.15）。

（3）该切面可见紧邻胼胝体下方的囊腔是 CSP。CSP 下方为胼胝体嘴部。

（4）在该切面上，位于颅底上方的中线处可见含有 Willis 动脉环和视交叉的鞍上池。

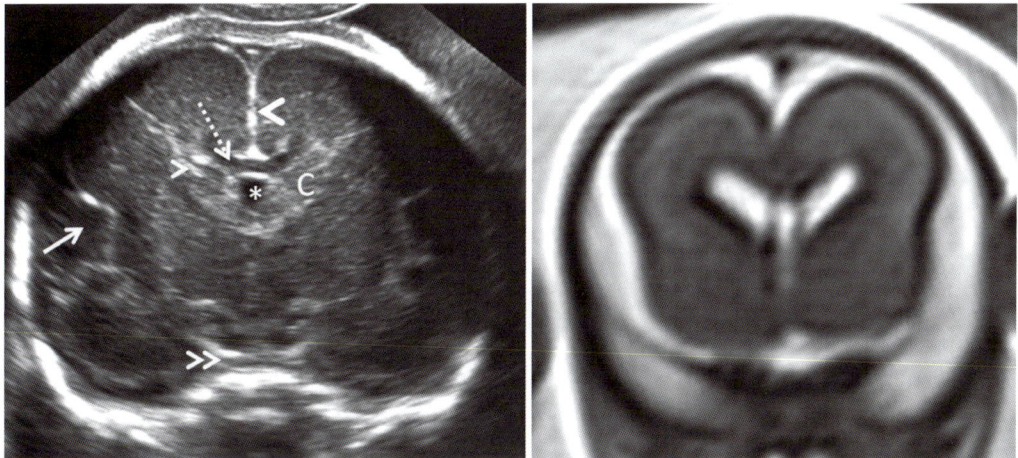

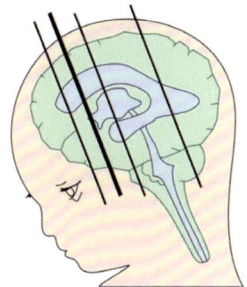

图 1.14　22 周（经阴道超声和 MRI）经尾状核冠状切面。该切面显示了大脑半球间裂中断（大单箭头尖）、侧脑室前角（小单箭头尖）、尾状核头部（C）、胼胝体体部（虚线箭头）和透明隔腔（*）。也可见外侧裂（实线箭头）和鞍上池（双箭头尖）

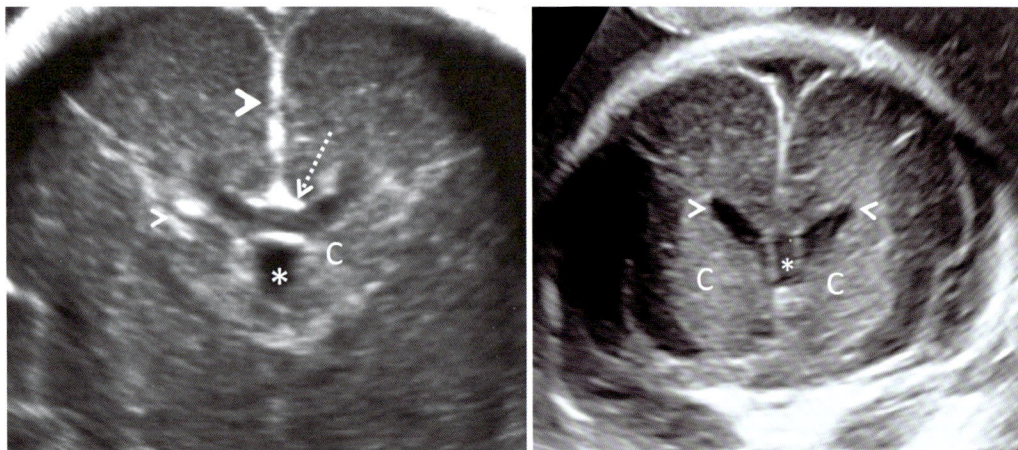

图 1.15　22 周和 24 周（经阴道超声）经尾状核冠状切面。该切面显示了大脑半球间裂中断（大单箭头尖）、侧脑室前角（小单箭头尖）、尾状核头部（C）、胼胝体沟（虚线箭头）和透明隔腔（＊）

经丘脑冠状切面

（1）该切面经过侧脑室体部、胼胝体体部后侧、CSP、大脑半球间裂、丘脑、第三脑室、室间孔、扣带沟和外侧裂（图 1.16）。大脑半球间裂被胼胝体体部、胼胝体沟和 CSP 中断。

（2）该切面可见侧脑室下角和海马回（图 1.17）。

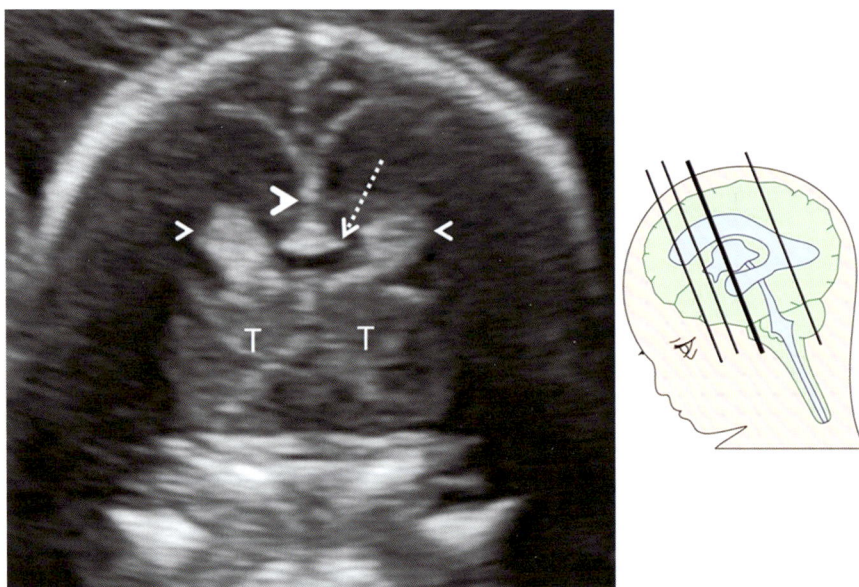

图 1.16　19 周（经腹部超声）经丘脑冠状切面。该切面显示了大脑半球间裂（大单箭头尖）被胼胝体体部和胼胝体沟中断（虚线箭头）、侧脑室体部（小单箭头尖）和丘脑（T）

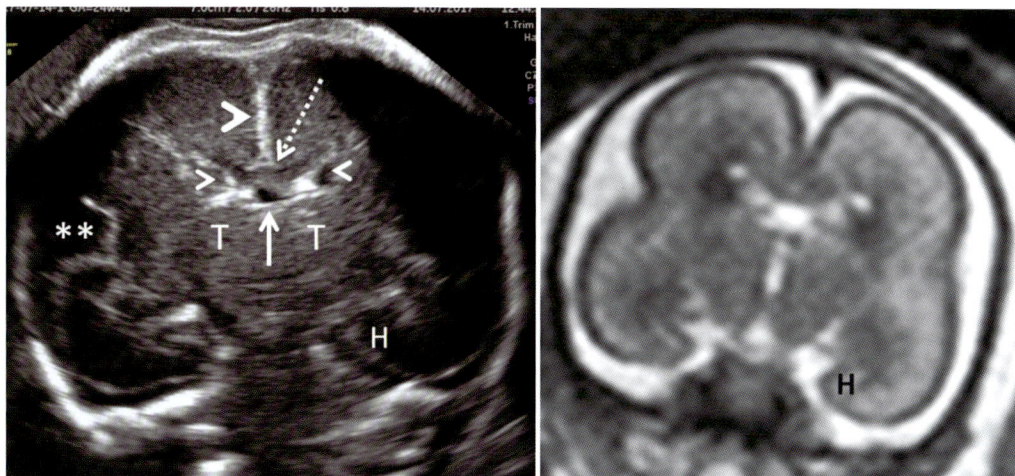

图 1.17　24 周（经阴道超声和 MRI）经丘脑冠状切面。该切面显示了大脑半球间裂中断（大单箭头尖）、侧脑室体部（小单箭头尖）、丘脑（T）、胼胝体体部和胼胝体沟（虚线箭头）、透明隔腔（实线箭头）、外侧裂（**）和海马回（H）

经小脑冠状切面

　　该切面穿过枕叶、距状沟、侧脑室后角、连续的大脑半球间裂、小脑幕和小脑（小脑蚓部和小脑半球）（图 1.18）。该切面也被称为"猫头鹰眼"切面。

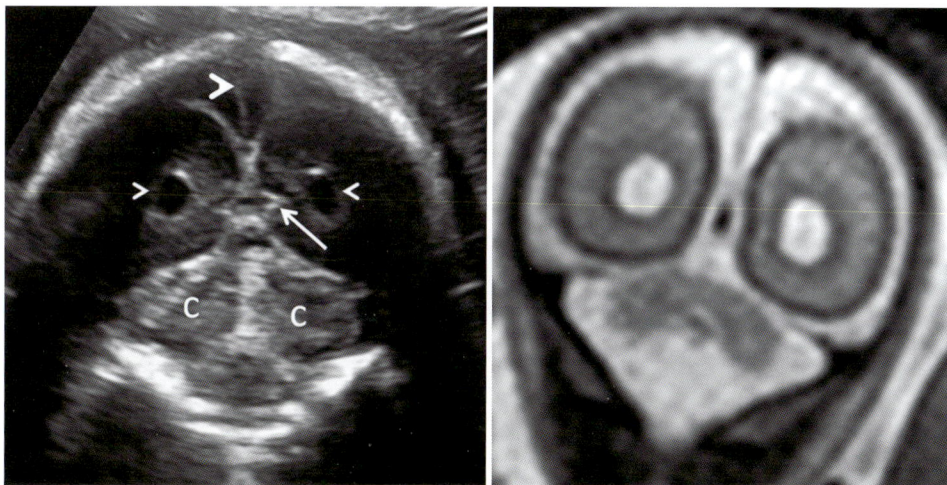

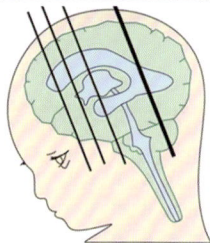

图 1.18　25 周（经阴道超声和 MRI）经小脑冠状切面。该切面显示了连续的大脑半球间裂（大单箭头尖）、侧脑室后角（小单箭头尖）、距状沟（实线箭头）和小脑半球（C）

正中矢状切面

（1）正中矢状切面可显示胼胝体和小脑蚓部（图 1.19）。

（2）在该切面中，整个胼胝体为曲线状的低回声带，上缘和下缘的高回声分别代表胼胝体沟和 CSP 顶部。可以看到胼胝体嘴部、膝部、体部和压部（图 1.19，1.20）。

（3）胼胝体的长度指从胼胝体的膝部前缘到压部后缘的直线距离。胼胝体的厚度可在胼胝体的膝部、体部和压部测量（图 1.21）。

（4）20 周后，在该切面中，胼胝体压部发育完全，向后延伸并覆盖中脑顶盖（图 1.22，1.23）。

（5）在标准的正中矢状切面中，大脑镰显示为胼胝体上方的稍高回声，并能挡住胼胝体。因此，胼胝体、CSP 和内侧大脑半球脑沟（扣带沟、顶枕沟和距状沟）在稍偏离中线的矢状切面中最为清晰（图 1.23，1.24）。

（6）第三脑室是丘脑间细长的裂隙状空间。因此，正中矢状切面通常穿过右侧或左侧丘脑，而不是第三脑室。丘脑为低回声的圆形结构，位于胼胝体下方的囊腔的下方。高回声的逗号状脉络丛位于第三脑室的顶部，沿丘脑上方排列（图 1.25）。由后向前，脉络丛逐渐变细、呈点状，该处为室间孔和第三脑室的交界处。在后方，脉络丛很宽，并止于胼胝体压部前下方。穿过脉络丛前缘（室间孔）的垂线将胼胝体下方的囊腔分为前方的 CSP 和后方的 CV。CV 偶尔会很明显（图 1.7）。

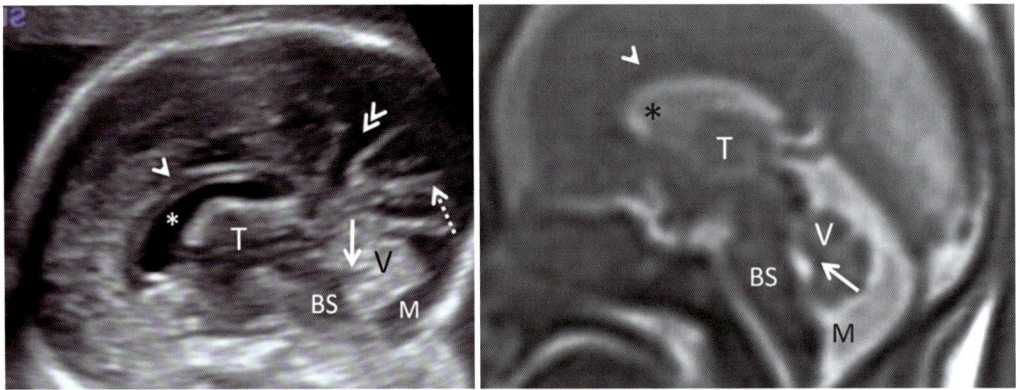

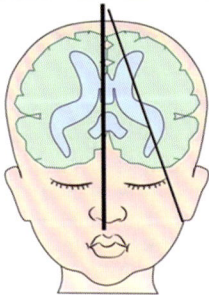

图 1.19　25 周（经腹部超声和 MRI）正中矢状切面。该切面显示了胼胝体（单箭头尖）、透明隔腔和韦氏腔（＊）、顶枕沟（双箭头尖）、距状沟（虚线箭头）、丘脑（T）、小脑蚓部（V）、小脑延髓池（M）、脑干（BS）和第四脑室顶（实线箭头）

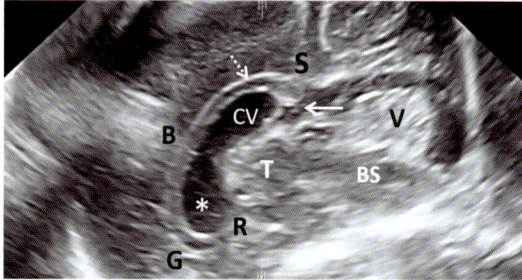

图 1.20　26 周（经阴道超声）正中矢状切面。该切面显示了胼胝体嘴部（R）、膝部（G）、体部（B）、压部（S）、透明隔腔（*）、韦氏腔（CV）、中间帆腔（实线箭头）、小脑蚓部（V）、丘脑（T）、脑干（BS）；胼胝体沟（虚线箭头）显示为胼胝体上缘的强回声

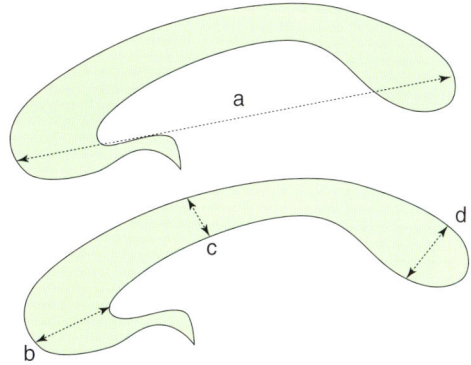

图 1.21　胼胝体测量示意图。该切面显示了胼胝体长度（a）、嘴部厚度（b）、胼胝体体部厚度（c）和胼胝体压部厚度（d）的测量方法

（7）扣带沟为一条弯曲的高回声线，位于胼胝体上方，与胼胝体平行（图 1.26，1.27）。

（8）顶枕沟和距状沟相互垂直，位于胼胝体压部后方（图 1.28）。

（9）胼胝体压部下方的潜在空间是中间帆腔，有时可能充满液体（图 1.24）。

（10）在尾侧，丘脑逐渐延续为低回声的中脑，其特征为背侧隆起（中脑顶盖、上丘与下丘或四叠体板）。

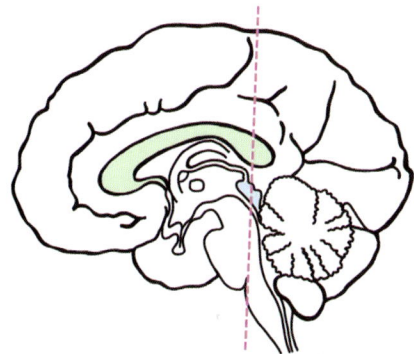

图 1.22　脑正中矢状切面示意图。胼胝体压部（绿色）覆盖了中脑顶盖（四叠体）（蓝色）。胼胝体压部与穿过中脑顶盖中部的垂线相交

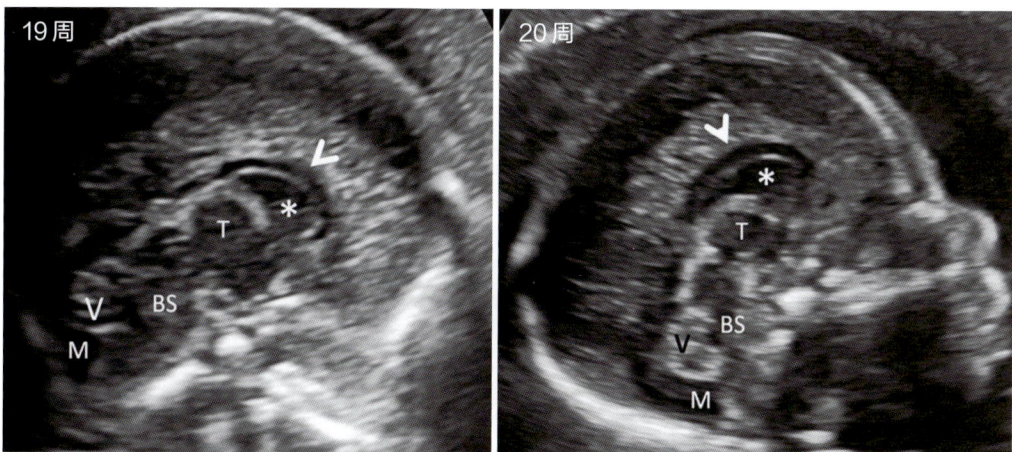

图 1.23　19 周和 20 周（经腹部超声）正中矢状切面。该切面显示了胼胝体（大单箭头尖）、透明隔腔和韦氏腔（*）、丘脑（T）、小脑蚓部（V）、小脑延髓池（M）和脑干（BS）

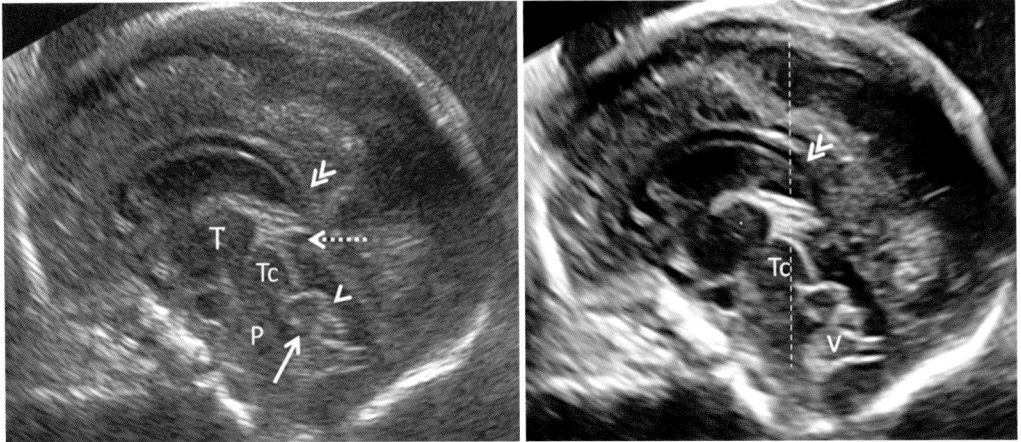

图 1.24 24 周（经阴道三维超声）二维和三容积对比成像的正中矢状切面。该切面显示了胼胝体压部（双箭头尖）、丘脑（T）、中脑及其顶盖（Tc）、脑桥及其腹侧（P）、小脑蚓部（V）、蚓部原裂（单箭头尖）、第四脑室顶部（实线箭头）、中间帆腔（虚线箭头）。注意通过中脑顶盖的虚线也经过胼胝体压部

（11）进一步向尾侧移动，中脑延续为低回声的脑桥，其特征为腹侧隆起（脑桥曲）（图 1.19，1.20，1.23 和 1.24）。

（12）脑桥的尾部延续为低回声的延髓。

（13）小脑蚓部位于脑桥和延髓后方，呈高回声的肾形豆状结构（图 1.19，1.20，1.23，1.24 和 1.30）。高回声是细密的叶裂和软脑膜在蚓部内折叠所致。

（14）蚓门是室顶，也就是第四脑室顶的最高点（图 1.19，1.24 和 1.30）。

（15）蚓部原裂为蚓部背侧的沟，将小脑蚓部分为上 1/3（前叶）和下 2/3（后叶）（图 1.24，1.30）。约 40% 的胎儿在 18 周时可见蚓部原裂，24 周时所有胎儿可见蚓部原裂。蚓部原裂和蚓部前、后叶的存在表明蚓部形态正常。

（16）小脑蚓部的顶尾径和前后径（anteropostenor，AP）是评估小脑蚓部大小的参数。顶尾径是蚓部上极到下极的最大值。前后径是从第四脑室顶点到小脑蚓部后侧最凸点的距离（图 1.30）。

（17）由于第四脑室体积较小，通常为一个不明显的囊性结构。

（18）脑干 – 蚓部角（brasnstem-vermis，BV 角）是脑干背侧切线与小脑蚓部腹侧边缘切线之间的夹角（图 1.31）。正常的 BV 角为 5.5° ~ 12.5°。

（19）正中矢状切面彩色多普勒图像可显示胼胝体周围动脉和 Galen 静脉（大脑大静脉）（图 1.29）。胼胝体周围动脉起源于大脑前动脉，沿胼胝体上方走行。Galen 静脉位于胼胝体压部下方。

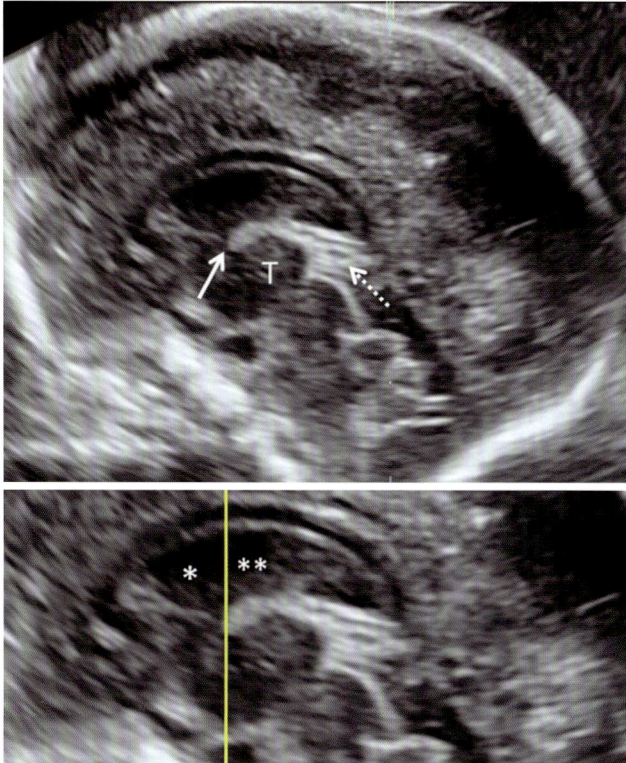

图 1.25　24 周（经阴道三维超声）三维容积对比成像的正中矢状切面。该切面显示了第三脑室是丘脑间的细长的裂隙状空间。因此，正中矢状切面通常穿过右侧或左侧丘脑（T），而不是第三脑室。呈高回声的逗号状脉络丛位于第三脑室的顶部，沿丘脑上方排列。由后向前，脉络丛逐渐变细、呈点状（实线箭头），该处为室间孔和第三脑室的交界处。在后方，脉络丛很宽，并止于胼胝体压部前下方（虚线箭头）。穿过脉络丛前缘（室间孔）的垂线将胼胝体下方的囊腔分为前方的透明隔腔（＊）和后方的韦氏腔（＊＊）。透明隔腔和韦氏腔的位置高于脉络丛

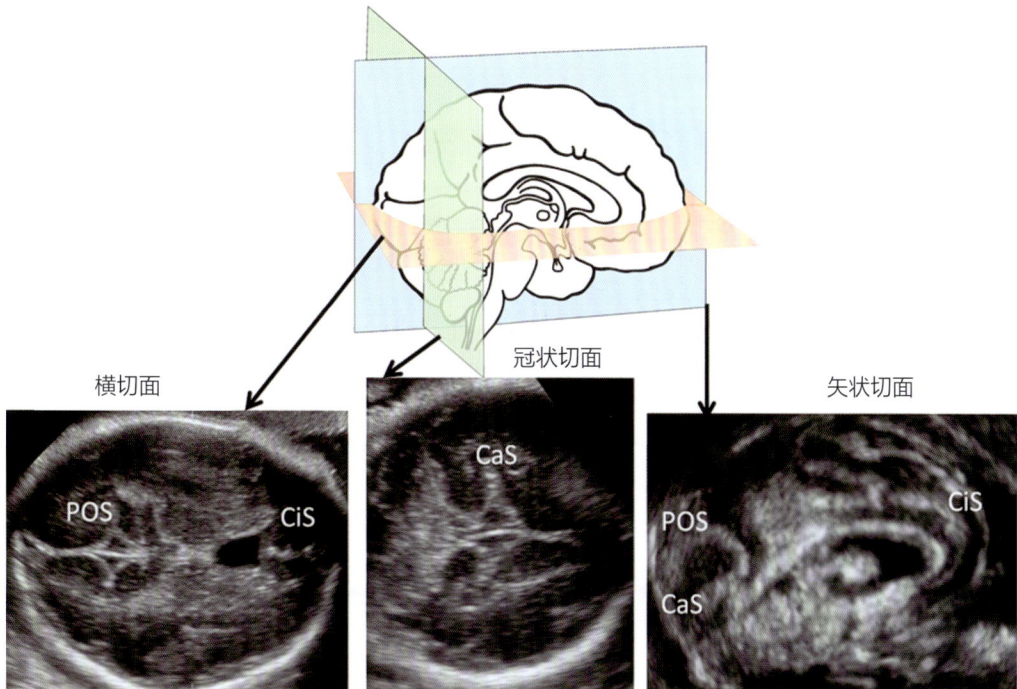

图 1.26　由脑沟的方向决定的切面的方向。POS：顶枕沟，CaS：距状沟，CiS：扣带沟

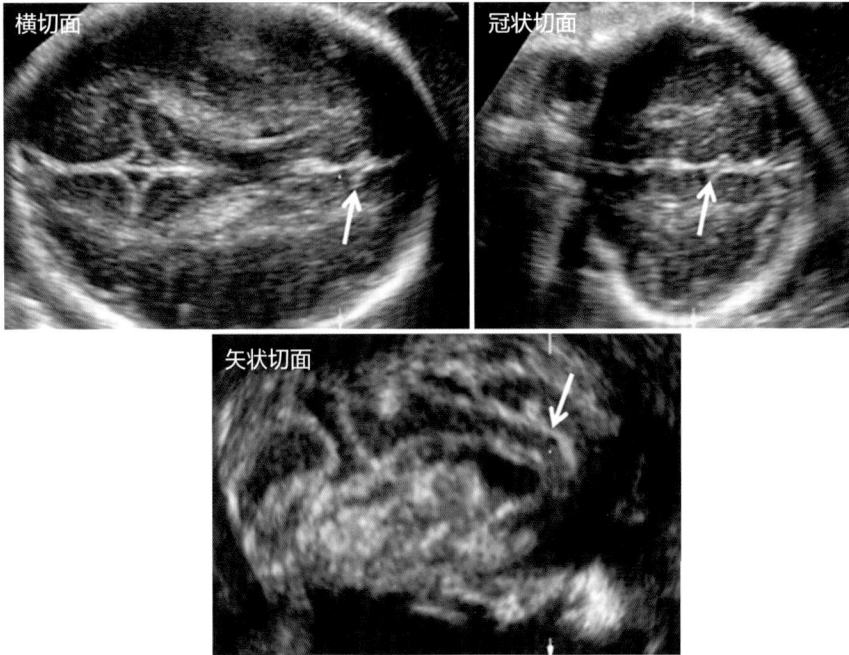

图 1.27　30 周（经腹部三维超声）多平面显示。从横切面、冠状切面和矢状切面上均可见扣带沟（实线箭头）

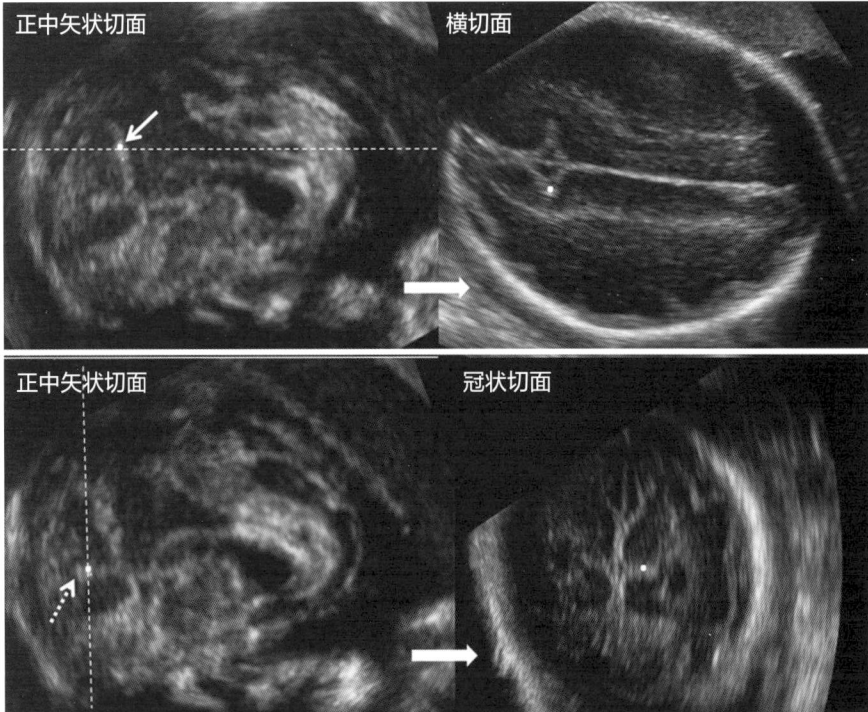

图 1.28　31 周（经腹部三维超声）多平面显示。上排图像是导航点位于顶枕沟（实线箭头）的正中矢状切面，在相应的横切面上，导航点标记了顶枕沟。下排图像是导航点位于距状沟（虚线箭头）的正中矢状切面，在相应的冠状切面上，导航点标记了距状沟。注意，顶枕沟和距状沟相互垂直

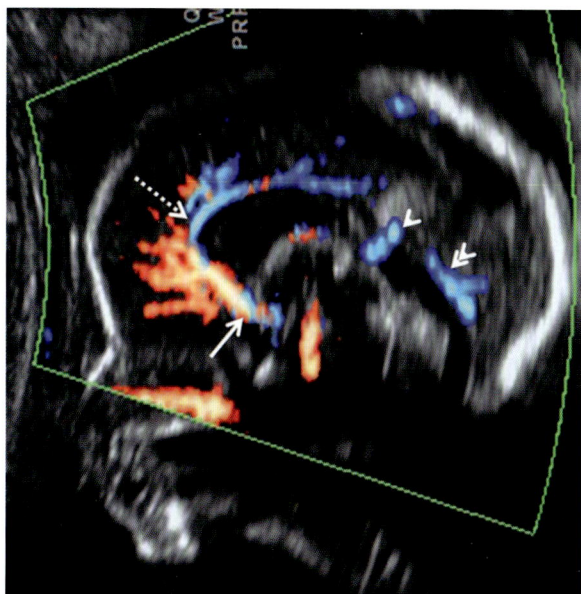

图 1.29　24 周（经腹部超声）正中矢状切面。该切面显示了胼胝体周围动脉（虚线箭头）［起源于大脑前动脉（实线箭头），走行于胼胝体上方］、Galen 静脉（单箭头尖）和直窦（双箭头尖）

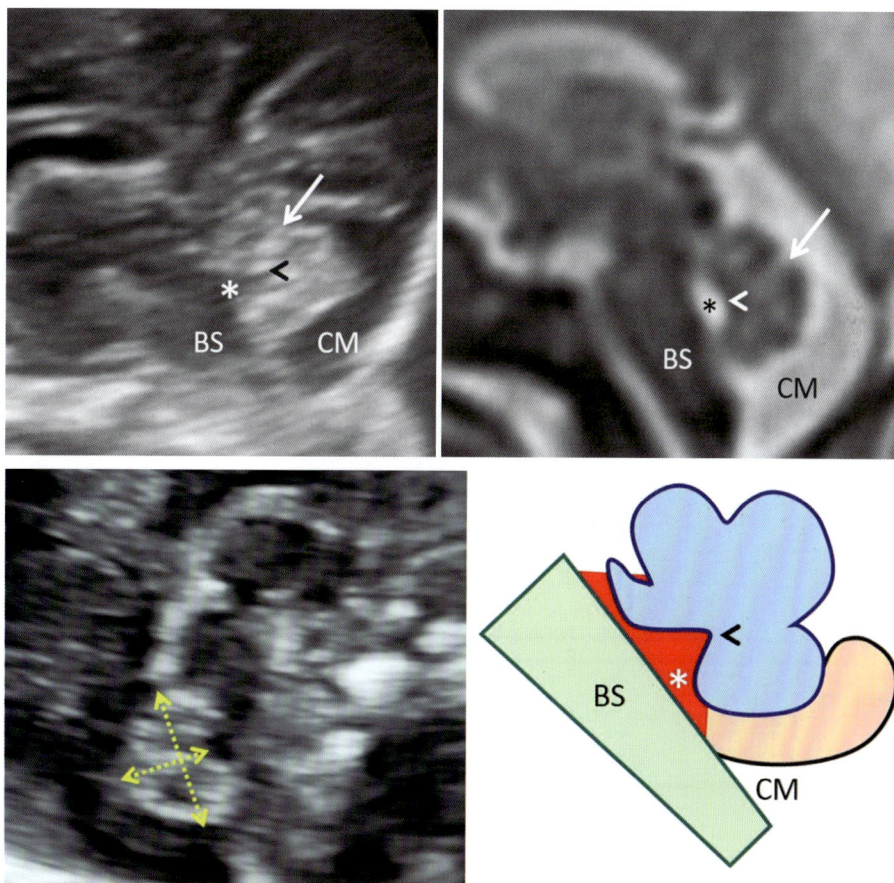

图 1.30　25 周（经腹部超声和 MRI）正中矢状切面。该切面中，小脑蚓部（单箭头尖）显示为蓝色标记的肾形豆状结构，还可见第四脑室顶（实线箭头）、红色标记的第四脑室（*）、脑干（BS）、小脑延髓池（CM），以及小脑蚓部顶尾径和前后径（黄色虚线双头箭头）

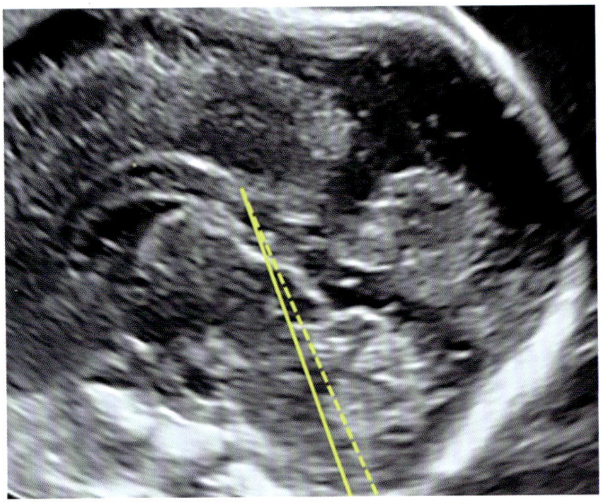

图 1.31　23 周（经阴道超声）正中矢状切面。该切面显示了脑干 – 蚓部角是脑干背侧切线（实线）与小脑蚓部腹侧边缘切线（虚线）之间的夹角

旁矢状切面

（1）旁矢状切面穿过整个右侧或左侧侧脑室（包括前角、体部、三角区、后角、下角和脉络丛）（图 1.32，1.33），由于在该切面上三个角均可见，因此该切面被称为侧脑室三角切面。

（2）旁矢状切面可以清楚地显示脑室边缘、脑实质和皮质表面（图 1.34）。

（3）由旁矢状切面往外侧扫查，可显示三角形的外侧裂，其顶点指向后上方，底部指向前下方（图 1.35）。

神经系统超声图像的横切面、冠状切面和矢状切面均可从三维容积成像中获得（图 1.28）。

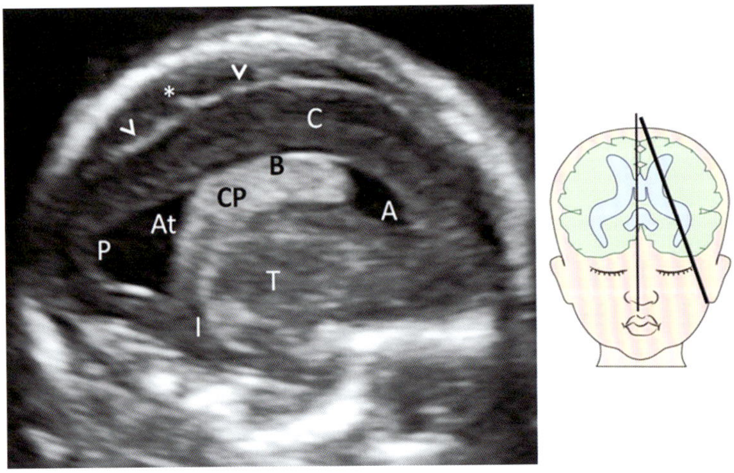

图 1.32　19 周（经腹部超声）旁矢状切面。侧脑室三角切面显示侧脑室的前角（A）、体部（B）、三角区（At）、后角（P）、下角（I）、丘脑（T）、脑实质（C）、大脑凸面（小单箭头尖）、脉络丛（CP）和蛛网膜下腔（*）

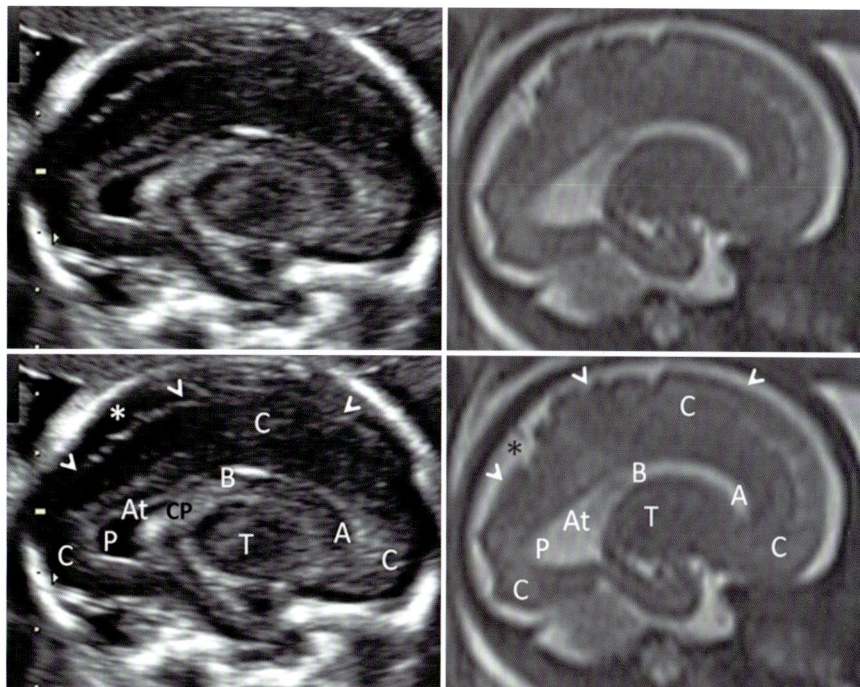

图 1.33　25 周（经腹部超声和 MRI）旁矢状切面。侧脑室三角切面显示侧脑室的前角（A）、体部（B）、三角区（At）、后角（P）、丘脑（T）、脑实质（C）、大脑凸面（小单箭头尖）、脉络丛（CP）和蛛网膜下腔（＊）

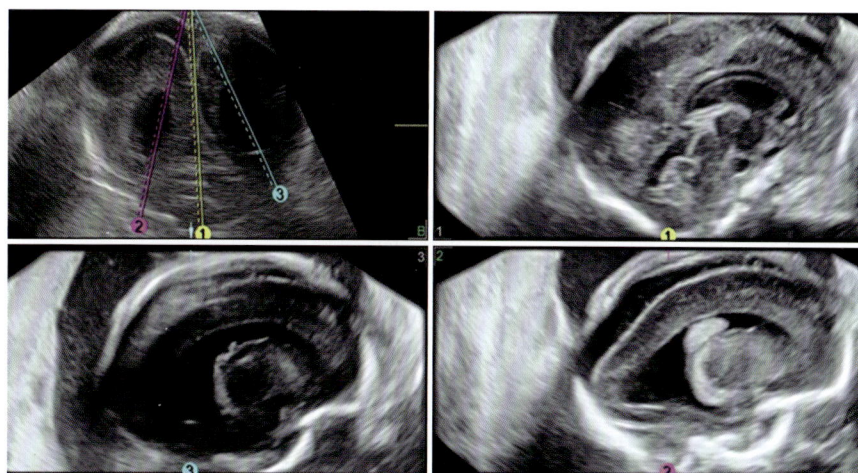

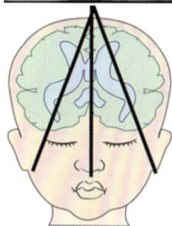

图 1.34　22 周（经阴道三维超声）冠状切面获取的全景断层成像。①线（黄色线）显示正中矢状切面；②线（洋红线）和③线（蓝色线）显示两个旁矢状切面

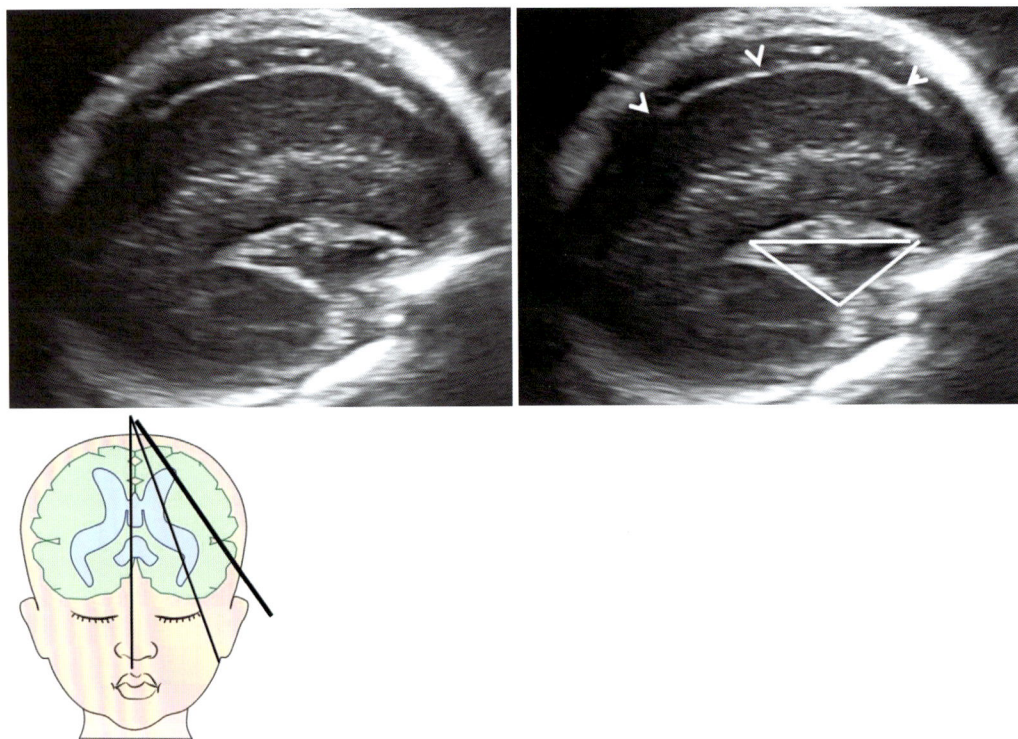

图 1.35　26 周（经腹部超声）经外侧裂的旁矢状切面。该切面显示了外侧裂未完全闭合，呈三角形。大脑凸面用单箭头尖标记

1.3　脑沟和脑回

在 16 周之前，胎儿大脑表面是光滑的。此后，脑沟和脑回开始出现。脑沟在解剖外观上出现 2 ~ 4 周后才可能通过超声检查观察到。例如，顶枕沟在第 16 周时开始发育，然而大多数胎儿在 20 周时才能在超声检查中观察到。脑沟的超声显示切面取决于脑沟在大脑表面的走行方向（图 1.36，1.26）。这些切面垂直于脑沟的解剖平面。例如，在冠状切面和矢状切面中可观察到横向走行的距状沟。在三个正交平面上都能观察到胼胝体沟和扣带沟。在正中矢状切面上可观察到内侧半球脑沟在脑表面的完整走行。文中以图形标记的方式描述了脑沟的解剖位置（图 1.36，1.26）。

1.3.1　脑沟的分类

主要的脑沟是根据它们所在的大脑表面的位置来分类的。

内侧半球组

（1）顶枕沟（经侧脑室横切面和正中矢状切面）（图 1.4b、d，1.5，1.6b，1.26，1.37）。

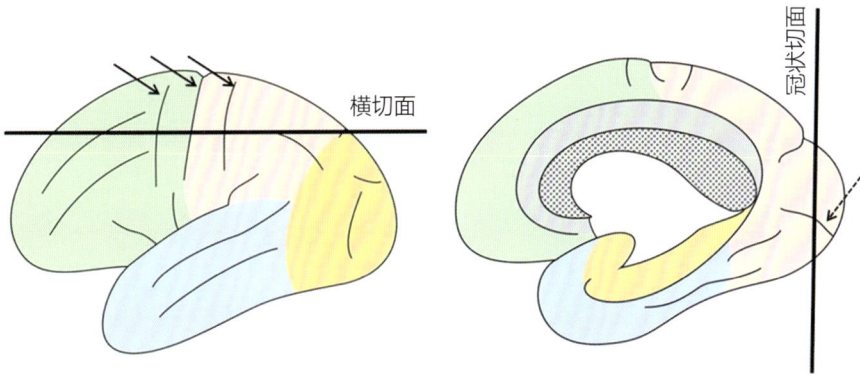

图 1.36　观察脑沟的切面取决于脑沟的方向。在横切面中可以观察到垂直走行的中央沟、中央前沟和中央后沟（实线箭头）。在冠状切面上可以观察到横向走行的距状沟（虚线箭头）

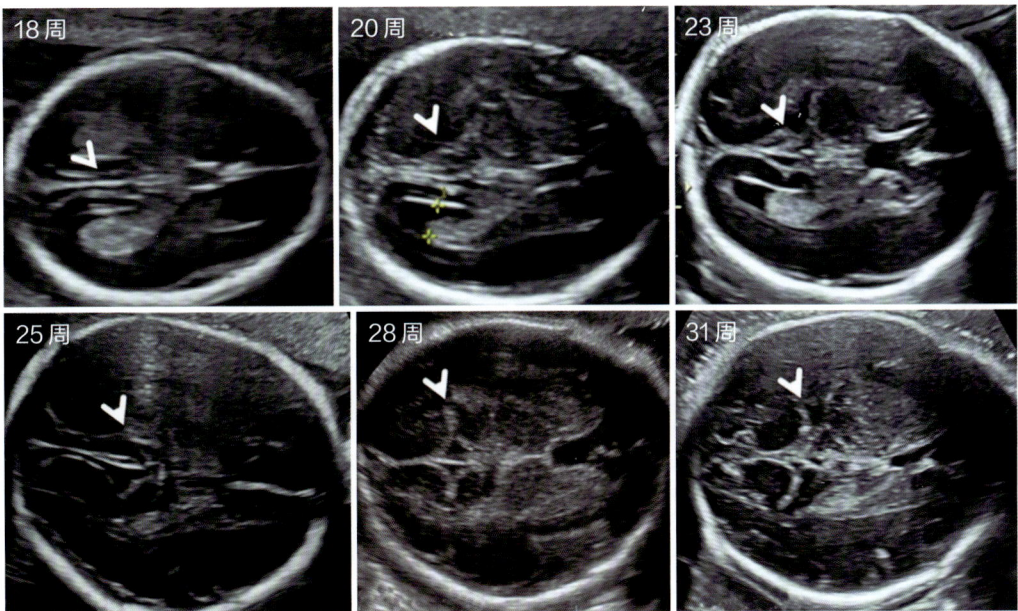

图 1.37　（经腹部超声）经脑室横切面显示顶枕沟（箭头尖所示为近场的顶枕沟的形态变化）。18 周，平坦；20 周，浅凹陷；23 周和 25 周，呈宽 "V" 形；28 周，呈窄 "V" 形；31 周，呈 "I" 形

（2）距状沟（经小脑冠状切面和正中矢状切面）（图 1.26，1.39）。

（3）扣带沟（经侧脑室横切面、经尾状核冠状切面、经丘脑冠状切面和正中矢状切面）（图 1.26，1.27，1.38 和 1.40）。

（4）胼胝体沟沿着胼胝体的上表面走行（经侧脑室横切面、经尾状核冠状切面、经丘脑冠状切面和正中矢状切面）（图 1.6a、b，1.15 ～ 1.17 和 1.20）。

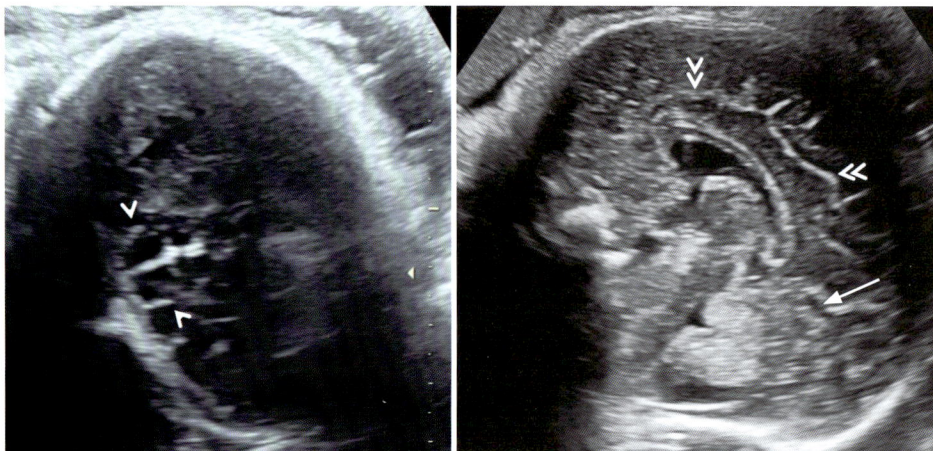

图 1.38　36 周（经腹部超声）经额叶冠状切面和正中矢状切面。分别显示了嗅沟（单箭头尖）、扣带沟（双箭头尖）和顶枕沟（实线箭头）

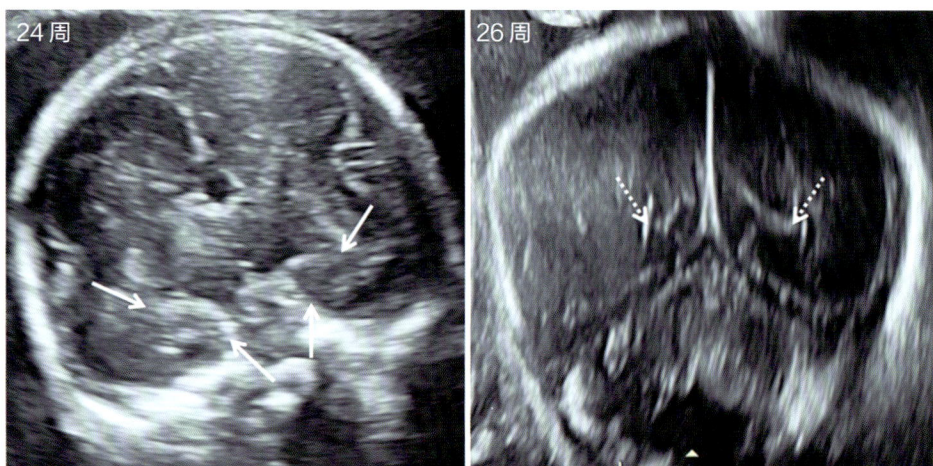

图 1.39　（经腹部超声）经尾状核冠状切面和经小脑冠状切面。分别显示了海马回和海马沟（实线箭头）、距状沟（虚线箭头）

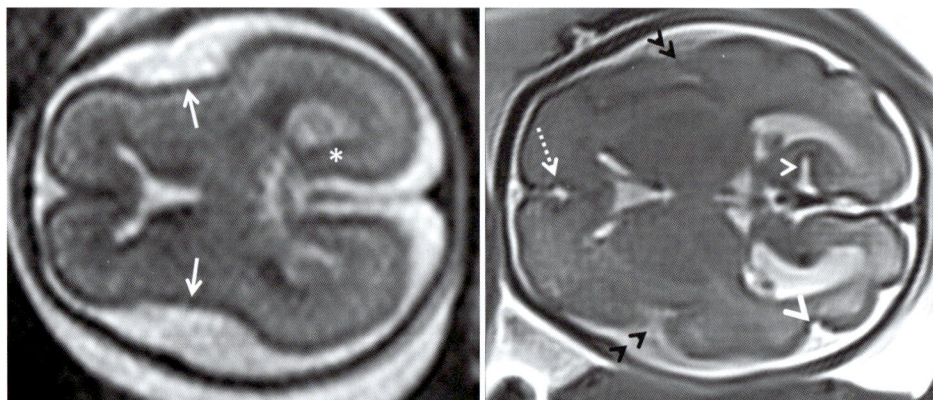

图 1.40　第 20 周和第 30 周（MRI T2W）经侧脑室横切面。可见浅平的外侧裂（实线箭头）和顶枕沟（＊）、岛盖覆盖了一半以上的脑岛（双箭头尖）、"I" 形的顶枕沟（小单箭头尖）、扣带沟（虚线箭头）和颞上沟（大单箭头尖）

脑凸面组

（1）中央沟、中央前沟和中央后沟（经侧脑室横切面、经丘脑横切面和旁矢状切面）（图 1.41，1.42）。

（2）颞上沟（经尾状核冠状切面和经小脑横切面）（图 1.40，1.42）。

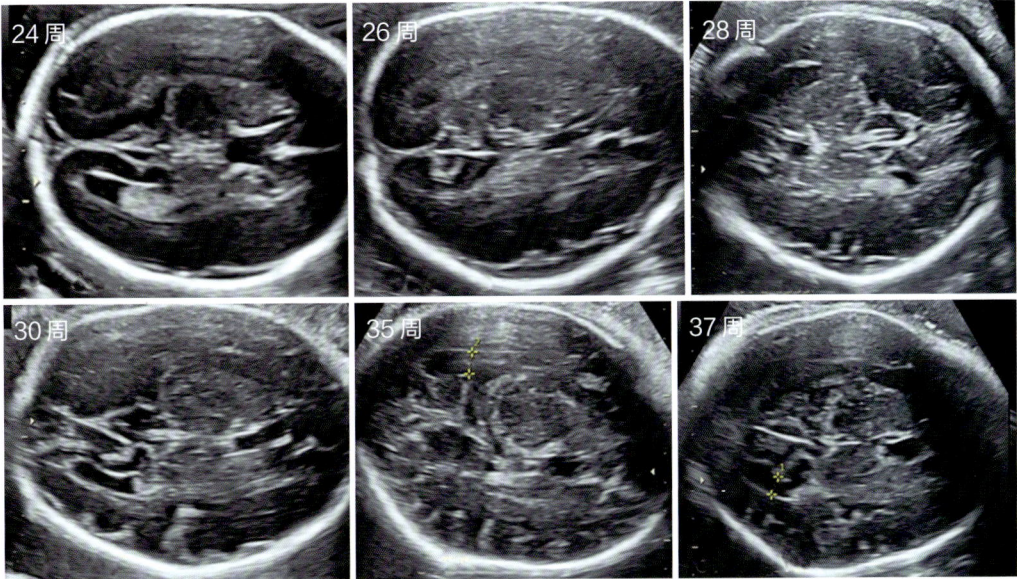

图 1.41　（经腹部超声）经侧脑室横切面显示脑凸面沟。24 周，平坦；26 周，浅凹陷至呈宽 "V" 形；28 周和 30 周，呈宽 "V" 形至呈窄 "V" 形；35 周和 37 周，呈 "I" 形

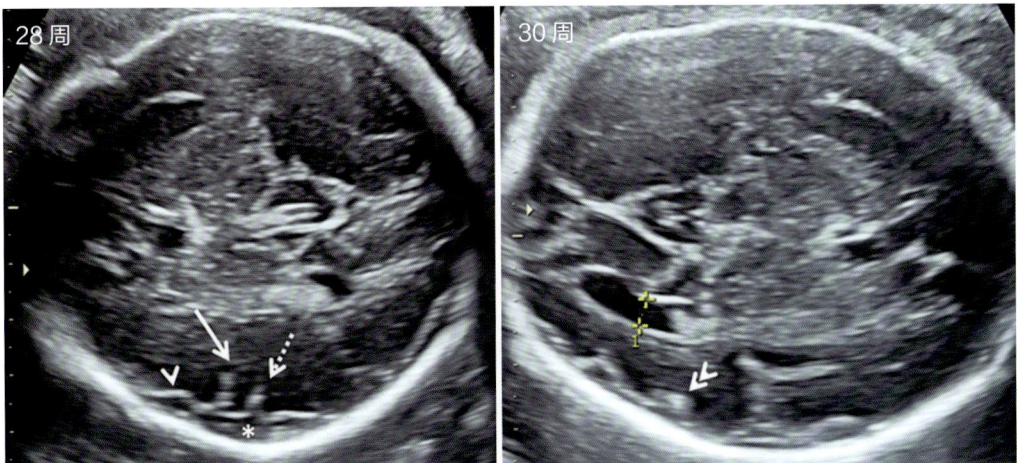

图 1.42　28 周和 30 周时（经腹部超声）经侧脑室横切面。该切面显示了中央沟（实线箭头）、中央前沟（单箭头尖）、中央后沟（虚线箭头）和颞上沟（双箭头尖）。蛛网膜下腔位于大脑凸面和颅骨之间（＊）

脑下面组

（1）海马沟（经小脑横切面、经尾状核冠状切面和经丘脑冠状切面）（图 1.39）。

（2）嗅沟（经额叶冠状切面和经尾状核冠状切面）（图 1.38）。

外侧裂

外侧裂（经丘脑横切面、经小脑横切面和经尾状核冠状切面）。

1.3.2　脑沟、外侧裂的超声表现及演变

脑沟

（1）脑沟是大脑表面深入皮质的沟状凹陷，表面覆盖有软脑膜。软脑膜通常呈高回声，因此脑沟为高回声的线性结构。

（2）脑沟的演变可以在与脑沟的解剖平面垂直的切面上研究。最初，脑沟是大脑表面的细微凹陷。随着胎龄增加，凹陷逐渐加深，呈宽基底的"V"形，然后转为呈窄基底的"V"形。"V"形的两侧逐渐闭合而呈"I"形，最后脑沟可能因出现分支而呈"Y"形。不同初级脑沟出现的胎龄不同，但遵循上述相同的演变模式（表 1.3，图 1.37 和 1.41）。

表 1.3　经侧脑室横切面显示的顶枕沟的演变过程

平均胎龄（周）	横切面中顶枕沟的形态		
18			平坦，不可见
21			浅凹陷
24			呈宽"V"形，宽度大于高度
27			呈窄"V"形，宽度小于等于高度
30			呈"I"形

（3）内侧半球组脑沟出现的时间早于脑凸面组脑沟和脑下面组脑沟。

（4）在横切面上，远场大脑半球的脑沟显示得更清楚，而冠状切面可清楚显示两侧大脑半球的脑沟。

（5）双侧脑沟出现的时间和演变顺序均不对称。换句话说，双侧脑沟可能不是镜像对称的。

（6）初级脑沟按一定的时间顺序出现。各脑沟及其在至少 75% 的正常胎儿超声检查中能够观察到的胎龄见表 1.4。

表 1.4　初级脑沟出现顺序

脑沟	在至少 75% 的正常胎儿超声检查中可显示的胎龄（周）
胼胝体沟	18
海马沟	18
顶枕沟	20
距状沟	22
扣带沟	24
中央沟	28
中央前沟	30
中央后沟	30
嗅沟	30

内侧半球组的脑沟在 30 ~ 32 周时出现 "I" 型结构，脑凸面组的脑沟在 33 ~ 35 周时出现 "I" 型结构。

外侧裂

（1）21 ~ 22 周时，外侧裂表现为脑凸面额叶、顶叶和颞叶区的浅凹或凹陷。

（2）23 ~ 24 周时，浅凹逐渐加深，环岛沟形成，岛盖与脑岛形成钝角（图 1.43）。

（3）随着顶叶和颞叶的生长，钝角在 24 ~ 25 周时变为直角，然后在 25 ~ 26 周时变为锐角。

（4）额叶、顶叶和颞叶覆盖下方皮质（岛叶），这个过程被称为岛盖化。到 30 ~ 32 周时，岛叶的后半部分被颞叶覆盖。

（5）额顶叶岛盖化迟于颞叶岛盖化。额顶叶岛盖构成外侧裂的外上部。颞叶岛盖构成外侧裂的后下部。36 周时额顶叶岛盖和颞顶叶岛盖闭合，岛盖覆盖大部分脑岛。岛叶最前部在胎儿出生后 2 年内完全闭合（表 1.5，图 1.44）。

（6）脑沟或外侧裂发育延迟表明皮质发育异常。

（7）也可以通过胎儿 MRI 来评估脑沟（图 1.40）。

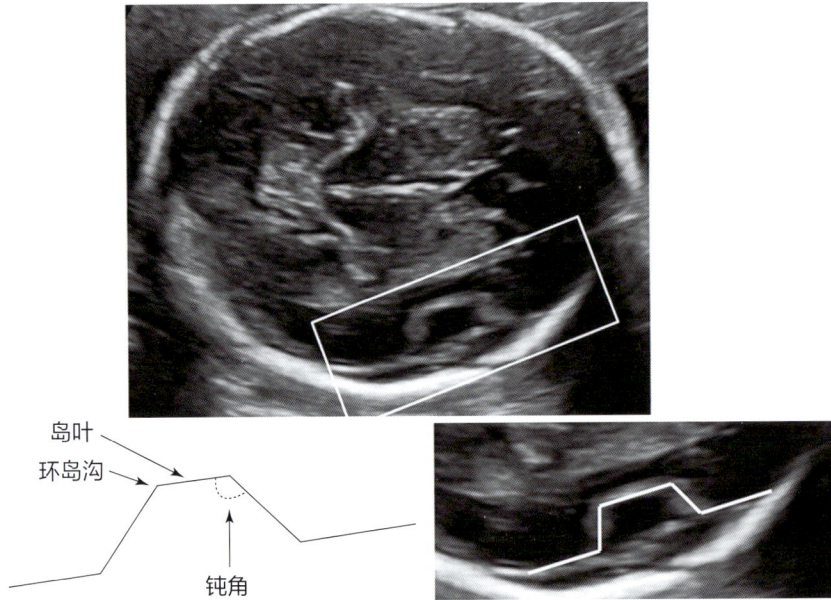

图 1.43　23 周（经腹部超声）经丘脑横切面。该切面显示了外侧裂呈钝角（方框内）。岛叶、环岛沟和钝角用箭头标记

表 1.5　经小脑横切面显示外侧裂的演变过程

胎龄（周）	横切面外侧裂的形态		
18 ~ 20			不可见
21 ~ 22			浅凹
23 ~ 24			钝角
24 ~ 25			直角
25 ~ 26			锐角
36			完全岛盖化

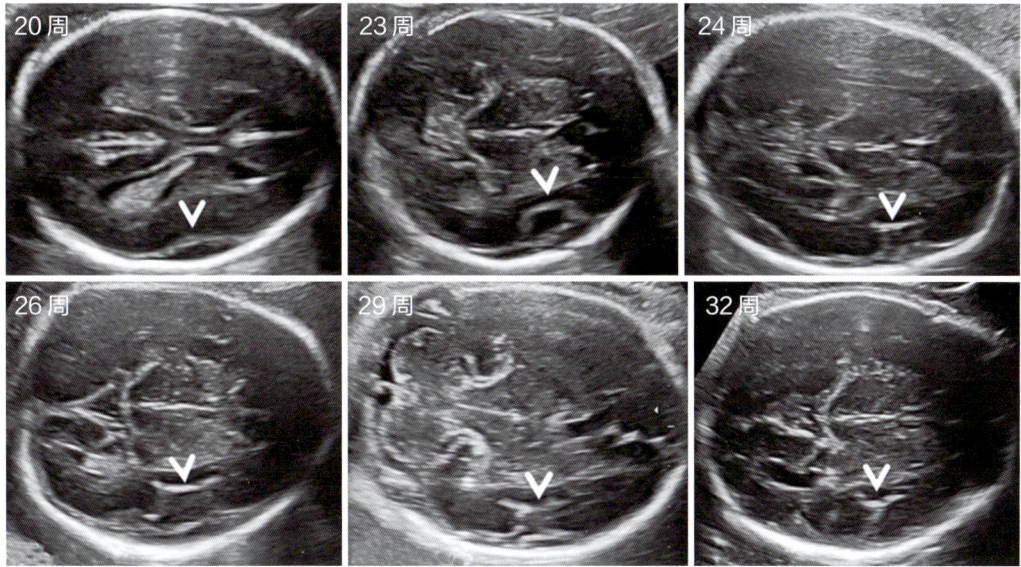

图 1.44　经侧脑室横切面、丘脑横切面和小脑横切面的外侧裂（单箭头尖）分级。20 周，浅凹；23 周，钝角；24 周，直角；26 周，锐角；29 周，一半以上岛叶岛盖形成；32 周，完全岛盖化

推荐阅读

1.　Malinger G, Monteagudo A, Pilu G, Timor-Tritsch I, Toi A, International Society of Ultrasound in Obstetrics & Gynecology Education Committee. Sonographic examination of the fetal central nervous sys-tem: guidelines for performing the 'basic examination' and the 'fetal neurosonogram'. Ultrasound Obstet Gynecol. 2007;29:109–16.

2.　Cohen-Sacher B, Lerman-Sagie T, Lev D, Malinger G. Sonographic developmental milestones of the fetal cerebral cortex: a longitudinal study. Ultrasound Obstet Gynecol. 2006;27:494–502.

3.　Toi A, Lister WS, Fong KW. How early are fetal cerebral sulci visible at prenatal ultrasound and what is the normal pattern of early fetal sulcal development? Ultrasound Obstet Gynecol. 2004;24:706–15.

4.　Quarello E, Stirnemann J, Ville Y, Guibaud L. Assessment of fetal Sylvian fissure operculization between 22 and 32 weeks: a subjec-tive approach. Ultrasound Obstet Gynecol. 2008;32:44–9.

郭洪波，梁美玲，谭　莹　译

罗丹丹　校

第2章
胼胝体和透明隔异常

神经管闭合后不久，其头端膨大形成三个初级脑泡：前脑泡、中脑泡和菱脑泡。它们随后分别衍化为前脑、中脑和后脑。在妊娠 4 ~ 10 周时，前脑由腹侧诱导而来，包括形成、分裂和中线发育三个过程。前脑形成失败会导致前脑缺失畸形或端脑缺失畸形。全部或部分分裂失败会导致前脑无裂畸形谱。中线发育异常会导致胼胝体发育不全或透明隔发育不全。前脑无裂畸形将在第三章进行讨论。胼胝体和透明隔异常将在本章中描述。

胼胝体是连接两个大脑半球的最大的白质束。它是由从一侧大脑半球穿到另一侧大脑半球的、紧密排列的轴突纤维组成的宽板。在正中矢状切面上，胼胝体从前额区向前延伸，逐渐覆盖顶盖或四叠体。

胼胝体从前向后分为嘴部、膝部、体部和压部。在妊娠 12 周时，胼胝体开始在膝部区域发育，并向后方发展，形成体部和压部。嘴部是最后发育的部分。胼胝体的发育在 18 ~ 20 周完成。

胼胝体完全缺失，即胼胝体完全缺如（complete agenesis of corpus callosum，CACC），由早期的胚胎发育异常所致，CACC 时，本应组成胼胝体的轴突形成一束纤维分别沿两侧侧脑室内侧前后方向走行。这些白质束即 Probst 束，使侧脑室内侧凹陷。

胼胝体的不完全发育可导致胼胝体不同程度的缩短，胼胝体的压部、体部或嘴部都有可能缺失，这称为胼胝体部分发育不全（胼胝体部分缺如）。胼胝体发育不良指胼胝体的长度正常但厚度较薄。胼胝体发育不全指胼胝体比正常更薄或更厚，或者部分发育不全。CACC 或胼胝体部分缺如都可继发于缺血或感染等有害的过程。

透明隔是侧脑室前角之间的两层薄膜。胎儿期时，这两层膜是被液体分开的，因此称为透明隔腔（CSP）。透明隔腔的发育与胼胝体的发育密切相关并依赖胼胝体的发育。胼胝体正常时透明隔腔也正常。透明隔腔的长度（前后径）与胼胝体的长度成正比，胼胝体缩短（如胼胝体部分缺如）与透明隔腔缩短相关。胼胝体完全缺如时透明隔腔消失。胼胝体正常但透明隔腔消失可出现在透明隔发育不全时。因此，在横切面上看到透明隔腔间接表明胼胝体存在（在正中矢状切面上）。由于胼胝体的发育在第 18 ～ 20 周完成，透明隔腔只有在这之后才能被识别。37 周后，由于透明隔腔内的液体被吸收，透明隔腔不显示。透明隔腔在这之后会变成胎儿的透明隔膜（表 2.1）。

表 2.1　透明隔腔与胼胝体的关系

透明隔腔	胼胝体	健康状况
正常	存在	正常
消失	缺如	胼胝体完全缺如
消失	存在	透明隔发育不全
异常	异常	胼胝体部分缺如，胼胝体发育不良
正常	缺如	不可能

2.1　胼胝体完全缺如

在横切面、冠状切面或矢状切面上均可有可疑胼胝体完全缺如的间接超声征象。横切面上的间接征象很重要，可作为建议进行详细神经系统超声检查的初步线索。直接征象是在正中矢状切面或冠状切面上无法看到胼胝体。这些征象在第 22 周或之后最为明显。这些征象虽然存在，但不易被察觉，在第 18 ～ 22 周时可能被忽视。

2.1.1　经侧脑室横切面间接征象

（1）透明隔腔消失。必须强调的是，胼胝体完全缺如不能仅根据透明隔腔消失进行诊断（图 2.1，2.2 和 2.3a）。必须在正中矢状切面上没有观察到胼胝体结构才能诊断为胼胝体完全缺如。

（2）泪滴状侧脑室是由枕角扩张（侧脑室的三角区和后角选择性轻度扩张）和前角缩窄共同形成的（图 2.1，2.2 和 2.3a）。

（3）前角外展（图 2.1，2.3a 和 2.4）。

（4）第三脑室上抬至侧脑室水平（图 2.1）。

（5）由于失去胼胝体的牵拉，大脑半球间裂（IHF）增宽，脑脊液将大脑半球内侧面与大脑镰分开，此为"三线征"（图 2.1，2.4）。

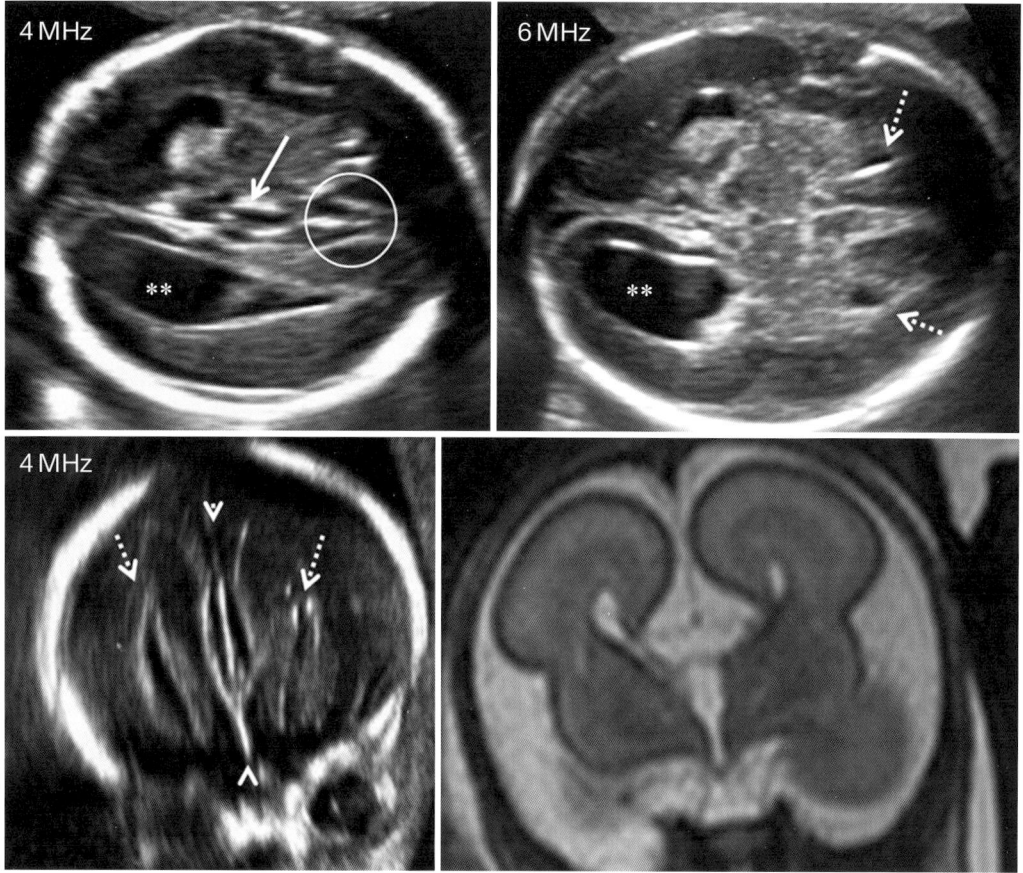

图 2.1 24 周（经腹部超声和 MRI）胼胝体完全缺如的间接征象。经侧脑室横切面、经丘脑横切面、经额叶冠状切面及 MRI 经丘脑冠状层面 T2 加权图像。在横切面未见透明隔腔，MRI 冠状层面未见胼胝体，可见大脑半球间裂的"三线征"（圈）、侧脑室枕角扩张或呈泪滴状（**）、外展的侧脑室前角呈羊角状（虚线箭头）、第三脑室上抬（实线箭头）、连续的大脑半球间裂（单箭头尖）

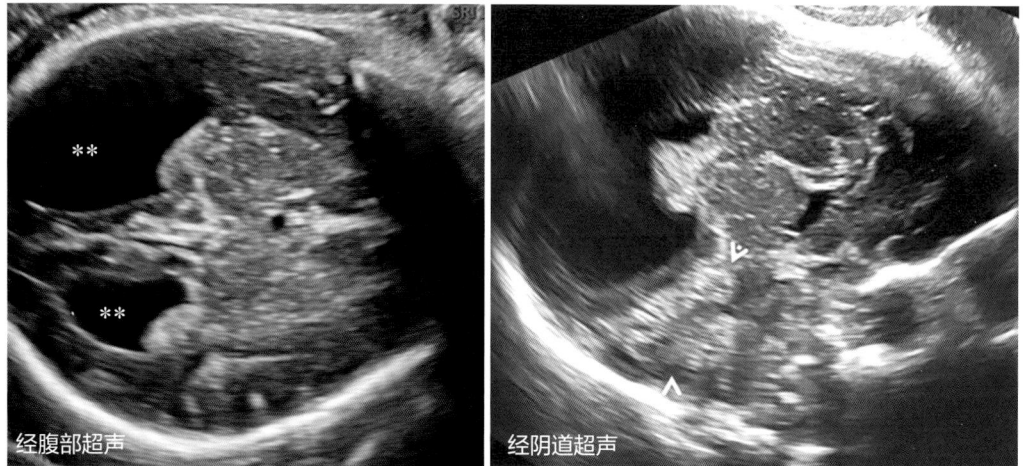

图 2.2 33 周（经腹部超声和经阴道超声）胼胝体完全缺如。经丘脑横切面和正中矢状切面。透明隔腔消失、枕角扩张（**）、可见小脑蚓部（单箭头尖）证实该切面为正中矢状切面。可见胼胝体完全缺如

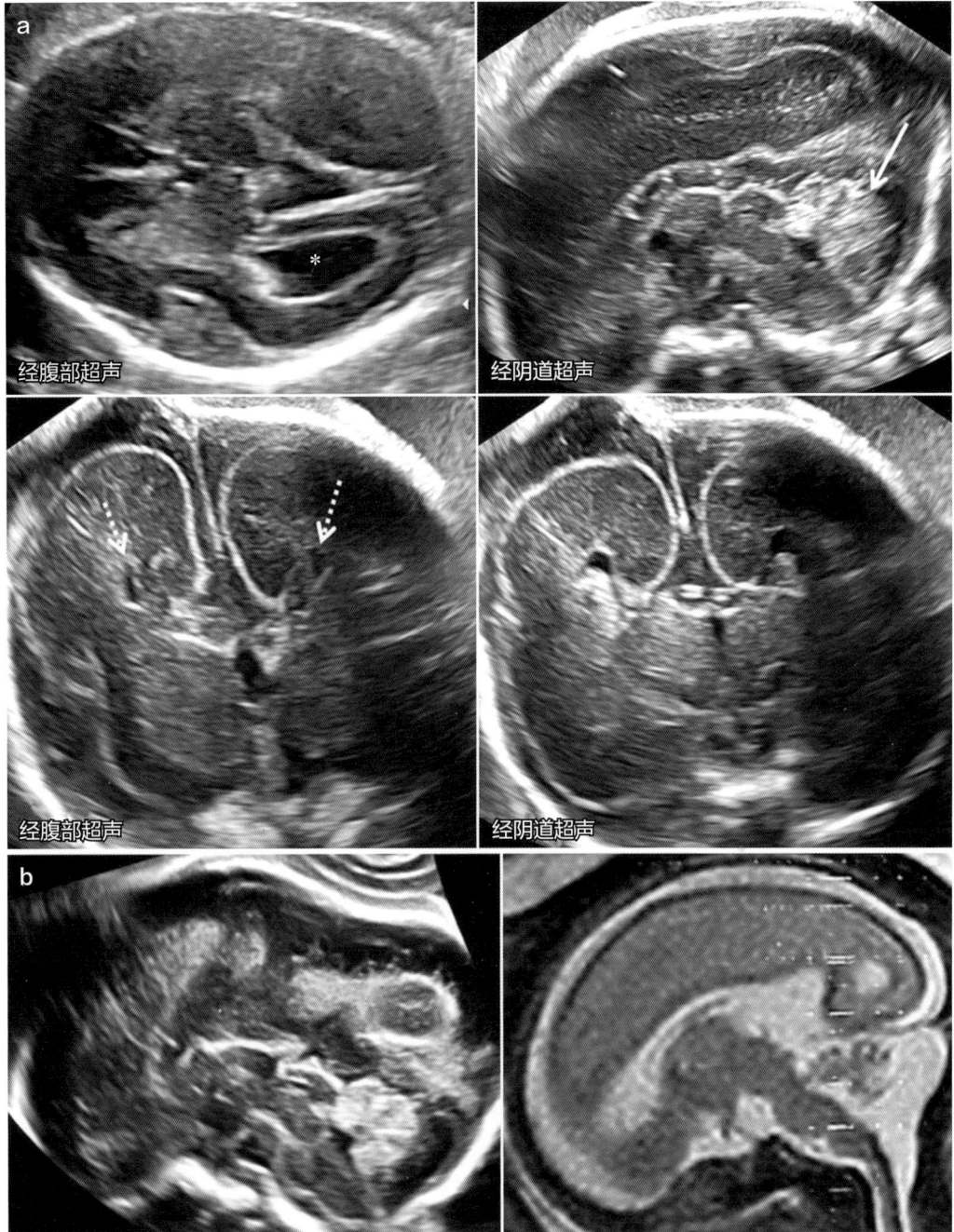

图 2.3 （a）27 周（经腹部超声和经阴道超声）胼胝体完全缺如；经侧脑室横切面、正中矢状切面和经丘脑冠状切面。横切面上透明隔腔消失，枕角扩张(＊)；正中矢状切面和冠状切面未显示胼胝体和扣带沟；该切面可见小脑蚓部（实线箭头）；外展的羊角状侧脑室前角（虚线箭头）。(b）27 周（经阴道三维超声和 MRI）胼胝体完全缺如（直接征象）；三维多平面正中矢状切面容积对比成像和 MRI 矢状位 T2 加权图像。整个胼胝体未显示

2.1.2　经尾状核冠状切面间接征象

（1）透明隔腔消失，因此大脑半球间裂不中断（图 2.3a）。

（2）前角外展（图 2.3a）。

（3）前角呈新月形或逗点状，向外凸起（"羊角征"或"维京头盔征"）（图 2.3a）。侧脑室的内侧凹陷是由 Probst 束引起的（图 2.5）。

（4）大脑半球间裂增宽（"三线征"）（图 2.1，2.4）。

（5）经丘脑冠状切面可见第三脑室向上抬。

（6）前连合增粗（图 2.6）。

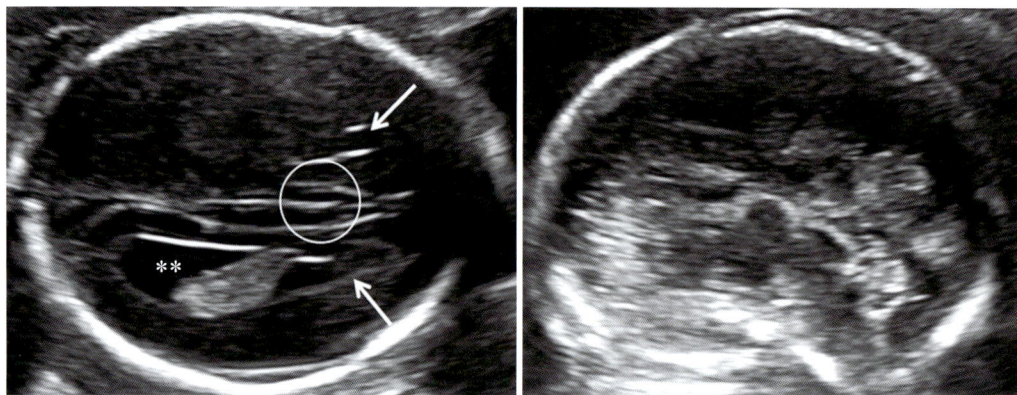

图 2.4　19 周（经腹部超声）胼胝体完全缺如；经侧脑室横切面和正中矢状切面。可见枕角扩张（**）、前角缩窄并外展（实线箭头），未见透明隔腔，可见"三线征"（圈），在正中矢状切面中整个胼胝体未显示

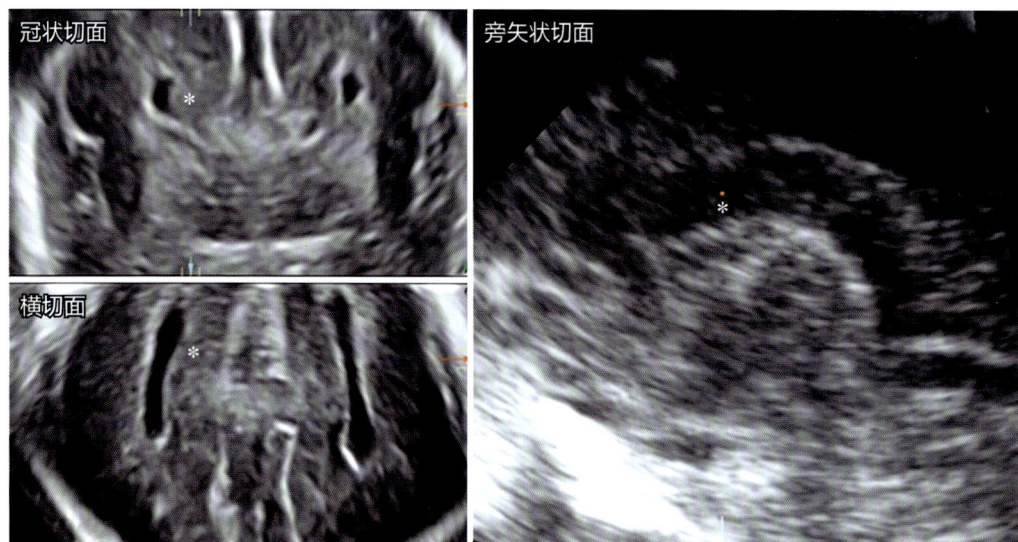

图 2.5　35 周（经阴道三维超声）胼胝体完全缺如；三维多平面冠状切面、横切面和旁矢状切面。导航点（*）放置在 Probst 束上

2.1.3　正中矢状切面间接征象

（1）扣带沟和扣带回消失（图 2.3，2.7）。

（2）大脑半球内侧面放射状脑沟和脑回的存在通常见于妊娠晚期（"日出征"）（图 2.7）。

（3）彩色多普勒显示胼胝体周围动脉的异常走行（图 2.8）。

2.1.4　正中矢状切面、经尾状核冠状切面和经丘脑冠状切面直接征象

胼胝体完全缺如（图 2.2 ~ 2.4，2.7 和 2.8）。

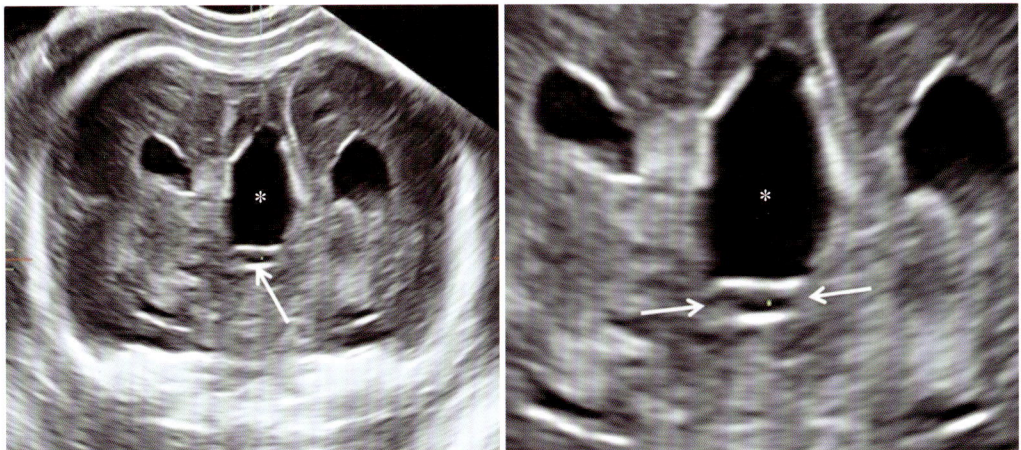

图 2.6　24 周（经阴道超声）胼胝体完全缺如伴前连合增粗；经尾状核冠状切面及放大的经尾状核冠状切面。可见半球间囊肿（＊），突出的前连合位于囊肿下方（实线箭头）

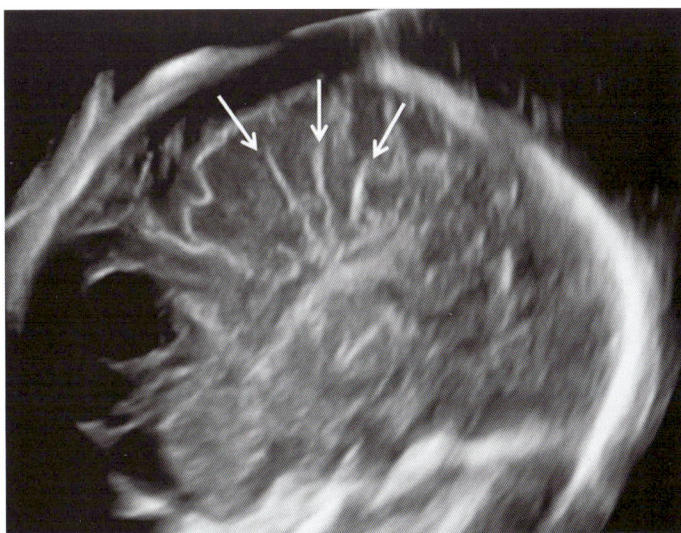

图 2.7　31 周（经腹部超声）胼胝体完全缺如；正中矢状切面。该切面显示胼胝体和扣带沟缺失，大脑半球内侧沟呈放射状排列（实线箭头）

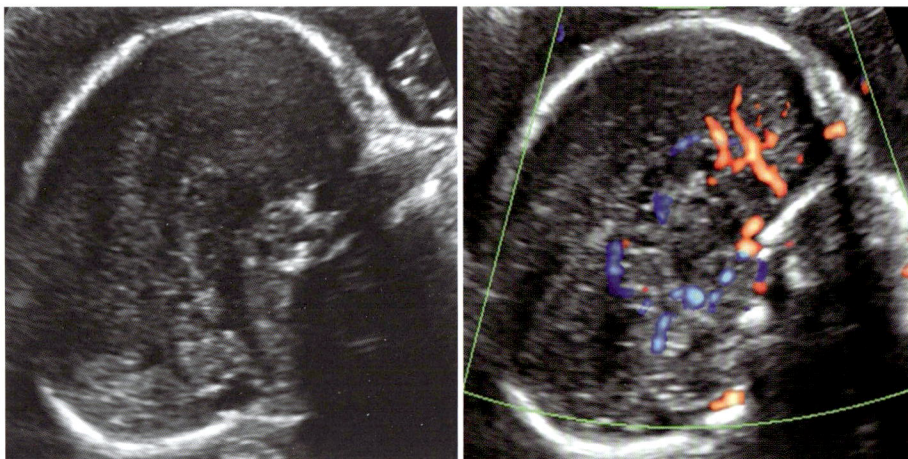

图 2.8 25 周（经腹部超声）胼胝体完全缺如；正中矢状切面二维超声及彩色多普勒超声图像。可见胼胝体周围动脉的异常走行

2.1.5 颅内相关表现

（1）第三脑室顶（脉络丛）与脑脊液一起向背侧膨出，形成半球间囊肿。它的膨大可以偏向大脑镰的任何一侧（图 2.9）。

（2）存在结节性脂肪瘤时，可见前方脑中线、大脑半球间裂（膝部的解剖位置）下方的局灶性高回声病变。它可能通过两侧的脉络膜裂隙延伸到侧脑室的脉络丛。在极少数情况下，带状或曲线形脂肪瘤可沿缺失的胼胝体应在的位置生长（图 2.10，2.11）。

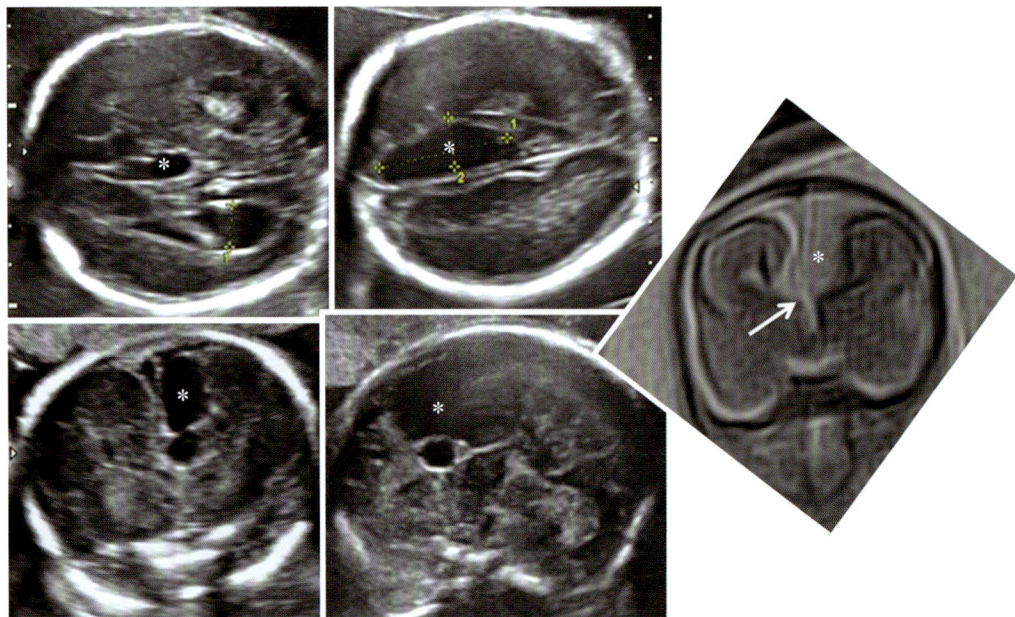

图 2.9 26 周（经腹部超声和 MRI）胼胝体完全缺如伴左侧半球间囊肿；经侧脑室横切面、偏向颅顶的横切面、经丘脑冠状切面和正中矢状切面、MRI 经丘脑冠状层面 T2 加权图像。可见半球间囊肿延伸至大脑镰左侧（*），囊肿下方与第三脑室（实线箭头）相通。可见胼胝体完全缺如的其他间接征象和直接征象

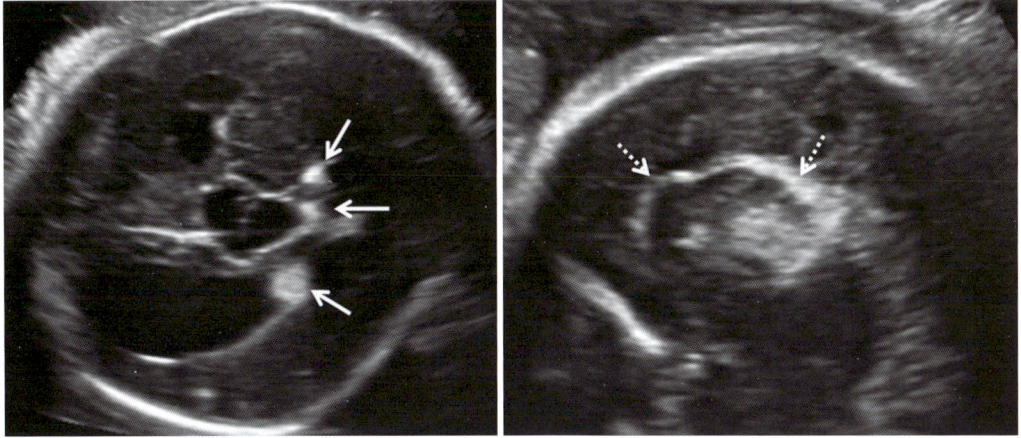

图 2.10　36 周（经腹部超声）胼胝体完全缺如伴脂肪瘤；经侧脑室横切面和正中矢状切面。中线处和双侧脑室内脂肪瘤（实线箭头），带状脂肪瘤（虚线箭头）占据胼胝体位置

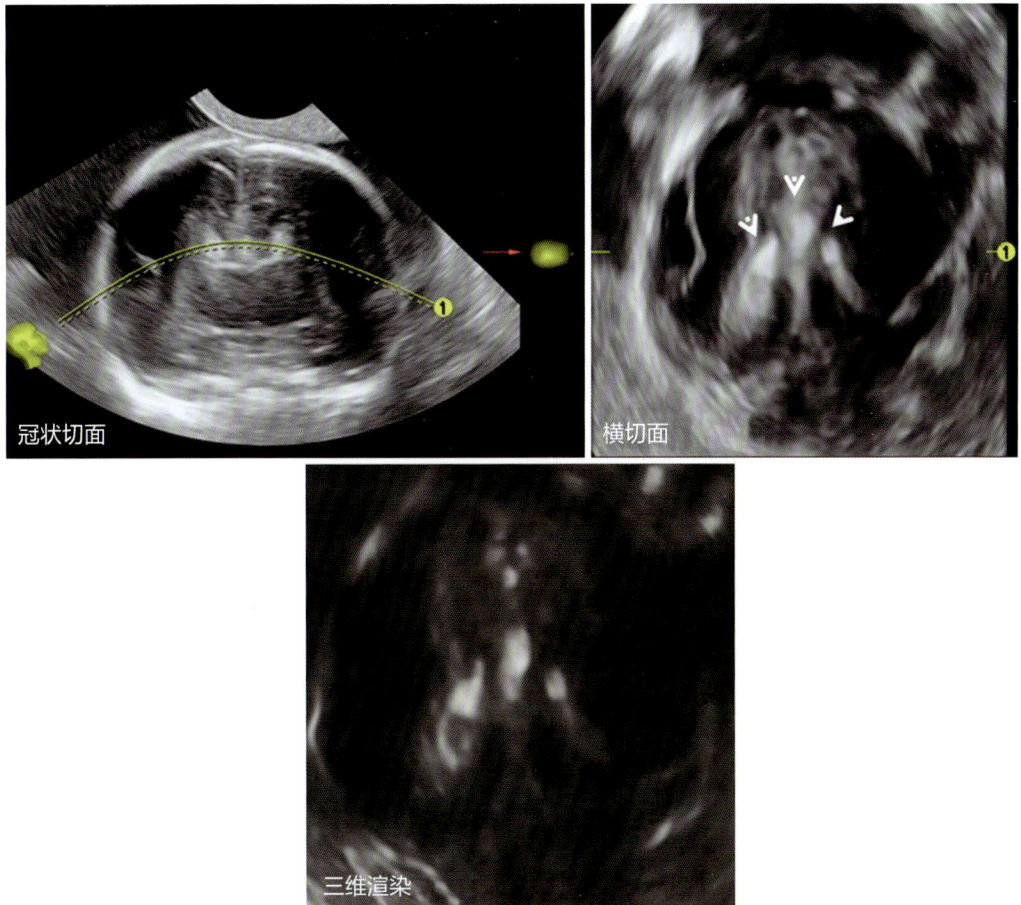

图 2.11　25 周（经腹部超声和三维超声）胼胝体完全缺如伴脂肪瘤；三维自由解剖成像和容积对比成像获得经侧脑室横切面和三维渲染经侧脑室横切面。可见中线处和双侧侧脑室内脂肪瘤（单箭头尖）。双侧脂肪瘤使脉络丛向前倾斜

（3）胼胝体完全缺如可能与无脑回畸形、脑裂畸形、灰质异位和多小脑回畸形有关（图 2.12）。

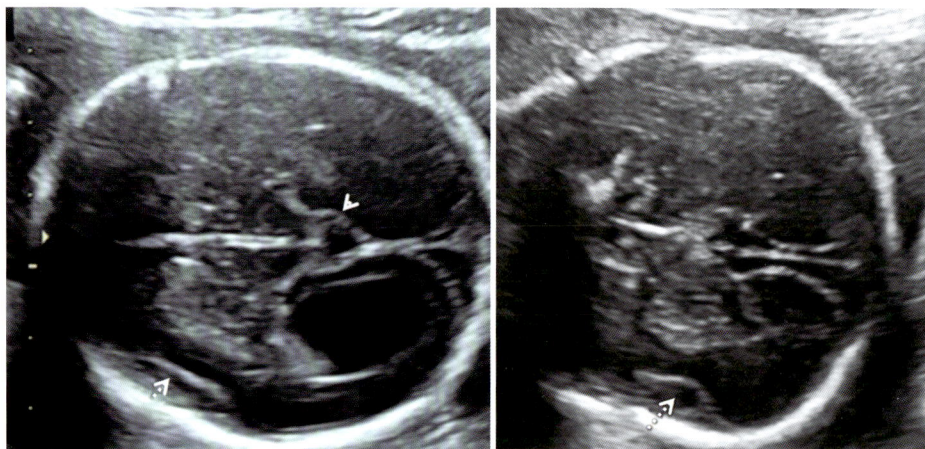

图 2.12　24 周（经腹部超声）胼胝体完全缺如伴无脑回畸形；经侧脑室横切面和经尾状核冠状切面。可见顶枕沟浅（单箭头尖）和外侧裂浅（虚线箭头）。也可见胼胝体完全缺如的其他直接征象和间接征象

2.1.6　颅外相关表现

（1）可合并散发的颅外异常，如泌尿生殖系统畸形、骨骼系统异常或先天性心脏病。

（2）胼胝体完全缺如可能是某种综合征的一部分。胼胝体完全缺如合并面部畸形（眼距过窄、小鼻、小下颌、唇裂）和多指畸形，提示肢端胼胝体综合征（常染色体隐性遗传）（图 2.13）或口面指综合征（X 连锁显性遗传）。患有胼胝体完全缺如、多小脑回畸形、灰质异位、小眼、先天性虹膜缺损、半椎体、脊柱侧凸和脑肿瘤的女性胎儿可能是 Aicardi 综合征（X 连锁显性遗传）。胼胝体完全缺如还可发生在先天性代谢异常胎儿中，可通过检测特定的基因突变进行诊断。

建议行染色体核型分析以排除染色体异常。

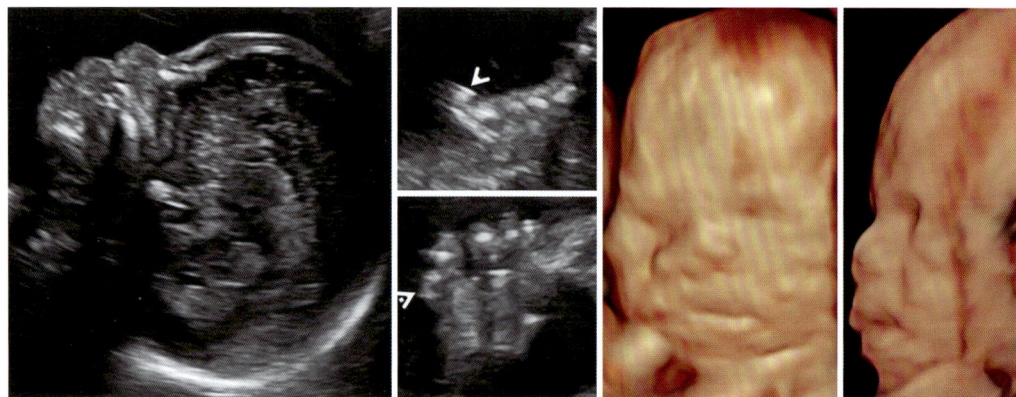

图 2.13　二代近亲结婚孕妇妊娠 23 周（经腹部超声）。肢端胼胝体综合征；胎儿颜面部正中矢状切面、双手冠状切面和面部三维表面成像。正中矢状切面中完全未见胼胝体，可见双侧轴后多指畸形（单箭头尖）和面部畸形

2.1.7 鉴别诊断

偶尔可见透明膈腔两层隔膜间没有液体。胼胝体在这种情况下大多是正常的（图 2.14）。

透明隔腔消失并不是胼胝体完全缺如特有的。在前脑无裂畸形（holoprosencephaly，HPE）、透明隔发育不全、脑裂畸形和脑积水中也可见透明隔腔消失。若见大脑半球间裂消失、单一脑室及背侧囊肿存在，可诊断无叶前脑无裂畸形。侧脑室前角分裂失败会导致形态异常，见于半叶前脑无裂畸形和叶状前脑无裂畸形。胼胝体在这些疾病中是异常的。在透明隔发育不全时，在经尾状核冠状切面上侧脑室前角形态正常。但两侧前角相通，透明隔发育不全时胼胝体是正常的。若见大脑实质全层裂开，可诊断为脑裂畸形。

轻度侧脑室扩张常见于染色体异常、皮质发育畸形、感染和其他疾病。胼胝体完全缺如中的枕角扩张必须与轻度侧脑室扩张相鉴别。前角缩窄（"泪滴状"侧脑室）和距中线的距离增加是枕角扩张的特征。

在没有相关的颅内、颅外和核型异常的情况下，认为胼胝体完全缺如是孤立的。MRI 检查除了可确认胼胝体缺失，还可确认或排除相关的中枢神经系统异常。胼胝体完全缺如的预后取决于其是否是孤立性的。

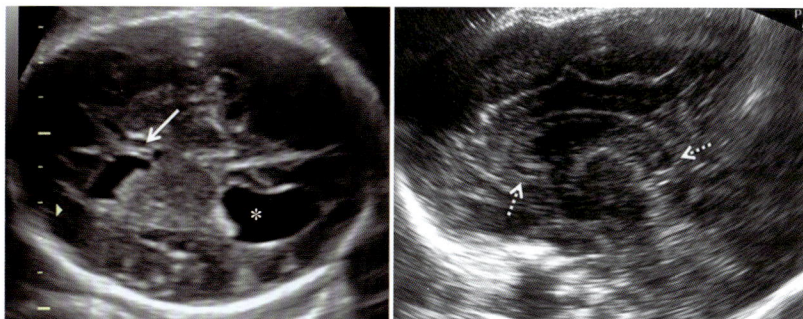

图 2.14 32 周（经腹部超声）透明隔腔无液体，胼胝体正常；经侧脑室横切面和正中矢状切面。可见左轻度侧脑室扩张（*）、透明隔腔无液体（实线箭头）、胼胝体正常（虚线箭头）

2.2 胼胝体部分缺如

在横切面、冠状切面或矢状切面上均可有可疑胼胝体部分缺如的间接征象。横切面上的间接征象很重要，可作为建议进行详细神经系统超声检查的初步线索。在正中矢状切面上可以直接观察到胼胝体长度较短且无法观察到所有部分。

2.2.1 横切面间接征象

（1）透明隔腔的长度与胼胝体的长度直接相关，因此在胼胝体部分缺如的病例中，透明隔腔都比较短，这是横切面上的间接征象。在严重的胼胝体部分缺如中（只有一小段胼胝体存在），透明隔腔非常小，甚至几乎不显示。在不太严重的胼胝体部分缺如中（胼胼胝体长短不一），透明隔腔短而宽，正常应呈长方形的透明隔腔变成正方形（图2.15）。

（2）透明隔腔的长度，即测量从前方的胼胝体沟到后方的穹隆的长度。透明隔腔的宽度是在其中部测量的（从一侧到另一侧）。长宽比称为透明隔腔比。在短而宽的透明隔腔（如胼胝体部分缺如）中，该比值小于1.5（图2.16，2.17，2.18a和2.19）。

（3）横切面上的其他间接征象包括枕角扩张（图2.18a）和"泪滴状"侧脑室。这些征象也可能不明显。

（4）颅内相关表现包括无脑回畸形、多小脑回畸形、灰质异位、半球间囊肿（图2.20）、中线脂肪瘤（结节型或曲线型）和Dandy-Walker畸形。

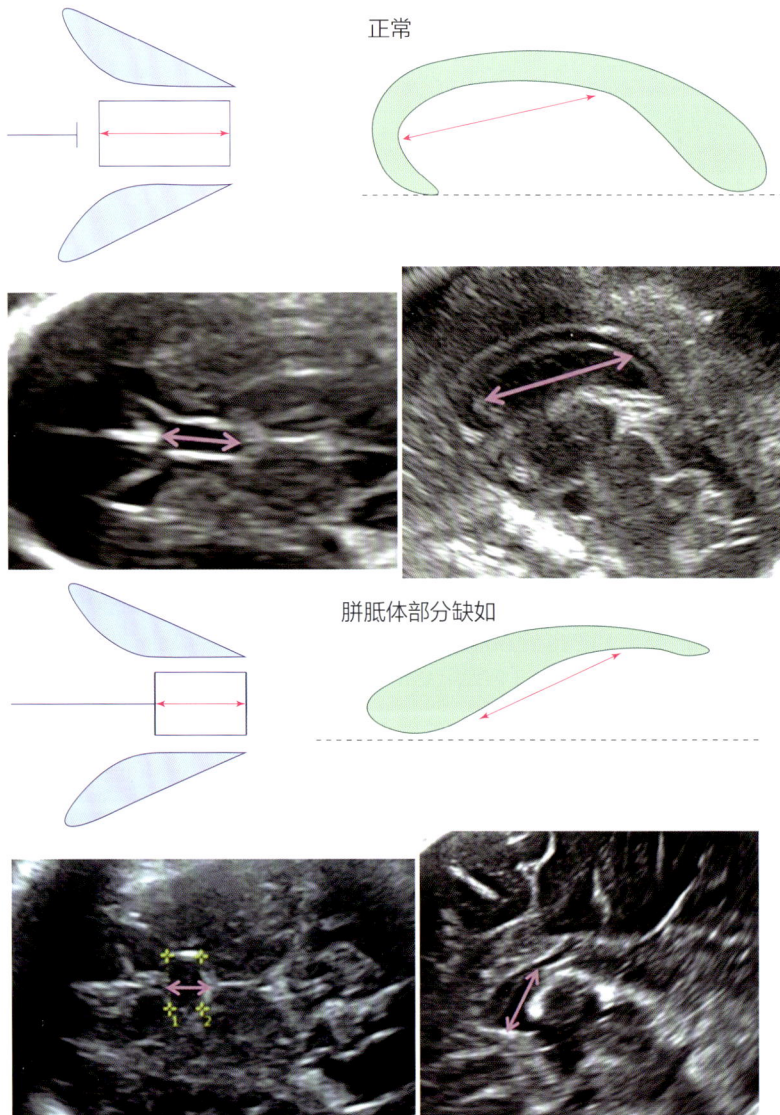

图2.15　透明隔腔长度（横切面）与胼胝体长度（正中矢状切面）关系的示意图。正常长方形的透明隔腔反映了正常长度的胼胝体。短的透明隔腔反映了短的胼胝体，如胼胝体部分缺如。这种关系是可以理解的，因为透明隔腔直接位于胼胝体下方

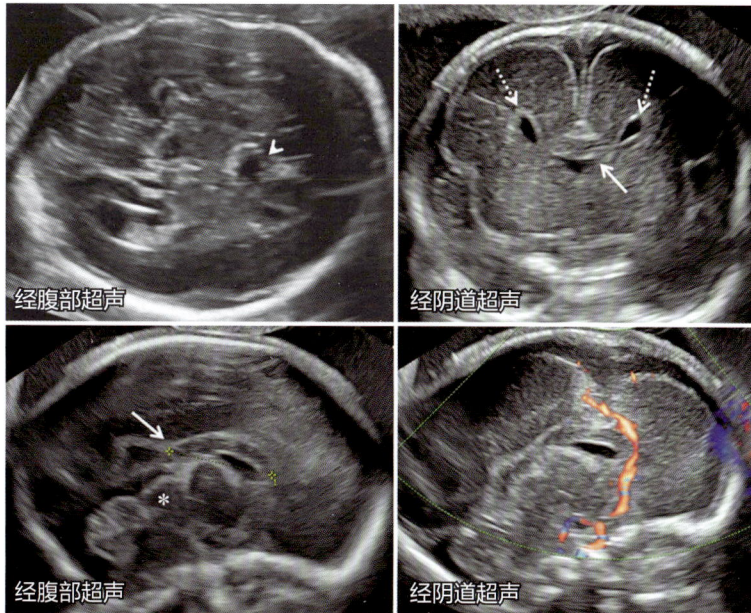

图 2.16　24 周（经腹部超声和经阴道超声）胼胝体部分缺如；经侧脑室横切面、经丘脑冠状切面、正中矢状切面（灰阶和彩色多普勒）。可见短而宽的透明隔腔（单箭头尖），短而厚的胼胝体，胼胝体压部和嘴部缺如，而体部存在。胼胝体后缘（实线箭头）未覆盖四叠体（＊），侧脑室前角形态异常（虚线箭头），胼胝体周围动脉走行异常

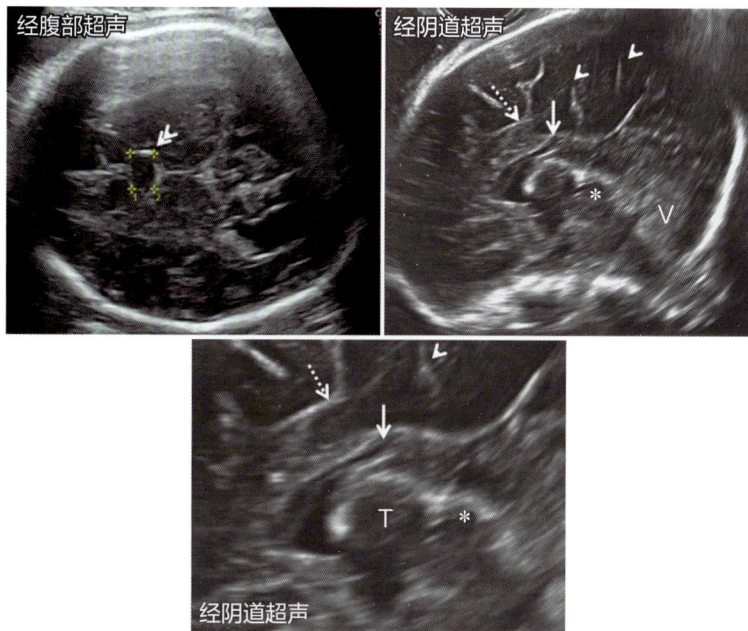

图 2.17　32 周（经腹部超声和经阴道超声）胼胝体部分缺如；经侧脑室横切面、正中矢状切面和放大的正中矢状切面。从切面上可见短而宽的透明隔腔（双箭头尖），短的胼胝体，胼胝体的体部后部分薄，其压部、嘴部和膝部缺如，胼胝体后缘（实线箭头）没有延伸至覆盖四叠体（＊），扣带沟正好止于胼胝体的末端（虚线箭头），在没有胼胝体的部分可以看到一些放射状沟（单箭头尖）、丘脑（T）、小脑蚓部（V）

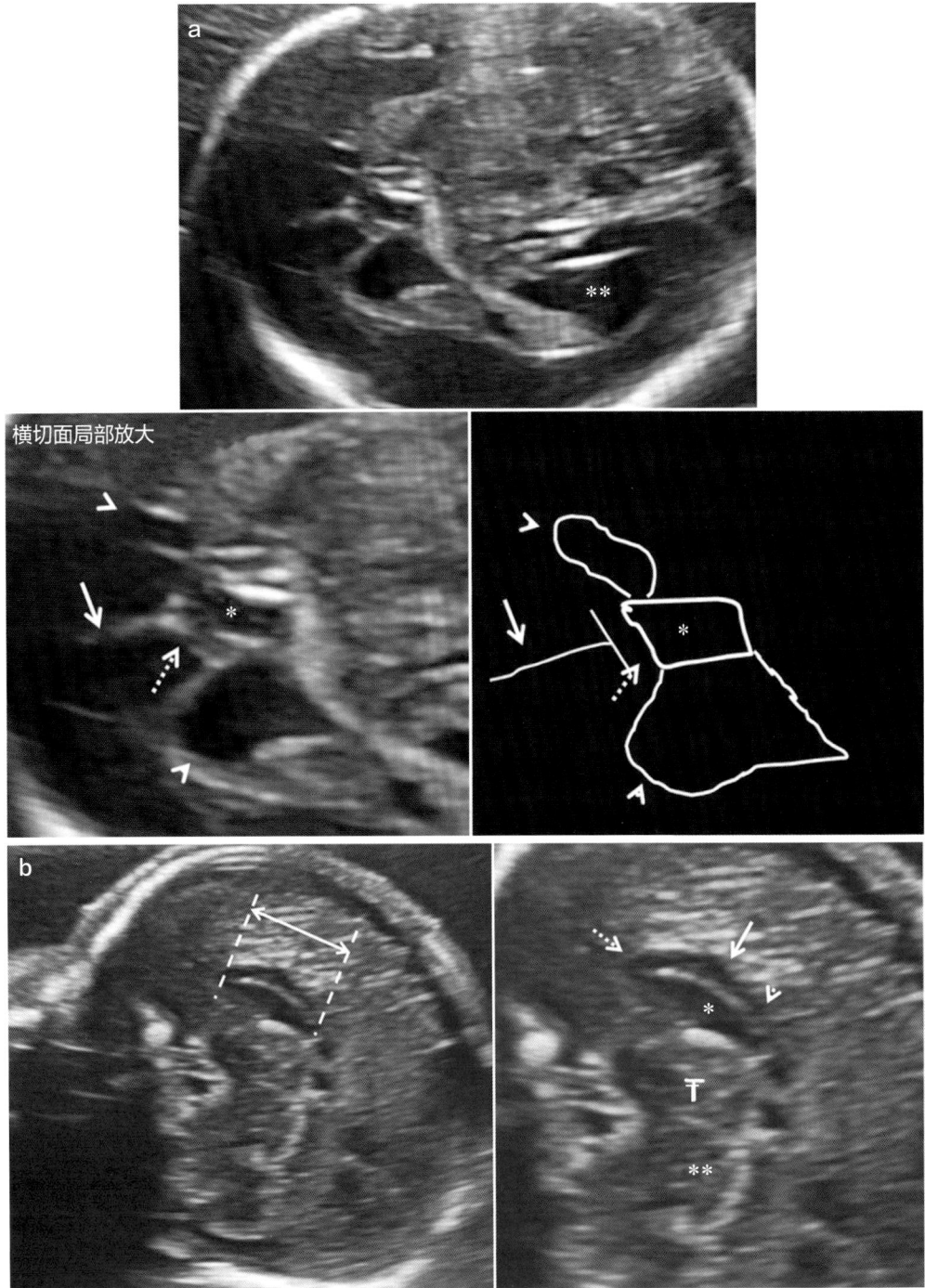

图 2.18 （a）23 周（经腹部超声）胼胝体部分缺如；经侧脑室横切面、放大的经侧脑室横切面及相应的线形图。从切面上可见单侧轻度侧脑室扩张（**），透明隔腔短而狭窄（*），侧脑室前角大小形状不对称（单箭头尖），前方大脑半球间裂（实线箭头）与透明隔腔不在同一直线上，还可见胼胝体膝部（虚线箭头）。（b）23 周（经腹部超声）胼胝体部分缺如；正中矢状切面和放大的正中矢状切面。可见胼胝体短（胼胝体长度为 2.0 cm，小于第 5 百分位或 2 个标准差）（双头箭头），可见胼胝体的膝部（虚线箭头）、体部（实线箭头），未见其嘴部和压部，可见胼胝体后缘（单箭头尖）未覆盖四叠体（**）、透明隔腔（*）、丘脑（T）

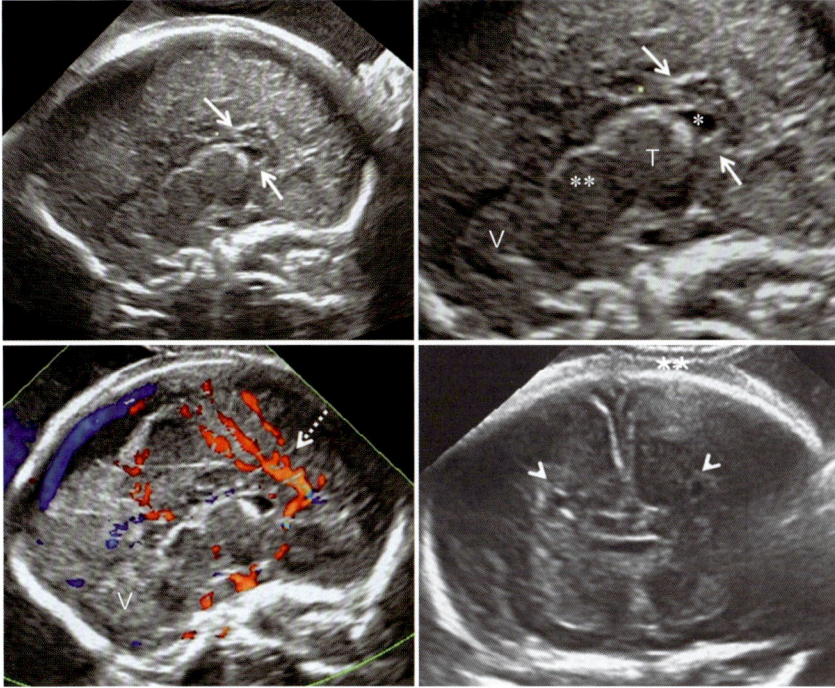

图 2.19　25 周（经阴道超声）胼胝体部分缺如；正中矢状切面、放大的正中矢状切面、正中矢状切面彩色多普勒图像和经尾状核冠状切面。可见仅胼胝体嘴部和膝部存在，大部分体部和压部不存在（实线箭头），胼胝体未向后延伸至覆盖四叠体（**），透明隔腔很小（*）。胼胝体周围动脉扫查止于胼胝体后缘，呈放射状（虚线箭头），可见前角外展，呈羊角状结构（单箭头尖），还可见丘脑（T）、小脑蚓部（V）。横切面上透明隔腔几乎不显示（没有展示超声图像）

2.2.2　正中矢状切面直接征象

（1）胼胝体的长度小于第 5 百分位数或 2 个标准差（图 2.18）。

（2）胼胝体压部和体部后部缺如时，胼胝体不会向后延伸至覆盖中脑的四叠体（图 2.16，2.17，2.18b，2.19 和 2.20b）。

（3）在一些病例中，可见胼胝体压部和嘴部缺如（图 2.16）。缺少胼胝体压部膨出是胼胝体部分缺如的一个细微征象。

（4）扣带沟平行于残存的胼胝体（图 2.17）。在胼胝体缺如的区域观察不到扣带沟。

（5）大脑半球内侧沟呈放射状排列在胼胝体（和扣带沟）缺如的区域（图 2.17）。

（6）胼胝体周围动脉扫查仅在胼胝体存在的部分可见。随后胼胝体周围动脉走行异常（图 2.19）。

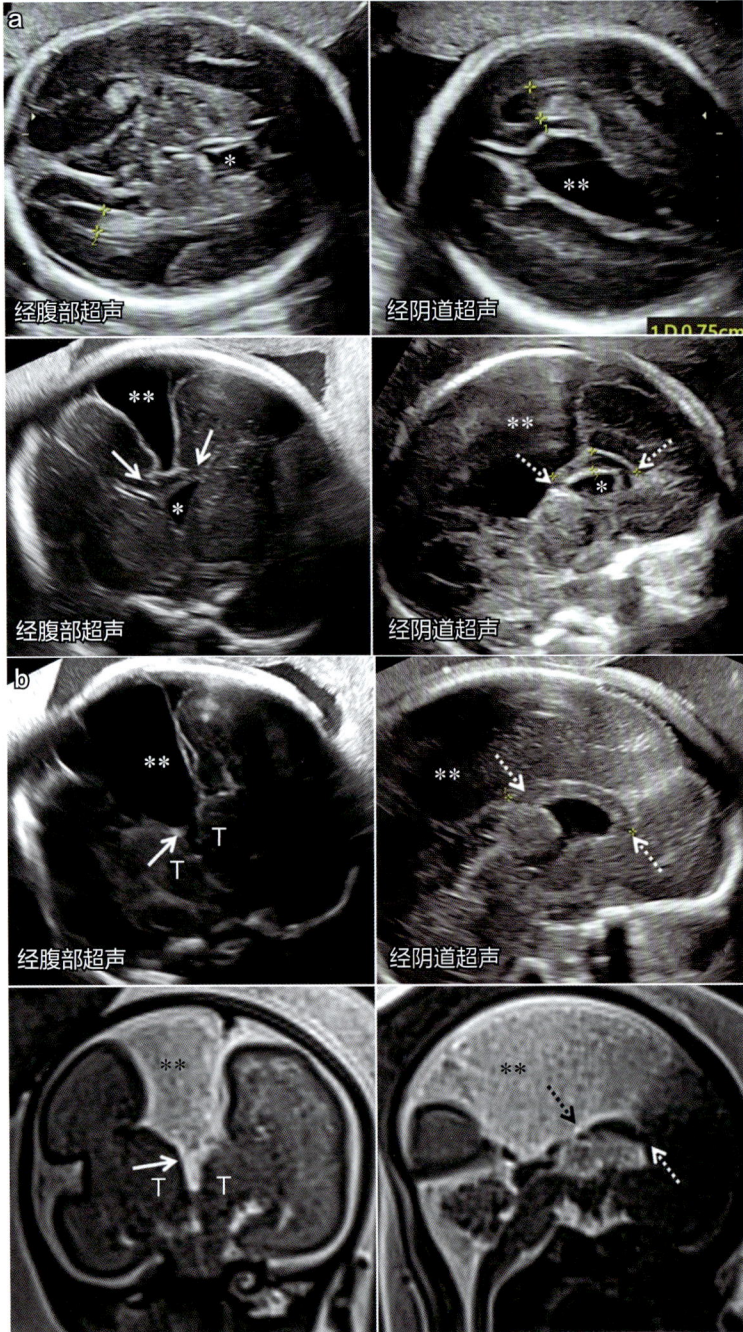

图 2.20 （a）26 周（经腹部超声、经阴道超声和 MRI）胼胝体部分缺如伴两侧半球间囊肿（右侧大脑镰旁）；经侧脑室横切面、偏向颅顶的经侧脑室平面、冠状切面及正中矢状切面。从切面上可见透明隔腔正常（*）、侧脑室正常、两侧半球间的囊肿偏向右侧大脑镰（**）、胼胝体左右不对称、右侧胼胝体厚于左侧的（实线箭头）、胼胝体短且没有压部（虚线箭头）。鉴别诊断为大脑半球间蛛网膜囊肿压迫胼胝体压部。（b）26 周（经腹部超声、经阴道超声和 MRI）胼胝体部分缺如伴半球间囊肿（右侧大脑镰旁）；经丘脑冠状切面超声图像、正中矢状切面超声图像和 MRI T2 加权图像。从切面上可见半球间囊肿（**）与第三脑室（丘脑之间的液体空间）下方相通（实线箭头）、胼胝体短且压部缺失（虚线箭头）、丘脑（T）。由于囊肿与第三脑室相通，该囊肿可能是与胼胝体部分缺如相关的半球间囊肿，而不是蛛网膜囊肿

2.3　其他胼胝体异常

（1）胼胝体发育不良时，胼胝体全长存在，但厚度变薄（小于 2 个标准差）（图 2.21）。这是轴突较少交叉到对侧大脑半球所致，也可能与其他脑异常（如无脑回畸形）有关，还可能受辐射或酒精的致畸作用或脑积水压迫的影响。

（2）在胼胝体发育不良的病例中可观察到胼胝体平滑的轮廓发生细微变化（图 2.21b）。

（3）当胼胝体变厚超过 2 个标准差时，称为异常增厚的胼胝体（图 2.22，2.23）。

这通常与其他颅内异常相关，如胼胝体部分缺如、脑沟回异常、脑室扩张、脑膨出、巨头畸形和小脑蚓部异常等。

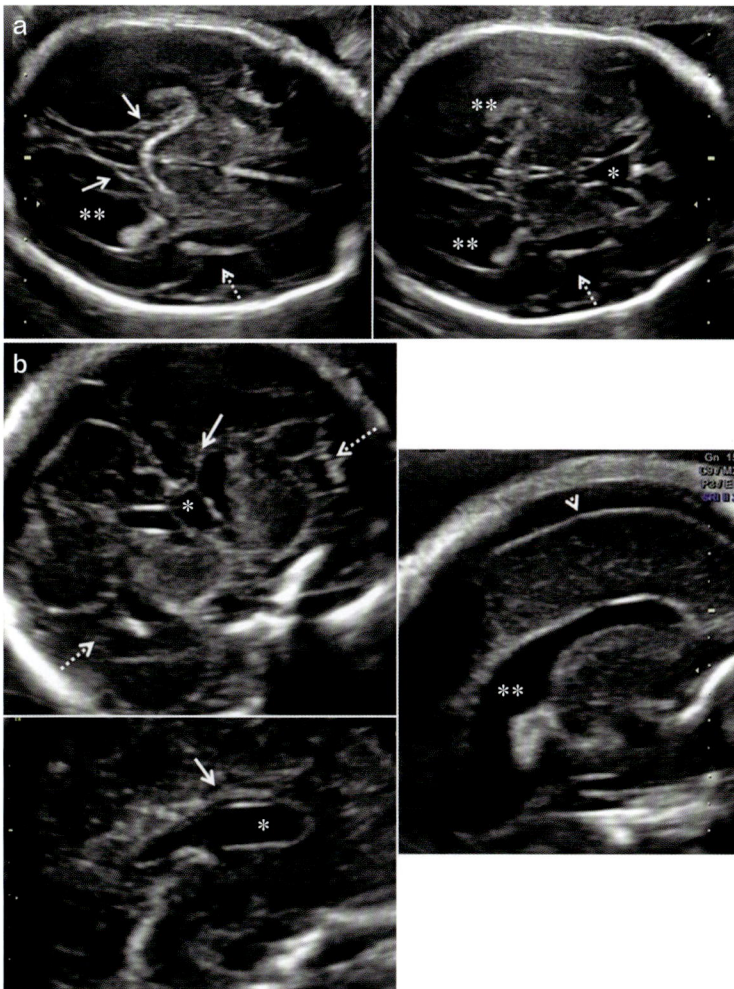

图 2.21 （a）29 周（经腹部超声）胼胝体发育不良和无脑回畸形；经丘脑横切面和经侧脑室横切面。从切面上可见双侧轻度侧脑室扩张（**），透明隔腔正常（*），外侧裂 "开放" 且没有岛叶覆盖（虚线箭头），顶枕沟浅（实线箭头）。（b）29 周（经腹部超声）胼胝体发育不良合并无脑回畸形；冠状切面、正中矢状切面和旁矢状切面。从切面上可见轻度侧脑室扩张（**）、透明隔腔正常（*）、外侧裂 "开放" 且没有岛叶覆盖（虚线箭头）、胼胝体薄（全长可见）、胼胝体中部稍成角（实线箭头），未见突起的脑沟（单箭头尖）

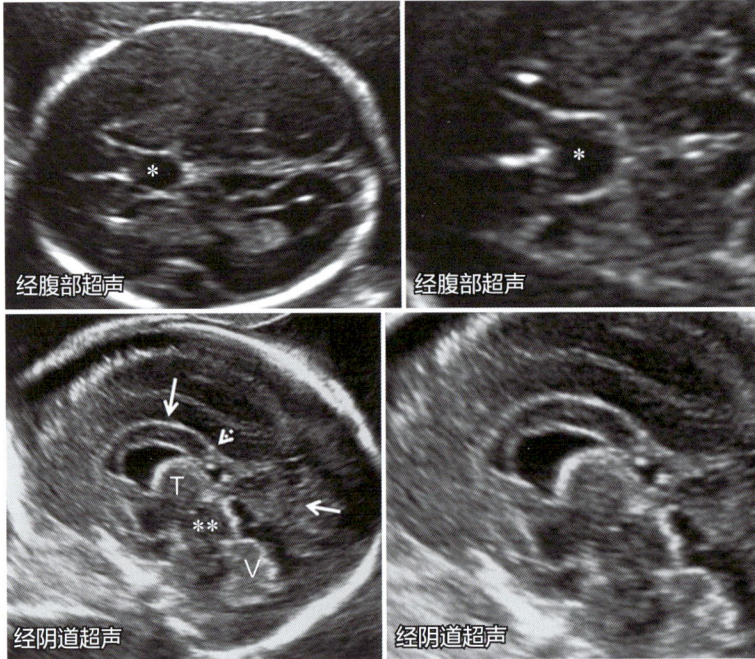

图 2.22 　23 周（经腹部超声和经阴道超声）胼胝体增厚合并胼胝体部分缺如；经侧脑室横切面、放大的横切面（前复合体）、正中矢状切面和放大的正中矢状切面。可见透明隔腔宽而短（＊）；胼胝体短（实线箭头），没有向后延伸（单箭头尖）至覆盖四叠体（＊＊）；胼胝体嘴部和压部缺如；丘脑（T）、小脑蚓部（V）不可见

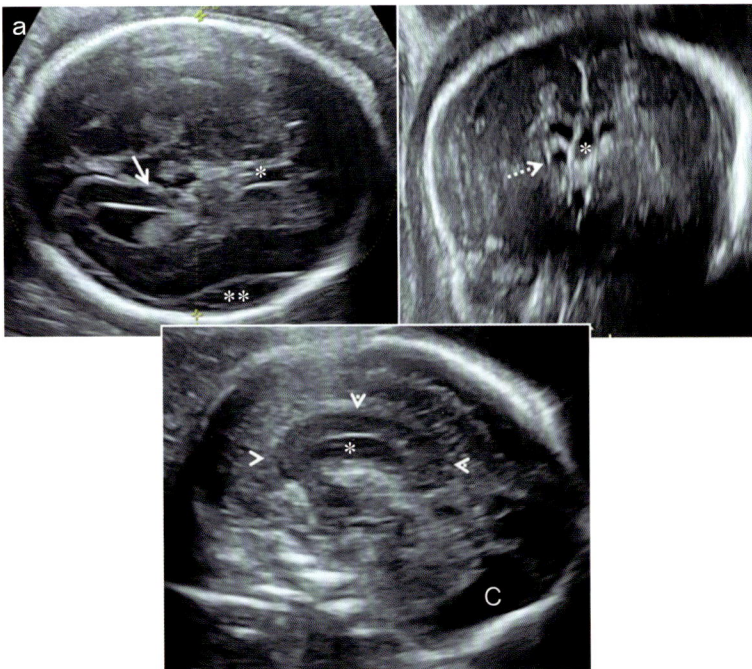

图 2.23 　（a）26 周（经腹部超声）胼胝体增厚合并无脑回畸形，经侧脑室横切面、经尾状核冠状切面和正中矢状切面。从切面上可见透明隔腔小（＊）、外侧裂浅（＊＊）、顶枕沟未显示（实线箭头）、右侧室管膜下囊肿（虚线箭头）、胼胝体全长存在但较厚（单箭头尖）、小脑后方囊肿（C）

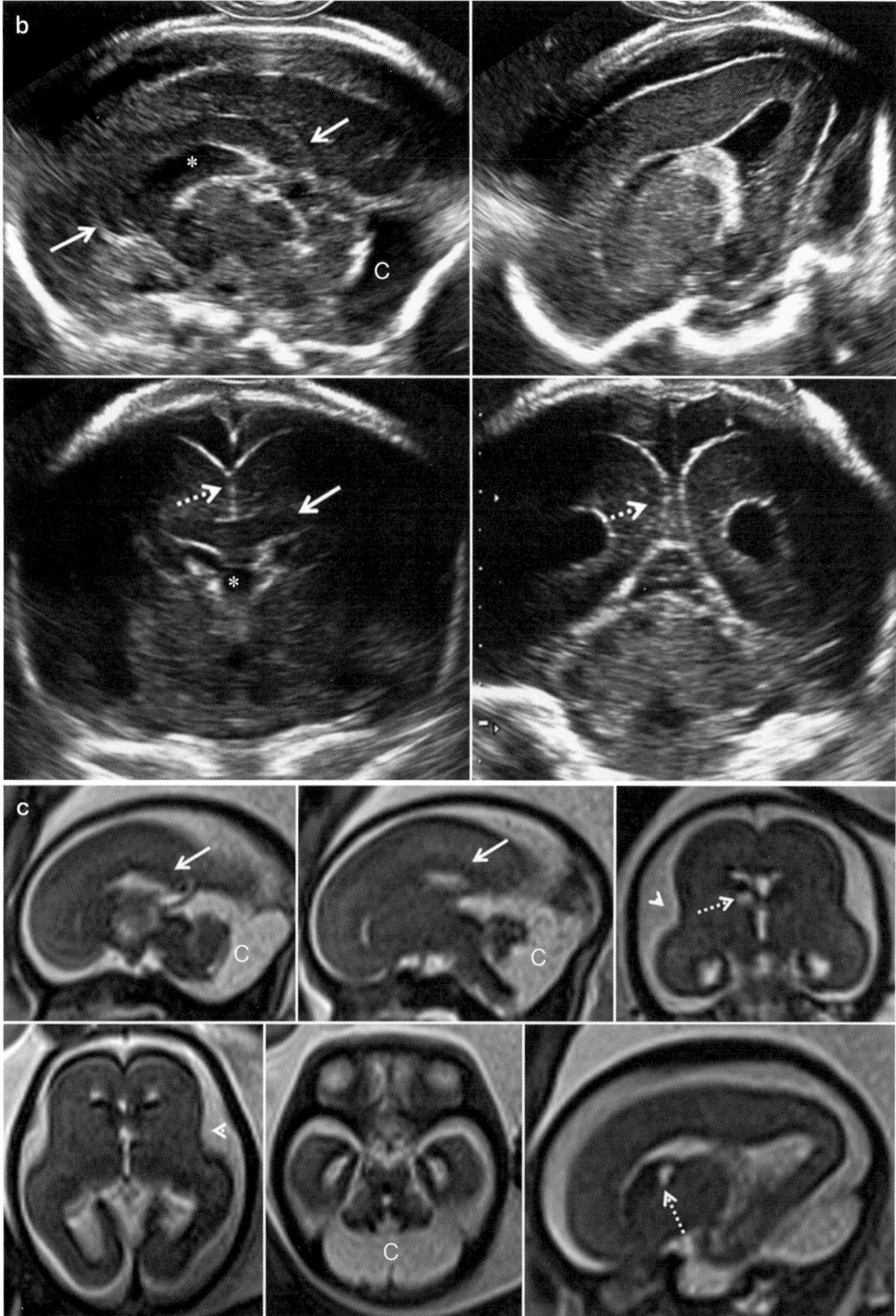

图 2.23（续）（b）26 周（经阴道超声）胼胝体增厚合并无脑回畸形；正中矢状切面、旁矢状切面、经尾状核和经小脑冠状切面。切面中可见透明隔腔未显示（＊）、胼胝体增厚（实线箭头）；小脑后方囊肿（C）、扣带沟和距状沟未显示（虚线箭头）。（c）26 周（MRI）胼胝体增厚合并无脑回畸形；矢状层面、冠状层面、经侧脑室横断层面、经小脑和旁矢状层面 T2 加权图像。切面中可见胼胝体增厚（实线箭头）、外侧裂浅（单箭头尖）、室管膜下囊肿（虚线箭头）、小脑后方囊肿（C）

2.4　透明隔发育不全

在前脑正常分裂的背景下，透明隔腔或透明隔的缺如或发育不全称为透明隔发育不全。透明隔发育不全既可以是孤立性的，也可以是视－隔发育不良的一部分。视－隔发育不良是一种严重的疾病，以透明隔发育不全、视交叉和视神经发育不全以及下丘脑－垂体功能障碍为特征。

（1）由于没有透明隔腔或透明隔，侧脑室前角在中线上是相通的（图 2.24a、b）。

（2）大脑半球间裂和胼胝体正常（图 2.24a、b）。

（3）可能存在轻度侧脑室扩张。

（4）通过高频经腹部超声或经阴道超声检查，特别是在妊娠中期或妊娠晚期，可以直接在交叉池的横切面或冠状切面上显示正常的视神经和视交叉。冠状切面或横切面三维容积渲染成像有助于视交叉的成像（图 2.24c 和 2.26b）。发现正常大小的视交叉可能有助于排除或降低视－隔发育不良的可能性。难以观察到视交叉可能提示发育不全，因此可能存在视－隔发育不良。MRI 有助于评估视交叉的情况（图 2.25）。通过采集胎儿血样检查垂体功能可确诊垂体功能减退。

（5）透明隔发育不全可能与皮质发育畸形、脑裂畸形、前脑无裂畸形、胼胝体异常或面裂有关（图 2.26）。

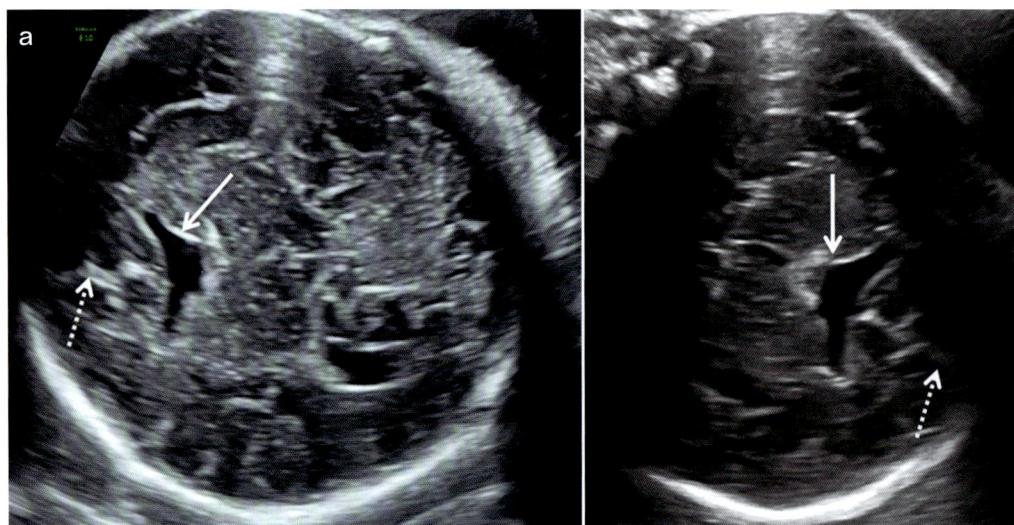

图 2.24 （a）32 周（经腹部超声）孤立性透明隔发育不全；经侧脑室横切面和经尾状核冠状切面。可见前角连续穿过中线，无透明隔腔（实线箭头），大脑镰（虚线箭头）正常

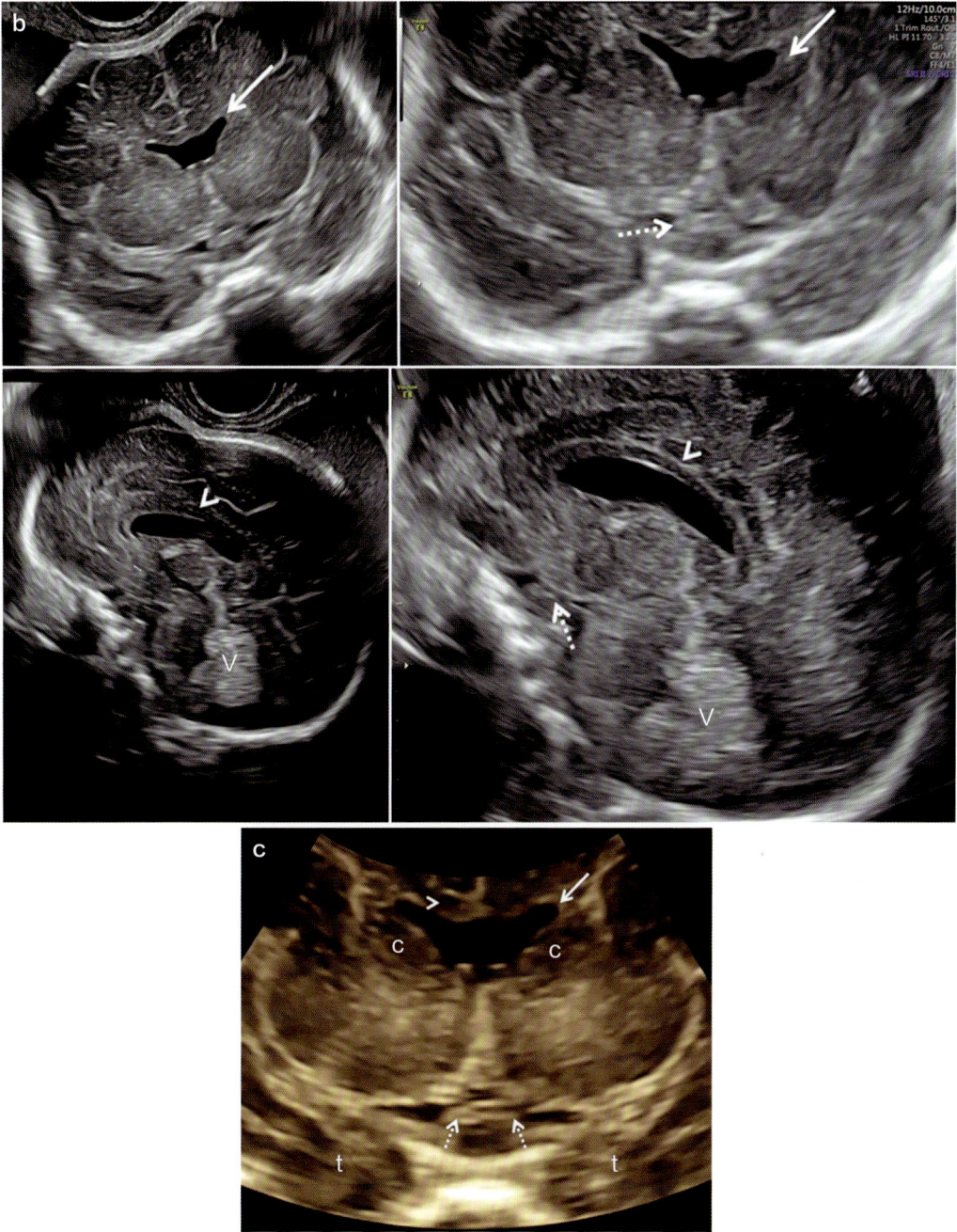

图 2.24（续）（b）32 周（经阴道超声）孤立性透明隔发育不全；冠状切面、正中矢状切面和放大的正中矢状切面。由于透明隔腔（实线箭头）消失，侧脑室前角在中线上相通，可见视交叉（虚线箭头）、胼胝体（单箭头尖）、小脑蚓部（V）。（c）32 周（经阴道超声）孤立性透明隔发育不全；放大的经尾状核冠状切面（深褐色）。由于透明隔腔（实线箭头）消失，侧脑室前角在中线上相通，可见视交叉（虚线箭头）、胼胝体（单箭头尖）、颞叶（t）、尾状核头（c）

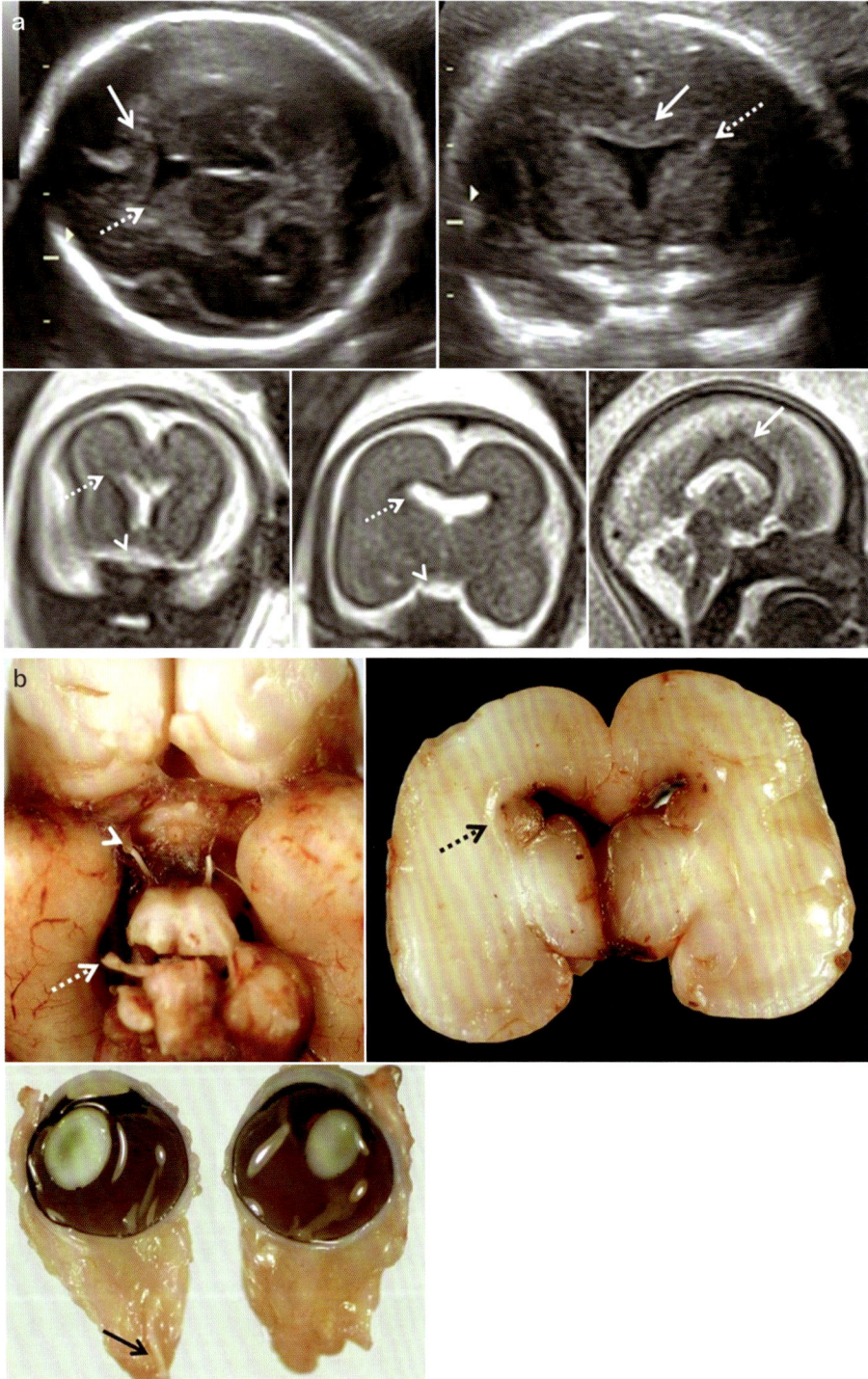

图 2.25 （a）22 周（经腹部超声和 MRI）视 – 隔发育不良；经侧脑室横切面、经丘脑冠状切面超声图像、经尾状核冠状层面、经丘脑冠状层面、正中矢状层面的 T2 加权图像。可见胼胝体（实线箭头）、侧脑室前角连续穿过中线、透明隔腔消失（虚线箭头）、交叉池内未显示视交叉（单箭头尖）。（b）22 周（尸检）视 – 隔发育不良。脑基底面、冠状面、眼球和视神经解剖大体图片。可见视束（单箭头尖）比动眼神经（白色虚线箭头）小，由于没有透明隔腔，前角穿过中线彼此相通（黑色虚线箭头），视神经较细（黑色实线箭头）

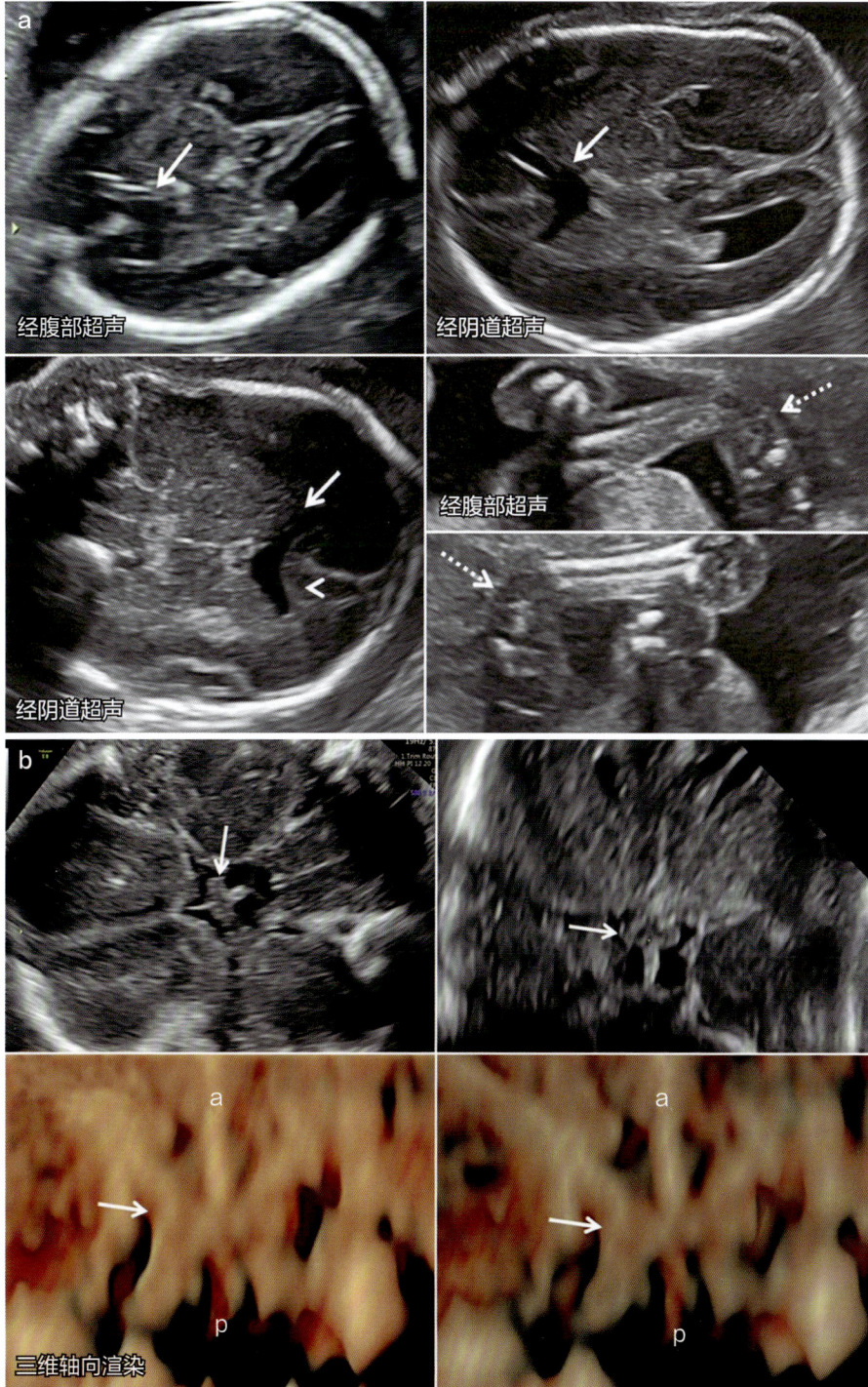

图 2.26 （a）22 周（经腹部超声和经阴道超声）透明隔发育不全伴双侧马蹄内翻足；经侧脑室横切面、经尾状核冠状切面，以及右腿和左腿的冠状切面。由于透明隔腔（实线箭头）缺如，前角穿过中线彼此相通，可见胼胝体（单箭头尖）、双侧马蹄内翻足（虚线箭头）。（b）22 周（经阴道超声）透明隔发育不全伴双侧马蹄内翻足。经交叉池的横切面、冠状切面，以及具有编辑光选项的交叉池的三维轴向渲染图像。可见视交叉（三维渲染模式下呈"H"形）（实线箭头）。a：前，p：后

推荐阅读

1. Karl K, Esser T, Heling KS, Chaoui R. Cavum septi pellucidi (CSP) ratio: a marker for partial agenesis of the fetal corpus callosum. Ultrasound Obstet Gynecol. 2007;50:336–41.

2. Pilu G, Tani G, Carletti A, Malaigia S, Ghi T, Rizzo N. Difficult early sonographic diagnosis of absence of the fetal septum pellu-cidum. Ultrasound Obstet Gynecol. 2005;25:70–2.

3. Malinger G, Lev D, Kidron D, Heredia F, Hershkovitz R, Lerman- Sagie T. Differential diagnosis in fetuses with absent septum pel-lucidum. Ultrasound Obstet Gynecol. 2005;25:42–9.

4. Malinger G, Lev D, Oren M, Lerman-Sagie T. Non-visualization of the cavum septi pellucidi is not synonymous with agenesis of the corpus callosum. Ultrasound Obstet Gynecol. 2012;40:165–70.

5. Paladini D, Pastore G, Cavallaro A, Massaro M, Nappi C. Agenesis of the fetal corpus callosum: sonographic signs change with advanc-ing gestational age. Ultrasound Obstet Gynecol. 2013;42:687–90.

6. Lepinard C, Coutant R, Boussion F, Loisel D, Delorme B, Biquard F, Bonneau D, Guichet A, Descamps P. Prenatal diagnosis of absence of the septum pellucidum associated with septo-optic dys-plasia. Ultrasound Obstet Gynecol. 2005;25:73–5.

7. Lerman-Sagie T, Ben-Sira L, Achiron R, Schreiber L, Hermann G, Lev D, Kidron D, Malinger G. Thick fetal corpus callosum: an omi-nous sign? Ultrasound Obstet Gynecol. 2009;34:55–61.

8. Pilu G, Sandri F, Perolo A, Pittalis MC, Grisolia G, Cocchi G, Foschini MP, Salvioli GP, Bovicelli L. Sonography of fetal agenesis of the corpus callosum: a survey of 35 cases. Ultrasound Obstet Gynecol. 1993;1:318–29.

9. Shen O, Gelot AB, Moutard ML, Jouannic JM, Sela HY, Garel C. Abnormal shape of the cavum septi pellucidi: an indirect sign of partial agenesis of the corpus callosum. Ultrasound Obstet Gynecol. 2015;46:595–9.

10. Ghi T, Carletti A, Contro E, Cera E, Falco P, Tagliavini G, Michelacci L, Tani G, Youssef A, Bonasoni P, Rizzo N, Pelusi G, Pilu G. Prenatal diagnosis and outcome of partial agenesis and hypoplasia of the corpus callosum. Ultrasound Obstet Gynecol. 2010;35:35–41.

11. Malinger G, Zakut H. The corpus callosum: normal fetal develop-ment as shown by transvaginal sonography. AJR. 1993;161:1041–3.

12. Cignini P, Padula F, Giorlandino M, Brutti P, Alfo M, Giannarelli D, Mastrandrea ML, D'Emidio L, Vacca L, Aloisis A, Giorlandino C. Reference charts for fetal corpus callosum length. J Ultrasound Med. 2014;33:1065–78.

陈亚岩 译

曾 晴 校

第 3 章
腹侧诱导异常：前脑无裂畸形

前脑泡（胚胎期的前脑）是胚胎早期发育阶段的三个脑泡中最靠前的一个。随着发育进程的推进，前脑泡分化为端脑（大脑半球和侧脑室）和间脑（丘脑和第三脑室）。在妊娠的第 5 ～ 6 周，前脑分为左、右两部分，最终形成两侧大脑半球以及位于中线两侧的基底神经节。

前脑泡形成失败称为前脑缺失畸形。端脑形成失败，但间脑（丘脑）存在，称为端脑缺失畸形。这些都是极其罕见的畸形。完全性或部分性腹侧诱导异常会导致前脑完全或部分不分离，这类疾病谱称为前脑无裂畸形（holoprosencephaly，HPE）。

DeMyer 对 HPE 的严重程度进行了如下分类（图 3.1）。

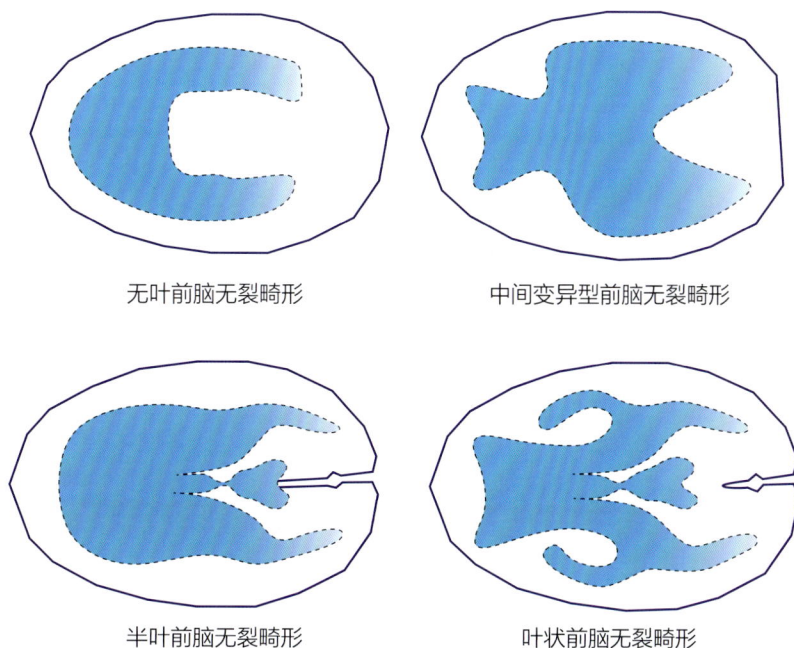

无叶前脑无裂畸形　　　　　　　　中间变异型前脑无裂畸形

半叶前脑无裂畸形　　　　　　　　叶状前脑无裂畸形

图 3.1　前脑无裂畸形分类示意图

（1）无叶前脑无裂畸形。这是前脑无裂畸形中最严重的类型，其特征是前脑泡完全未分开，中线结构完全缺失。大脑半球未分开，呈单一原始脑室。由于没有左、右大脑半球，大脑半球间裂和胼胝体也都不存在。间脑未分开，导致丘脑间裂（第三脑室）消失。原始单一脑室顶部的脉络丛可能因脑脊液的积聚而膨胀，形成背囊或囊肿。根据大脑皮层的形态，无叶前脑无裂畸形可以分为三种类型：薄饼形、杯形和球形。背囊通常只在薄饼形和杯形中出现。在球形无叶前脑无裂畸形中，未分离的端脑完全包围了原始单脑室，没有背囊形成。在无叶前脑无裂畸形中，大脑皮层的沟回和岛盖化通常发育不良。

（2）半叶前脑无裂畸形。前脑只在枕叶部分分开。端脑的顶叶和额叶没有分开。相应地，只有侧脑室后角是分开的。由于侧脑室的体部和前角未分开，双侧侧脑室在前方可以穿过脑中线相通。

（3）叶状前脑无裂畸形。枕叶、顶叶以及侧脑室的后角和体部分开，额叶（包括侧脑室前角）未分开。大脑半球间裂在枕叶和顶叶之间存在，但在前方缺失。胼胝体的嘴部、膝部及体前部均缺如。

（4）中间变异型前脑无裂畸形。额叶和枕叶正常分开，仅顶叶未分开。相应地，侧脑室的体部也未分开，但侧脑室前角和后角是分开的（图 3.1）。

需要注意的是，"融合"一词并没有被用来描述侧脑室或丘脑的状态。"融合"一词是指先有分开，随后发生"融合"的情况。但在 HPE 中，从未发生分开的过程，因此"融合"的情况并不存在。

中面部畸形在胚胎学上与前脑无裂畸形（多位点缺陷）有关。中面部畸形包括独眼畸形、眼距过近、喙鼻畸形（头发育不全畸形或猴头畸形）、无鼻畸形及正中唇腭裂。

3.1 HPE 超声检查结果

透明隔腔缺如及前复合体异常是诊断 HPE 的首要线索。

3.1.1 无叶前脑无裂畸形

（1）透明隔腔和胼胝体缺如（图 3.2 ～ 3.5）。

（2）前复合体缺失。大脑半球间裂完全缺如。

（3）可见单一原始脑室，常呈扩张形态。

（4）可见大脑皮质普遍变薄。

（5）在杯形和薄饼形无叶前脑无裂畸形中可见背囊或囊肿，与丘脑未分离密切相关。

（6）未分离的丘脑突入原始单一脑室。

（7）第三脑室消失。

（8）颅骨大小可能正常，也可能偏小或偏大。

（9）脑沟和岛盖化异常。

（10）可见单一或不成对的大脑前动脉。

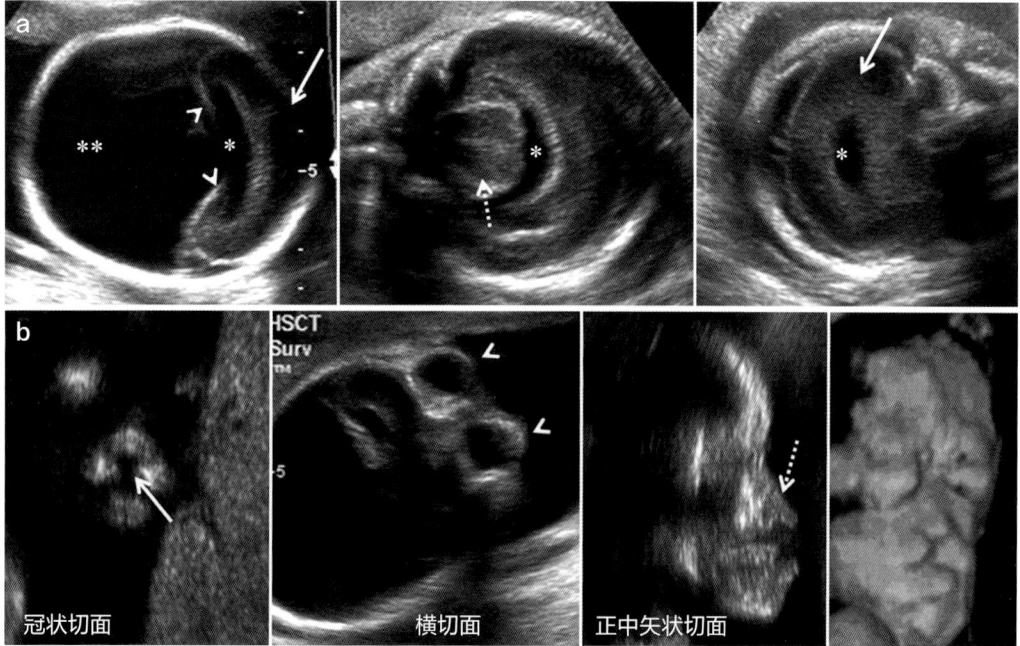

图 3.2 （a）25 周（经腹部超声）无叶前脑无裂畸形；经丘脑横切面、经额叶横切面及冠状切面。可见大脑半球间裂和透明隔腔消失、原始单一脑室（*）、背囊（**）、海马脊（单箭头尖）、杯形皮质无脑沟回（实线箭头）、丘脑未分开（虚线箭头）。（b）25 周（经腹部三维超声）叶状前脑无裂畸形胎儿的面部表现。面部冠状切面、双眼球横切面、颜面部正中矢状切面、胎儿面部三维表面成像。可见正中唇裂（实线箭头）、眼球突出和眼距过近（单箭头尖）、无鼻且面部轮廓扁平（虚线箭头），胎儿面部三维表面成像可显示二维图像中的所有发现

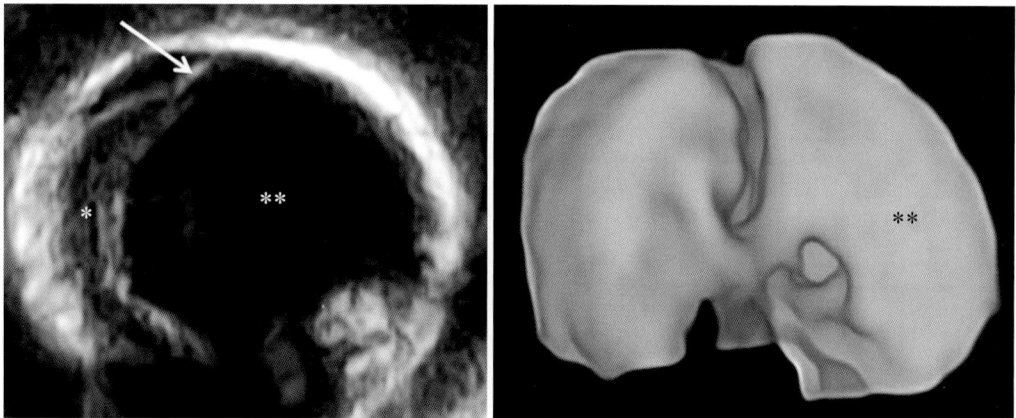

图 3.3 23 周（经腹部三维超声）无叶前脑无裂畸形；多平面重建成像获取的正中矢状切面和三维反转成像。可见杯形皮质（*）、背囊（**），形成膨胀的背囊的脑膜（实线箭头）

（11）Willis 环异常。

（12）可能合并 Dandy-Walker 畸形。

鉴别诊断

（1）积水性无脑畸形。根据脑皮质结构显示不清、大脑半球间裂和面容正常可将积水性无脑畸形与无叶前脑无裂畸形相鉴别。彩色多普勒超声显示无颅内动脉，支持积水性无脑畸形的诊断。

（2）脑积水。根据大脑半球间裂存在、脑皮质变薄及正常面容可将脑积水与无叶前脑无裂畸形相鉴别。

无叶前脑无裂畸形应在妊娠早期（第 11 ~ 14 周）诊断。根据大脑镰缺如、脉络丛蝴蝶征消失、单一原始脑室和丘脑未分开可确诊。可观察到额骨骨化加速及颅缝早闭（图 3.6）。

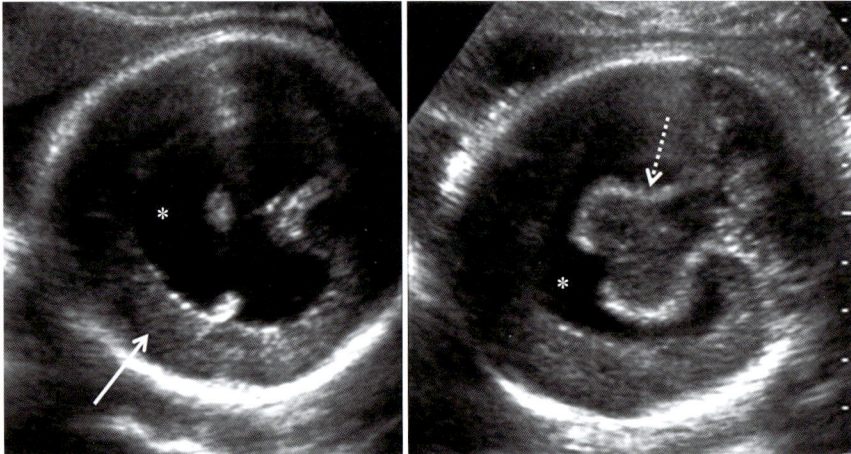

图 3.4 26 周（经腹部超声）无叶前脑无裂畸形；经侧脑室横切面和经小脑横切面。未见大脑半球间裂和透明隔腔，可见原始单一脑室和两个脉络丛（＊），无背囊，可见没有脑沟的球形脑皮质（实线箭头），未分离的丘脑突入原始单一脑室（虚线箭头）

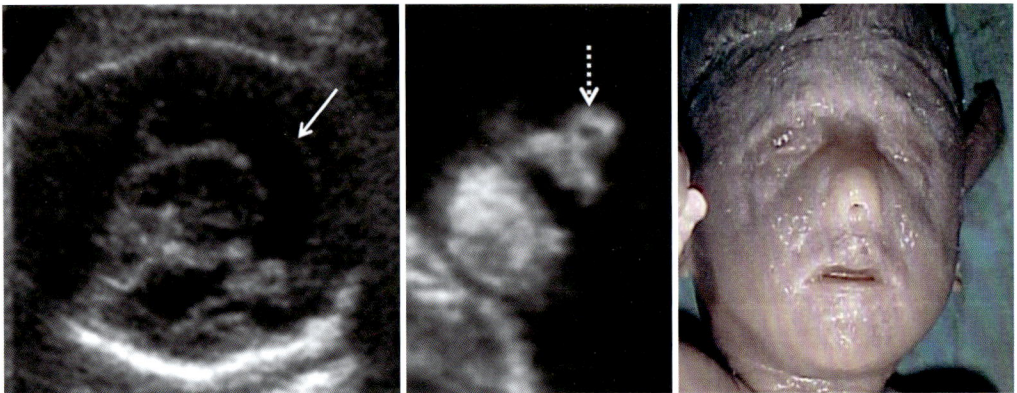

图 3.5 20 周（经腹部超声）无叶前脑无裂畸形合并猴头畸形；经丘脑横切面、鼻唇冠状切面以及胎儿引产面部照片。可见原始单一脑室（实线箭头）、单鼻孔（虚线箭头）

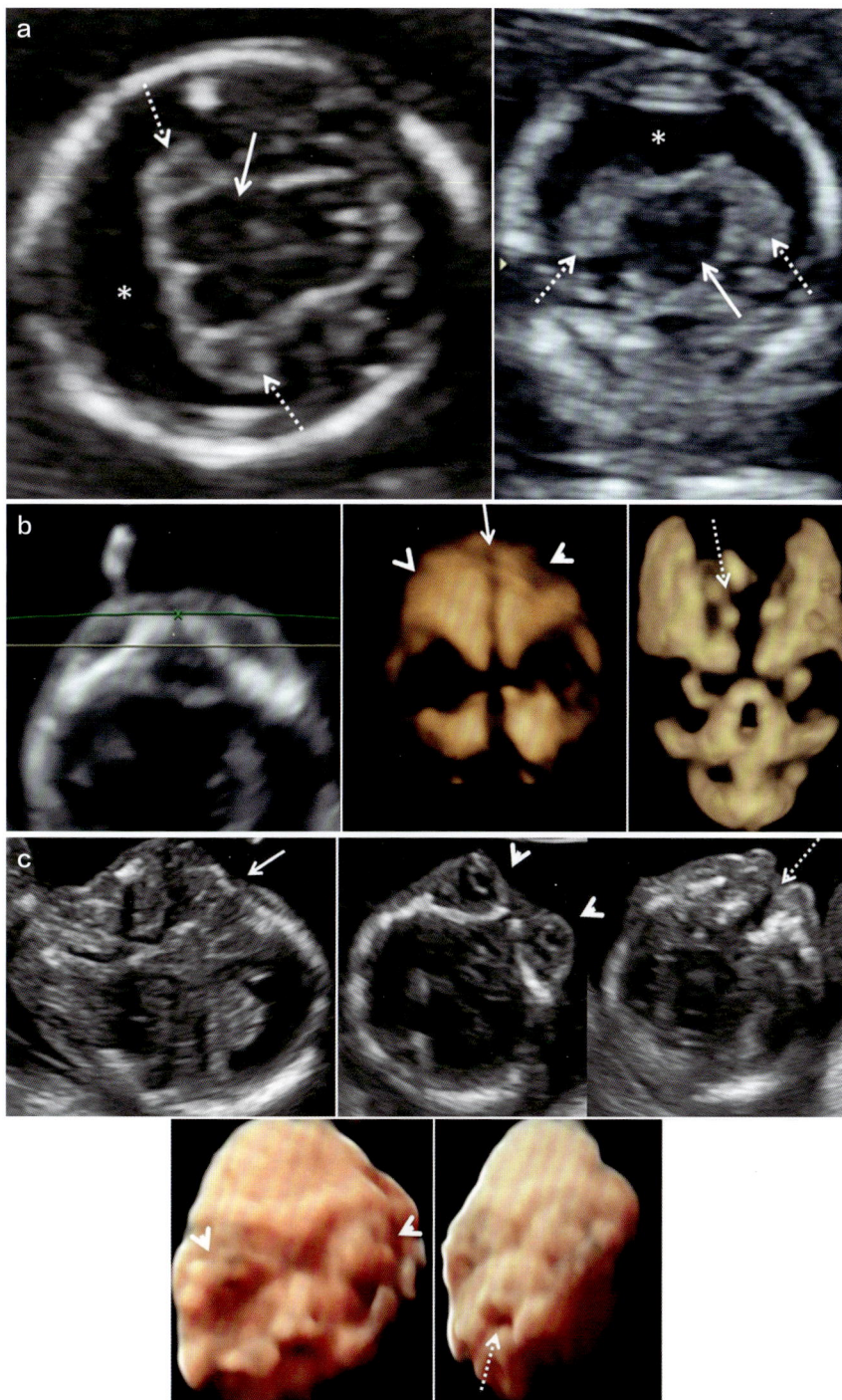

图 3.6 （a）13 周（经腹部超声）无叶前脑无裂畸形；横切面和冠状切面。可见丘脑未分开（实线箭头）、原始单一脑室向两侧延伸（*）、脉络丛（虚线箭头）。（b）13 周（经阴道三维超声）无叶前脑无裂畸形。在三维超声最大模式下的胎儿颜面部成像。可见额骨骨化加速（单箭头尖）及颅缝早闭（实线箭头），正常胎儿 13 周时的额缝（虚线箭头）。（c）13 周（经阴道三维超声）无叶前脑无裂畸形。颜面部正中矢状切面、双眼球及上唇横切面、胎儿面部的三维表面成像。可见面部平坦（实线箭头）、突眼（单箭头尖）、正中唇裂（虚线箭头）

3.1.2 半叶前脑无裂畸形

（1）透明隔腔消失。

（2）侧脑室后角分离。

（3）胼胝体体部和前角在中线上是连续的（图3.7，3.8）。

（4）大脑半球间裂仅见于枕叶之间。

（5）脑皮质的形成相对较好。

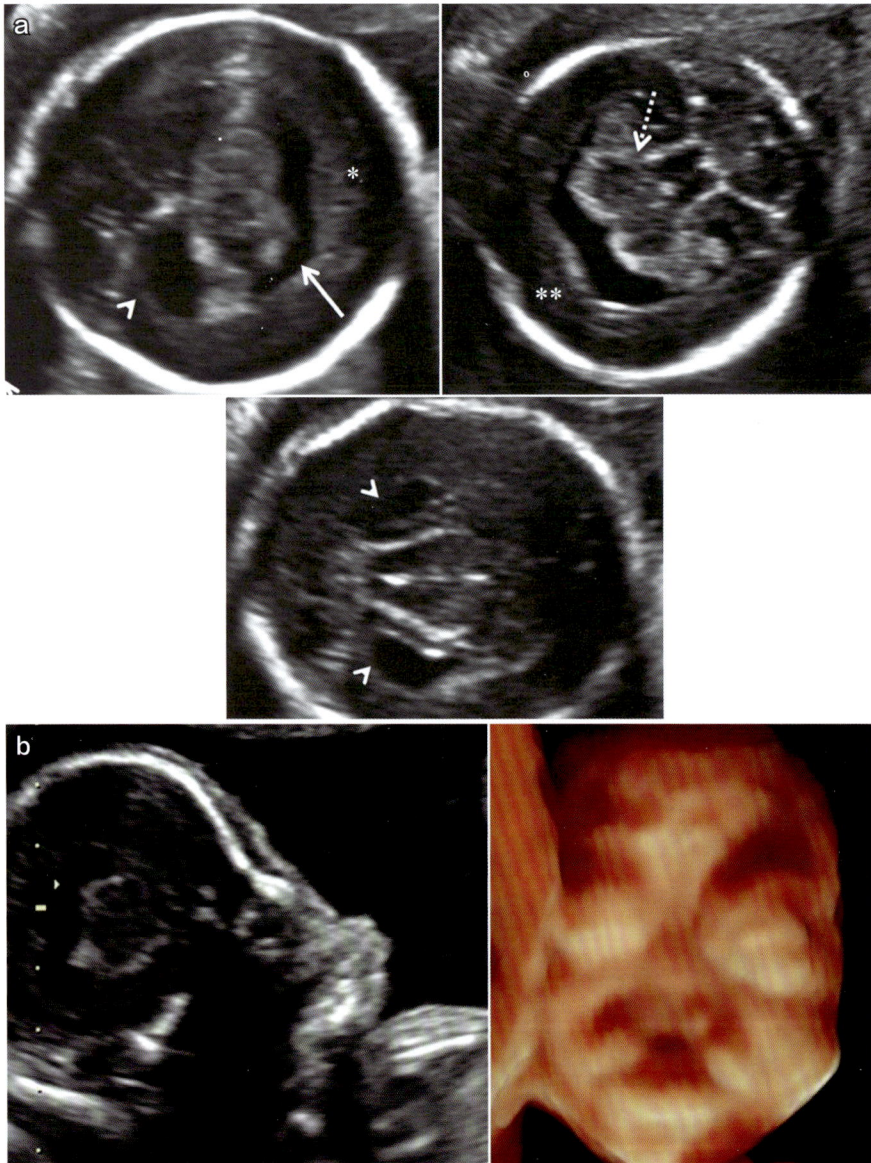

图3.7 （a）24周（经腹部超声）半叶前脑无裂畸形；经侧脑室横切面和经小脑横切面。可见透明隔腔和大脑镰前半部分消失，双侧额叶皮质连续（＊），前角发育不良且未分离（实线箭头），后角分开（单箭头尖），丘脑未分离（虚线箭头），大脑半球间裂消失。顶叶皮质未分离（＊＊）。（b）24周（经腹部三维超声）半叶前脑无裂畸形；颜面部正中矢状切面及三维表面成像。可见无鼻畸形导致的面部轮廓扁平，以及正中唇裂、鼻梁塌陷和突眼

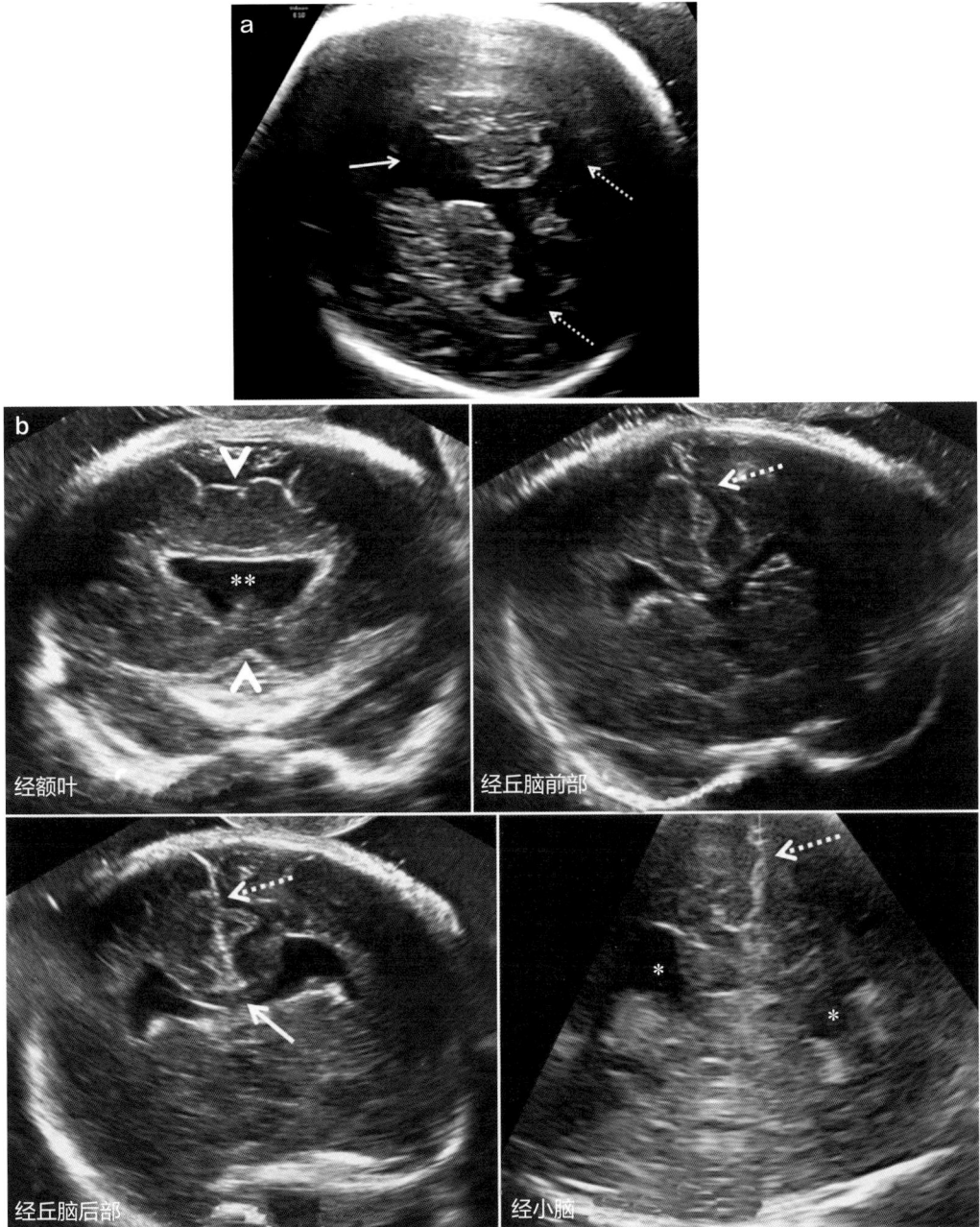

图 3.8 （a）38 周（经腹部超声）半叶前脑无裂畸形。可见透明隔腔消失，侧脑室前角未分离（实线箭头），后角分离（虚线箭头）。（b）38 周（经阴道超声）半叶前脑无裂畸形；经额叶冠状切面、经丘脑前部冠状切面、经丘脑后部冠状切面和经小脑冠状切面。经额叶冠状切面上可见侧脑室前角未分离（**），额叶上部和下部皮质连续（单箭头尖），未见大脑半球间裂；未分离的侧脑室上缘平坦，嗅沟缺失；经丘脑冠状切面和经小脑冠状切面上可见大脑半球间裂（虚线箭头）。经丘脑前部冠状切面上，侧脑室体部未分离；胼胝体未显示。经丘脑后部冠状切面上，侧脑室体中分开（实线箭头），可见胼胝体，经小脑冠状切面显示侧脑室后角分离（*）

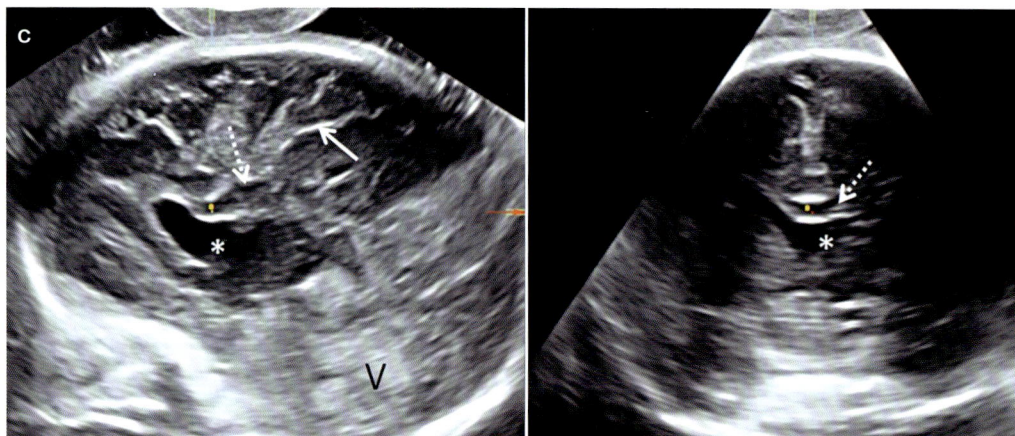

图 3.8（续）（c）38 周（经阴道三维超声）半叶前脑无裂畸形；多平面重建成像获取的正中矢状切面和冠状切面。可见侧脑室前角及体部未分离（＊），胼胝体体部的前段可见（虚线箭头），胼胝体的嘴部、膝部、体部后段和压部缺失，扣带沟缺失，可见放射状的内侧沟（实线箭头）及小脑蚓部（∨）。导航点位于胼胝体上

（6）额叶、顶叶两侧皮质连续。

（7）胼胝体的压部和体部前段可见。胼胝体嘴部、膝部和体部后段缺失。

（8）可能存在背囊或囊肿。

（9）彩色多普勒超声显示单侧或不成对的大脑前动脉。

（10）Willis 环异常。

半叶前脑无裂畸形可在妊娠早期（第 11 ～ 14 周）通过经阴道超声诊断出来。

3.1.3　叶状前脑无裂畸形

（1）透明隔腔消失。

（2）两侧侧脑室的体部和后角都分离。

（3）侧脑室的前角在中线上是相通的（图 3.9）。

（4）前方看不到大脑半球间裂。大脑中部和后部可见大脑半球间裂。

（5）额叶皮质在中线上是连续的。

（6）可见发育良好的脑皮质。

（7）可见胼胝体体部后段和压部。

（8）可见单一或不成对的大脑前动脉。

在胎龄第 18 周之前很难诊断叶状前脑无裂畸形。

鉴别诊断

（1）脑积水。压力所致的透明隔损伤，可能导致侧脑室在脑中线上相通。但大脑半球间裂的存在和形成良好的侧脑室前角有助于排除叶状前脑无裂畸形。

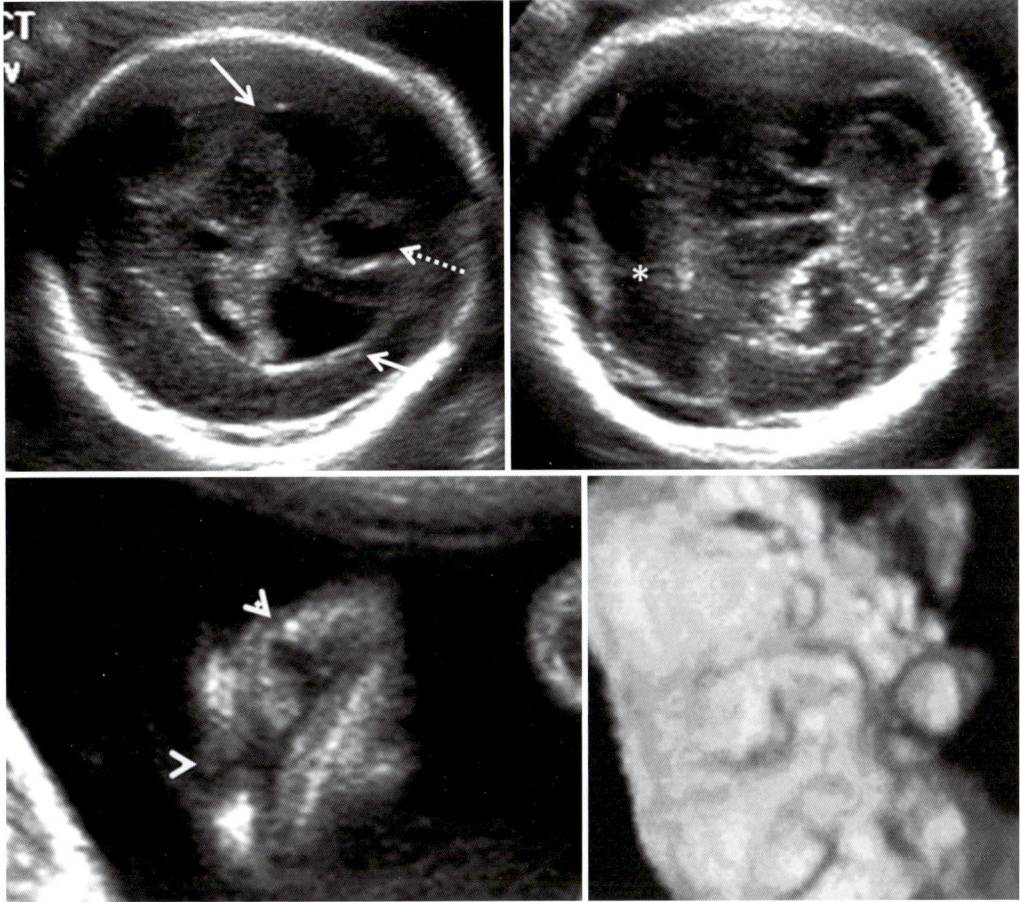

图 3.9   23 周（经腹部超声）叶状前脑无裂畸形；经侧脑室横切面、经小脑横切面、颜面部冠状切面和面部三维表面成像。可见透明隔腔和大脑半球间裂消失，侧脑室体部和后角分离（实线箭头），后方大脑半球间裂分离（虚线箭头），双侧额叶连续、未分离（＊），前方大脑半球间裂未显示，还可见双侧唇裂和原发腭裂（单箭头尖）

（2）透明隔发育不全。形态良好的侧脑室前角、大脑半球间裂和正常的胼胝体有助于排除叶状前脑无裂畸形并确诊透明隔发育不全。

3.1.4   中间变异型前脑无裂畸形

（1）透明隔腔消失。

（2）侧脑室前角、后角不相通。侧脑室体部在脑中线上是连续的（图 3.10）。

（3）额叶后部和顶叶区域没有大脑半球间裂。

（4）顶叶皮质在中线上是连续的。

（5）胼胝体的压部、膝部和嘴部可见，体部缺失。

（6）Willis 环异常。

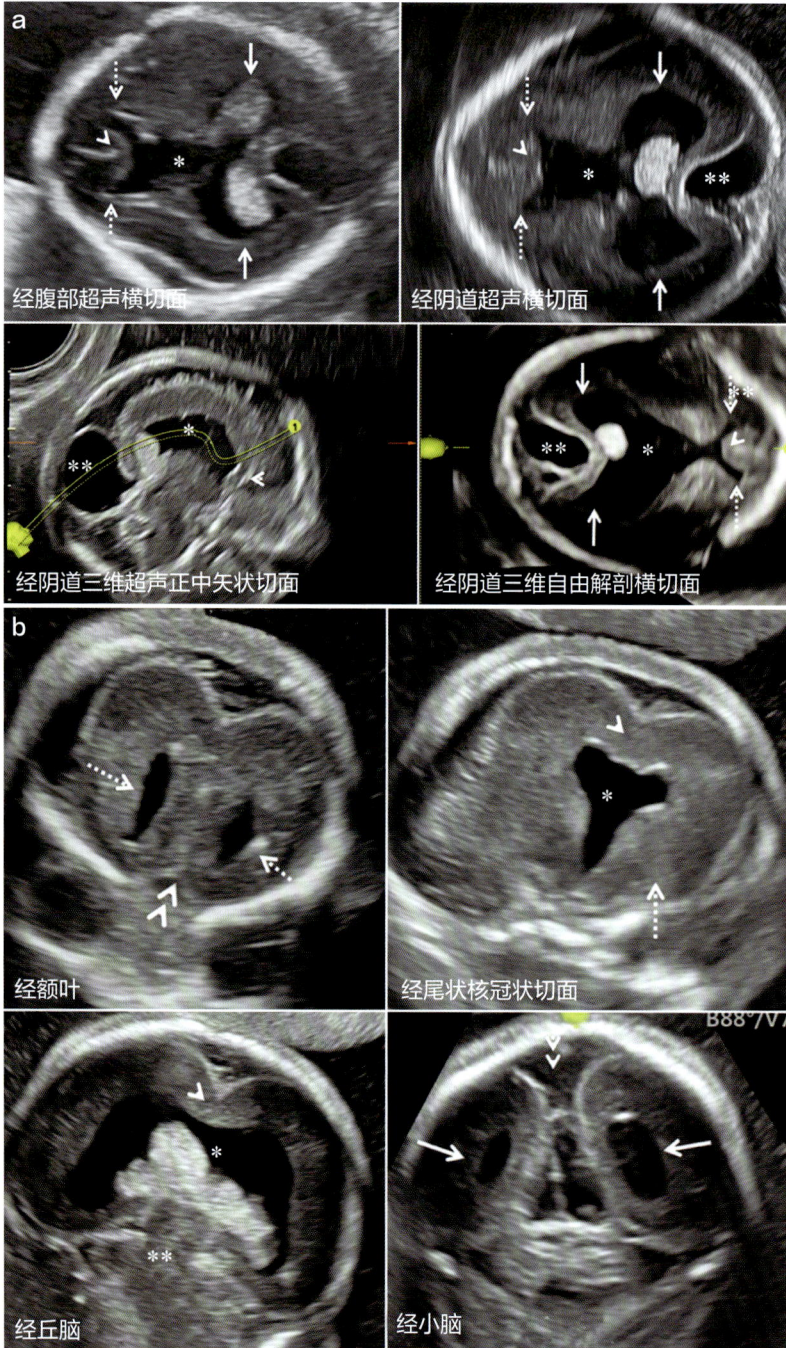

图 3.10 （a）19 周（经腹部超声、经阴道超声和三维超声）中间变异型前脑无裂畸形；经侧脑室横切面（经腹部超声和经阴道超声），利用三维自由解剖（omniview）成像技术在正中矢状切面上曲线切割获取的横切面。可见侧脑室体部未分离（＊）、半球间背囊（＊＊）、胼胝体膝部（单箭头尖）、侧脑室前角分离（虚线箭头）、侧脑室后角分离（实线箭头）。（b）19 周（经阴道超声）中间变异型前脑无裂畸形；经额叶冠状切面、经尾状核冠状切面、经丘脑冠状切面和经小脑冠状切面。可见侧脑室体部和前角后部未分离（＊）、丘脑未分离（＊＊）、侧脑室前角分离（虚线箭头）、侧脑室后角分离（实线箭头）、大脑半球间裂前部（大双箭头尖），额叶后部和顶叶皮质未分离，无大脑半球间裂（单箭头尖），后方可见大脑半球间裂（小双箭头尖）

经腹部超声横切面　　　　　　　　经阴道三维反转成像

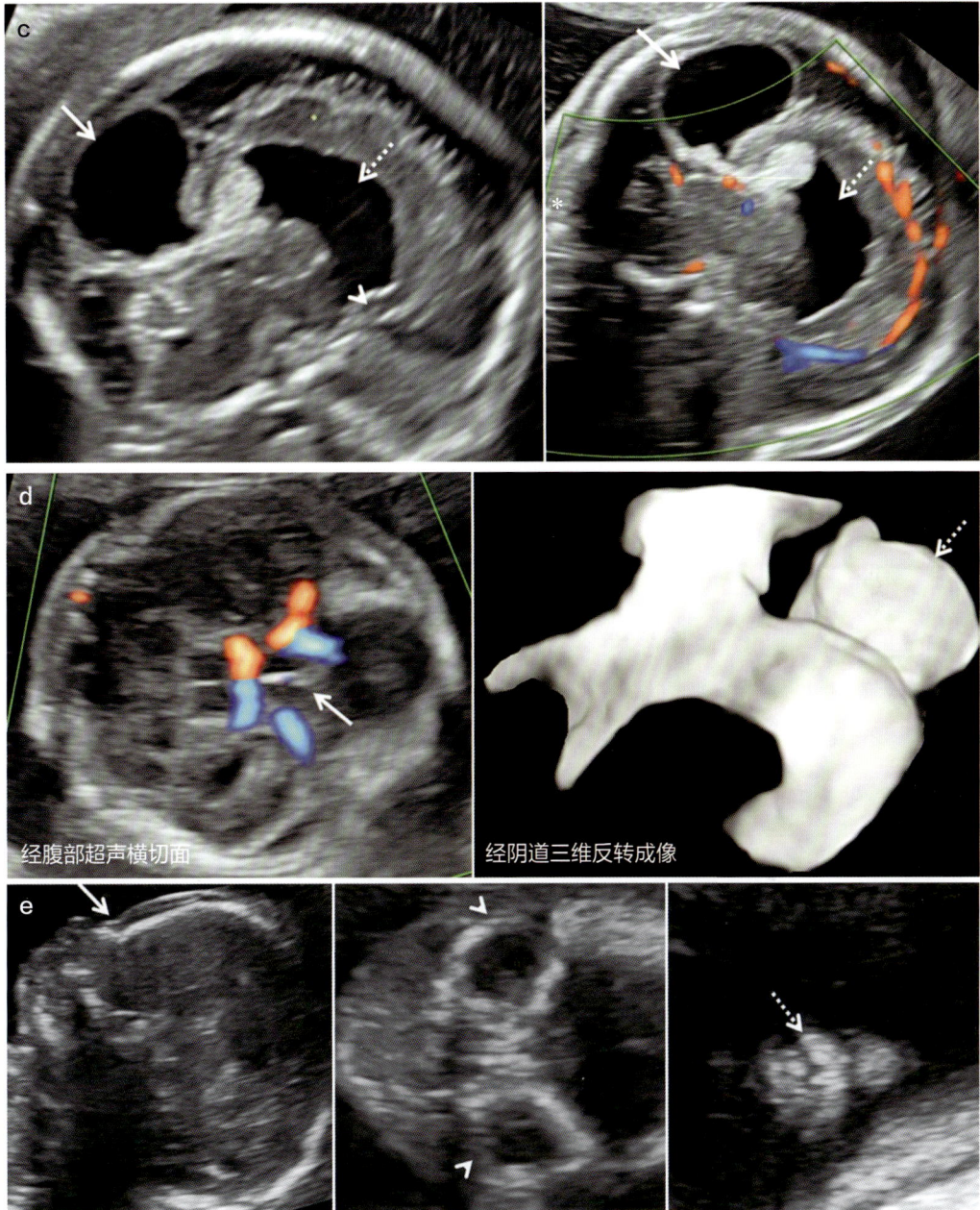

图 3.10（续）（c）19 周（经阴道超声）中间变异型前脑无裂畸形；二维超声及彩色多普勒超声正中矢状切面。可见侧脑室体部未分离（虚线箭头）、半球间背囊（实线箭头）、胼胝体膝部（单箭头尖），彩色多普勒超声显示大脑前动脉走行异常。（d）19 周（经腹部超声和经阴道三维超声）中间变异型前脑无裂畸形。低于且与经小脑横切面平行的横切面，以及三维反转成像。可见不完整的 Willis 环（实线箭头），反转模式下未分离的侧脑室体部与分离的侧脑室前角及后角。大脑半球间裂后部可见半球间背囊（虚线箭头）。（e）19 周（经腹部超声）中间变异型前脑无裂畸形；胎儿面部正中矢状切面、前后冠状切面。可见胎儿面部轮廓（实线箭头）、眼眶（单箭头尖）和上唇（虚线箭头）均正常

3.1.5　所有类型 HPE 的共同表现

（1）透明隔腔消失。

（2）未分离区域内胼胝体节段性缺如。

（3）大脑半球间裂在未分离部位缺如。

（4）Willis 环和大脑前动脉走行异常。

3.1.6　相关面中部畸形

90% 的无叶前脑无裂畸形和半叶前脑无裂畸形病例存在中面部畸形。其他 10% 病例面部是正常的（图 3.10e，3.11）。叶状前脑无裂畸形病例，面部畸形较少见且畸形微小。

面部畸形包括以下方面。

（1）独眼。可以观察到只有一个眼眶位于面部中央，只有一个眼球或者眼球局部分离。面部中线处眼球的上方可见一个管状的喙鼻（图 3.13a）。

（2）无鼻畸形。鼻、鼻骨和鼻中隔缺失（图 3.2，3.6c，3.7b，3.12a 和 3.13a）。

（3）眼距过近。眶间距小于第 5 百分位数（图 3.2b，3.12a）。

（4）头发育不全畸形。眼距过近合并喙鼻（管状附属物），喙鼻附着于眼眶上方前额处。且没有正常的鼻子（图 3.12a，3.13a）。

（5）猴头畸形。眼距过近合并单鼻孔（图 3.5）。

（6）可见正中唇裂（图 3.2b，3.6c，3.7b）。

（7）可能出现低位耳。

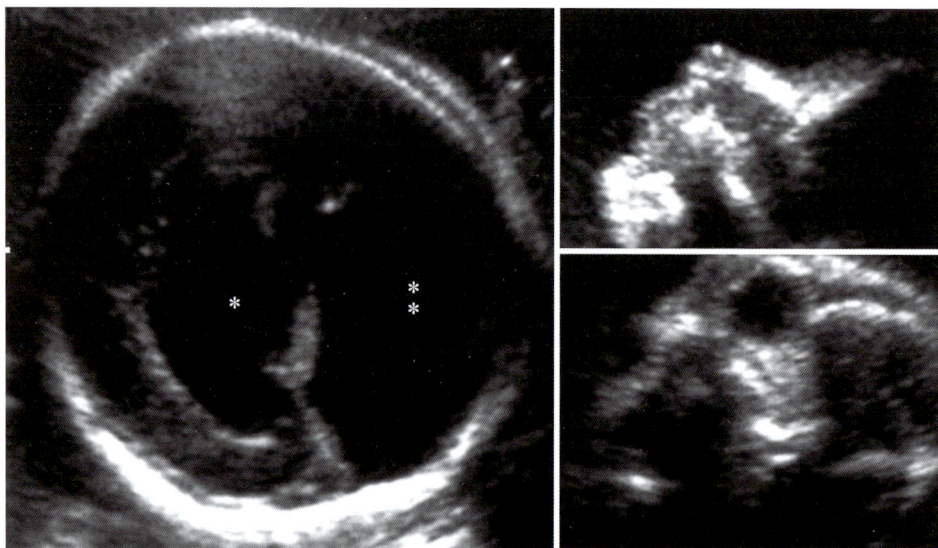

图 3.11　24 周（经腹部超声）面容正常的无叶前脑无裂畸形病例；经侧脑室横切面、颜面部正中矢状切面及眼球横切面。可见原始单一脑室（＊）、背囊（＊＊），胎儿面容未见异常

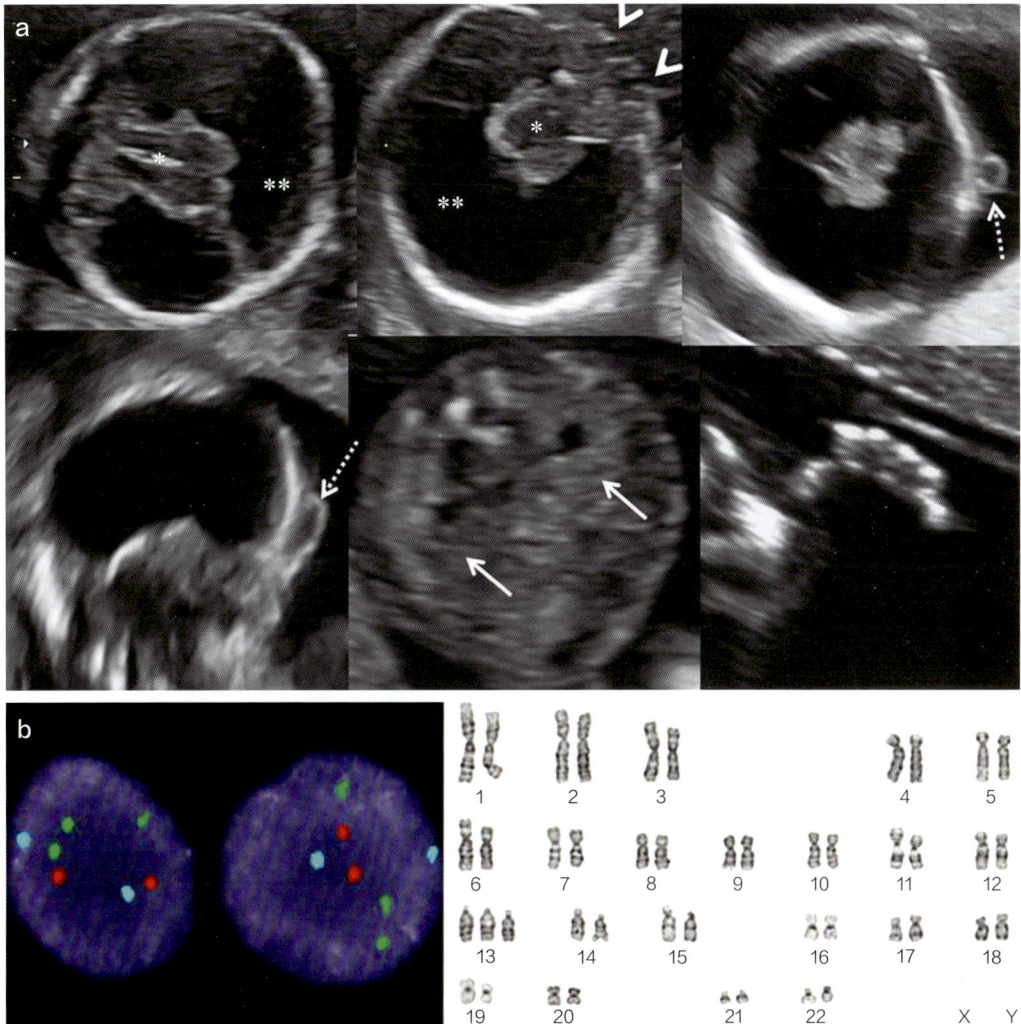

图 3.12　（a）17 周（经腹部超声）无叶前脑无裂畸形伴颅面外畸形及 13 - 三体综合征；经小脑横切面、眼球水平横切面、颜面部正中矢状切面、腹部横切面及胎儿手部切面。可见丘脑未分离（＊）、单一侧脑室（＊＊）、双侧小眼畸形及眼距过近（单箭头尖）、喙鼻（虚线箭头）、肾脏回声增强（实线箭头）及多指，即 13- 三体综合征（图 b）。（b）17 周无叶前脑无裂畸形伴颅面外畸形及 13 - 三体综合征胎儿羊水穿刺后 FISH 检测。可见 3 个绿色信号，指染色体核型分析中可见 3 条 13 号染色体

3.1.7　合并异常

　　合并异常非常常见，包括心脏、骨骼、肾脏和其他组织或器官的缺陷。当出现合并异常时，染色体异常风险很高（包括 13- 三体综合征，三倍体，18- 三体综合征，以及染色体缺失、重复和易位）（图 3.12，3.13）。根据相关异常的性质，也应考虑非染色体综合征，如 Smith-Lemli-Opitz 综合征和 Meckel 综合征。复发时必须考虑非综合征型的常染色体显性遗传的 HPE。外显不全和可变表达可能使临床检测父母的异常变得困难。母亲患糖尿病会使胎儿患 HPE 的风险增加。

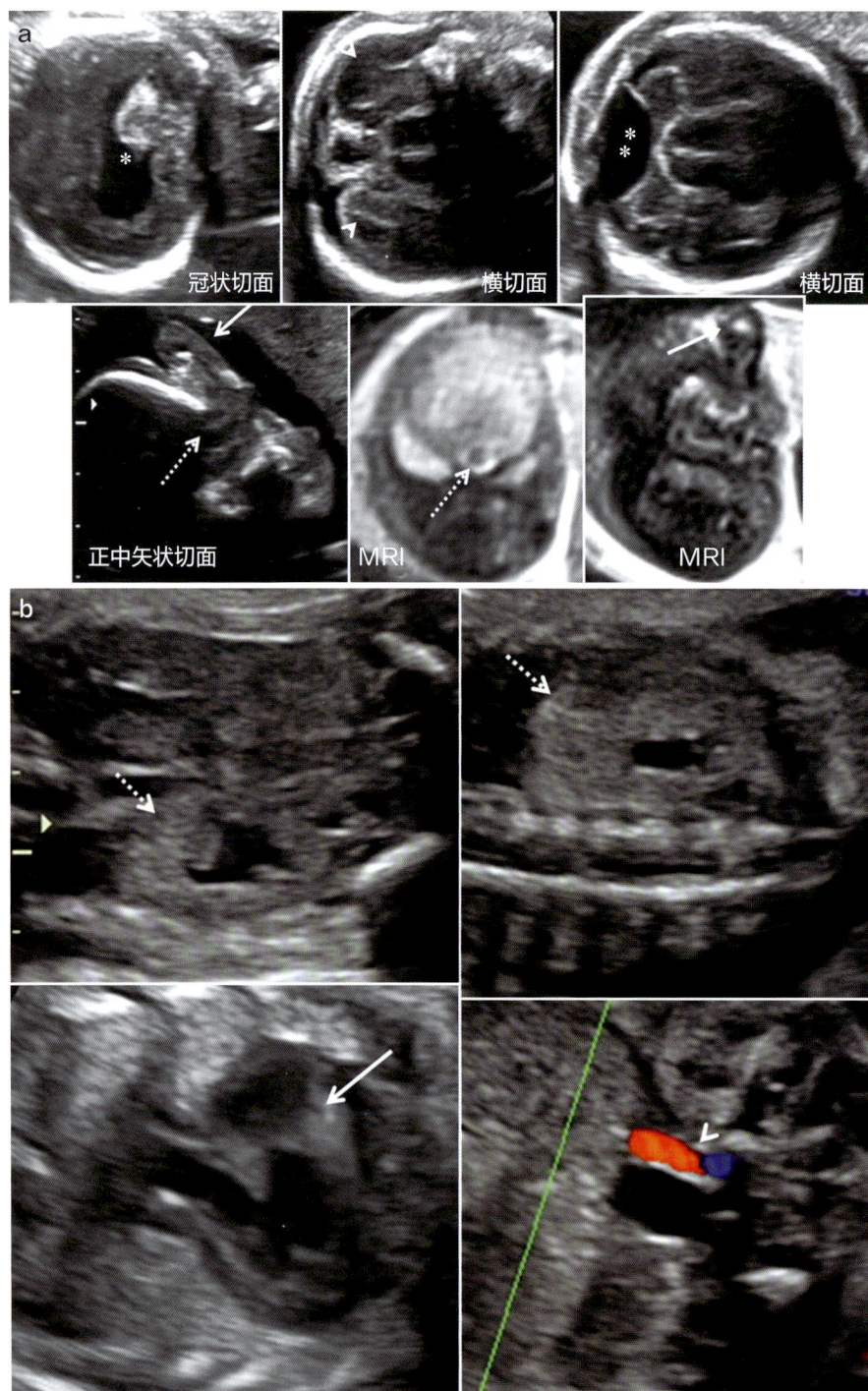

图 3.13 （a）23 周（经腹部超声 和 MRI）半叶前脑无裂畸形伴颅面外畸形及 13- 三体综合征；经额叶冠状层面、经侧脑室横层面、经小脑横层面、颜面部中矢状层面及面部冠状层面 T2W 图像。未见透明隔腔，侧脑室前角未分离（ * ），可见枕叶分离（单箭头尖）、Dandy-Walker 畸形（颅后窝池囊肿）（ ** ）、独眼畸形（虚线箭头）、喙鼻（实线箭头）。合并畸形见图 b。（b）23 周（经腹部超声）半叶前脑无裂畸形伴颅面外畸形及 13- 三体综合征。可见双侧肾脏回声增强（虚线箭头）、先天性心脏病（实线箭头）和单脐动脉（单箭头尖）。胎儿核型和流产后图片见图 c

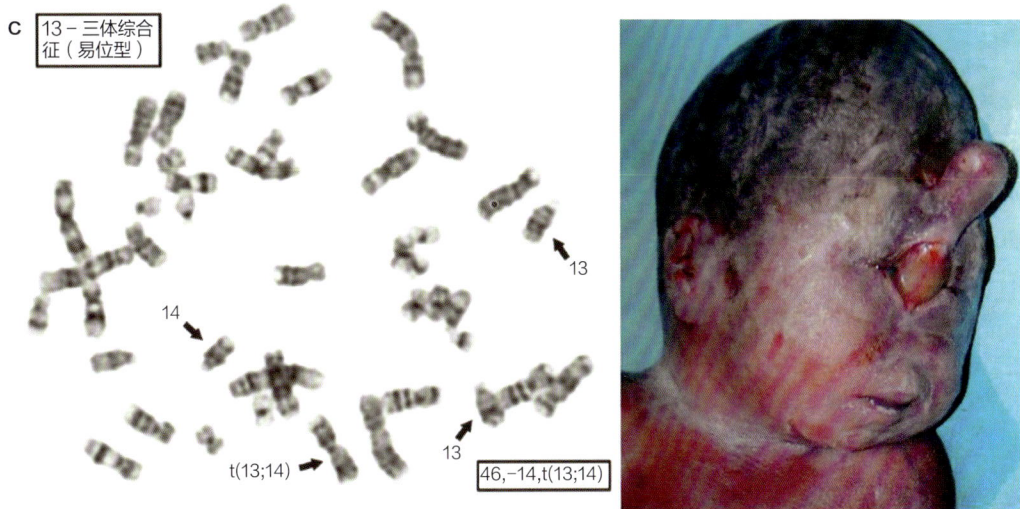

pe:46,−14,t(13;14)(qter−cen−qter)

图 3.13（续）（c）23 周半叶前脑无裂畸形伴颅面外畸形。胎儿血样行核型分析，证实为 13− 三体综合征（13:14 易位）。家系染色体核型分析结果及产后面部照片

推荐阅读

1. McGahan JP, Nyberg DA, Mack LA. Sonography of facial features of alobar and semilobar holoprosencephaly. AJR. 1990;154:143–8.

2. Winter TC, Kennedy AM, Woodward PJ. Holoprosencephaly: a sur-vey of the entity, with embryology and fetal imaging. Radiographics. 2015;35:275–90.

3. Simon EM, Hevner RF, Pinter JD, Clegg NJ, Delgado M, Kinsman SL, Hahn JS, Barkovich AJ. The middle interhemispheric variant of holoprosencephaly. AJNR. 2002;23:151–5.

4. Blaas HG, Eriksson AG, Salvesen KA, Isaksen CV, Christensen B, Møllerløkken G, Eik-Nes SH. Brains and faces in holoprosen-cephaly: pre- and postnatal description of 30 cases. Ultrasound Obstet Gynecol. 2002;19:24–38.

5. Malinger G, Lev D, Kidron D, Heredia F, Hershkovitz R, Lerman- Sagie T. Differential diagnosis in fetuses with absent septum pellucidum. Ultrasound Obstet Gynecol. 2005;25:42–9.

梁博诚，王　琳　译

曾　晴　校

第4章
大脑皮质发育畸形

人类大脑皮质的发育是一个复杂的过程，分为神经元增殖、移行和组织构建三个相互重叠的阶段。

神经元增殖（妊娠第 6 ~ 16 周）指侧脑室周围室管膜下层（生发基质）的干细胞分化为成神经细胞的过程。

成神经细胞沿着放射状的胶质细胞骨架向外移行，先到达的成神经细胞位于最内层，后到达的成神经细胞位于外层，最终形成未来的大脑皮层，这个过程称为神经元移行，最终形成正常大脑皮质的六层结构。神经元移行始于妊娠第 6 周，并持续到出生后第 5 个月。脑沟和脑回与神经元的移行直接相关，可以在不增加脑容量的情况下使大脑皮层表面积最大化。

神经元的组织构建阶段（从妊娠第 20 周至出生后）包括神经元从放射状胶质细胞纤维分离、树突和轴突形成以及突触连接建立。

上述过程受特定基因和复杂信号通路的调控。大脑皮质发育畸形（malformations of cortical development，MCD）可由基因异常、感染、致畸因子或外伤引起。了解其遗传基础对通过侵入性手段进行产前分子确诊至关重要。

大脑皮质发育畸形大致可分为以下几个阶段（表 4.1）。

表 4.1　大脑皮质发育阶段及对应畸形

发育阶段	畸形
神经元增殖	小头畸形、巨脑畸形
神经元移行	灰质异位、无脑回畸形、鹅卵石样畸形、半侧巨脑畸形
神经元组织构建	多小脑回畸形、脑裂畸形

某种特定的 MCD 可能合并上述任何一种疾病。例如，侧脑室周围灰质异位与多小脑回畸形常同时存在。调控大脑皮质发育的基因也可能参与身体其他器官、系统的发育。

70

因此，如果发现合并存在眼、后脑、面部和骨骼系统异常，可能有助于做出具体的诊断。例如，经典的无脑回畸形伴颜面畸形，若无脑回畸形合并先天性心脏病和多指则提示为 Miller-Dieker 综合征。在妊娠第 18 ~ 20 周的超声检查中，轻度脑室增宽通常是这类畸形的第一个发现。然而，在这个阶段，脑沟开始形成，所以在妊娠第 26 周时进行超声复查是非常必要的，可以识别脑沟标志并重新评估侧脑室的大小。

4.1　神经元增殖异常

4.1.1　小头畸形

神经元增殖异常（生发基质中神经母细胞数量减少）会导致脑组织减少，表现为头围小。神经元增殖异常的病因多种多样，包括单基因疾病或综合征疾病（常染色体显性 / 隐性遗传、X 连锁隐性遗传）、染色体异常和感染（巨细胞病毒感染和弓形虫感染）、苯妥英钠和氨基蝶呤致畸性、母亲苯丙酮尿症及酗酒，这些病因都可能导致胎儿小头畸形。

超声表现如下。

（1）在任何胎龄，头围（head circumference，HC）小于或等于均值减 3 个标准差可提示小头畸形。每隔 3 ~ 4 周进行连续监测，若 HC 呈进行性生长滞后，可确诊临界头围小的情况（图 4.1 ~ 4.3）。

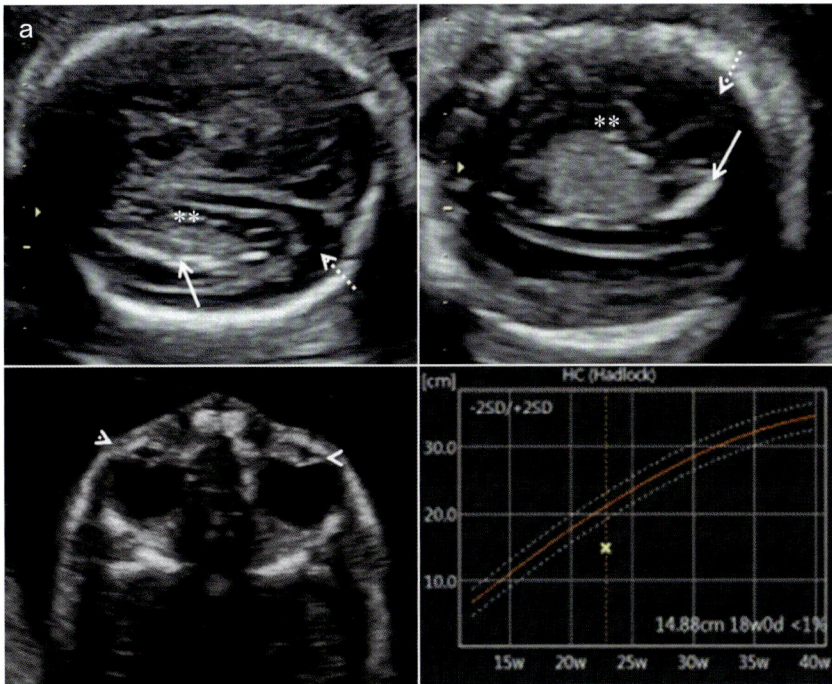

图 4.1　（a）23 周（经腹部超声）小头畸形；经侧脑室横切面及斜切面，双眼球横切面和头围生长曲线。可见脑实质薄且脑表面无沟回（**）、蛛网膜下腔增宽（虚线箭头）、双侧侧脑室周围钙化（实线箭头）、双侧白内障（单箭头尖），头围小于（均值 -3SD）（SD：标准差）。母体巨细胞病毒血清学检测结果呈阳性

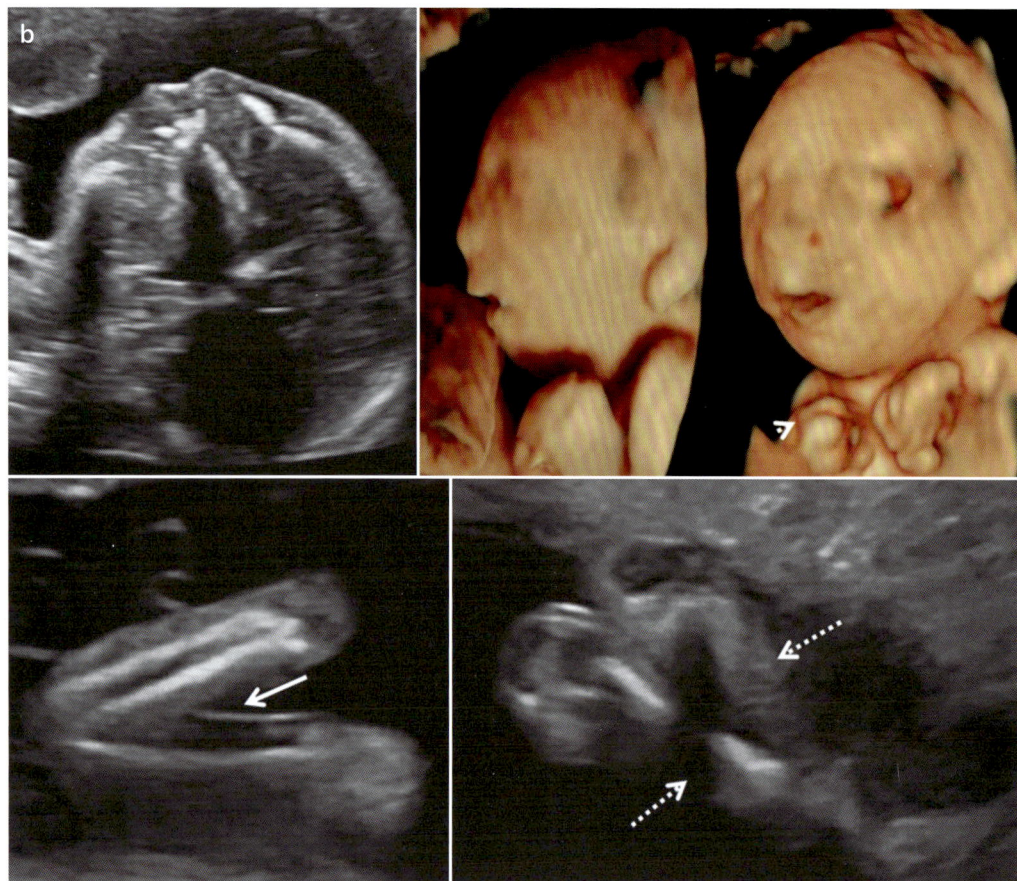

图 4.1（续）（b）23 周（经腹部超声）小头畸形；颜面部正中矢状切面（轮廓）、颜面部三维表面渲染侧位和斜位旋转视图、右上肢和双下肢超声图像。从面部二维和三维视图中可见胎儿的前额后缩、右手握拳（单箭头尖）、右侧肘关节屈曲挛缩（实线箭头）（由于手腕屈曲挛缩，右拳未见）、双髋关节内收挛缩（虚线箭头）

（2）当没有相关的颅内或颅外异常时，可诊断为原发性小头畸形。

（3）小头畸形可能在妊娠早期或妊娠晚期出现。在相当数量的病例中，在妊娠晚期或出生后几年内，HC 可能小于（均值 −3SD）临界值（图 4.2）。

（4）颜面部正中矢状切面可见由额叶发育不全导致的前额后缩（图 4.1）。

（5）由于颅缝窄，声窗较差，颅内结构可能难以观察（图 4.3）。

（6）可能出现蛛网膜下腔增宽、无脑回畸形、前脑无裂畸形、侧脑室旁灰质异位、多小脑回畸形、脑积水、胼胝体发育异常和感染后遗症（图 4.1）。

应考虑向遗传学专家对胎儿核型或染色体芯片结果、感染筛查结果和可能的分子检测结果进行咨询。

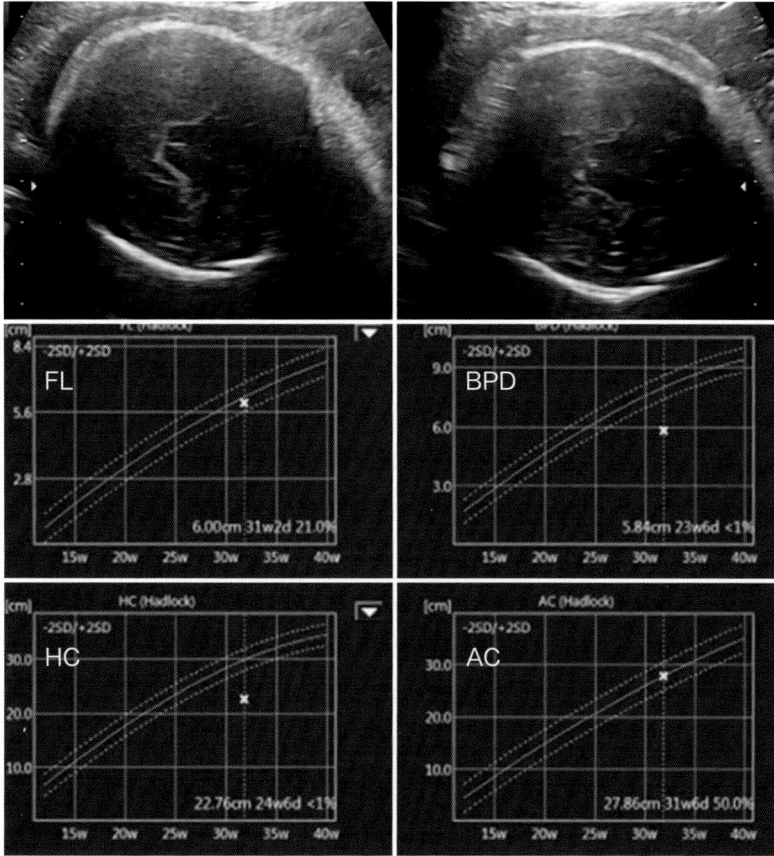

图 4.2　31 周（经腹部超声）小头畸形；经侧脑室横切面。无法观察到颅内结构，生长曲线显示头围小于（均值 −3SD）。SD：标准差

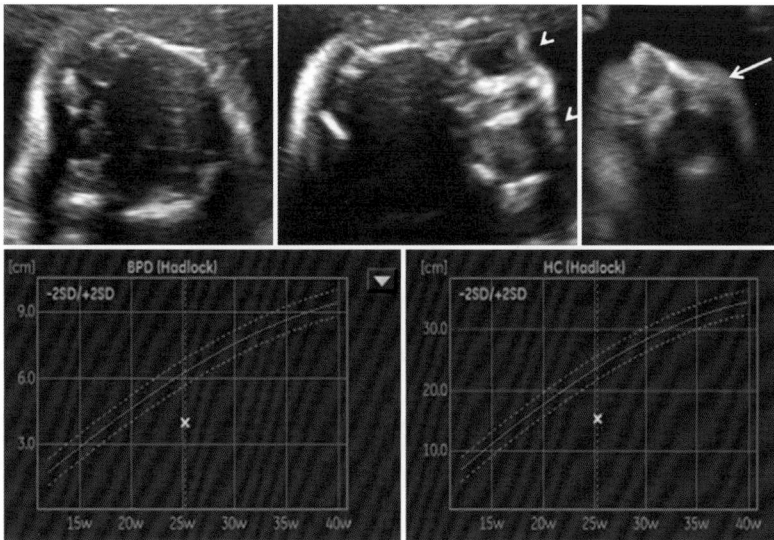

图 4.3　25 周（经腹部超声）严重小头畸形；头颅横切面、双眼球横切面、颜面部正中矢状切面。无法观察到颅内结构、眼眶相对较大（单箭头尖）、前额明显后缩（实线箭头）、双顶径及头围生长明显滞后

4.1.2　巨脑症

神经元快速增殖或神经元凋亡减少，使得神经元数量增加，可导致巨脑症及大头畸形。超声表现如下。

（1）头围大小超过第98百分位数（图4.4）。

（2）应排除脑积水、颅内肿瘤、硬脑膜下出血和大脑皮质发育异常。

（3）大多数病例在妊娠晚期才表现出头围异常，头围在妊娠中期表现正常。

（4）蛛网膜下腔增宽是家族性良性巨脑症的特征。应该寻找其家族史，因为家族性良性巨脑症是常染色体显性或隐性遗传。

（5）巨脑症可能是综合征的一部分，较罕见，例如，Sotos综合征或骨发育异常综合征（如软骨发育不良和致死性骨发育不良）等。

（6）由于通常在妊娠晚期才能做出诊断，超声检查通常无法对颅内进行全面检查。在这种情况下，胎儿磁共振成像可能有助于更好地评估颅内情况。

（7）对于存在可疑（临界头围增大）的情况，应该每4周对头围生长情况进行连续监测。

（8）大多数颅内结构正常的巨脑症胎儿在产后表现良好。

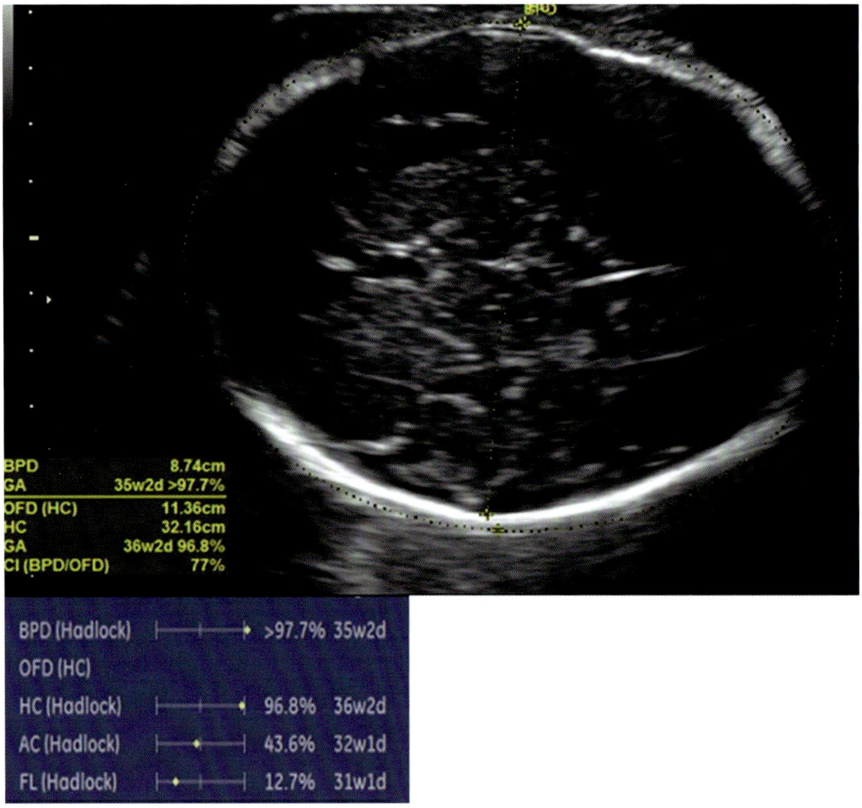

图4.4　33周（经腹部超声）巨脑畸形；经丘脑横切面。可见头围大小超过第98百分位数，颅内结构正常

4.2　神经元移行异常

神经元移行异常主要是由遗传因素引起的。致病基因突变导致神经元启动、移行或中止障碍，表现为侧脑室旁灰质异位、经典的无脑回畸形或鹅卵石样畸形（图 4.5）。

无脑回畸形是由于缺乏或存在较少的脑沟、脑回而形成光滑的大脑表面。引起无脑回畸形的基因异常也可能导致胼胝体和小脑的异常。当怀疑存在神经元移行异常时，应进行详细的神经系统超声检查。

以下任何一种情况都需要怀疑存在神经元移行异常。

1. 有相关家族史。

2. 在常规超声检查中发现以下情况。

（1）轻度侧脑室增宽。

（2）透明隔腔异常。

（3）不规则的脑室壁。

（4）脑皮质薄。

（5）小头畸形或巨脑症。

胎儿磁共振检查可对详细神经系统超声检查观察到的结果进行补充。

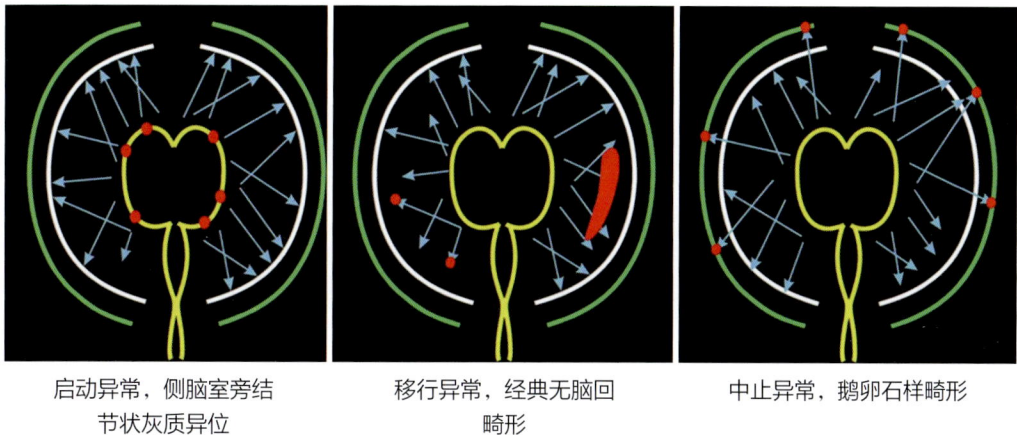

启动异常，侧脑室旁结　　　　　移行异常，经典无脑回　　　　　中止异常，鹅卵石样畸形
　节状灰质异位　　　　　　　　　畸形

图 4.5　神经元移行异常的发病机制示意图。可见侧脑室周围区（黄线）、结节状灰质异位（红点）、异位带（红带）、软脑膜（绿线）

4.2.1　经典无脑回畸形

在经典的无脑回畸形（Ⅰ型无脑回畸形）中，放射状迁移存在缺陷，神经元无法到达皮质表面，导致皮层缺乏脑沟和脑回。*LIS1* 基因突变（常染色体显性遗传）是引起经典的无脑回畸形的最常见的突变。Miller-Dieker 综合征是经典的无脑回畸形伴面部畸形，是突变的 *LIS1* 基因相邻区域（17p13.3）缺失所致。在大多数情况下，*LIS1* 基因突

变是新发突变。*DCX* 基因突变（X 连锁显性遗传）会导致男胎出现完全的经典的无脑回畸形，而女胎则表现为较轻的疾病（皮层下带状灰质异位或双皮质层）。*ARX* 基因突变（X 连锁显性遗传）会导致经典的无脑回畸形伴生殖器异常。*RELN* 基因突变（常染色体隐性遗传）会导致经典的无脑回畸形伴小脑发育不良。对这些基因异常知识的运用有助于寻找相关的异常和识别遗传模式。分子检测可以根据具体情况进行。

解剖结构的异常只能在特定的胎龄或之后发现，此时应该能观察到本应出现在特定的胎龄或之后的沟回标志。例如，正常情况下，大脑外侧裂的锐角形状和大脑凸面沟回应在妊娠第 26 周左右出现。因此，这些沟回的延迟出现或闭合失败只能在妊娠第 26 周或之后才能被识别出来。

超声表现如下。

（1）由于小头畸形及大脑外侧裂缺乏岛盖化，无脑回畸形在横切面上呈"八"字形或沙漏状（图 4.12）。

（2）通过对半球内侧沟（顶枕沟、距状沟和扣带沟）、外侧裂和凸面沟（中央沟、中央前沟、中央后沟和颞叶沟）进行系统研究，可以观察到沟回的发育延迟（与相同周龄胎儿比较，无脑回畸形胎儿的沟回较浅）或缺乏（图 4.6，4.7 和 4.8）。存在宽而浅的脑沟和较宽的脑回时称为巨脑回畸形。

（3）可以观察到侧脑室轻度增宽和侧脑室形状异常，尤其在冠状切面上（图 4.6，4.7）。

（4）正中矢状切面上可能观察到完全或部分胼胝体发育不全和胼胝体发育不良（图 4.9 和 4.10）。

（5）伴发小脑发育不良（cerebellar hypoplasia，CH）（图 4.11）和生殖器异常有助于疑诊 *RELN* 和 *ARX* 基因突变。

（6）如果疾病复发且胎儿性别为男性，应考虑 X 连锁遗传。

（7）在 Miller-Dieker 综合征中，除了经典的无脑回畸形，还可能出现面部畸形（前额突出、眼距增宽、鼻小而上翘、上唇隆起、下颌小）、胎儿宫内发育迟缓、羊水过多、先天性心脏缺陷、多指畸形和隐睾（图 4.12）。对羊水进行 17p13.3 微缺失的荧光原位杂交技术（fluorescence in situ hybridization，FISH）检测可以诊断该疾病。

（8）由微管蛋白基因编码的微管蛋白是微管的基本组成部分。微管参与细胞内运输、细胞分裂和神经元移行。微管蛋白基因包括 *TUBA1A*、*TUBA8*、*TUB2B*、*TUBB3*、*TUBBS* 和 *TUBG1*。微管蛋白基因突变会导致一系列被称为"微管蛋白病"的异常。这些疾病表现为皮质异常（无脑回畸形、小头无脑回畸形或多小脑回畸形）、皮质下异常（胼胝体完全缺如、胼胝体部分缺如或胼胝体发育不良）和小脑或脑干发育不良的组合。胎儿 MRI 可以证实超声检查的结果。

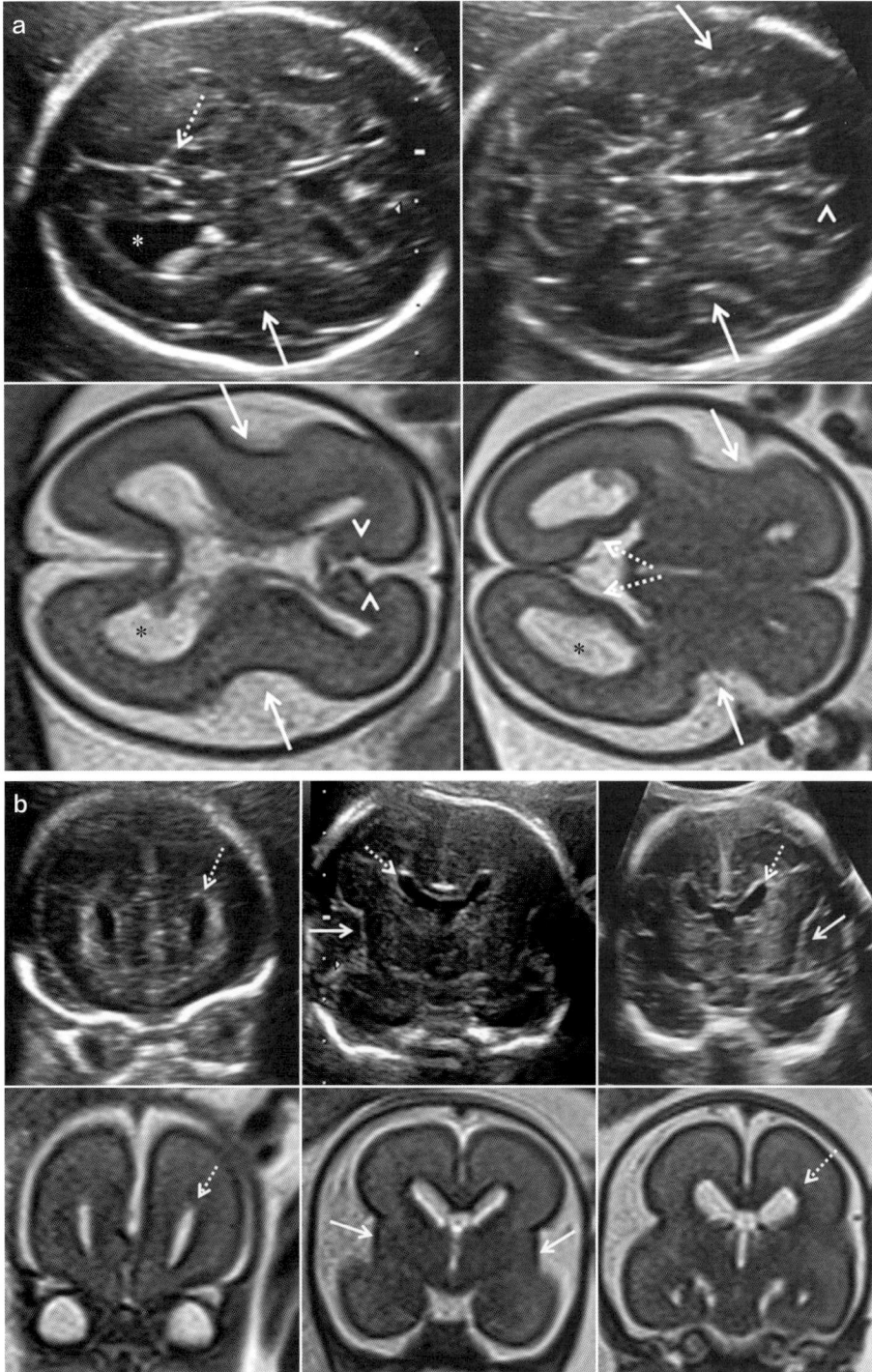

图 4.6 （a）26 周（经腹部超声和 MRI）经典的无脑回畸形；经侧脑室横切面和经小脑横切面的超声图像和 T2 加权图像。可见左侧侧脑室轻度增宽（＊）、侧脑室内径为 11 mm、呈钝角的外侧裂（实线箭头）、较宽的顶枕沟（虚线箭头）和扣带沟（单箭头尖），均表明发育迟缓。（b）26 周（经腹部超声和 MRI）经典的无脑回畸形；经前额冠状切面、经尾状核冠状切面、经丘脑冠状切面的超声图像和 T2 加权图像。可见呈钝角的外侧裂（实线箭头）及侧脑室形状异常（虚线箭头）

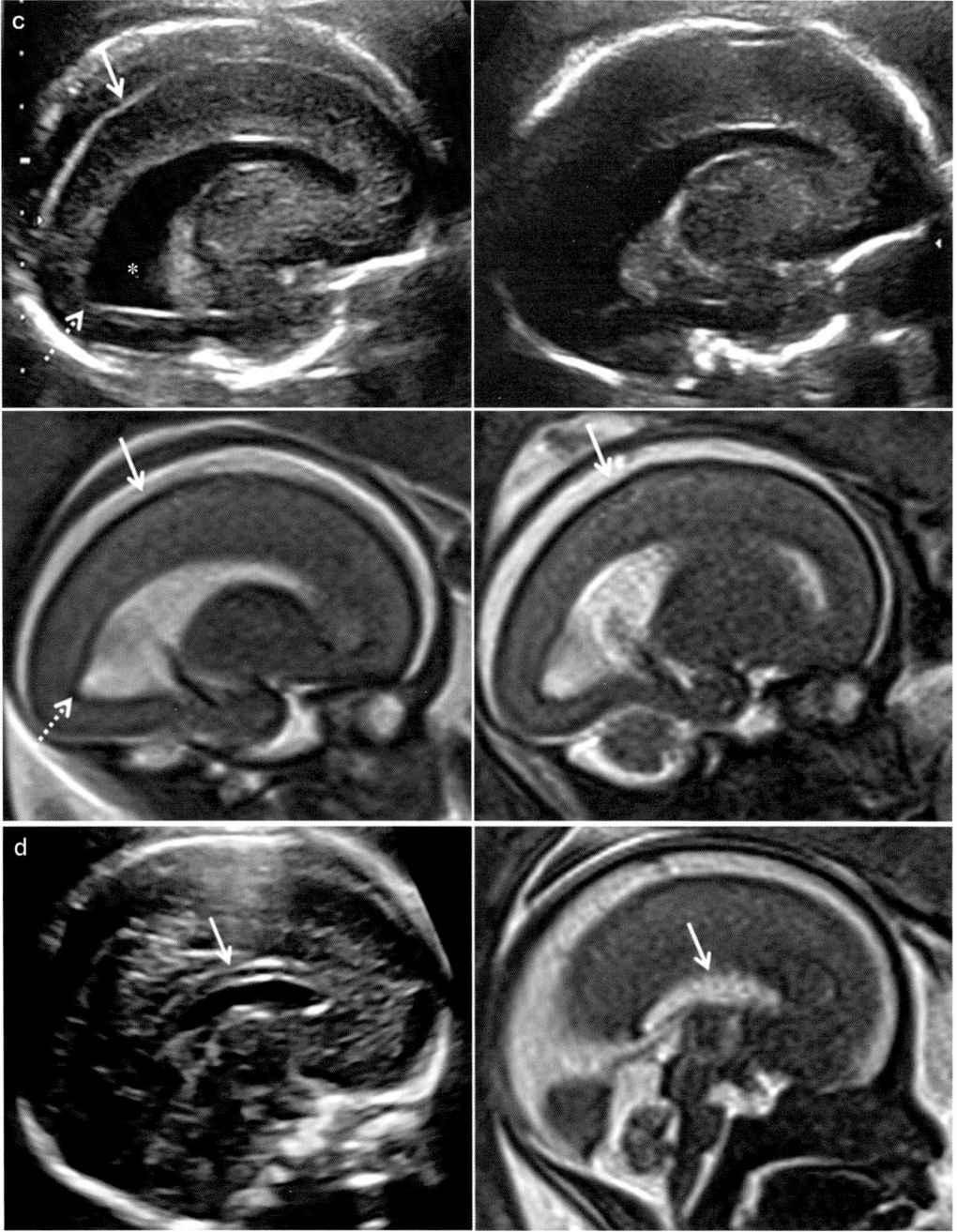

图 4.6（续）（c）26 周（经腹部超声和 MRI）经典的无脑回畸形；左、右旁矢状切面的超声图像和 T2 加权图像。可见左侧侧脑室轻度增宽（*）、凸面沟缺失（实线箭头）、左侧侧脑室后角形状异常（虚线箭头）。（d）26 周（经腹部超声和 MRI）经典的无脑回畸形；正中矢状切面超声图像和 T2 加权图像。可见胼胝体正常（实线箭头）

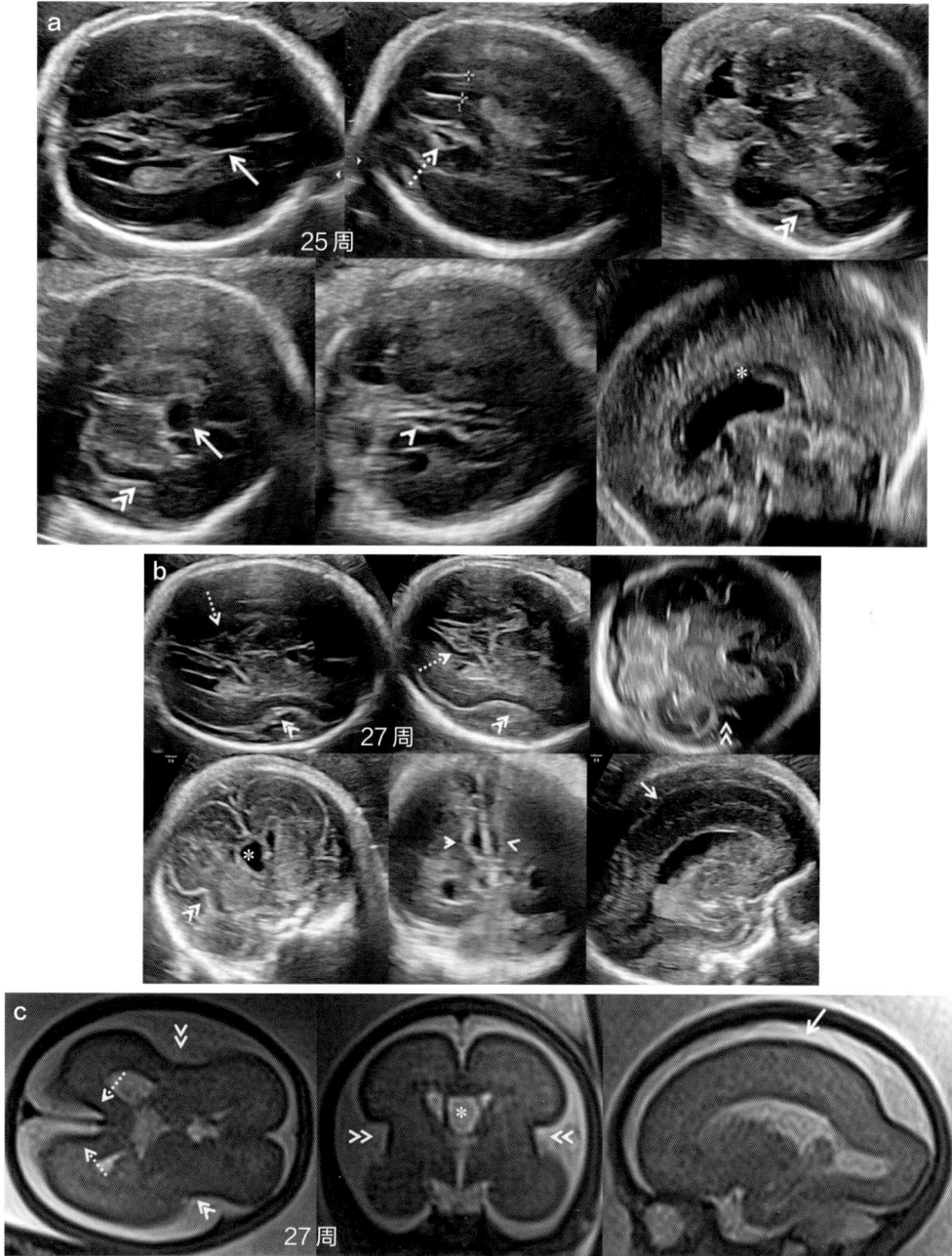

图 4.7 （a）25 周（经腹部超声）经典的无脑回畸形；经侧脑室横切面、经小脑横切面、经尾状核冠状切面和经小脑冠状切面及正中矢状切面。可见侧脑室正常，透明隔腔增宽（实线箭头），顶枕沟（虚线箭头）和距状沟（单箭头尖）呈浅凹状，外侧裂浅、呈钝角（双箭头尖），胼胝体正常（＊）。（b）27 周（经腹部超声和 MRI）经典的无脑回畸形；经侧脑室横切面、经小脑横切面、经尾状核冠状切面、经小脑冠状切面及旁矢状切面。可见侧脑室正常，透明隔腔增宽（＊），顶枕沟（虚线箭头）和距状沟（单箭头尖）发育迟缓，外侧裂仍然浅、呈钝角（双箭头尖），未出现凸面沟（实线箭头）。与25 周的检查结果相比，脑沟发育无进展。（c）27 周（经腹部超声和 MRI）经典的无脑回畸形；经侧脑室横断层面、经尾状核冠状层面和旁矢状层面的 T2 加权图像。可见侧脑室正常，透明隔腔增宽（＊），顶枕沟（虚线箭头）几乎不能显示，外侧裂呈浅钝角（双箭头尖），未出现脑凸面沟（实线箭头）。超声检查结果由 MRI 证实。值得注意的是，MRI 检查应安排在第 27 周而不是第 25 周

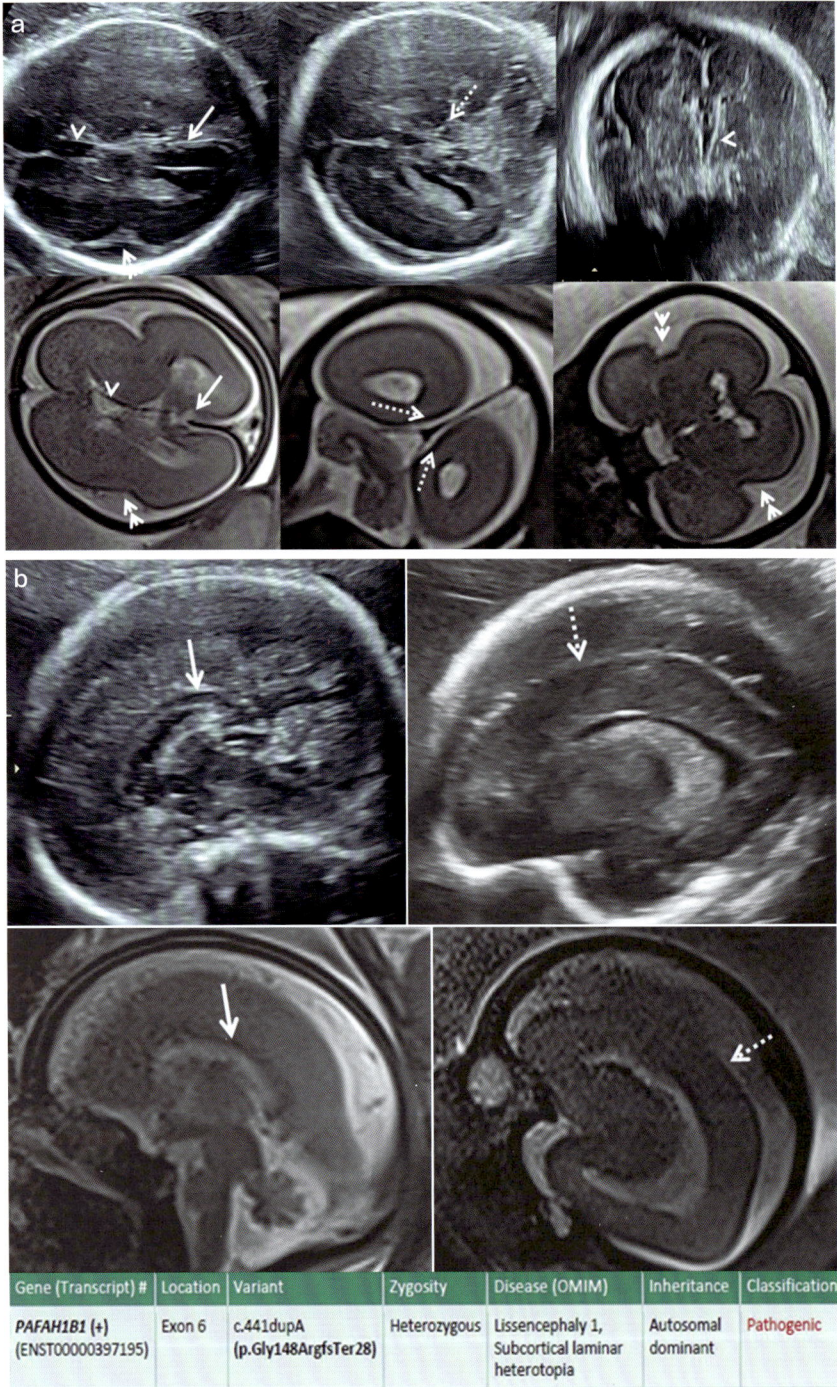

Gene (Transcript) #	Location	Variant	Zygosity	Disease (OMIM)	Inheritance	Classification
PAFAH1B1 (+) (ENST00000397195)	Exon 6	c.441dupA (p.Gly148ArgfsTer28)	Heterozygous	Lissencephaly 1, Subcortical laminar heterotopia	Autosomal dominant	Pathogenic

图 4.8 （a）28 周（经腹部超声和 MRI）由 LIS1（PAFAH1B1）基因突变引起的经典的无脑回畸形；经侧脑室横切面、经小脑横切面、经尾状核冠状切面的超声图像和 T2 加权图像。可见侧脑室正常、透明隔腔小（单箭头尖）、顶枕沟（实线箭头）和距状沟（虚线箭头）几乎看不到，外侧裂（双箭头尖）较浅、呈钝角。该病例进行了羊膜穿刺术和临床外显子组测序。（b）28 周（经腹部超声和 MRI）由 LIS1（PAFAH1B1）常染色体显性基因突变引起的经典的无脑回畸形；正中矢状切面和旁矢状切面的超声图像和 T2 加权图像。可见胼胝体体部正常（实线箭头），未见脑凸面沟（虚线箭头），未见扣带沟，基因报告可展示

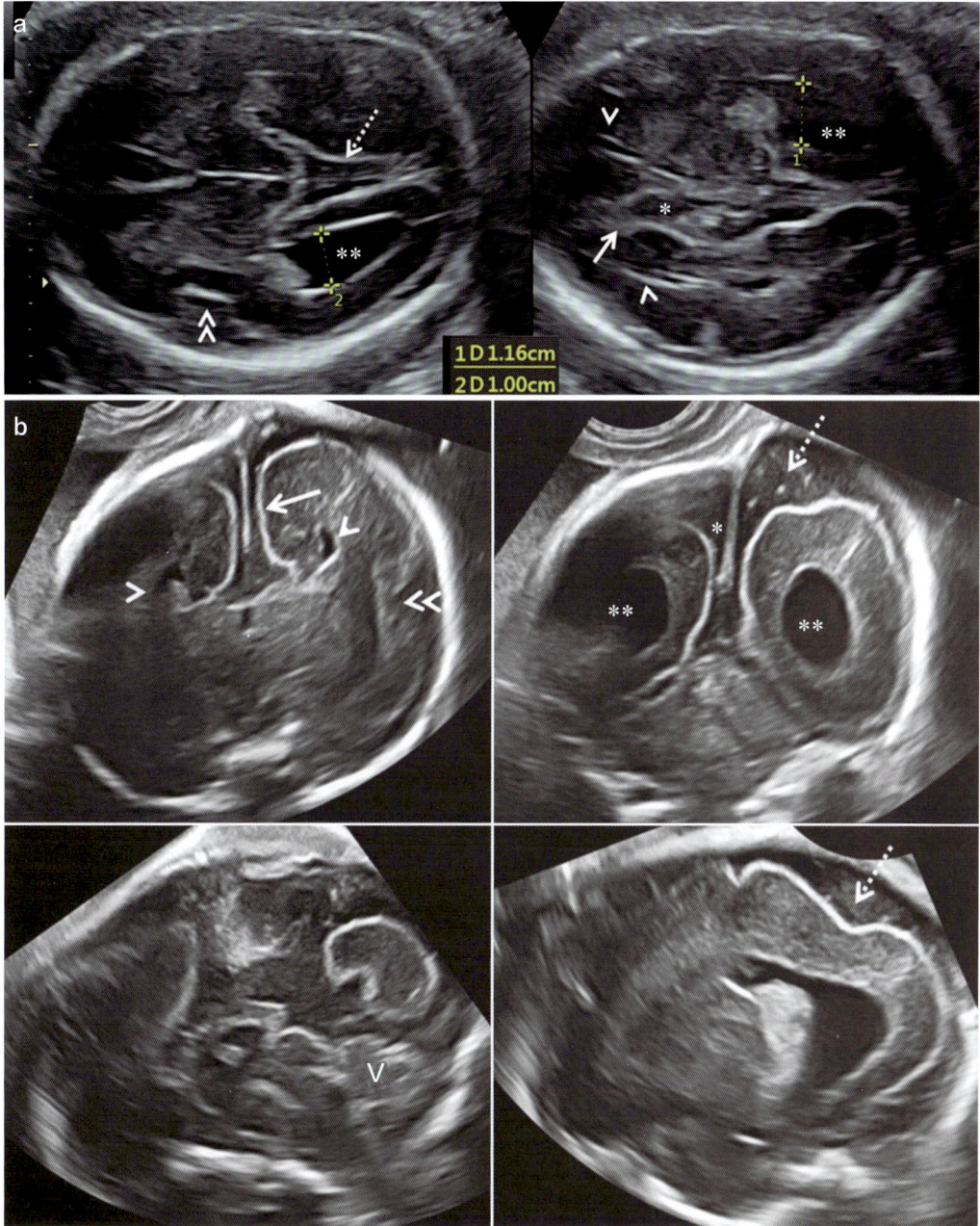

图 4.9　（a）27 周（经腹部超声和经阴道超声）经典的无脑回畸形伴胼胝体完全缺如，经侧脑室横切面和略偏头侧的横切面。可见双侧侧脑室轻度增宽（＊＊）、侧脑室前角细小（单箭头尖）、大脑半球间裂增宽（＊）、外侧裂浅并呈直角（双箭头尖），顶枕沟未见（虚线箭头）、扣带沟未见（实线箭头），注意透明隔腔未见显示。（b）27 周（经腹部超声和经阴道超声三维多平面容积对比成像）经典的无脑回畸形伴胼胝体完全缺如；经丘脑冠状切面和经小脑冠状切面、正中矢状切面和旁矢状切面。可见双侧侧脑室轻度增宽（＊＊）、侧脑室前角外侧呈牛角状（单箭头尖）、大脑半球间裂增宽（＊）、外侧裂浅并呈直角（双箭头尖）、蛛网膜下腔增宽（虚线箭头）、小脑蚓部（V）清晰可见，扣带沟未见（实线箭头），胼胝体缺如

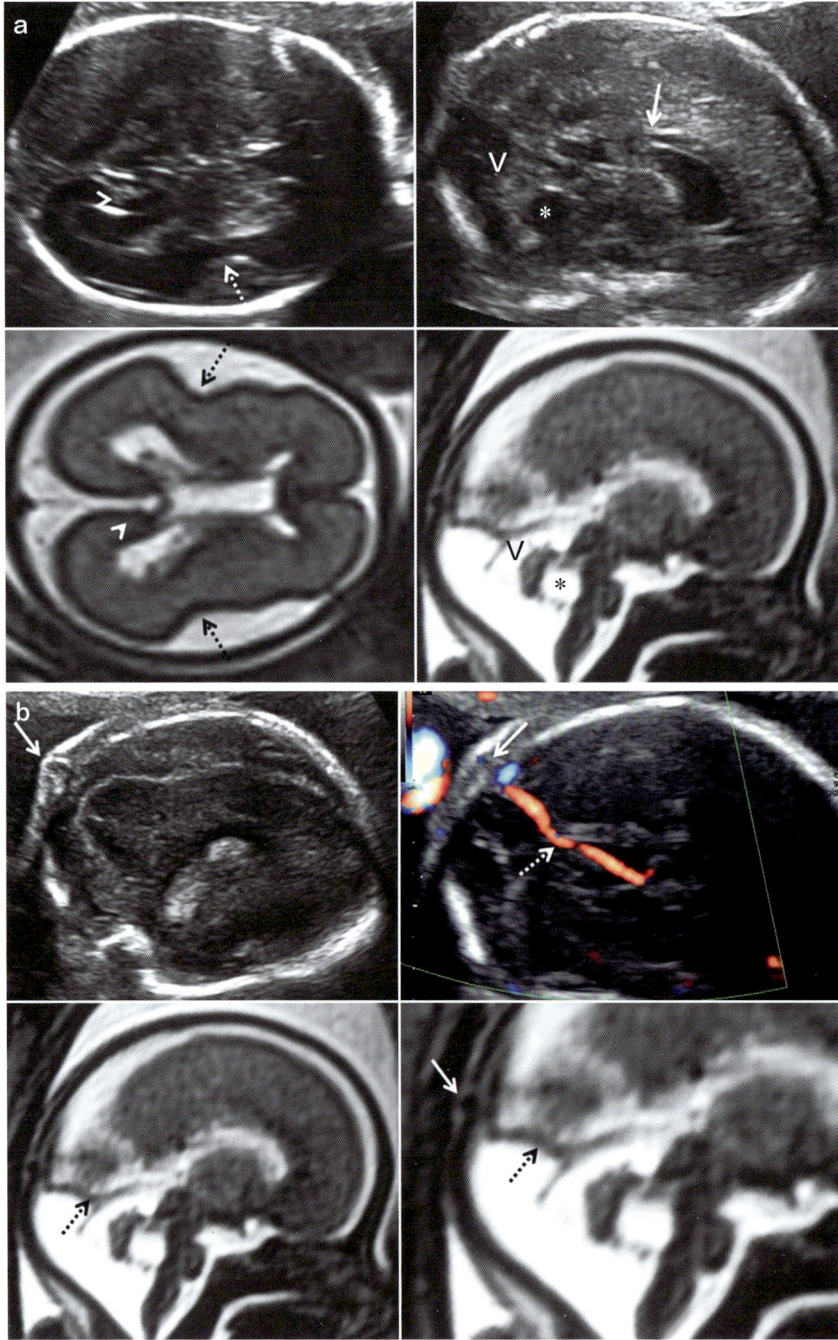

图 4.10 （a）25 周（经腹部超声和 MRI）无脑回畸形伴胼胝体部分发育不全、第四脑室囊状扩张、颅骨骨膜窦和永存镰状窦；经侧脑室切面和正中矢状切面的超声图像和 T2 加权图像。可见浅的顶枕沟（单箭头尖）、呈钝角的大脑外侧裂（虚线箭头）、胼胝体压部缺如、胼胝体后界（实线箭头）未覆盖顶盖部、第四脑室扩张（＊）、蚓部（V）向后移位且大小正常（上下径为 1.3 cm，前后径为 0.8 mm）。（b）25 周（经腹部超声和 MRI）无脑回畸形伴胼胝体部分发育不全、第四脑室囊状扩张、颅骨骨膜窦和永存镰状窦。稍偏离中线的矢状面 B 超图像和彩色多普勒超声图像、放大的 T2 加权正中矢状层面图像。覆盖后囟的头皮小囊性病变为颅骨膜血窦（实线箭头），持永存镰状窦（虚线箭头）延伸至颅骨骨膜窦

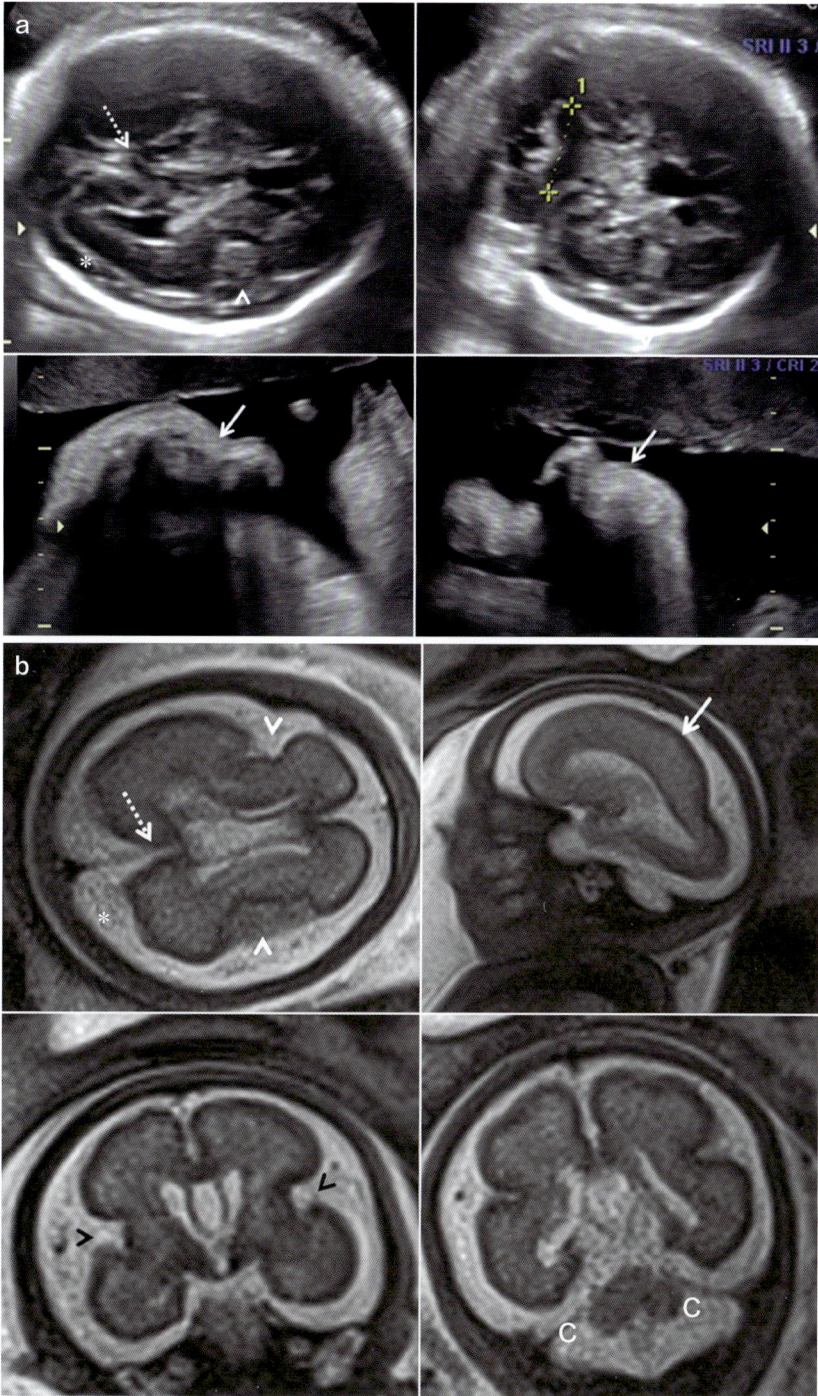

图 4.11 （a）26 周（经腹部超声和 MRI）经典的无脑回畸形伴小脑发育不良；经侧脑室横切面、经小脑横切面以及右手和左手超声图像。可见显著的蛛网膜下腔增宽（＊）、浅的钝角外侧裂（单箭头尖）、小脑发育不良（小脑横径小于第 5 百分位数）、双侧手关节挛缩（实线箭头）、顶枕沟几乎不可见（虚线箭头）。观察可见胎儿强直性 - 阵挛性运动。（b）26 周（经腹部超声和 MRI）经典的无脑回畸形伴小脑发育不全；经侧脑室横切面、旁矢状切面、经尾状核冠状切面和经小脑横切面。可见蛛网膜下腔增宽（＊）、浅的钝角外侧裂（单箭头尖）、小脑发育不良（小脑横径小于第 5 百分位数），顶枕沟（虚线箭头）和凸面沟未见（实线箭头）

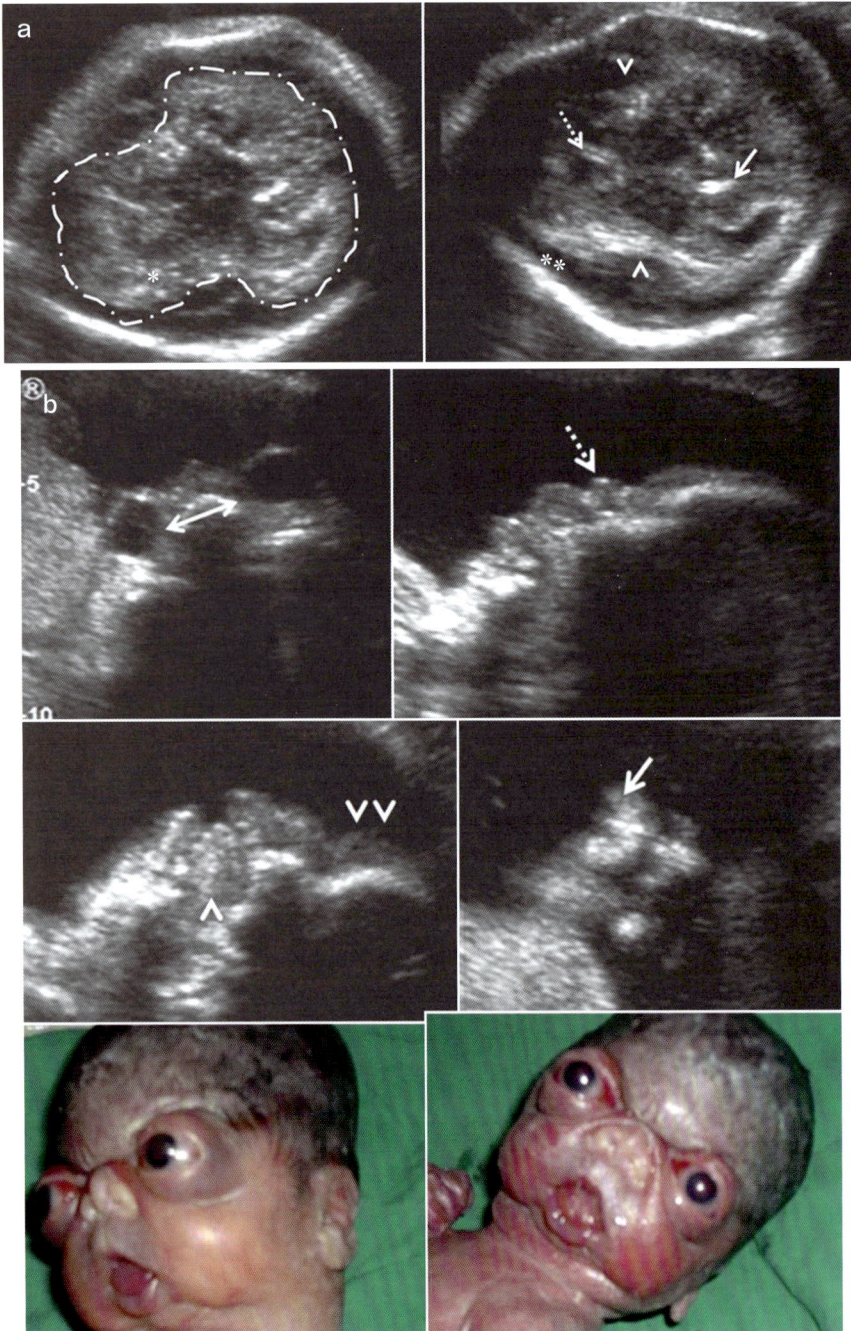

图 4.12 （a）26 周（经腹部超声）Miller-Dieker 综合征：经典的无脑回畸形伴面部畸形；经侧脑室横切面。可见脑实质薄且呈高回声（＊）、蛛网膜下腔增宽（＊＊）、浅的呈钝角的大脑外侧裂（单箭头尖）、透明隔腔小（虚线箭头）、大脑呈"八"字形轮廓（点和虚线轮廓）、枕顶沟未见（实线箭头）。（b）26 周（经腹部超声）Miller-Dieker 综合征：经典的无脑回畸形伴面部畸形；经双眼球横切面、颜面部正中矢状切面、颜面部冠状切面超声图像以及胎儿引产后的面部照片。可见眼眶突出、眼距增宽（眼眶间距大于第 95 百分位数）（双头箭头），小鼻（虚线箭头），巨舌（单箭头尖），鼻前皮肤增厚（双并排箭头尖），上唇呈弓形（实线箭头）。胎儿引产后的照片证实了超声所有发现。超声心动图显示存在心内强回声和羊水过多

4.2.2　鹅卵石样畸形

　　神经元的放射状移行通常受到软脑膜的限制。在鹅卵石样畸形(Ⅱ 型无脑回畸形)中，神经元过度放射状移行会导致神经胶质细胞侵入软脑膜并延伸到蛛网膜下腔。异常的神经元移行会导致光滑的大脑被皮质外神经胶质细胞层覆盖，表面呈细小结节状。 鹅卵石样畸形发生在一组常染色体隐性遗传疾病中， 称为鹅卵石样畸形综合征。 按严重程度由高到低排列， 这些疾病是福山先天性肌营养不良症、肌－眼－脑疾病和 Walker-Warburg 综合征（ Walker-Warburg sgndrome， WWS ）。 鹅卵石样畸形、肌营养不良和眼部异常是这些综合征的特征。WWS 在该组疾病中最常见，也曾被称为 HARD+/−E 综合征（ 脑积水， 伴或不伴脑膨出的视网膜发育不良 ）。WWS 由 *POMT1*、*POMT2*、*POMTGNT FCMD*、*FKRP* 和 *LARGE* 基因（ α− 抗肌萎缩相关糖蛋白病基因 ）突变引起。

　　以下是 WWS（鹅卵石样畸形）的颅内异常表现。

　　（1）大脑半球周围可见高回声的异常皮质外神经胶质细胞层。在基底池中也可见神经胶质层，它们表现为脑干周围的高回声区域。在 MRI 上该层无法被观察到（图 4.13a ~ d ）。

　　（2）神经胶质层使大脑半球周围的蛛网膜下腔消失（图 4.13b ~ d，4.15a、4.16a ）。内侧大脑半球似乎在中线上相连续（假性融合）（图 4.13a ~ d ）。这种征象在超声和 MRI 上可见。脑积水也可能导致蛛网膜下腔消失。

　　（3）脑沟可延迟出现（延迟三周或更长时间）或缺失（图 4.13a ~ d，4.14，4.15a，4.16a ）。

　　（4）侧脑室明显扩张（脑室直径大于 15 mm）和第三脑室扩张提示脑积水（图 4.13a、d，4.16a ）。 脑积水可能是软脑膜增厚阻塞大脑凸面周围的蛛网膜下腔，阻止脑脊液进入蛛网膜绒毛（蛛网膜颗粒）所致。

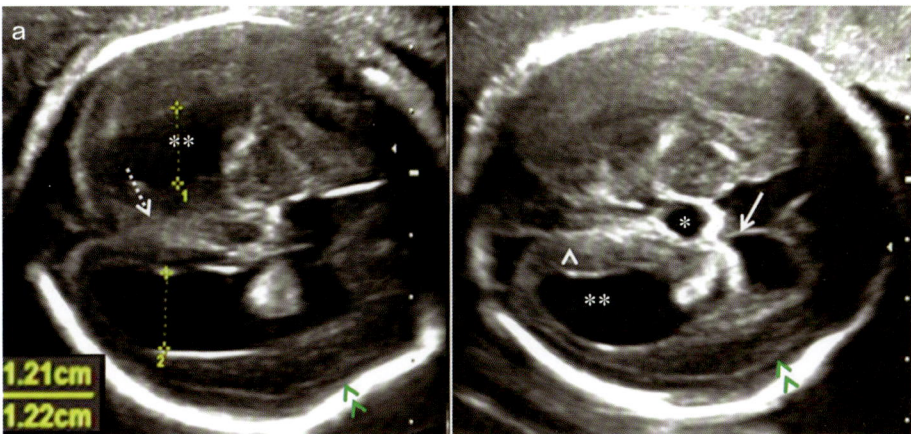

图 4.13 （a）25 周（经腹部超声）Walker-Warburg 综合征（鹅卵石样畸形）；侧脑室横切面。可见双侧轻度侧脑室扩张（**）、两层透明隔间无液体（实线箭头）、第三脑室扩张（*）、大脑后纵裂消失、枕叶跨中性假性融合（虚线箭头），未见顶枕沟（单箭头尖）和外侧裂（双箭头尖），未见枕部脑膨出

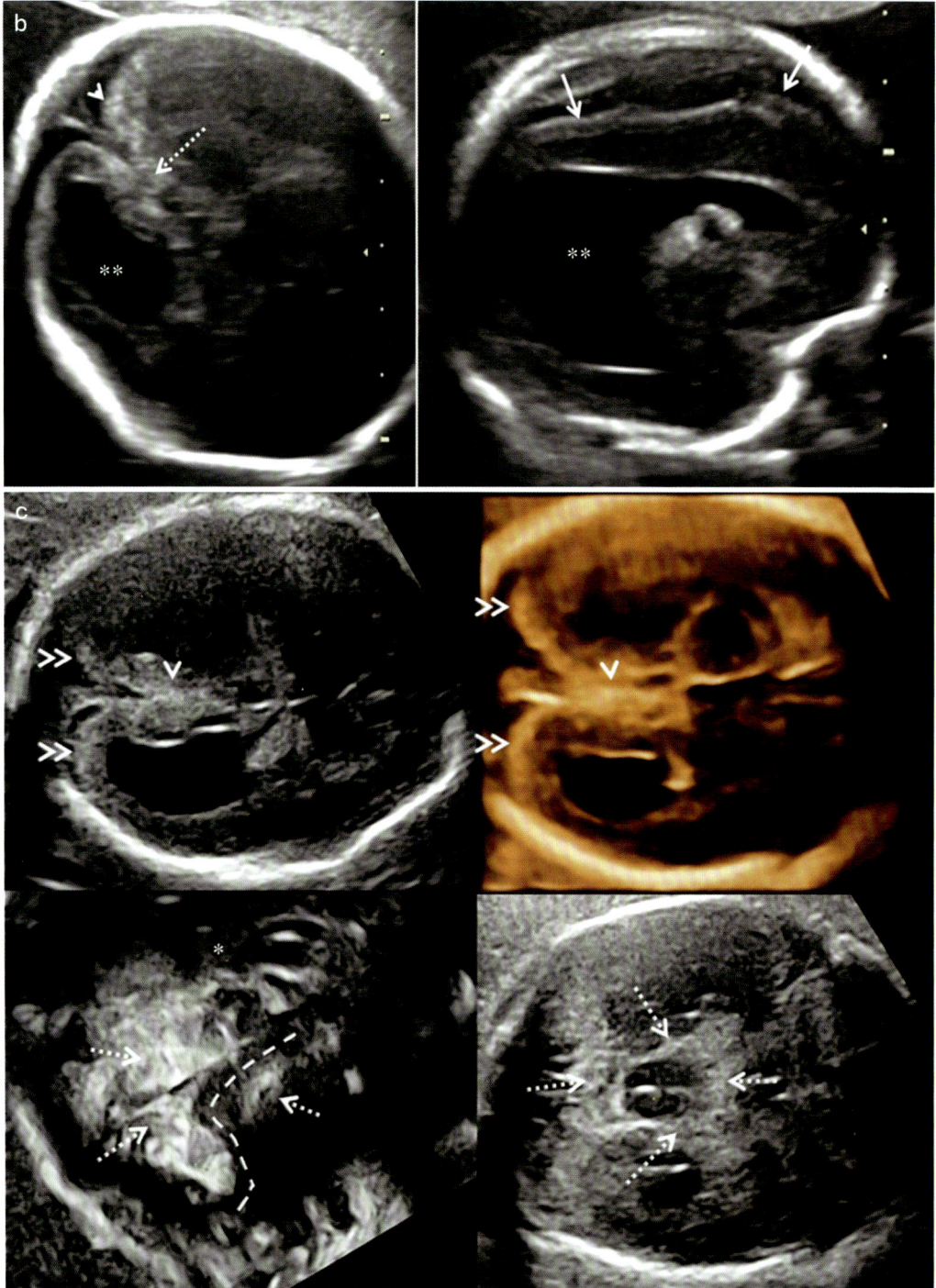

图 4.13（续）（b）25 周（经腹部超声）Walker-Warburg 综合征（鹅卵石样畸形）；经侧脑室斜横切面和旁矢状切面。可见轻度侧脑室扩张（**）伴形态异常、枕叶（单箭头尖）和大脑凸面（实线箭头）区域的脑周高回声层、枕叶跨中线假性融合（虚线箭头）。（c）25 周（经腹部三维超声）Walker-Warburg 综合征（鹅卵石样畸形）；多平面经侧脑室横切面、经侧脑室横切面渲染模式、多平面正中矢状切面和多平面中脑横切面。可见枕叶周围有高回声带、脑表面极不规则（双箭头尖）、枕叶跨中线假性融合（单箭头尖）、胼胝体压部变薄（*）、脑干扭曲呈"Z"形（虚线），四叠体池、环池和脚间池可见脑干前后及中脑周围的高回声区（虚线箭头）

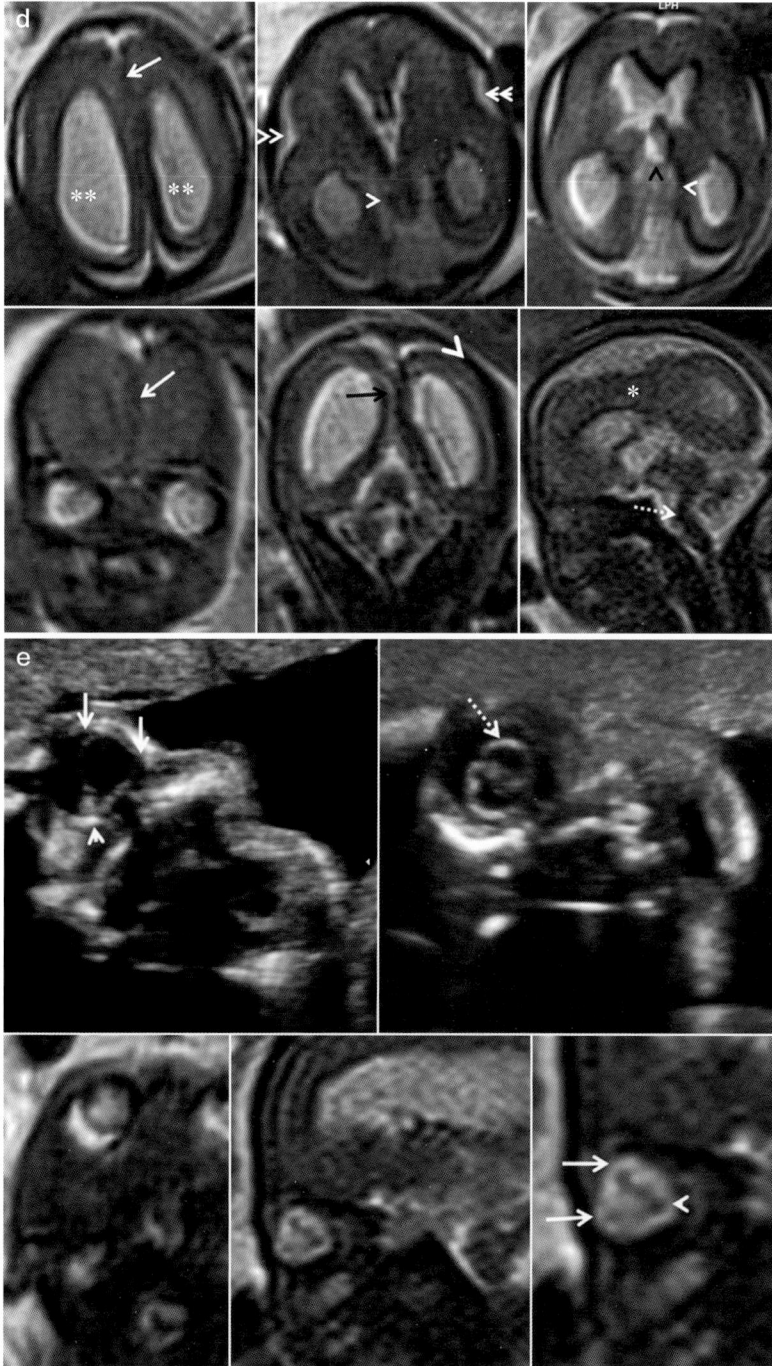

图 4.13（续）（d）25 周（MRI）Walker-Warburg 综合征（鹅卵石样畸形）的 T2 加权图像；颅顶至脑室平面横断层面、经脑室横断层面和经丘脑横断层面，经额叶冠状层面、经小脑冠状层面和正中矢状层面。可见双侧侧脑室扩张（**）、额叶跨中线假性融合（白色实线箭头）、枕叶跨中线假性融合（黑色实线箭头）、脑周间隙消失（大单箭头尖）、脑干扭曲呈"Z"形（虚线箭头）、胼胝体压部变薄（*），顶枕沟（小单箭头尖）和外侧裂未见（双箭头尖）。（e）25 周（经腹部超声和 MRI）Walker-Warburg 综合征（鹅卵石样畸形）；双眼球横切面、冠状切面和矢状切面的超声图像和 T2 加权图像。可见增厚的发育不良的视网膜锚定在视盘中央（单箭头尖），其前缘与锯齿缘周边相连（白色实线箭头），冠状切面上视网膜与眼球周边不相连（虚线箭头）

（5）可见枕部脑膨出（图 4.14）。

（6）正中矢状切面上可见扭曲呈"Z"形的脑干，这是由胚胎脑桥曲的持续存在导致的（图 4.13c、d）。在妊娠早期（第 11 ~ 14 周）超声检查中也能发现该征象。

（7）小脑蚓部异常可以从细微的小脑蚓部发育不良到明显的 Dandy-Walker 畸形（图 4.15a，4.16a）。

以下是 Walker-Warburg 综合征的颅外异常表现。

（1）眼部异常包括小眼症、大眼症（眼球尺寸大）、白内障、视网膜发育不良（增厚）和视网膜剥离。剥离的视网膜通常呈漏斗状，其边缘和中心分别附着在锯齿缘和视盘上（图 4.13e，4.14，4.15 和 4.16b）。

（2）可能存在其他相关异常，如小阴茎、隐睾、唇腭裂和耳低位。

胎儿 MRI 检查有助于确认超声检查结果，并获得超声扫查中不理想或难以获得的切面的图像。

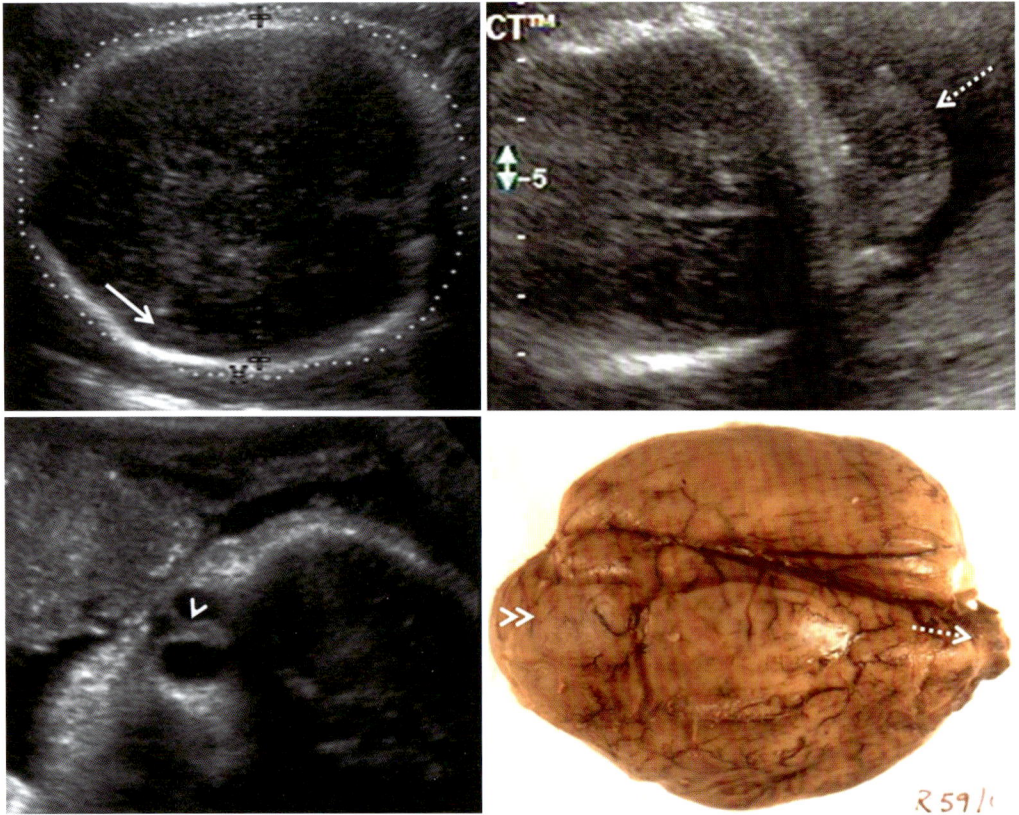

图 4.14　35 周（经腹部超声）Walker-Warburg 综合征伴枕部脑膨出（鹅卵石样畸形）；头颅横切面、眼眶旁矢状切面和胎儿脑部大体解剖图。可见小头畸形，未见脑沟（实线箭头），可见枕部脑膨出（虚线箭头）、视网膜剥离、增厚且发育不良（单箭头尖）、粗糙的鹅卵石状脑表面（双箭头尖）

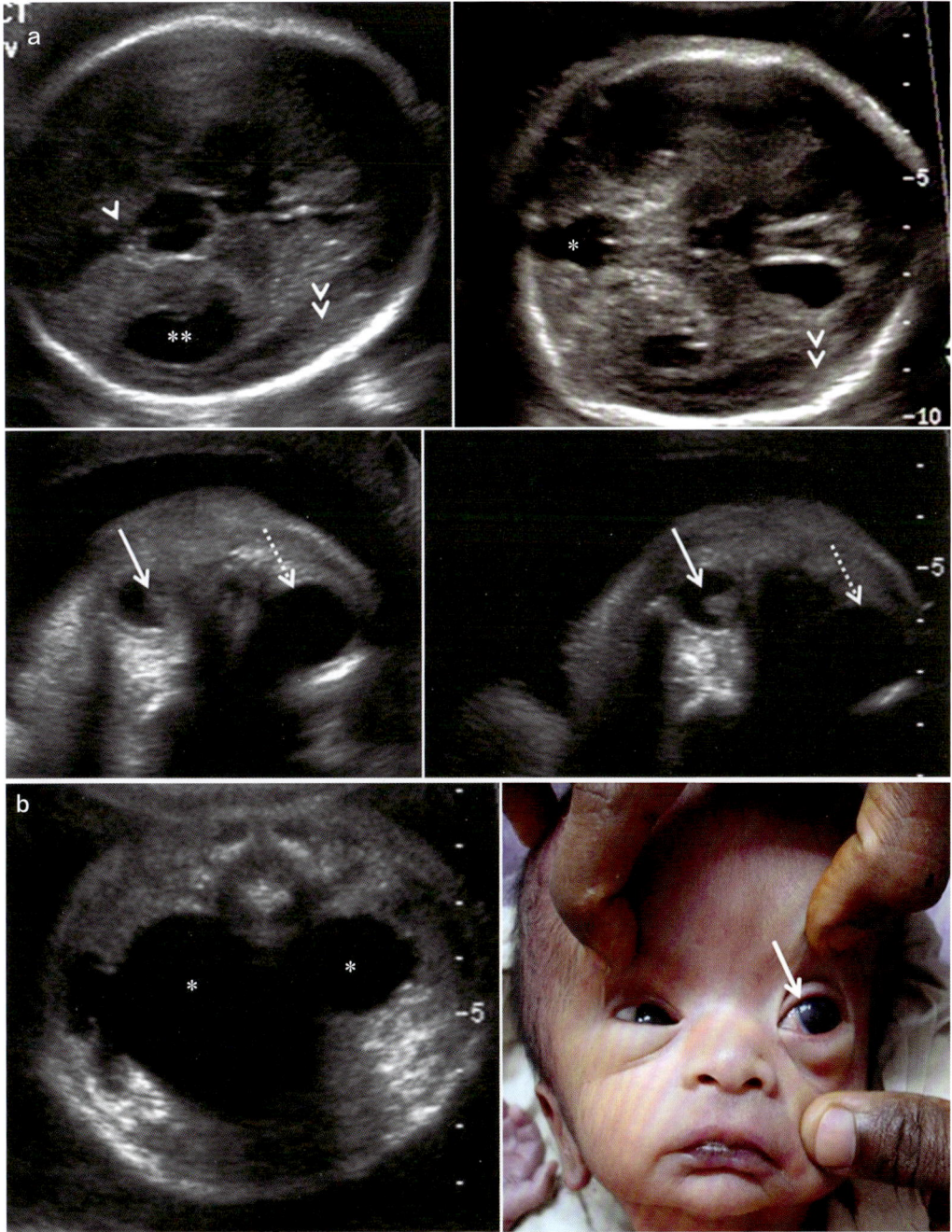

图 4.15 （a）31 周（经腹部超声）Walker-Warburg 综合征合并 Dandy-Walker 畸形；经侧脑室横切面、经小脑横切面和经眼眶横切面。可见双侧侧脑室增宽（**）、顶枕沟（单箭头尖）和外侧裂（双箭头尖）未显示，蛛网膜下腔消失，第四脑室开放（*），右侧眼眶较小，内见一小片状增厚的剥离的视网膜（实线箭头），由先天性青光眼导致的左侧眼眶较大（巨眼症）（虚线箭头）。（b）31 周（经腹部超声）Walker-Warburg 综合征（鹅卵石样畸形）。腹部横切面和产后面部图像。可见双侧肾盂输尿管连接处梗阻（*）、左眼大伴巨角膜（实线箭头）

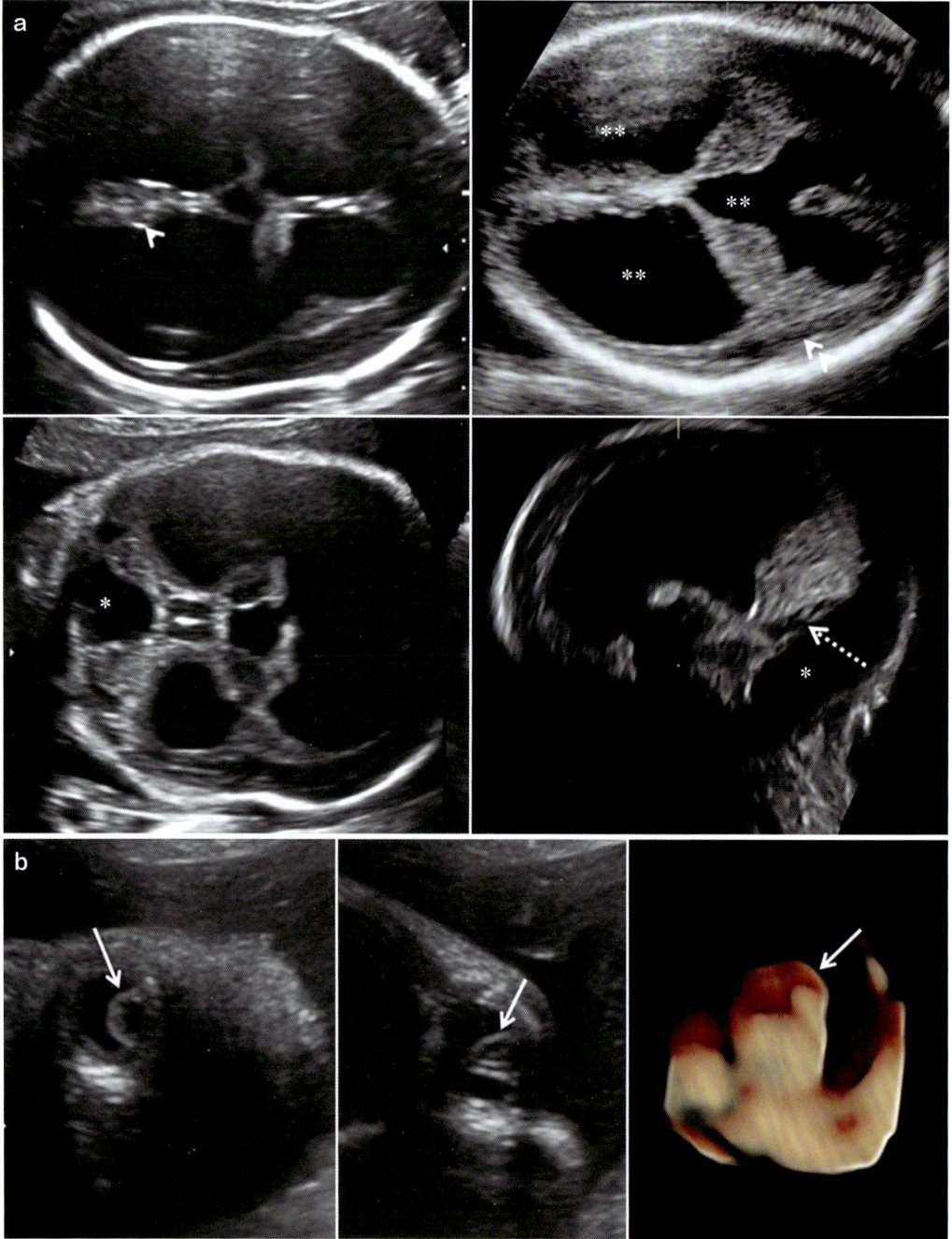

图 4.16 （a）30 周（经腹部超声）Walker-Warburg 综合征合并 Dandy-Walker 畸形；经侧脑室
横切面、经丘脑横切面、经小脑横切面和正中矢状面。可见双侧侧脑室和第三脑室扩张（＊＊），蛛网膜
下腔间隙闭塞，颅后窝囊肿（＊），小脑蚓部受压变形、抬高（虚线箭头），未见顶枕沟（单箭头尖）和外
侧裂（双箭头尖）。（b）30 周（经腹部超声和三维超声）Walker-Warburg 综合征合并 Dandy-Walker
畸形；右眼眶冠状切面、横切面超声图像以及三维表面渲染图。可见视网膜剥离、增厚且发育不良，其后
方固定在视盘中央，其前缘与锯齿缘边缘相连，呈锥形改变（实线箭头）

4.2.3 灰质异位

神经元胞体通常只存在于大脑皮层的灰质和基底神经节中。存在于异常位置（如在白质中）的呈簇状的神经元胞体（灰质）称为灰质异位。灰质异位见于神经元从生发基质迁移到皮质的途径中。灰质异位有两种类型：结节状和带状。结节状灰质异位可以是侧脑室旁或皮质下类型，这取决于结节所在的位置。带状灰质异位位于皮质下区域。双侧侧脑室旁结节状灰质异位（bilateral periventricular nodular heterotopias，BPNH）可在产前被发现，因为可发现由结节引起的侧脑室边缘异常。BPNH 有两种遗传形式，具有相同的表型结果。X 连锁隐性遗传模式是由丝状蛋白 a 基因（filamin A gene，FLNA）的突变引起的，女性表现为迟发性癫痫，智力通常正常或轻度受损；男性常在胚胎期就死亡，少数幸存的男性会有严重的神经受损和智力障碍。常染色体隐性遗传形式是 *ARFGEF2* 基因突变引起的。

超声检查结果如下。

（1）可见双侧凹凸不平的侧脑室壁，高频经腹部超声和经阴道超声检查能更清晰显示（图 4.17，4.18 和 4.23a）。

（2）小的侧脑室旁结节大小为 2 ～ 3 mm，与周围脑组织几乎呈等回声。这些结节可因在侧脑室边缘产生的凸起而被识别出来，在放大的矢状或冠状切面中清晰可见。这些结节是多发的，可以散在或连续排列。有时可观察到每个结节周围伴有强回声边缘（图 4.17，4.23a、b）。

（3）轻度侧脑室扩张通常是最早被检出的异常（图 4.17、4.18）。

（4）侧脑室形状异常（方形）在经尾状核冠状切面和经丘脑冠状切面中最清晰（图 4.17a）

（5）侧脑室的三维表面重建可以清晰地看到侧脑室室管膜表面凹凸不平（图 4.17b，4.18 和 4.23f）。

（6）通过反转模式渲染图可以看到凹凸不平的侧脑室表面（图 4.17b）。

（7）相关的发现包括多小脑回畸形、脑裂畸形（图 4.23a、b、f）或小脑发育不良。

脑室旁出血和脑室旁结节需要与 BPNH 相鉴别。生发基质出血通常发生在尾状沟，其回声随出血时间的变化而变化，可能伴随脑室内出血或脑实质出血。结节性硬化症中的室管膜下结节或皮质结节较大且呈稍高回声。若同时存在心肌横纹肌瘤则可以确诊。

胎儿 MRI 有助于确认超声检查结果，并发现相关的颅内异常。侧脑室旁结节在 T2 加权图像上呈低信号。MRI 在对比分辨率上优于超声，而超声（尤其是经阴道超声中）则具有更高的空间分辨率。这使得超声对 2 ～ 3 mm 的微小结节检测更具优势。如果在经腹部超声检查中观察到侧脑室边缘不规则，提示应进行神经系统超声检查。

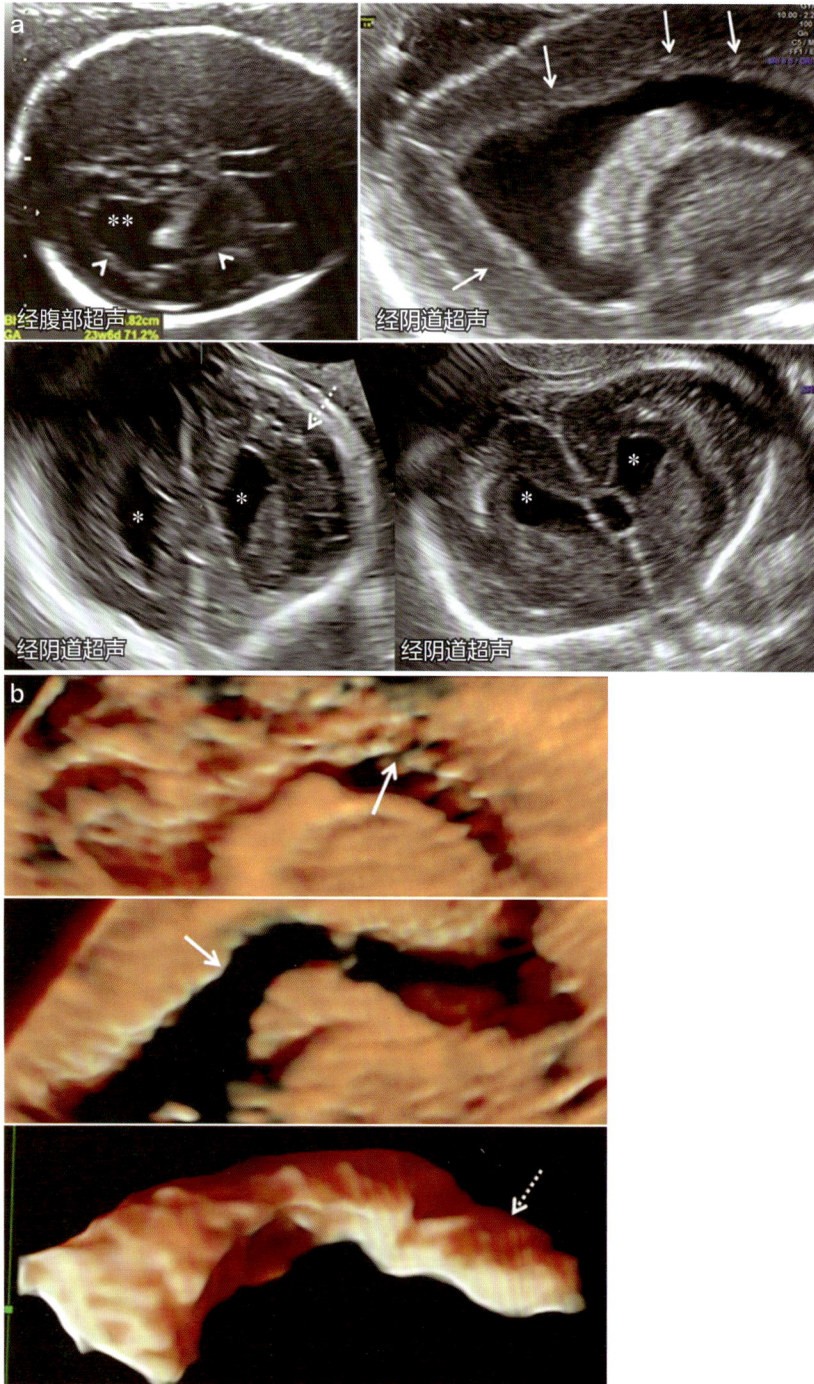

图 4.17 （a）23 周（经腹部超声和经阴道超声）侧脑室旁结节状灰质异位及多小脑回畸形；经侧脑室横切面、旁矢状切面、经额叶冠状切面和经尾状核冠状切面。可见侧脑室扩张（＊＊）、不规则的侧脑室边缘（单箭头尖）、侧脑室旁结节（实线箭头）、畸形的方形侧脑室（＊）、过早出现的大脑凸面的小的脑沟回（虚线箭头）。（b）23 周（经腹部超声和经阴道三维超声）侧脑室旁结节状灰质异位伴多小脑回畸形；侧脑室三维表面渲染和反转模式图像。可见不规则、凹凸不平的侧脑室壁（实线箭头），反转模式重建图片上可见侧脑室表面凹陷（虚线箭头）

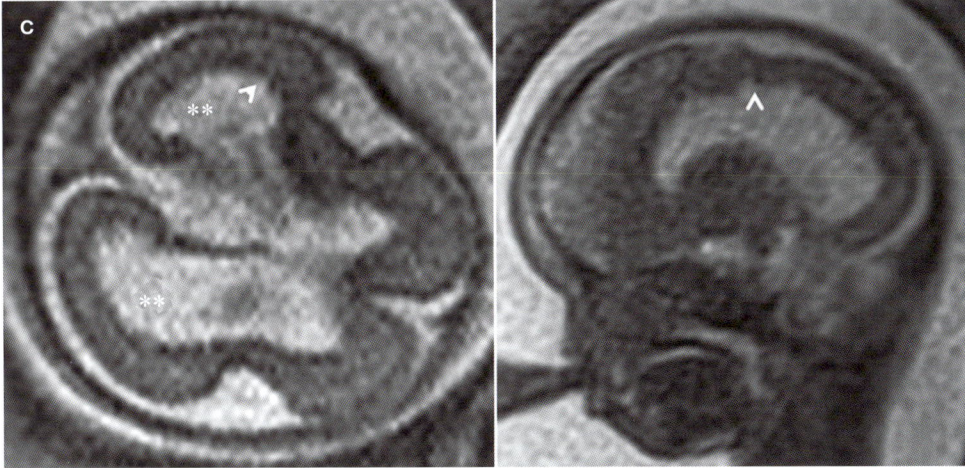

图 4.17（续）（c）23 周（经腹部超声和经阴道超声和 MRI）侧脑室旁结节状灰质异位伴多小脑回畸形。经侧脑室横切面和旁矢状切面的 T2 加权图像。可见侧脑室扩张（**）和不规则的、凹凸不平的侧脑室边缘（单箭头尖）

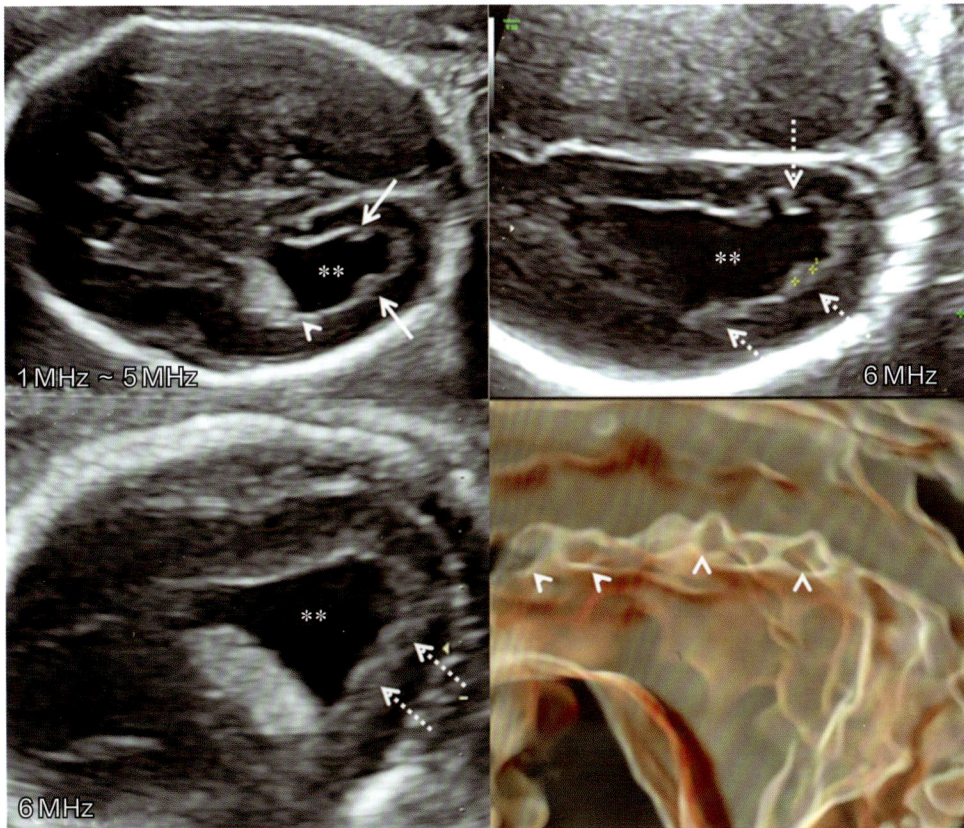

图 4.18　21 周（经腹部超声）侧脑室旁结节状灰质异位。经侧脑室横切面（1 MHz ~ 5 MHz）、经侧脑室横切面（6 MHz）、旁矢状切面（6 MHz）和三维渲染模式。可见侧脑室增宽（**），灰质结节导致侧脑室边缘呈不规则的凹凸不平状（实线箭头），6 MHz（虚线箭头）探头可更好地显示潜在的脑室周围结节，脑室周围结节在三维渲染模式下也清晰可见（单箭头尖）

4.2.4 半侧巨脑畸形

半侧巨脑畸形是一种单侧大脑半球过度生长并伴有该半球异常的疾病。这种畸形表现为中线向对侧偏移。巨脑侧半球异常包括脑室增宽、无回脑、局灶性皮质发育畸形、白质疾病和钙化（图 4.19、4.23a、b、g）。这种畸形可以孤立存在，也可以作为 Klippel-Trenauny-Weber 综合征、Sotos 综合征、Proteus 综合征、Linear nevus sebaceous 综合征等的一部分。Klippel-Trenauny-Weber 综合征的特征是多发性皮下血管瘤和局部软组织肥大或四肢骨肥大。半侧巨脑畸形患儿表现为顽固性癫痫，治疗可选择半球切除术。

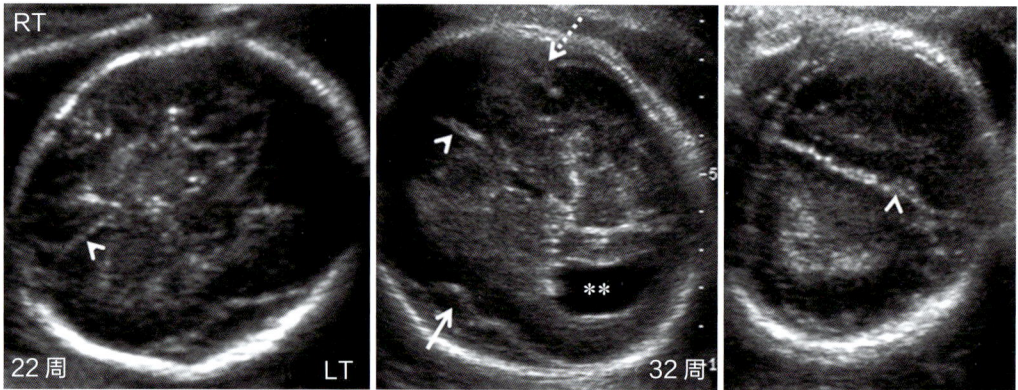

图 4.19   22 周和 32 周（经腹部超声）半侧巨脑畸形；经侧脑室横切面和经额叶冠状切面。可见左侧侧脑室扩张（14 mm）（**），左侧半球增大使大脑镰（单箭头尖）向右侧移位，左侧外侧裂岛盖化延迟（实线箭头），右侧外侧裂发育良好（虚线箭头）

4.3 神经元组织构建异常

这一组异常包括结节性硬化症、脑裂畸形和多小脑回畸形。虽然可归为神经元组织构建紊乱，但多小脑回畸形的发病机制也可能涉及神经元增殖和迁移阶段。

4.3.1 结节性硬化症

结节性硬化症是一种常染色体显性遗传的多系统疾病，由 *TSC1* 或 *TSC2* 基因突变引起。这些基因编码的错构瘤蛋白和结节蛋白是肿瘤抑制因子。胎儿心脏横纹肌瘤和脑错构瘤（结节状）是使结节性硬化症在产前诊断成为可能的形态学表现。心脏横纹肌瘤出现在妊娠中期或妊娠晚期的较早时段，通常是多发性的。75% 的横纹肌瘤胎儿患有结节性硬化症。当发现心脏横纹肌瘤时，需进行详细的胎儿神经系统超声（经阴道超声）和（或）MRI 检查。在心脏横纹肌瘤病例中，通过显示大脑病变或通过侵入性检测 *TSC1* 或 *TSC2* 的基因突变可确诊结节性硬化症。

　　脑部结节表现为在室管膜下、皮质或皮质下区域的稍高回声结节。病变在 MRI 的 T2 加权图像中为低信号，在 T1 加权图像中为等信号或高信号。MRI 可能显示超声检查未发现的病变（图 4.20，4.21）。与横纹肌瘤一样，脑部病变也多出现在妊娠后期（24 周后）。发现颅内病变可证实为结节性硬化症，但未发现颅内病变时也不能完全排除结节性硬化症的可能。母亲或父亲出现的结节性硬化症的表现（面部皮肤血管纤维瘤和肾血管平滑肌脂肪瘤）可作为产前诊断的线索。可通过对患儿父母的分子检测来补充确认。

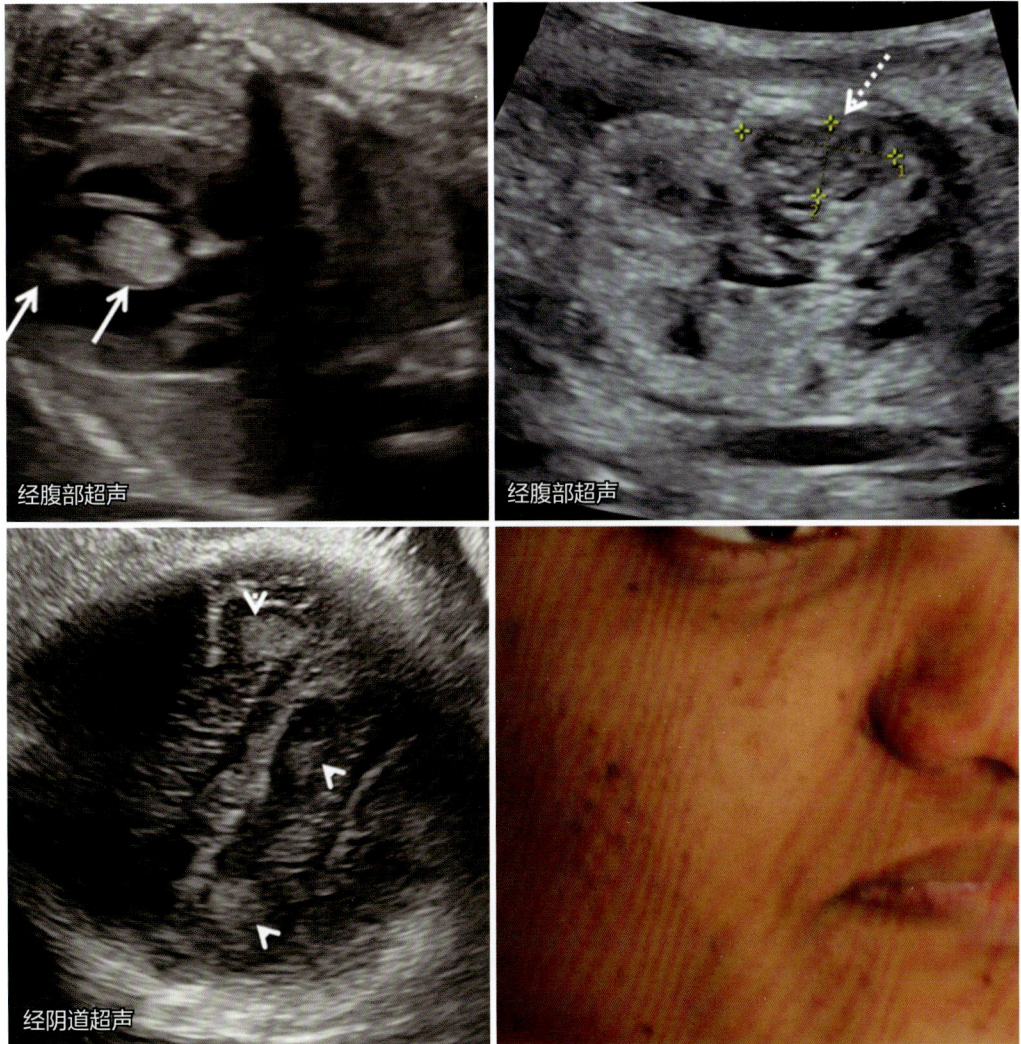

图 4.20　32 周（经腹部超声和经阴道超声）结节性硬化症；四腔心切面、胎儿右肾冠状切面、颅顶部横切面、母亲的面部图片。可见多发的心脏横纹肌瘤（实线箭头），胎儿右肾的低回声实质性病变可能为血管平滑肌脂肪瘤（虚线箭头），双侧皮质多发高回声实质性结节病变（单箭头尖），母亲面部可见皮脂腺瘤

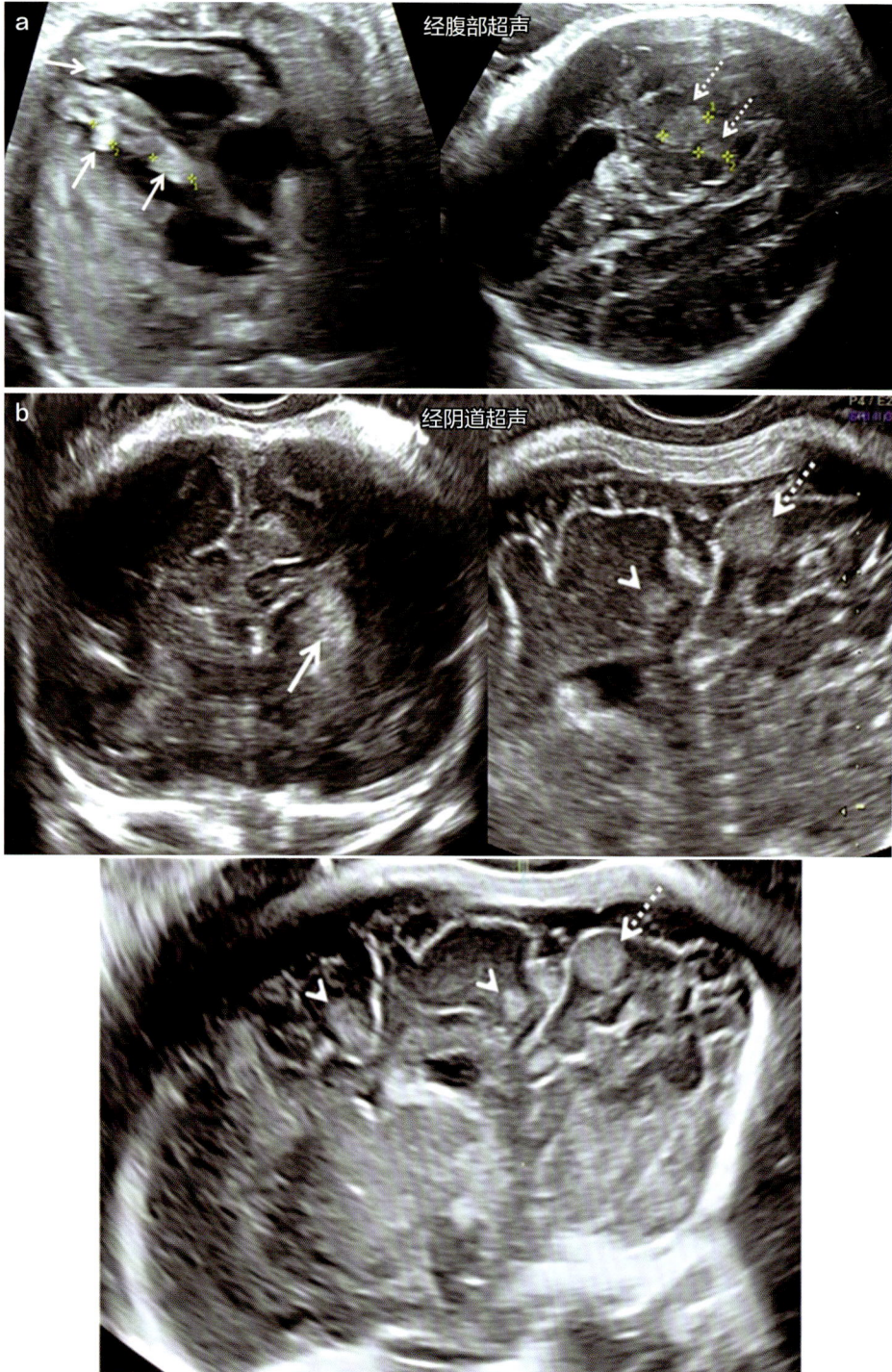

图 4.21 （a）32 周（经腹部超声、经阴道超声和 MRI）结节性硬化症；四腔心切面和经侧脑室横切面。可见多发的心脏横纹肌瘤（实线箭头）、左侧额顶皮层的卵圆形稍高回声结节性病变（虚线箭头）。（b）32 周（经腹部超声、经阴道超声和 MRI）结节性硬化症；经尾状核冠状切面、放大的左侧旁矢状切面、三维多平面容积对比成像显示的左侧旁矢状面。可见左侧室管膜下高回声结节性病变（实线箭头尖）、左侧额叶皮层（单箭头尖）和顶叶皮层（虚线箭头）内边缘清晰的卵圆形稍高回声病变

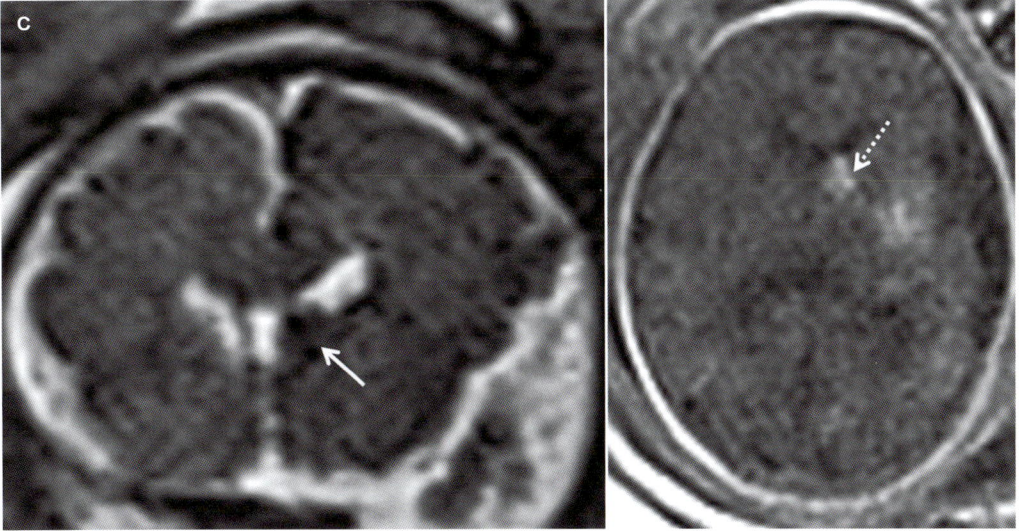

图 4.21（续）（c）32 周（经腹部超声、经阴道超声和 MRI）结节性硬化症；经尾状核冠状层面的 T2 加权图像和经侧脑室横断层面的 T1 加权图像。可见左侧室管膜下低信号（实线箭头），呈轻度高信号的卵圆形结节性病变边界清晰（虚线箭头）

4.3.2 脑裂畸形

脑裂畸形的特征是内衬灰质的脑实质全层（穿透整个脑实质）裂隙。Ⅰ型（闭唇型）脑裂畸形表现为裂隙两侧仍贴合。Ⅱ型（开唇型）脑裂畸形表现为裂隙两侧被脑脊液间隙分离，这导致大脑外侧面蛛网膜下腔和侧脑室之间直接相通。脑裂畸形可以孤立存在，或与其他颅内异常（多小脑回畸形、灰质异位、透明隔发育不全、局灶性皮质发育不良或脑沟发育异常）相关（图 4.23）。脑裂畸形可以在单侧或双侧出现。

如果裂隙双侧分离明显，则充满脑脊液的裂隙较容易被识别。闭唇型脑裂畸形在产前很难被发现。外侧裂是脑裂畸形最常发生的位置之一（图 4.22，图 4.23b、e ~ g）。对于超声检查可疑的病例，进行胎儿 MRI 检查有助于确诊该病。

4.3.3 多小脑回畸形

多小脑回畸形（polymicrogyria，PMG）的典型表现是紧密排列的细小的脑回。多小脑回畸形是在神经元增殖、迁移或组织构建时期，由遗传因素、感染和缺血性损伤引起的。在胎儿中表现为过早（妊娠 26 周前）的大脑外侧面的脑沟形成，可见大脑表面呈波浪状（图 4.24，4.25）。在妊娠晚期超声检查中可以看到典型的褶皱样皮质，在胎儿感染致大脑外侧面蛛网膜下腔增宽时更显著。PMG 可以只影响局部大脑（单侧局灶性 PMG），也可以广泛累及双侧大脑半球。可以合并透明隔发育不全、侧脑室旁结节状灰质异位或脑裂畸形。胎儿 MRI 检查有助于明确脑外侧面的表现，并可以发现闭唇型脑裂畸形、灰质异位等合并异常。

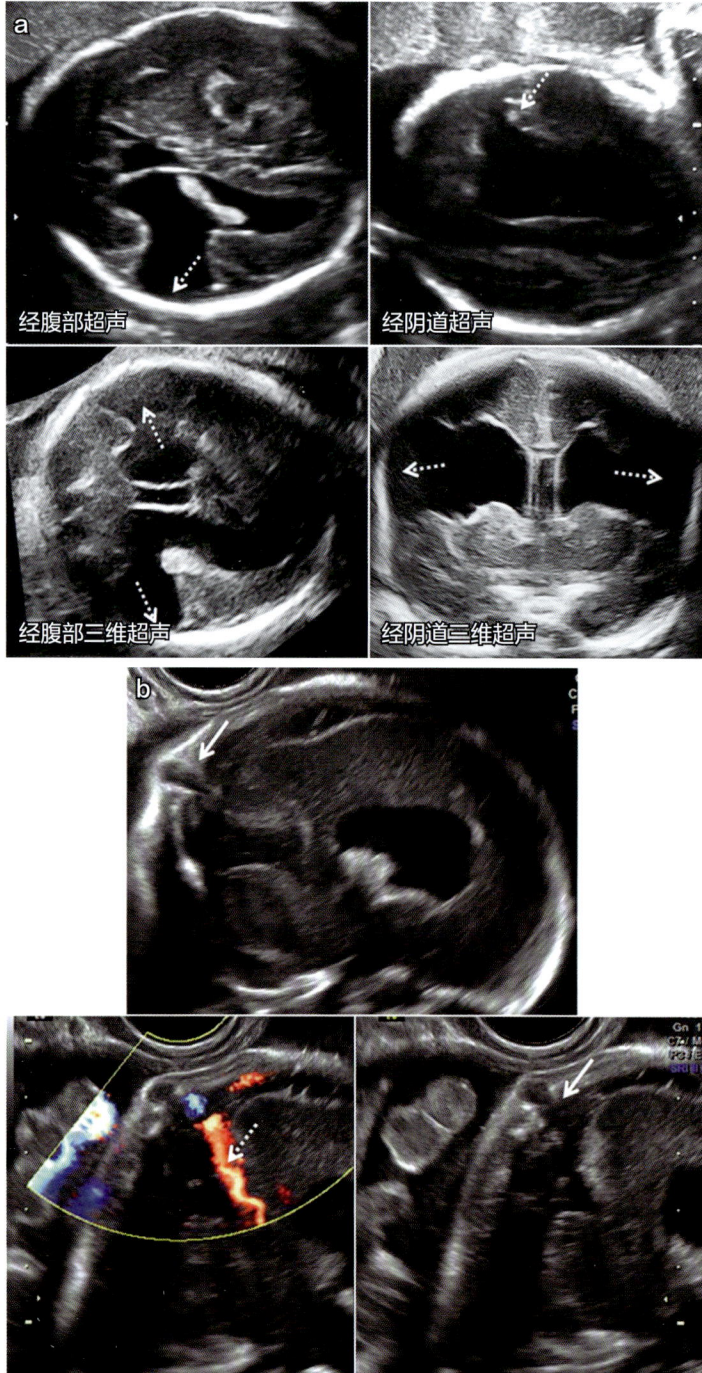

图 4.22 （a）28 周（经腹部、经阴道的二维超声和三维超声）双侧开唇型脑裂畸形合并闭锁性脑膨出；经侧脑室横切面、三维多平面显示的经侧脑室横切面和经尾状核冠状切面。显示双侧穿透整个脑实质的裂隙（虚线箭头）。由于经腹部超声扫查存在混响伪像，近场大脑半球的裂隙无法较清晰地被观察到。经腹部和经阴道三维超声获取到的切面可以较好地显示裂隙。同时应注意双侧侧脑室扩张。（b）28 周（经阴道超声检查）双侧开唇型脑裂畸形合并闭锁性脑膨出；正中矢状切面的二维超声图像和彩色多普勒超声图像。闭锁性脑膨出表现为中线处顶骨区大小为 3 mm×4 mm 的头皮囊肿，局灶性颅骨缺损（实线箭头）处形成的狭窄的脑脊液通道与颅内相通，直窦持续垂直走行至闭锁性脑膨出缺损处的前方（虚线箭头）。病变区域缺少与上矢状窦连接的静脉血管，因而无法区分直窦和窦汇

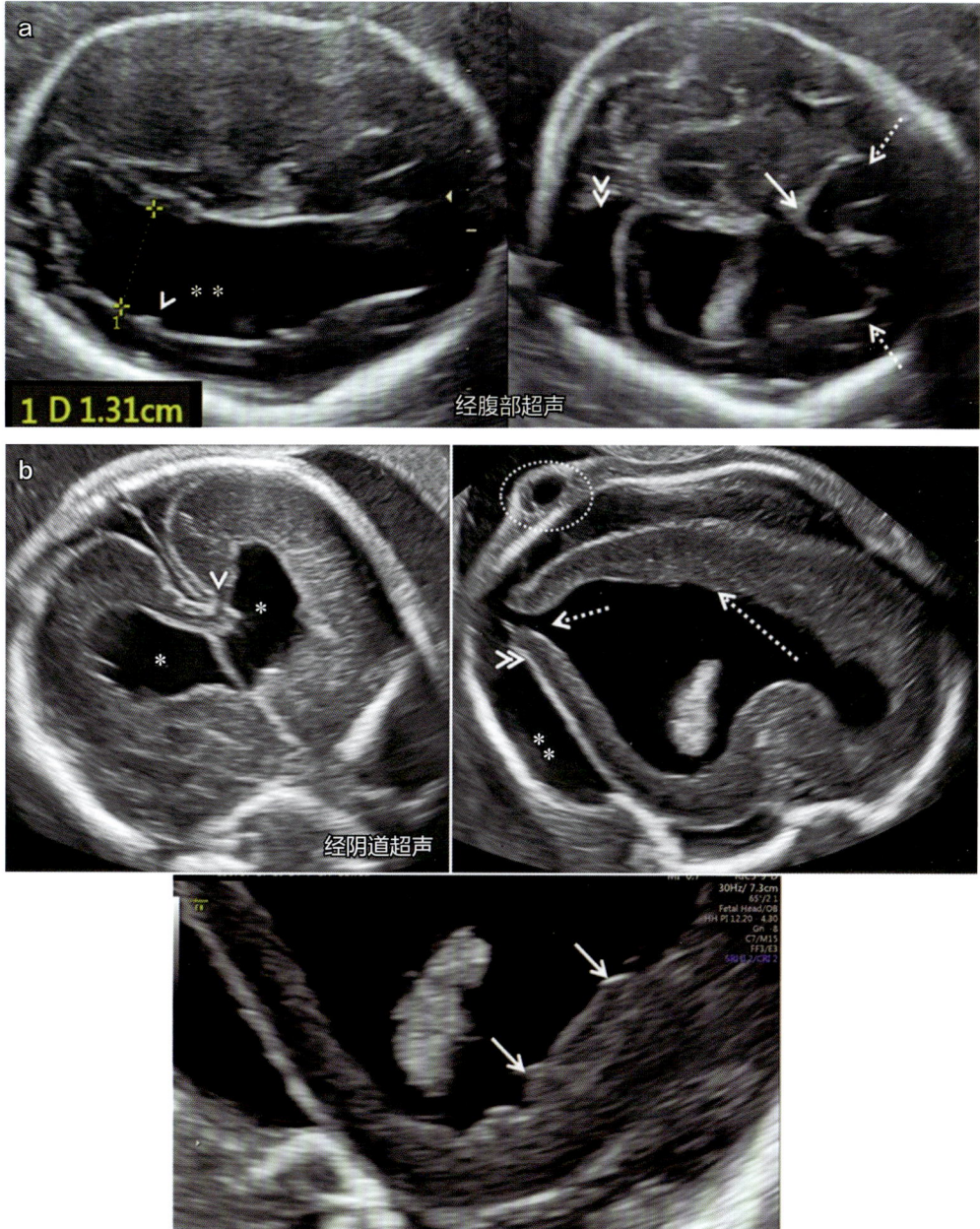

图 4.23 （a）21 周（经腹部超声、经阴道超声、三维超声和 MRI）右侧半侧巨脑畸形、侧脑室旁结节状灰质异位、开唇型脑裂畸形、胼胝体部分缺如、轴外脑脊液聚集和颅骨骨膜血窦，经侧脑室横切面。切面显示右侧侧脑室扩张（＊＊），侧脑室壁不规则（单箭头尖），侧脑室前角形态改变（虚线箭头），右侧枕部轴外脑脊液聚集（双箭头尖），透明隔腔未显示（实线箭头）。注意右侧枕叶越过脑中线，这是由右侧大脑半球体积增大导致的。（b）21 周（经腹部超声、经阴道超声、三维超声和 MRI）右侧半侧巨脑畸形、脑室旁结节状灰质异位、开唇型脑裂畸形、胼胝体部分缺如、轴外脑脊液聚集和颅骨骨膜血窦；经尾状核冠状切面、右侧旁矢状切面（未放大与放大图像）。切面显示右侧大脑半球较大，双侧侧脑室前角扩张变形（＊），胼胝体体部变薄（单箭头尖），与额叶和顶叶相比枕叶皮质（双箭头尖）相对较薄，邻近的蛛网膜下腔局限性增宽（＊＊），穿透性枕叶皮质缺损（短虚线箭头），右侧侧脑室壁上缘不规则（长虚线箭头），室管膜下结节及右侧侧脑室下角前下缘轮廓异常（实线箭头），后图上方头皮下囊性病变（虚线圆圈）

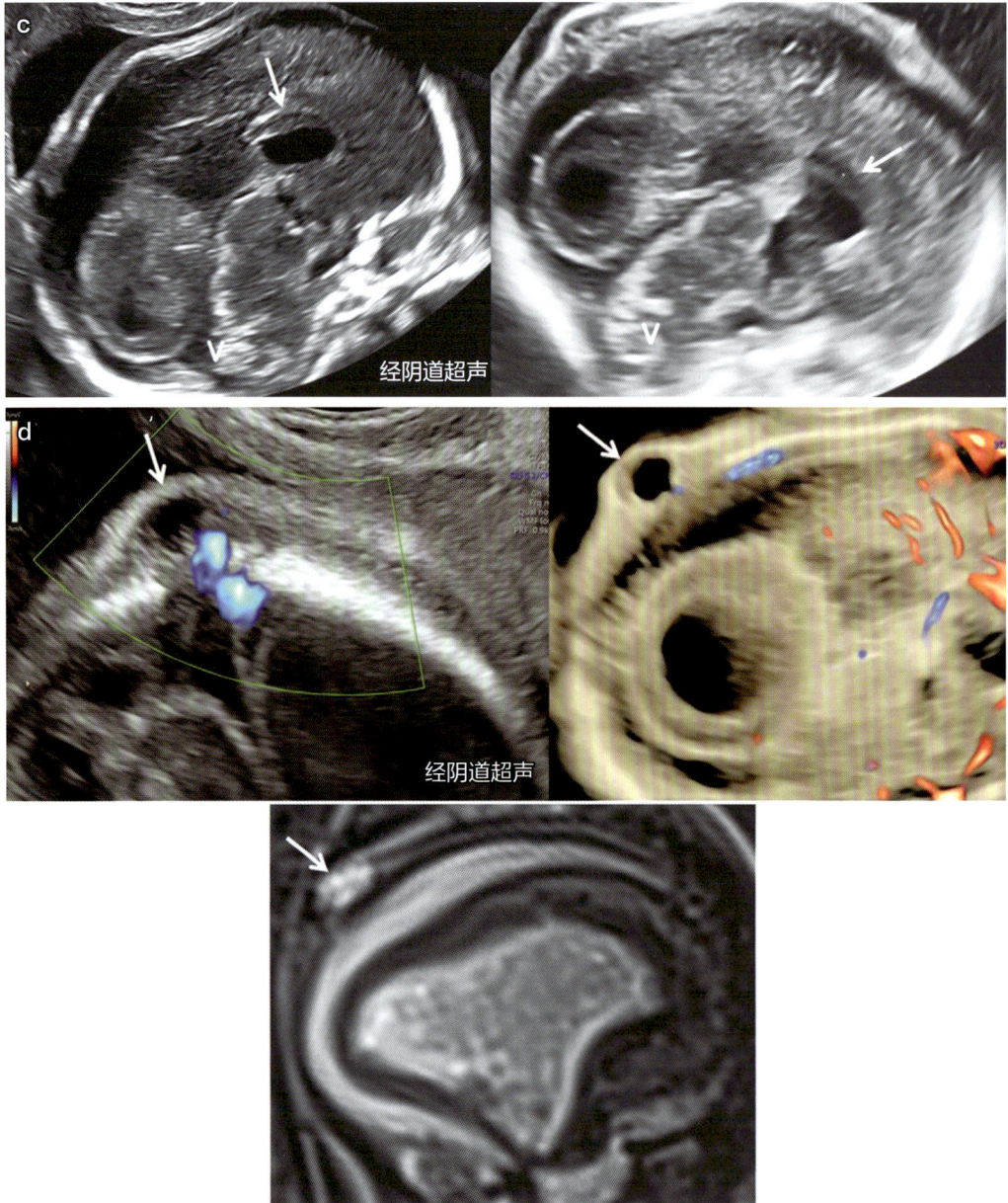

图4.23（续）（c）21周（经腹部超声、经阴道超声、三维超声和MRI）右侧半侧巨脑畸形、侧脑室旁结节状灰质异位、开唇型脑裂畸形、胼胝体部分缺如、轴外脑脊液聚集和颅骨骨膜血窦。二维超声和三维超声容积对比成像的正中矢状切面图像。胼胝体体部可见（实线箭头），胼胝体嘴部、膝部和压部未显示，小脑蚓部可见（Ⅴ）。值得注意的是，由于右侧大脑半球增大，正中矢状切面上可显示右侧侧脑室。（d）21周（经腹部超声、经阴道超声、三维超声和MRI）右侧半侧脑畸形、侧脑室旁结节状灰质异位、开唇型脑裂畸形、胼胝体部分缺如、轴外脑脊液聚集和颅骨骨膜血窦；二维超声、三维超声能量多普勒模式和T2加权正中矢状切面图像。切面显示中线处头皮下囊性病变（实线箭头），其血管与上矢状窦相连，为颅骨骨膜窦

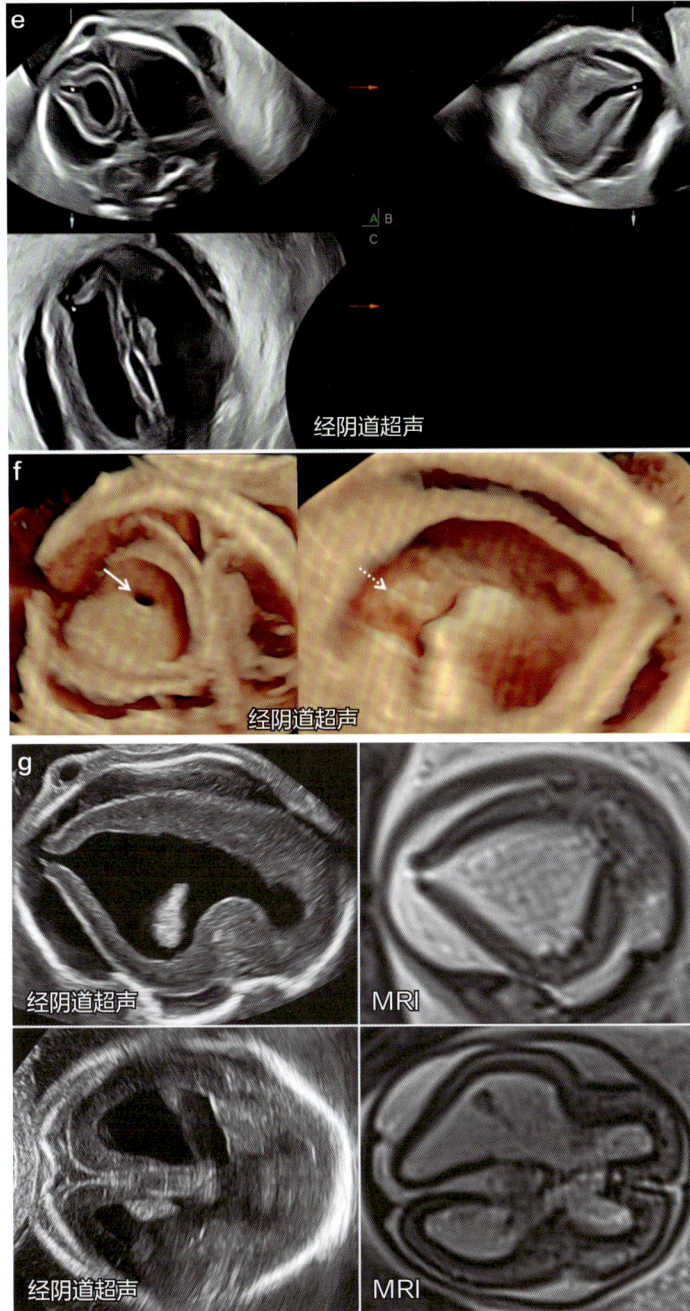

图 4.23（续）（e）21 周（经腹部超声、经阴道超声、三维超声和 MRI）右侧半侧巨脑畸形、侧脑室旁结节状灰质异位、开唇型脑裂畸形、胼胝体部分缺如、轴外脑脊液聚集和颅骨骨膜血窦；三维超声多平面成像。导航点位于穿透脑实质的裂隙处（开唇型脑裂畸形）。（f）21 周（经腹部超声、经阴道超声、三维超声和 MRI）右侧半侧巨脑畸形、侧脑室旁结节状灰质异位、开唇型脑裂畸形、胼胝体部分缺如、轴外脑脊液聚集和颅骨骨膜血窦；右侧侧脑室后角前后观。显示脑裂畸形裂隙为一黑洞样结构（实线箭头），右侧侧脑室室管膜表面不规则、凹凸不平（虚线箭头）（模拟脑室镜检查）。（g）21 周（经腹部超声、经阴道超声、三维超声和 MRI）右侧半侧巨脑畸形、侧脑室旁结节状灰质异位、开唇型脑裂畸形、胼胝体部分缺如、轴外脑脊液聚集和颅骨骨膜血窦；对比经侧脑室横切面和右侧旁矢状切面的经阴道超声和 MRI T2 加权图像

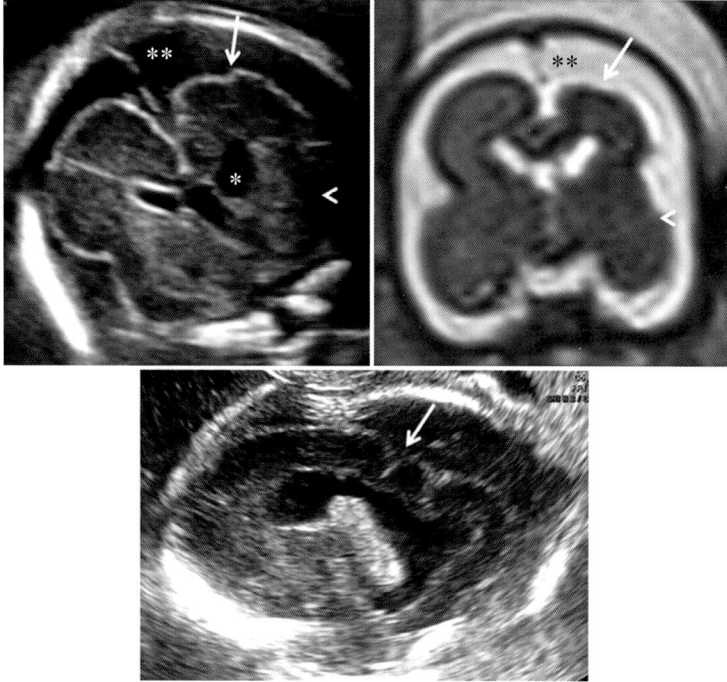

图 4.24　23 周（经腹部超声、经阴道超声和 MRI）左侧多小脑回畸形；经尾状核冠状切面、左侧旁矢状后方增加的超声图像和经尾状核冠状层面的 T2 加权图像。切面显示左侧轻度侧脑室扩张（＊），左侧大脑半球较小（单箭头尖）伴蛛网膜下腔增宽（＊＊），多小脑回，提前出现的外侧面脑沟（实线箭头）

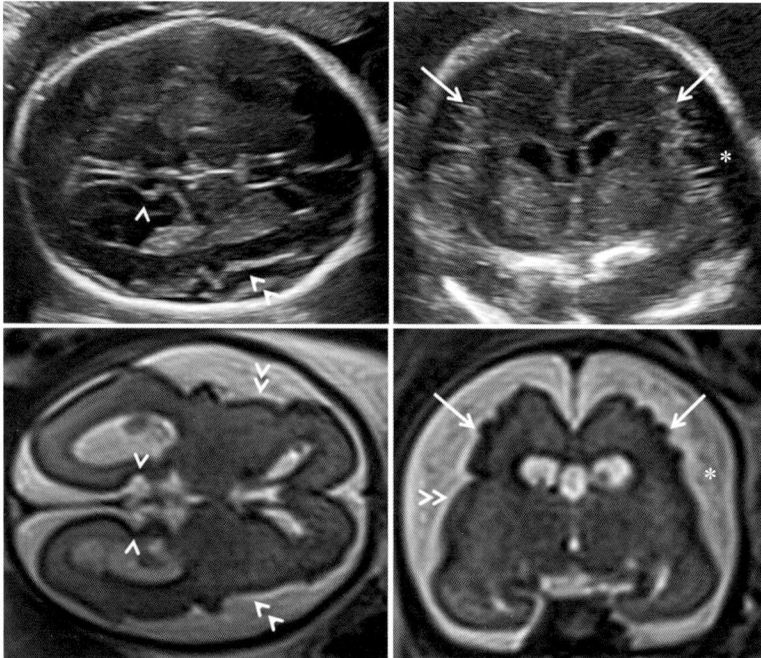

图 4.25　26 周（经腹部超声和 MRI）无脑回畸形伴多小脑回畸形；经侧脑室横切面、经尾状核冠状切面的超声图像和 MRI T2 加权图像。切面显示顶枕沟发育迟缓（宽度大于深度）（单箭头尖），较浅且呈钝角的外侧裂（双箭头尖），许多小的脑沟和脑回使大脑外侧面呈褶皱样改变（实线箭头），蛛网膜下腔明显增宽（＊）

综上所述，脑皮质发育畸形的诊断线索或首要发现可以为轻度侧脑室扩张、透明隔腔异常、皮质较薄、小头畸形或巨脑症。这些超声征象中的任何一个都是进行详细胎儿神经系统超声检查的指征，最好是行经阴道超声检查，以寻找发育迟缓的或过早出现的脑沟、侧脑室壁不规则或侧脑室旁结节、皮质内结节、胼胝体异常、皮层较薄、蛛网膜下腔增宽、皮质裂隙、眼球异常和其他颅外异常等超声征象。胎儿 MRI 检查可以对超声检查结果进行证实和补充。

推荐阅读

1. Chervenak FA, Jeanty P, Cantraine F, Chitkara U, Venus I, Berkowitz RL, Hobbins JC. The diagnosis of fetal microcephaly. Am J Obstet Gynecol. 1984;149:512–7.
2. Leibovitz Z, Daniel-Spiegel E, Malinger G, Haratz K, Tamarkin M, Gindes L, Schreiber L, Ben-Sira L, Lev D, Shapiro I, Bakry H, Weizman B, Zreik A, Egenburg S, Arad A, Tepper R, Kidron D, Lerman-Sagie T. Prediction of microcephaly at birth using three ref-erence ranges for fetal head circumference: can we improve prenatal diagnosis? Ultrasound Obstet Gynecol. 2016;47:586–92.
3. Chen CP, Chien SC. Prenatal sonographic features of Miller-Dieker syndrome. J Med Ultrasound. 2010;18:147–52.
4. Nagaraj UD, Hopkin R, Schapiro M, Kline-Fath B. Prenatal and postnatal evaluation of polymicrogyria with band heterotopia. Radiol Case Rep. 2017;12:602–5.
5. Dhombres F, Nahama-Allouche C, Gelot A, Jouannic JM, de Villemeur TB, Saint-Frison MH, le Pointe HD, Garel C. Prenatal ultrasonographic diagnosis of polymicrogyria. Ultrasound Obstet Gynecol. 2008;32:951–4.
6. Blondiaux E, Sileo C, Nahama-Allouche C, Moutard ML, Gelot A, Jouannic JM, Ducou le Pointe H, Garel C. Periventricular nodular heterotopia on prenatal ultrasound and magnetic resonance imag-ing. Ultrasound Obstet Gynecol. 2013;42:149–55.
7. Lacalm A, Nadaud B, Massoud M, Putoux A, Gaucherand P, Guibaud L. Prenatal diagnosis of cobblestone lissencephaly asso-ciated with Walker-Warburg syndrome based on a specific sono-graphic pattern. Ultrasound Obstet Gynecol. 2016;47:117–22.
8. Fong KW, Ghai S, Toi A, Blaser S, Winsor EJ, Chitayat D. Prenatal ultrasound findings of lissencephaly associated with Miller-Dieker syndrome and comparison with pre- and postnatal magnetic reso-nance imaging. Ultrasound Obstet Gynecol. 2004;24:716–23.

郭洪波，梁美玲，秦　越，温　昕，朱巧珍　译
瘳伊梅　校

第5章
小脑异常

颅后窝（posterior cranial fossa，PCF）内的主要结构为小脑和脑干。PCF 前方和外侧被蝶骨和颞骨岩部包绕，后方和下方为枕骨的鳞部和基底部，上方为小脑幕。由于 PCF 的边界为骨性结构，超声扫查时可因有骨骼声影遮挡而受到影响，尤其在妊娠中期后段和妊娠晚期。了解小脑胚胎发育对识别 PCF 的正常变异和异常至关重要。

妊娠第 8 ~ 10 周时，菱脑泡（未来的第四脑室）的顶部由脉络膜形成，称为膜区。膜的喙部形成小脑蚓部和小脑半球。同时，膜区尾侧一半向背侧隆起，形成 Blake's 囊。发育中的小脑蚓部向下生长，逐渐覆盖第四脑室顶部，小脑半球也同时发育，导致 Blake's 囊的底部收缩，形成其颈部（第四脑室正中孔），Blake's 囊从该处延伸到枕大池。因此，第四脑室正中孔紧邻小脑蚓部下方。 最终，当 Blake's 囊开窗时，第四脑室正中孔于中线处形成 Magendie 孔，第四脑室通过该孔与枕大池相通。

妊娠第 18 周时，小脑蚓部完全"覆盖"第四脑室顶部。因此，妊娠第 18 周后从经小脑横切面可观察到小脑蚓部将第四脑室与枕大池分隔开。 妊娠第 18 周前，小脑半球之间的小脑蚓部不能完全显示，第四脑室与枕大池相通，这也被称为"第四脑室开放"，这在妊娠第 18 周前是正常的表现，而在妊娠第 18 周后，"第四脑室开放"则是一种异常表现，该异常可能是小脑蚓部旋转或发育不全所致（正中矢状切面上）。Magendie 孔是脑脊液流入枕大池的主要通道。第四脑室仅靠 Luschka 孔（侧孔）不足以有效引流。如果 Blake's 囊开窗延迟或开窗失败，囊内的脑脊液容积和压力就会增大。Luschka 孔狭窄或开窗延迟亦可能导致 Blake's 囊扩张。

在正中矢状切面上可通过测量上下径和前后径来评估小脑蚓部的大小和形状。正常的小脑蚓部呈"芸豆"状，其上可见第四脑室尖端和蚓部原裂。在正中矢状切面上，正常（未旋转）的小脑蚓部与脑干平行，中间有第四脑室。当小脑蚓部旋转时，其下极被抬离脑干，随着旋转角度的增加，脑干蚓部角逐渐增大。

Blake's 囊扩张程度的增加会导致一系列 PCF 疾病，按照严重程度从轻到重排序，

104

依次为大枕大池（mega cisterna magna，MCM）、Blake's 囊肿（Blake's pouch cyst，BPC）、小脑蚓部发育不全（vermian hypoplasia，VH）和 Dandy-Walker 畸形（Dandy-Walker malformation，DWM）（图 5.1）。

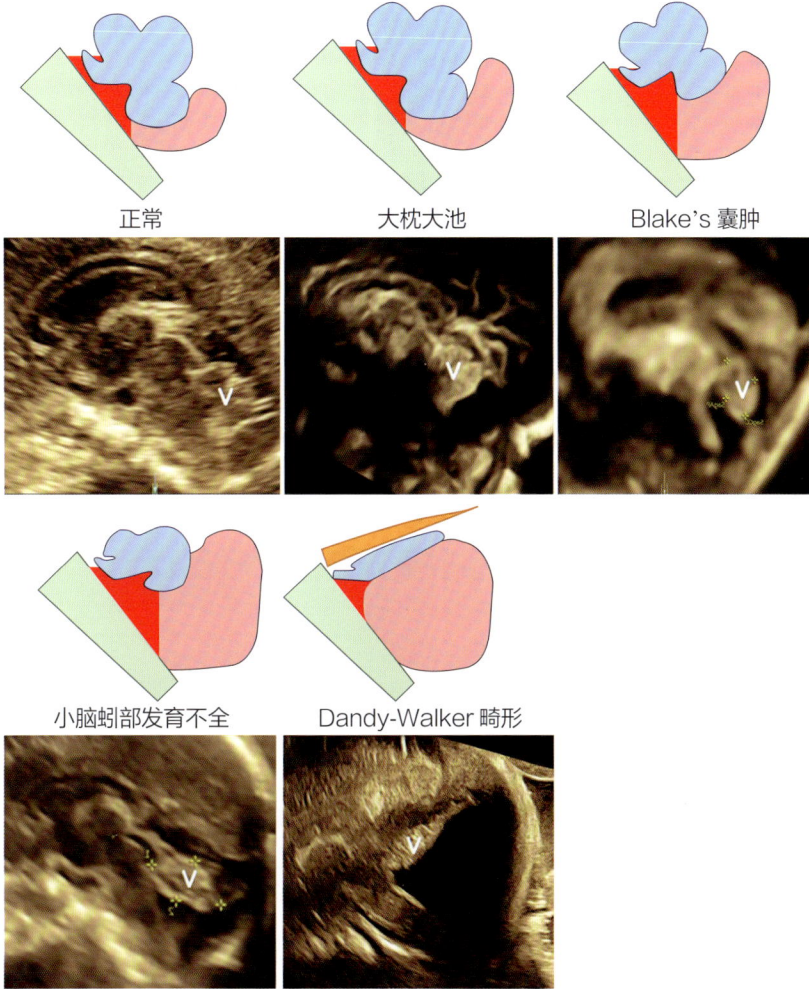

图 5.1　正中矢状切面显示，Blake's 囊的进行性扩张导致严重程度从轻到重的颅后窝异常的示意图及相对应的超声图像。正常和异常情况下第四脑室（红色）与位于小脑蚓部（蓝色）下方的 Blake's 囊（粉红色）紧密相连。绿色代表脑干，橙色代表小脑幕。在超声图像中小脑蚓部被标记为 "V"

5.1　大枕大池

Blake's 囊增大到超过正常大小，使枕大池增大。

以下为其超声表现。

（1）枕大池前后径大于等于 10 mm 时（妊娠第 18 周以后）被认为是枕大池增大（图 5.2，5.3）。

（2）未见"第四脑室开放"。

（3）在正中矢状切面上小脑蚓部的形状、大小和位置均正常。

（4）未发现小脑蚓部旋转，脑干蚓部角正常（9°±3.5°）。

（5）枕大池增大通常是一个孤立的表现。

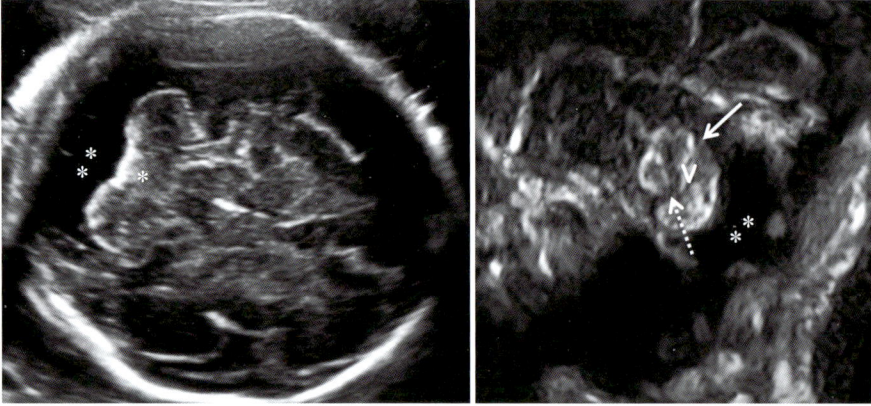

图 5.2   29 周（经腹部超声和三维超声）大枕大池；经小脑横切面和三维多平面正中矢状切面图像。可见枕大池前后径为 1.5 cm（大枕大池）（**），小脑蚓部完整（*）且无"开放的第四脑室"，蚓部原裂（实线箭头）、第四脑室尖端（虚线箭头）、小脑蚓部（∨）位置正常（未旋转），小脑蚓部的大小和形状正常

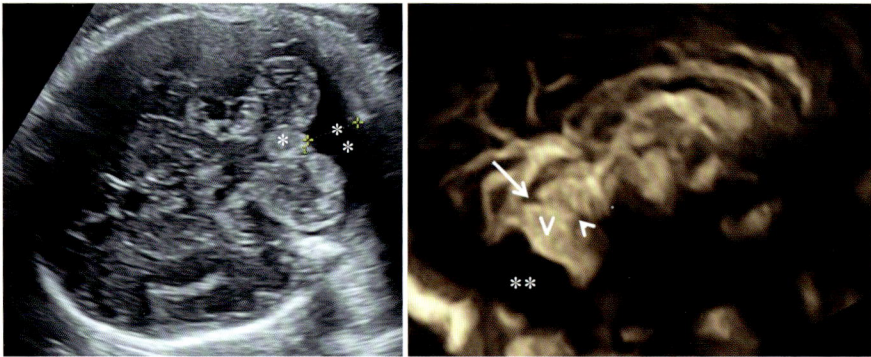

图 5.3   31 周（经腹部超声和三维超声）大枕大池；经小脑横切面和三维多平面正中矢状切面容积对比成像。可见枕大池前后径为 1.4 cm（大枕大池）（**），小脑蚓部完整（*），没有"开放的第四脑室"，蚓部原裂（实线箭头）、第四脑室尖端（单箭头尖）均可见，小脑蚓部（∨）没有旋转，小脑蚓部的大小和形状正常

5.2 Blake's 囊肿

随着 Blake's 囊内压力增加，小脑蚓部旋转（蚓部下极被抬离脑干）。

以下为超声表现。

（1）经小脑横切面上可见"第四脑室开放"。

（2）正中矢状切面上可见小脑蚓部旋转，脑干蚓部角增大（23°±2.8°）。

（3）正中矢状切面上可见小脑蚓部的大小和形状正常（图 5.4 ~ 5.6）。

（4）随着孕周增加，Blake's 囊肿萎缩（由于囊肿开窗），小脑蚓部由旋转恢复到正常位置（图 5.6）。

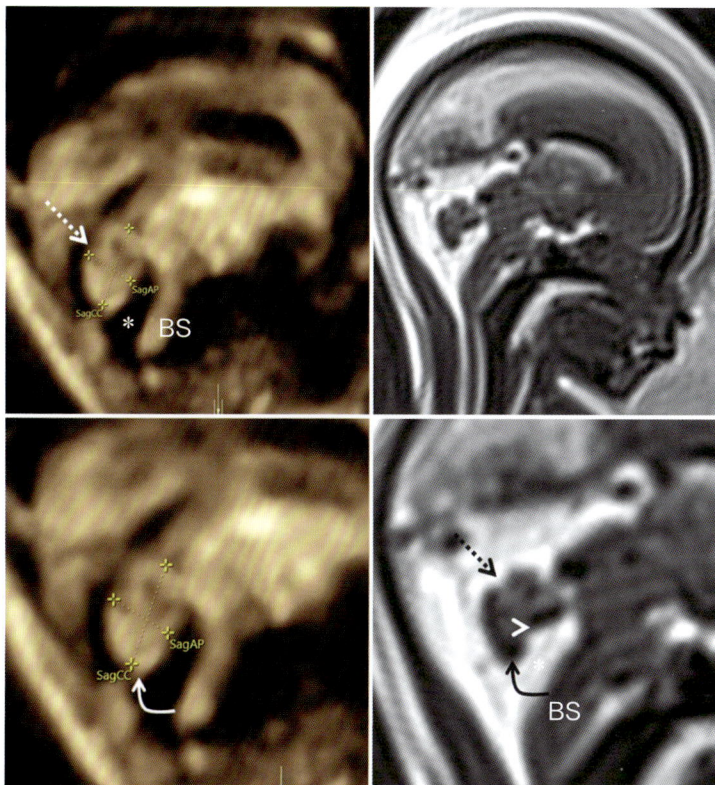

图 5.4　20 周（经腹部超声、三维超声和 MRI）Blake's 囊肿；三维超声和 MRI T2 加权正中矢状层面图像。可见第四脑室（＊），小脑蚓部大小和形状正常（虚线箭头），小脑蚓部旋转（实线弯箭头）、蚓部下极被抬离脑干（BS），第四脑室尖端（单箭头尖）。需要注意的是，第四脑室经小脑蚓部下缘继续延伸至 Blake's 囊肿

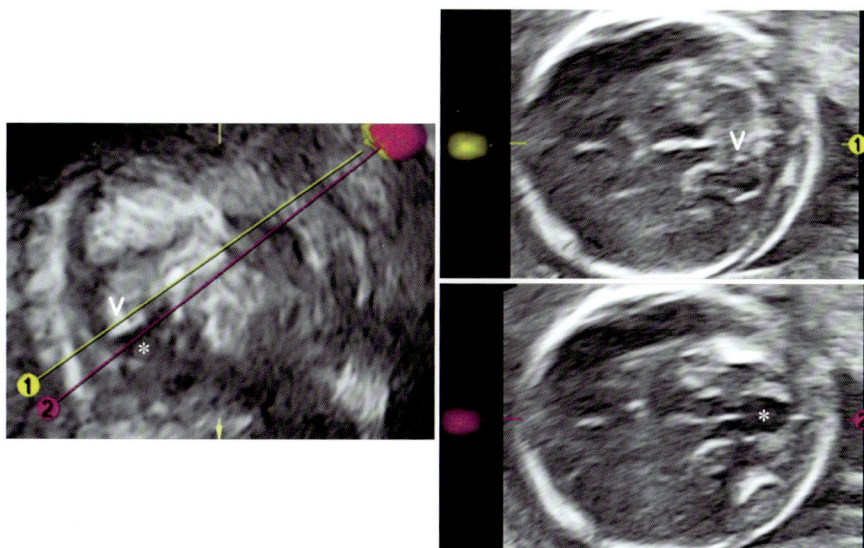

图 5.5　20 周（经腹部三维超声）Blake's 囊肿；原始参考切面为正中矢状切面（小脑蚓部旋转，但其形状和大小正常），经小脑蚓部（黄线）和经第四脑室（粉红色线）获取斜冠状切面的自由解剖成像。从第一个切面上可见正常小脑蚓部（V），从第二个切面上可见"第四脑室开放"（＊）

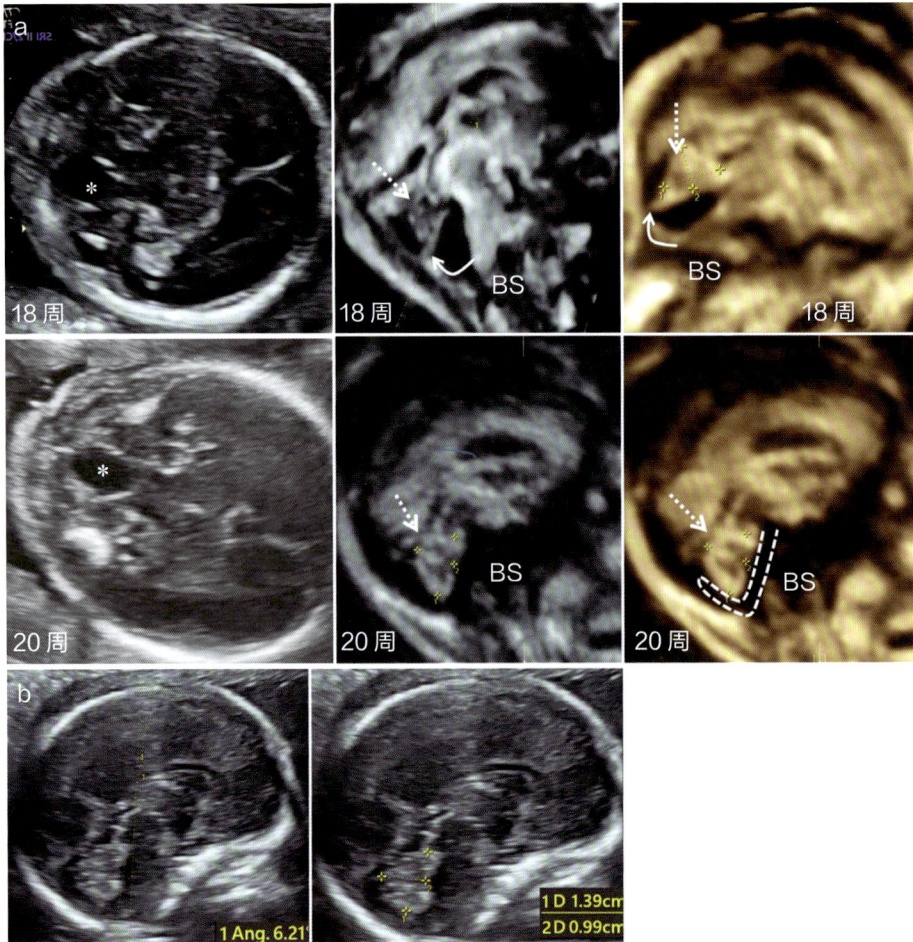

图 5.6 （a）18 周和 20 周（经腹部超声和三维超声）Blake's 囊肿；经小脑横切面及三维超声正中矢状切面图像。横切面上可见开放的第四脑室（＊），小脑蚓部大小和形状正常（虚线箭头），蚓部旋转，小脑蚓部下极被抬离脑干（BS）（实线弯箭头）。脑干蚓部角为 32°。与第 18 周相比，第 20 周的小脑蚓部旋转角度更小，第四脑室与 Blake's 囊肿一起继续扩大并延伸至枕大池（虚线形状）。（b）24 周（经腹部超声）正中矢状切面显示 Blake's 囊肿（已退化）。可见蚓部未旋转，脑干蚓部角为 6°（正常）

5.3　小脑蚓部发育不全

随着 Blake's 囊内压力的进一步增加，小脑蚓部旋转和受压，从而造成小脑蚓部发育不全。

以下为超声表现。

（1）从经小脑横切面可见"第四脑室开放"。

（2）在正中矢状切面上，小脑蚓部较小且旋转。小脑蚓部上下径及前后径小于正常测值的第 5 百分位数。脑干蚓部角增大（35°±5.4°）。

（3）小脑蚓部形态失常。小脑蚓部失去"芸豆"状形态，其上未见第四脑室尖端和蚓部原裂（图 5.7 ~ 5.10）。

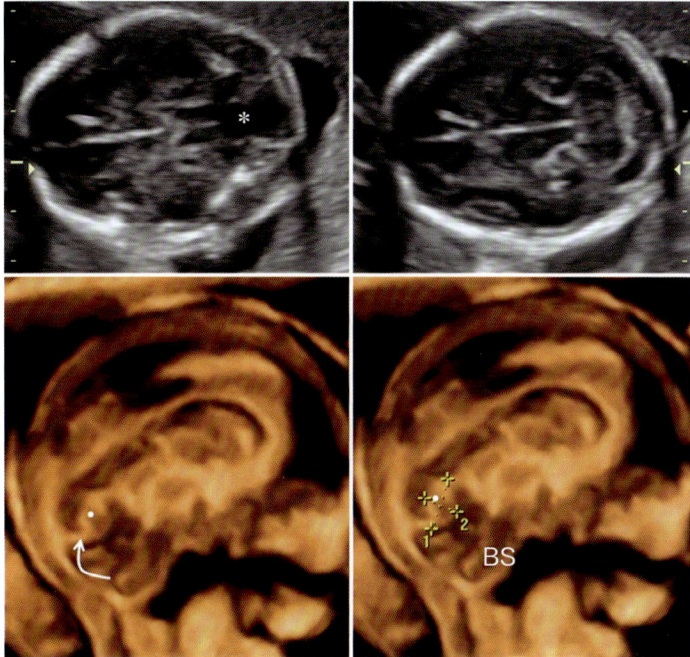

图 5.7　20 周（经腹部超声和三维超声）小脑蚓部发育不全；经小脑上部和下部的横切面及三维超声正中矢状切面图像。从经小脑下部横切面可见第四脑室开放（＊），从经小脑上部横切面则未见该征象。小脑蚓部（圆点）形态失常且测值较小（8 mm×6 mm）。未见标志性的第四脑室尖端及蚓部原裂，小脑蚓部上旋（实线弯箭头），可见脑干（BS）

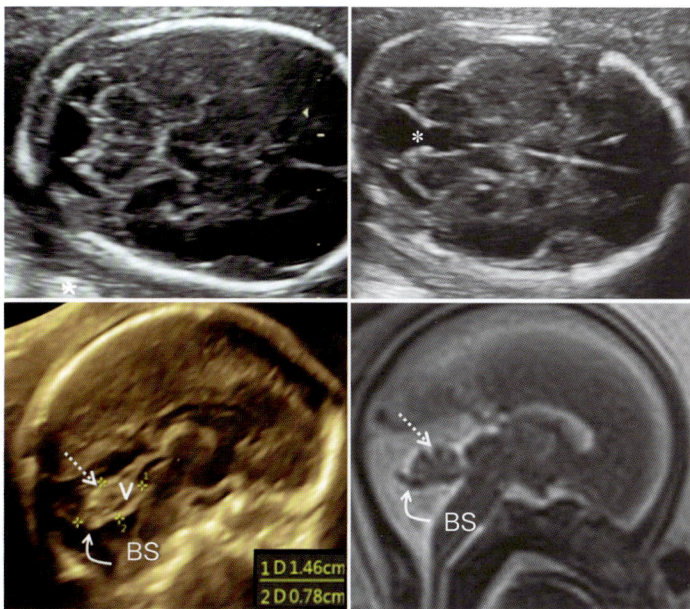

图 5.8　22 周（经腹部超声、三维超声和 MRI）小脑蚓部发育不全；经小脑上部和下部横切面及三维超声和 MRI T2 加权正中矢状层面图像。从经小脑下部横切面可见第四脑室开放（＊），小脑蚓部（Ⅴ），蚓部原裂（虚线箭头），蚓部原裂上方的前叶正常、下方的后叶较小，小脑蚓部上旋、蚓部下极被抬离脑干（BS）（实线弯箭头）；脑干蚓部角为 30°

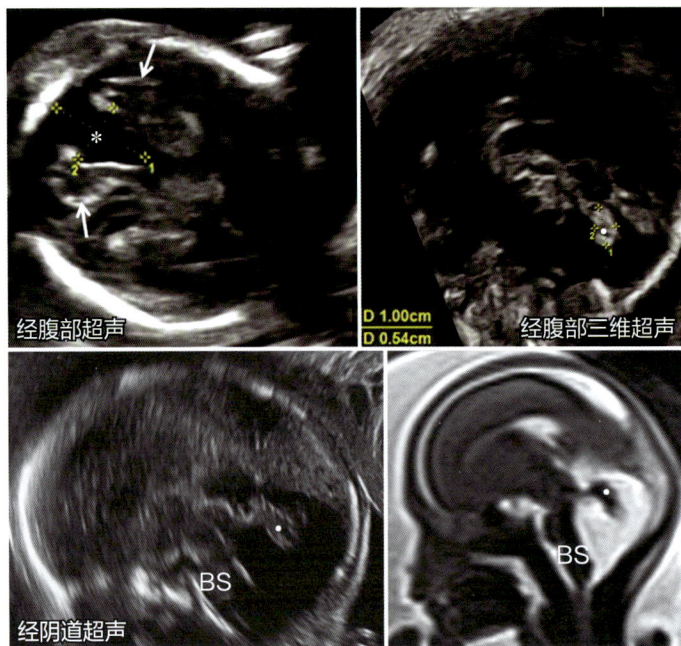

图5.9 22周（经腹部超声、三维超声、经阴道超声和MRI）小脑蚓部发育不全；经小脑横切面和三维超声、经阴道超声和MRI T2加权正中矢状切面图像。可见第四脑室开放（＊）、小脑半球（实线箭头）、小脑蚓部较小（10 mm×5 mm）且上旋（圆点），未见标志性的第四脑室尖端及蚓部原裂，还可见脑干（BS）；脑干蚓部角为30°

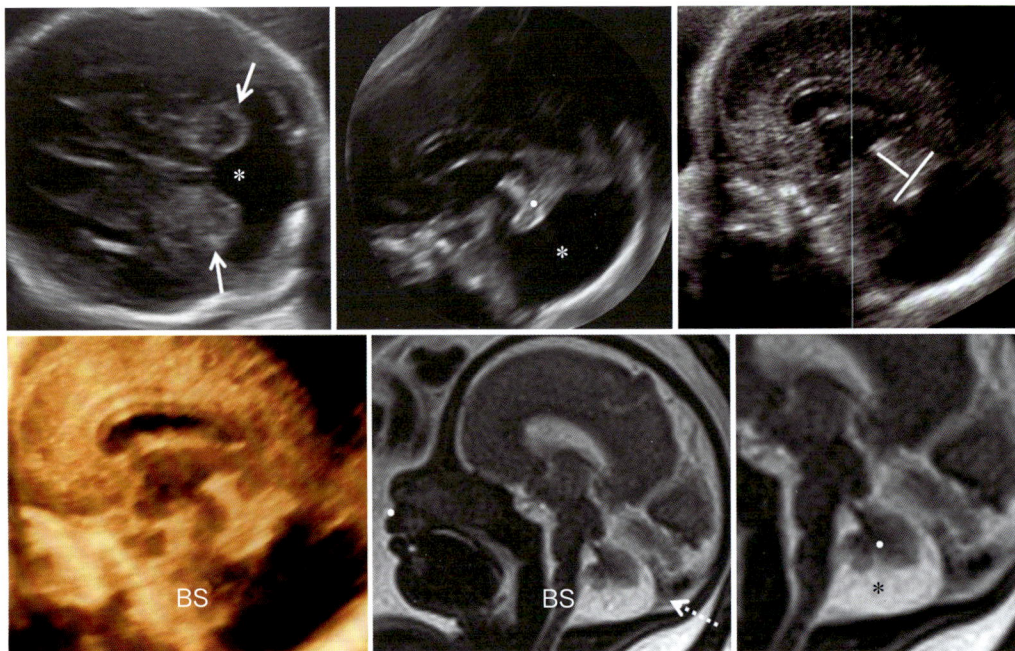

图5.10 28周（经腹部超声、三维超声和MRI）小脑蚓部发育不全；经小脑横切面及二维超声、三维超声多平面、三维渲染和MRI T2加权正中矢状层面图像。可见第四脑室开放（＊），小脑半球（实线箭头）。小脑蚓部较小（13 mm×16 mm）且形态异常、呈"Y"形（圆点），未见标志性的第四脑室尖端及蚓部原裂，未见小脑幕及窦汇上抬（虚线箭头），还可见脑干（BS）

5.4　Dandy-Walker 畸形

最终，Blake's 囊内压力极度增大、张力明显增加，囊肿使小脑蚓部和小脑幕明显抬高，导致蚓部严重受压、贴于小脑幕上。该囊肿由扩张的第四脑室和 Blake's 囊肿共同构成。

以下为超声表现。

（1）在经小脑横切面上，于中线处可见一巨大的囊肿，该囊肿膨出并压迫小脑半球。

（2）颅后窝增大。

（3）从正中矢状切面可见小脑蚓部被囊肿压迫、变平并抬高（图 5.11，5.12）。

（4）窦汇、横窦和小脑幕上抬。胎儿 MRI 检查可观察到窦汇上抬。

（5）在 Dandy-Walker 畸形中，脑干蚓部角最大（63.5° ± 17.6°），提示小脑幕上抬。

（6）常伴发侧脑室增宽。

（7）Dandy-Walker 畸形可与 Meckel-Gruber 综合征、Aicardi 综合征和 Walker-Warburg 综合征有关。该异常可能与染色体异常有关，因此需要进行胎儿染色体核型分析或微阵列检查。需要同时寻找相关的颅内和颅外异常。

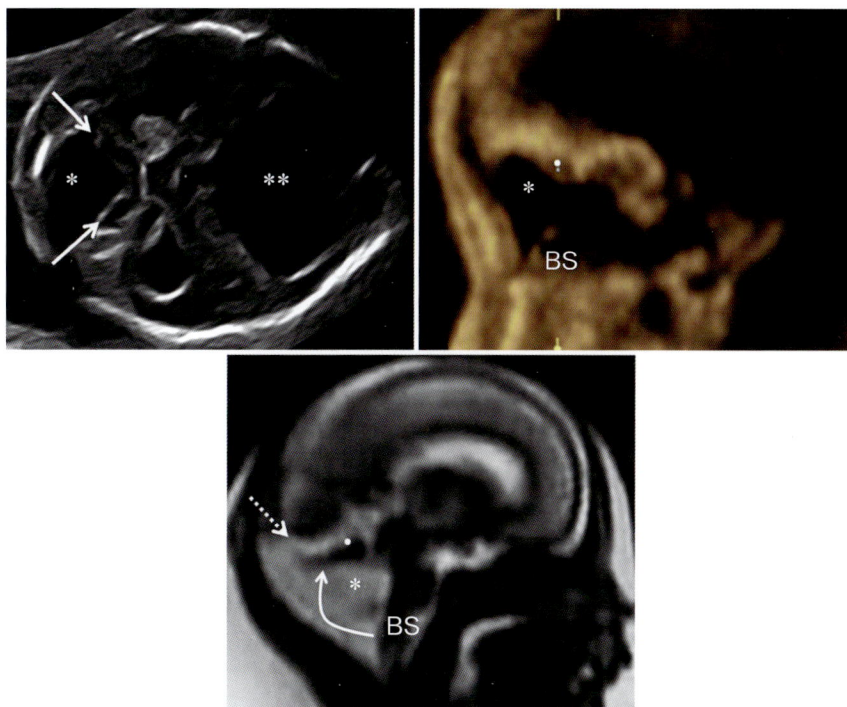

图 5.11　21 周（经腹部超声、三维超声及 MRI）Dandy-Walker 畸形；三维超声多平面成像的经小脑横切面及三维超声渲染模式和 MRI T2 加权正中矢状层面图像。可见侧脑室重度扩张（**）、颅后窝中线处囊性病变（*）使小脑半球受压分开（实线箭头）、小脑蚓部（圆点）受压呈扁平样并重度上旋（实线弯箭头），未见标志性的第四脑室尖端及蚓部原裂，可见小脑幕上抬（虚线箭头），还可见脑干（BS）；脑干蚓部角为 81°

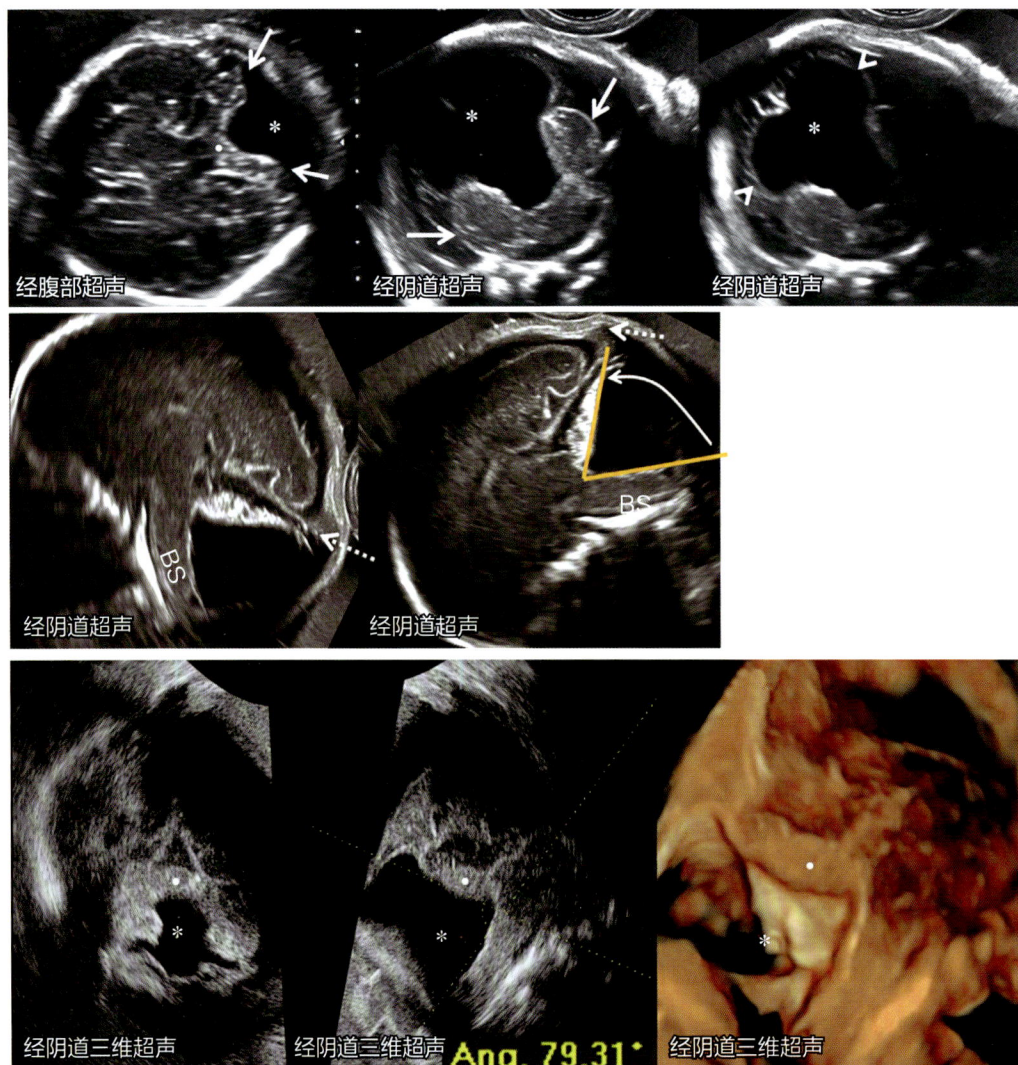

图 5.12　28 周（经腹部超声、经阴道超声及经阴道三维超声）Dandy-Walker 畸形；经小脑横切面、放大的经小脑横切面和正中矢状切面、三维超声多平面成像显示的经小脑冠状切面及经三维超声渲染成像显示的正中矢状切面图像。可见颅后窝中线处囊性病变（＊）使小脑半球受压分开（实线箭头）、Dandy-Walker 囊肿壁（单箭头尖）、小脑蚓部（圆点）受压呈扁平样并重度上旋（实线弯箭头），未见标志性的第四脑室尖端及蚓部原裂，可见小脑幕及窦汇上抬（虚线箭头），还可见脑干（BS）；脑干蚓部角为 80°

　　区分 Blake's 囊肿（BPC）和小脑蚓部发育不全（VH）具有挑战性，两者都可导致小脑蚓部上旋，因此鉴别诊断的关键是观察小脑蚓部的形态。在 BPC 中，小脑蚓部的大小和形状正常，而在 VH 中小脑蚓部的大小和形状异常。标准的正中矢状切面是评估小脑蚓部的关键。如果没有在正中矢状切面上进行检查，就无法做出具体的诊断。

　　胎儿预后取决于正中矢状切面上是否存在正常的小脑蚓部（大小和形状）。小脑蚓部的大小和形状正常，如大枕大池和 Blake's 囊肿（假设均为孤立异常），与正常的神经系统发育结局相关。小脑蚓部的大小和形状异常，如 VH 和 DWM，则与异常的神经系统发育结局相关。

表 5.1 总结了 MCM、BPC、VH 和 DWM 的相关表现。

表 5.1　常见后颅窝疾病的相关表现

诊断	小脑蚓部大小	小脑蚓部形态	小脑蚓部旋转	枕大池	小脑幕水平
MCM	正常	正常	无	增大	正常
BPC	正常	正常	轻度	正常 / 增大	正常
VH	小	异常	中度	增大	正常
DWM	受压	扁平	重度	重度增大 颅后窝极度扩张	上抬

5.5　小脑发育不良

小脑体积小但形状正常称为小脑发育不良（CH）。

以下为超声表现。

（1）经小脑横切面显示小脑形状正常，但体积较小。小脑横径（TCD）小于正常值的第 5 百分位数（图 5.13）。

（2）枕大池明显增大。

（3）仅凭单次 TCD 测值小难以诊断为小脑发育不良，需每两周进行一次 TCD 测量，其测值百分位数不断下降，才可诊断为小脑发育不良。

（4）只有在妊娠中期后段和妊娠晚期才可诊断小脑发育不良。

（5）小脑发育不良胎儿常伴有颅内或颅外异常。小脑发育不良可能与染色体异常、综合征和胎儿感染有关。

（6）单侧小脑发育不良（图 5.14）可能是单侧小脑受到破坏（缺血或感染）所致。小脑形态可能会随着时间的推移而发生改变。如果没有进行性变化且小脑蚓部正常，一般来说胎儿预后良好。单侧小脑发育不良也可能是 PHACE 综合征（血管瘤，以及颅后窝、心脏和眼睛异常）的一部分。

（7）小脑发育不良还与一组常染色体隐性遗传的神经退行性疾病有关，这组疾病称为脑桥小脑发育不良（pontocerebellar hypoplasia，PCH），其最常见的类型是由 *TSEN54* 基因突变引起的 II 型。PCH 的特征为脑干发育不良，尤其是脑桥发育不良。在正中矢状切面上，脑桥的腹侧变得平坦。胎儿 MRI 检查可证实脑干发育不良和小脑病变（图 5.15）。多在妊娠晚期可出现神经源性关节挛缩并发症、胎儿惊厥和羊水过多，预后不良。对于有 PCH 妊娠病史的患者，可以通过连续的 TCD 测量进行针对性的神经系统超声检查且有必要对特定基因突变进行分子检测，以便对后续妊娠进行早期产前诊断。

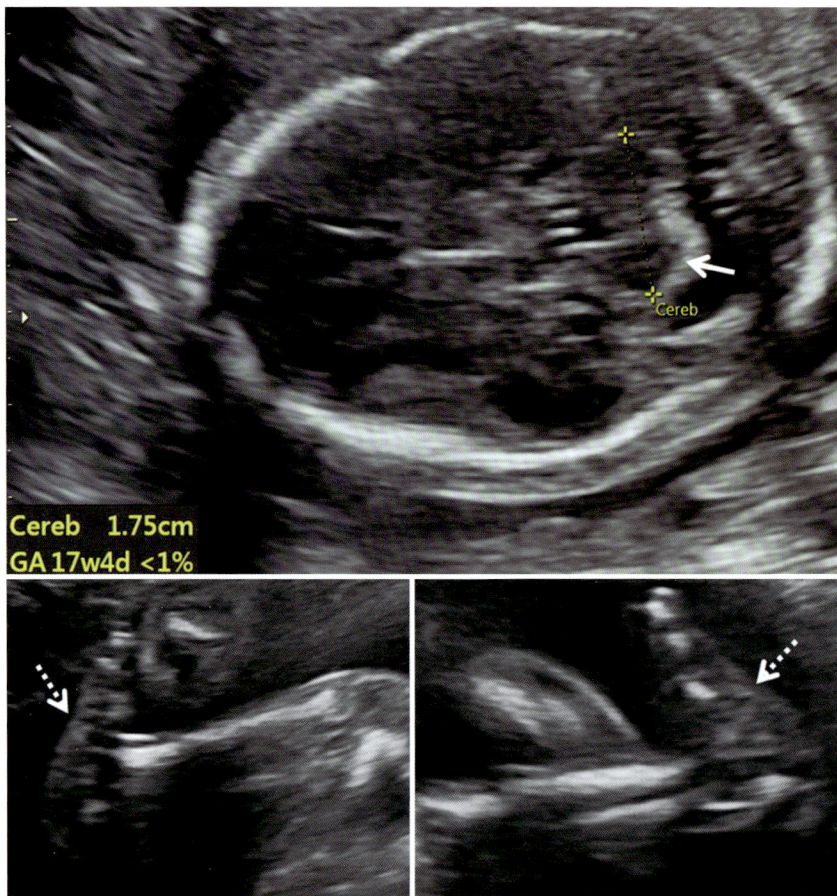

图 5.13　21 周（经腹部超声）小脑发育不良；经小脑横切面和双小腿矢状切面图像。可见小脑（实线箭头）较小，小脑横径小于正常值的第 5 百分位，可见双侧摇椅足（虚线箭头）

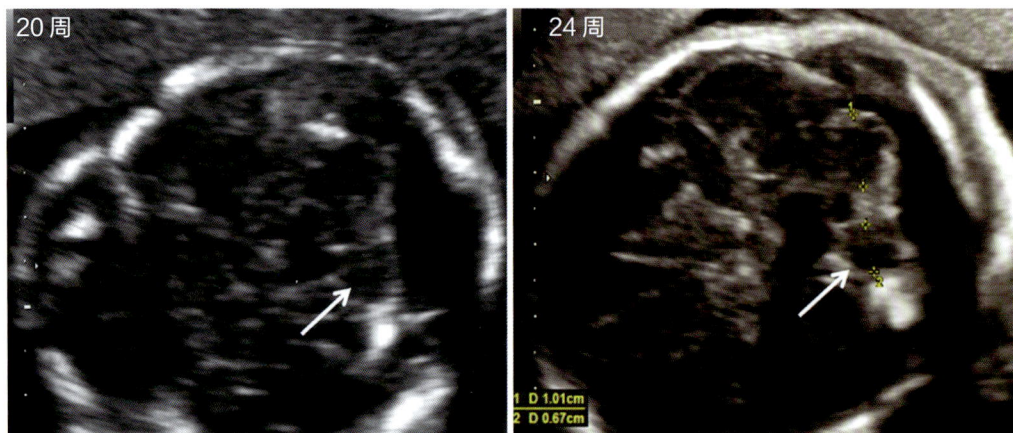

图 5.14　20 周和 24 周（经腹部超声）左侧小脑发育不良；经小脑横切面。与右侧小脑相比，左侧小脑半球较小（实线箭头）。左侧枕大池增宽，小脑蚓部正常，无其他合并异常

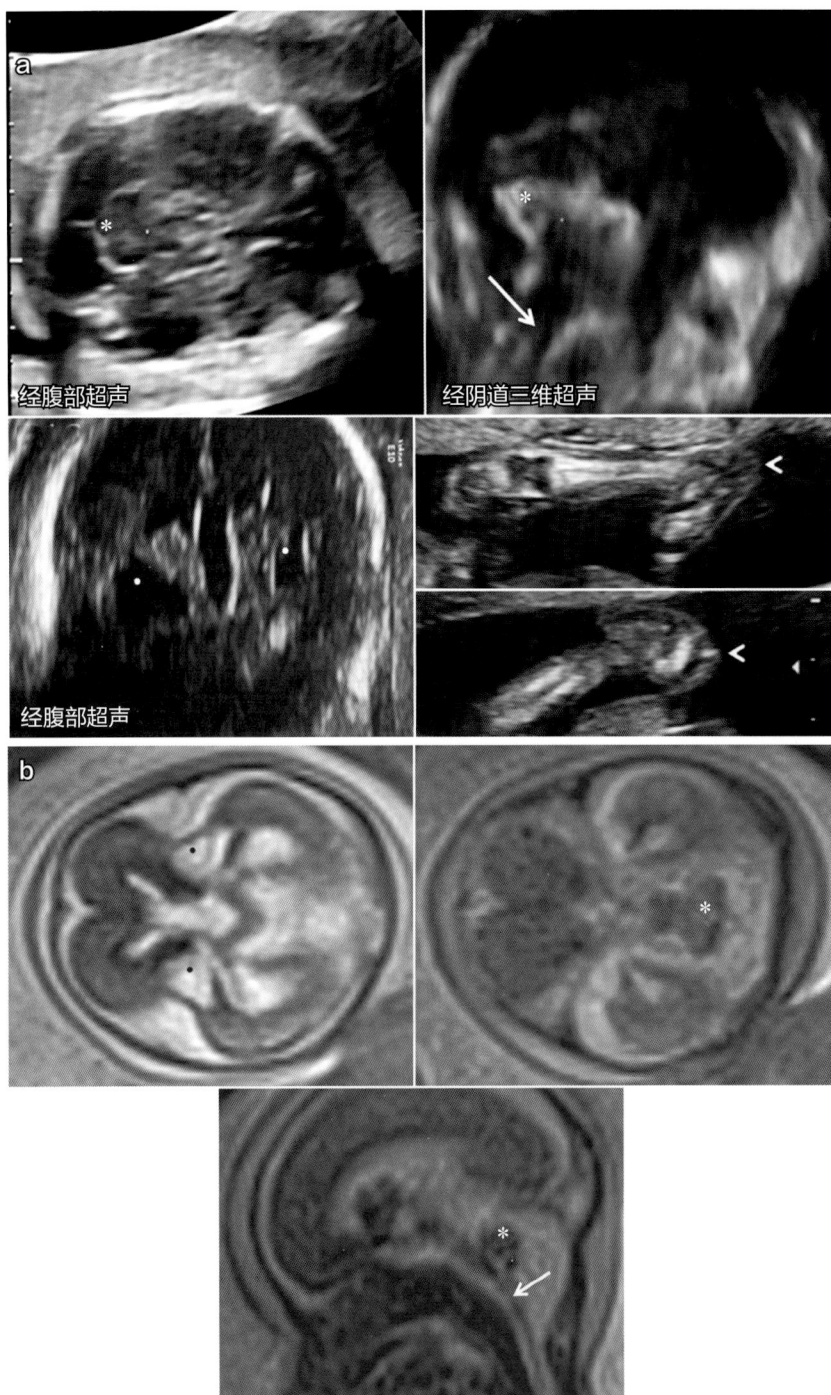

图 5.15 （a）22 周（经腹部超声、经阴道三维超声和 MRI）小脑发育不良；经小脑横切面、三维超声多平面成像显示的正中矢状切面、经尾状核冠状切面及双小腿冠状切面图像。可见小脑较小（＊）、脑干（实线箭头）较薄且发育不良，未见脑桥，可见双侧侧脑室周围囊肿（圆点）、右侧摇椅足、左侧马蹄内翻足（单箭头尖）。（b）22 周（经腹部超声、经阴道三维超声和 MRI）小脑发育不良；MRI T2 加权经侧脑室横断层面、经小脑横切面和正中矢状层面图像。可见小脑较小（＊）、脑干（实线箭头）较薄且发育不良，未见脑桥腹部，可见双侧侧脑室周围囊肿（圆点）

5.6　菱脑融合

菱脑融合（Rhombencephalosynapsis）的特征为小脑蚓部缺如，双侧小脑半球解剖性连续、融合。

以下为超声表现。

（1）小脑形态呈单一团块状，表现为球状或三角形，而非正常小脑的"哑铃"形（图5.16～5.19）。

（2）小脑蚓部缺如，小脑半球于中线处融合，表现为经小脑横切面上无法显示"哑铃"形小脑中线处的"柄"（图5.18）。

（3）小脑横径小于正常值。

（4）枕大池失去典型的"菱形"形状（图5.16）。

（5）菱脑融合的表现多种多样，从轻微的小脑蚓部缺如（图5.17）到小脑呈小球状（图5.16）。

（6）从经小脑上部横切面扫查，可以看到小脑叶从一侧横跨中线到另一侧（图5.17a）。

（7）在正中矢状切面上看不到呈"芸豆"状高回声的小脑蚓部结构。与之相反，小脑半球常被认为是一个较大的低回声的"蚓部样结构"，但其上没有蚓部原裂及第四脑室尖端。

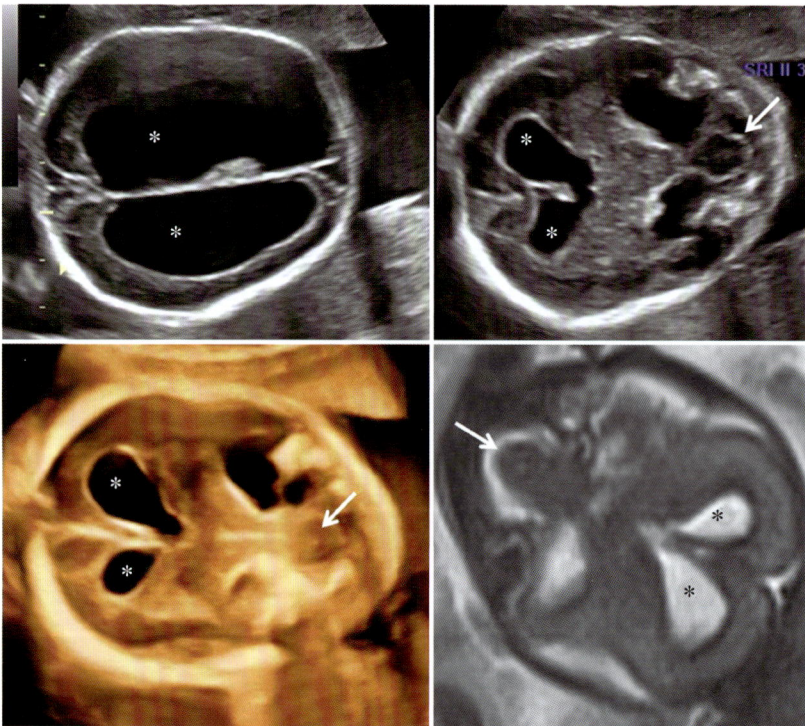

图5.16　24周（经腹部超声、三维超声和MRI）菱脑融合；经侧脑室横切面、经小脑横切面、三维超声渲染成像和MRI T2加权经小脑横断层面图像。可见双侧侧脑室重度扩张（＊），球状小脑半球（实线箭头）

（8）正常情况下，在经小脑横切面上第四脑室的左右径大于其前后径。在小脑异常（菱脑融合、脑桥小脑发育不良、Joubert 综合征和相关的小脑疾病）中，第四脑室的前后径大于其左右径。正常情况下，第四脑室指数（fourth ventricle index，4VI）通常大于 1。在小脑异常中，第四脑室指数小于 1（图 5.19）。

（9）菱脑融合在某种程度上可认为是菱脑无裂畸形，是一种罕见的小脑异常，常伴有脑积水、胼胝体发育不全、丘脑融合、前脑无裂畸形和其他中线结构（视交叉）缺如。

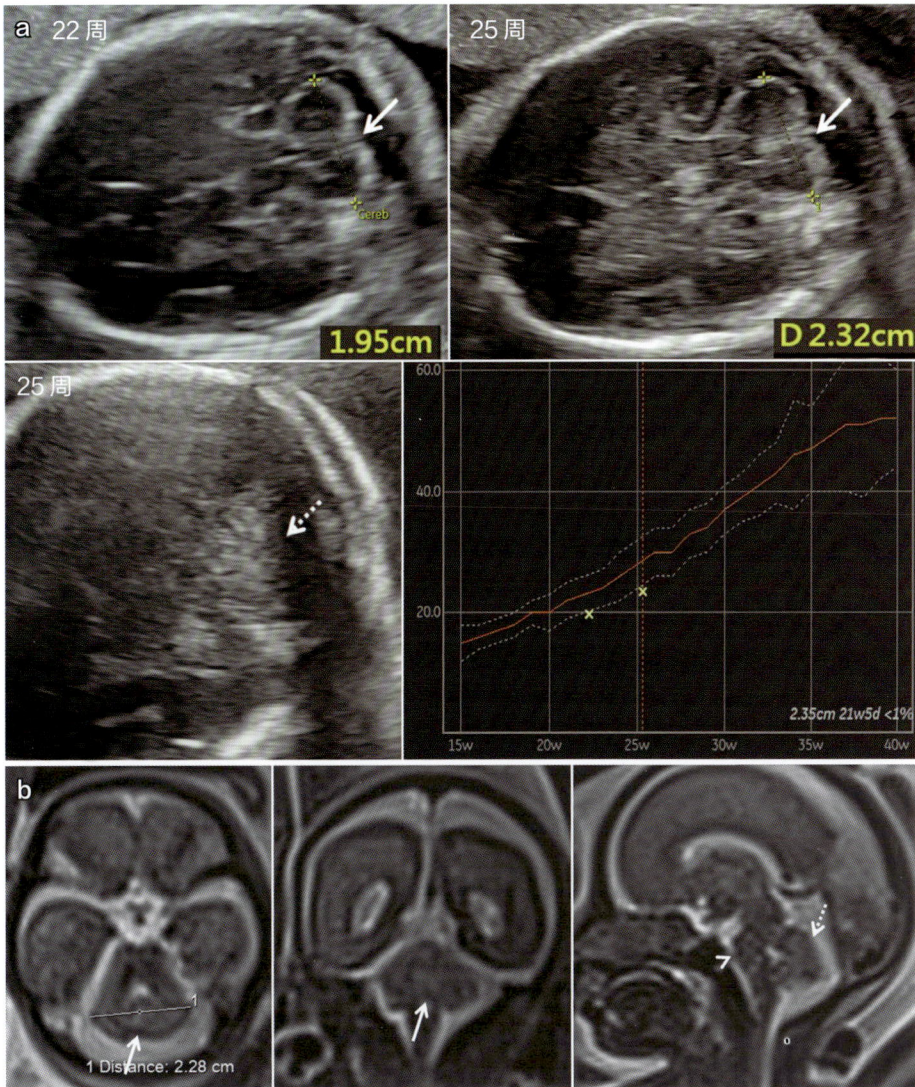

图 5.17　（a）22 周和 25 周（经腹部超声和 MRI）菱脑融合；经小脑横切面及经小脑上缘切面图像。可见小脑半球在中线处融合，小脑蚓部缺如（实线箭头），无法显示"哑铃"形小脑中线处的"柄"，小脑叶从中线一侧横跨到另一侧（虚线箭头），以上 2 次检查均可显示小脑小且在经小脑横切面上测量的各小脑径线测值均低于正常值的第 5 百分位数。（b）25 周（经腹部超声和 MRI）菱脑融合；MRI T2 加权经小脑横断层面、冠状层面和正中矢状层面图像。可见小脑较小、呈球状，中线处未见小脑蚓部（实线箭头），正中矢状切面可显示小脑半球（虚线箭头），未见脑桥腹部（单箭头尖），表明脑桥发育不良

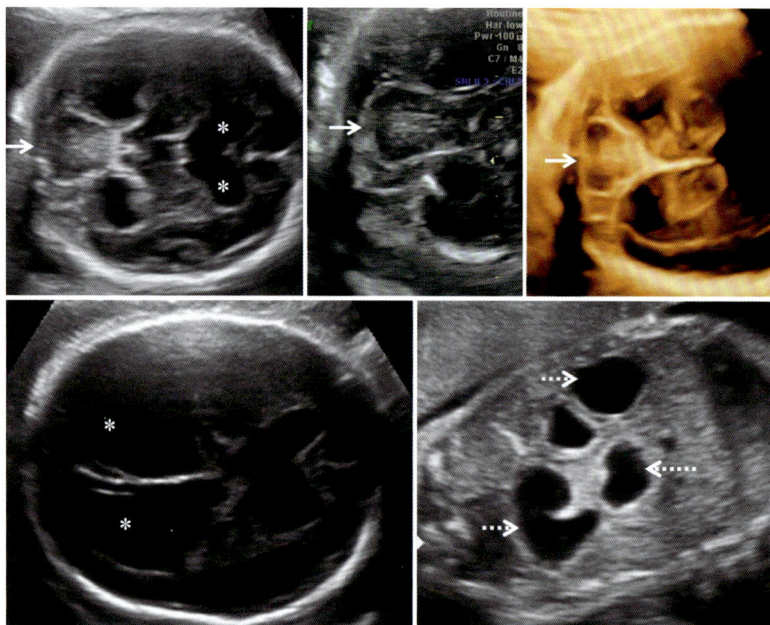

图 5.18　25 周（经腹部超声）菱脑融合；经小脑横切面图像及其放大图像、三维超声渲染成像显示的经小脑切面、经侧脑室横切面和腹部冠状切面图像。可见小脑半球在中线处融合，小脑蚓部缺如（实线箭头），无法显示"哑铃"形小脑中线处的"柄"，小脑呈球状，小脑横径小，双侧侧脑室重度扩张（*），近段空肠闭锁导致胃、十二指肠和空肠上段扩张（虚线箭头）

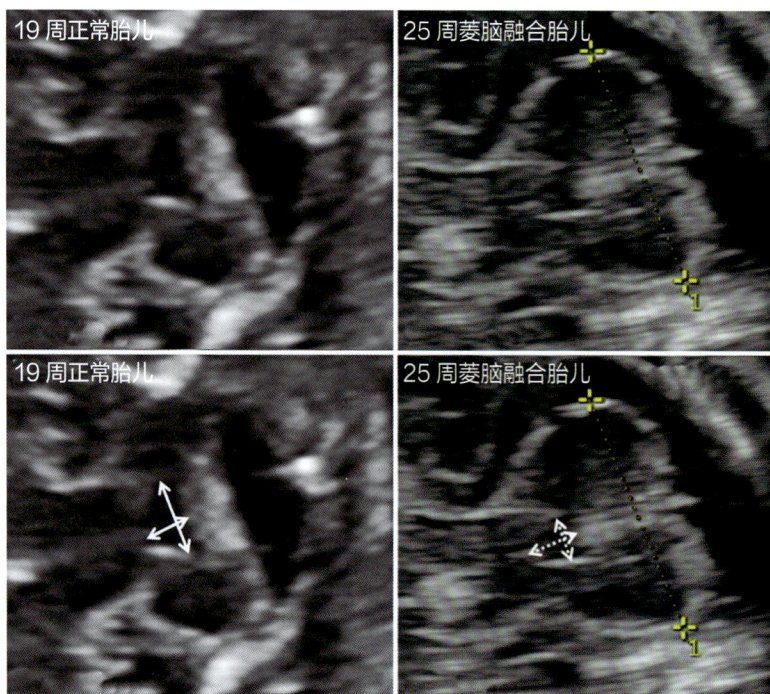

图 5.19　正常、菱脑融合胎儿的 19 周和 25 周第四脑室指数（4VI）；经小脑横切面放大图。正常胎儿第四脑室的左右径大于前后径，4VI 大于 1（实线箭头）。菱脑融合第四脑室左右径小于前后径，4VI 小于 1（虚线箭头）。4VI = 小脑左右径 / 小脑前后径

5.7 Joubert 综合征和相关的小脑疾病

这类疾病是一组被称为纤毛病的常染色体隐性遗传病，其表现包括小脑蚓部发育不全和"臼齿征"。Joubert 综合征的临床表现有共济失调、发育迟缓、眼球运动异常、呼吸急促 – 呼吸暂停、视网膜缺损、肾脏回声增强和多指（趾）畸形。该组疾病中还包括其他综合征：眼 – 脑 – 肝综合征（COACH 综合征，表现为视网膜缺损、智力缺陷、共济失调、小脑发育不良）、小脑 – 眼 – 肾综合征（CORS 综合征）和 口 – 面 – 指综合征（OFD VI 综合征）。

以下为超声表现。

（1）妊娠 11 ~ 14 周扫查时可见颅内透明层增厚（超过正常值第 95 百分位数）（图 5.20）。

（2）在妊娠 18 ~ 23 周经小脑横切面超声检查中可见"第四脑室开放"。由于缺少小脑上脚交叉，第四脑室尖端向前（图 5.20，5.21）。

（3）蚓部发育不良或缺失。正中矢状切面无法显示呈"芸豆"状的小脑蚓部及原裂（图 5.22）。

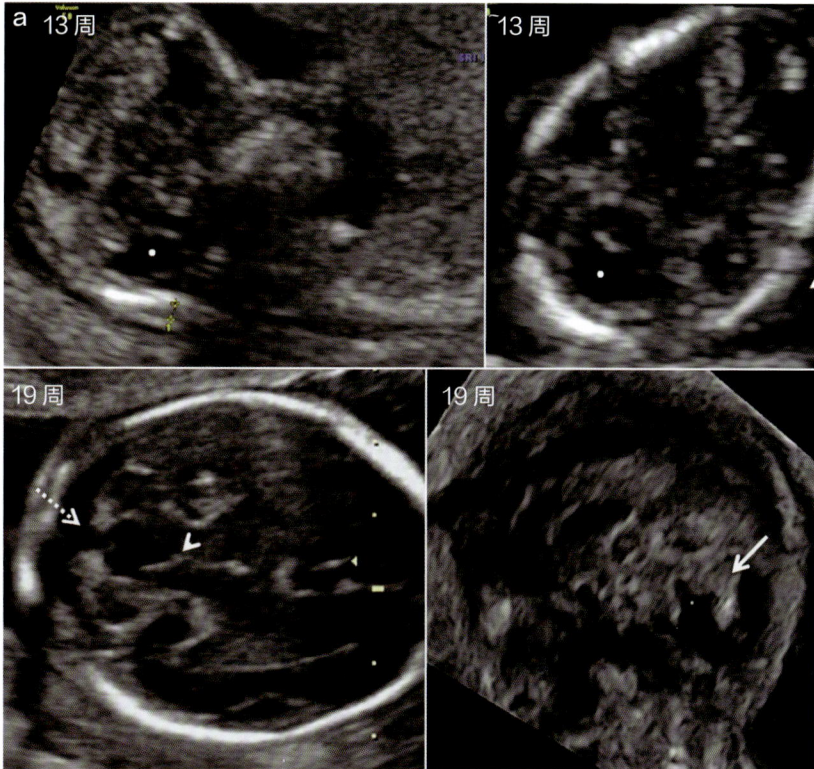

图 5.20 （a）三代近亲结婚夫妇生育的一位 11 岁 Joubert 综合征患儿，妊娠第 13 周和第 19 周（经腹部超声）。妊娠第 13 周正中矢状切面和经小脑横切面，以及妊娠第 19 周经小脑横切面和正中矢状切面图像。可见颅内透明层增厚（圆点）、脑干正常、第四脑室开放（虚线箭头）、第四脑室尖端向前（单箭头尖）、小脑蚓部较小且上旋（实线箭头）。经小脑横切面显示"臼齿征"，如图 b 所示

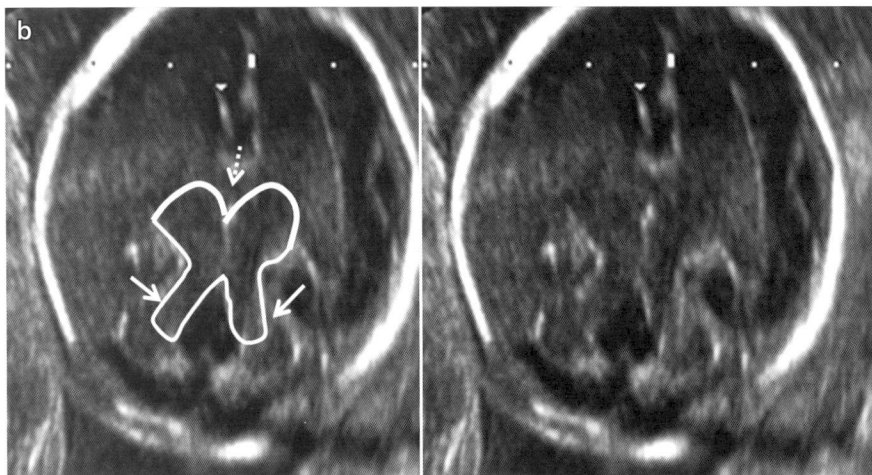

图 5.20（续）（b）三代近亲结婚夫妇生育的一位 11 岁 Joubert 综合征患儿，妊娠第 19 周（经腹部超声）；经小脑横切面图像。可见脚间窝变深（虚线箭头）、小脑上脚拉长（实线箭头）形成了"臼齿征"。这些征象证实该患儿患有 Joubert 综合征

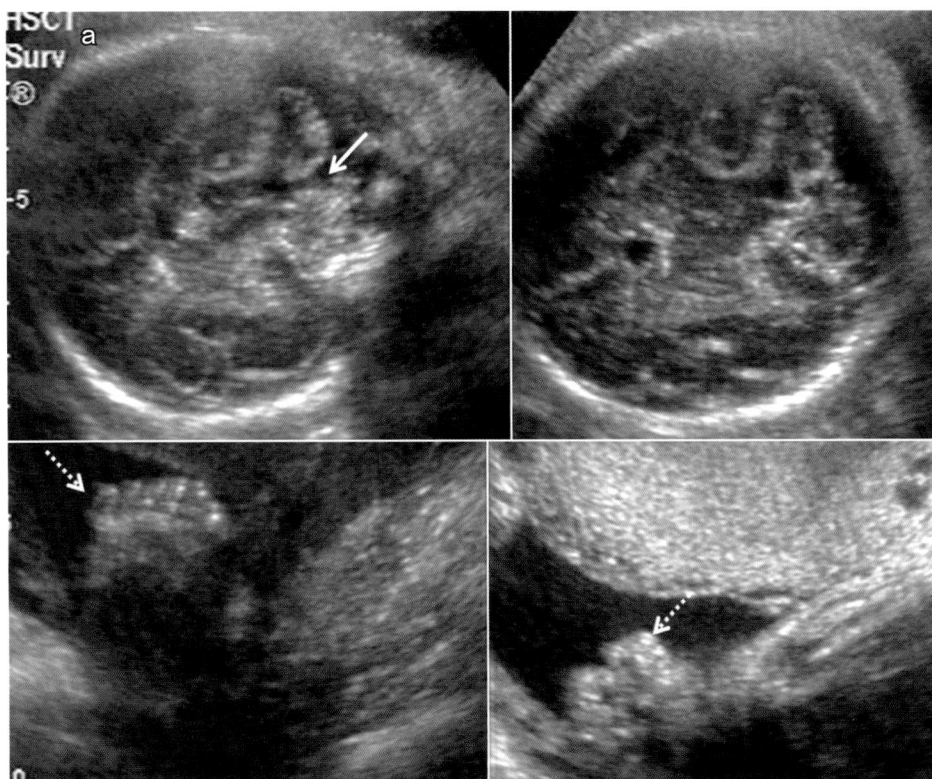

图 5.21 （a）26 周（经腹部超声）Joubert 综合征；经小脑横切面（下部和上部）、左脚和左手冠状切面图像。可见第四脑室开放（实线箭头），轴后多指（趾）（虚线箭头），怀疑该患儿患有 Joubert 综合征。MRI 检查结果如图 b

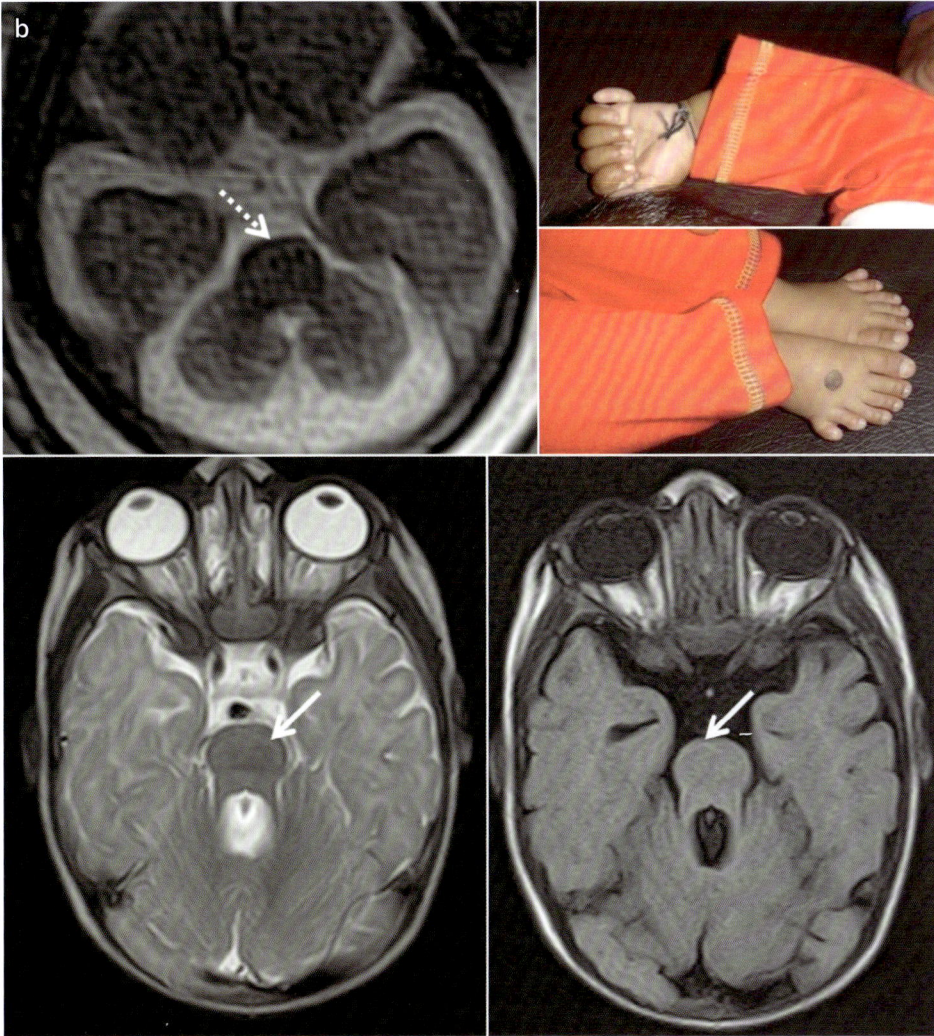

图 5.21（续）（b）26 周（产前和出生后 MRI）Joubert 综合征；MRI T2 加权经小脑横断层面图像、出生后多指（趾）图像、出生后 4 个月时 T2 加权和 T1 加权经小脑横断层面图像。未见"臼齿征"（虚线箭头），出生后多指（趾）。4 个月时患儿出现眼球震颤样运动，行 MRI 检查观察到"臼齿征"（实线箭头），证实患儿患有 Joubert 综合征

（4）从经小脑横切面上可见"臼齿征"，该征象是脚间窝变深和小脑上脚拉长（图 5.20b）所致。在产前超声检查中可能难以识别该征象。在胎儿 MRI（T2 加权图像）中更容易观察到。

（5）不一定在每个 Joubert 综合征病例中都能观察到上述超声征象。因此，超声或 MRI 检查未见上述征象时不能排除该病症。

（6）在少数病例中，小脑蚓部发育不全在妊娠晚期会变得明显。

在常规检查中，当妊娠第 11 ~ 14 周出现颅内透明层增厚或妊娠第 18 ~ 23 周出现第四脑室开放时，应该引起警惕。

必要时，应进行详细的神经系统超声检查和胎儿 MRI 检查。当诊断为小脑蚓部发育不全时，应在超声和 MRI 检查中重点寻找"臼齿征"，同时应与所有伴有第四脑室开放的疾病进行鉴别诊断。

Joubert 综合征和相关的小脑疾病是由多种基因的基因突变引起的，应进行遗传咨询和分子诊断。

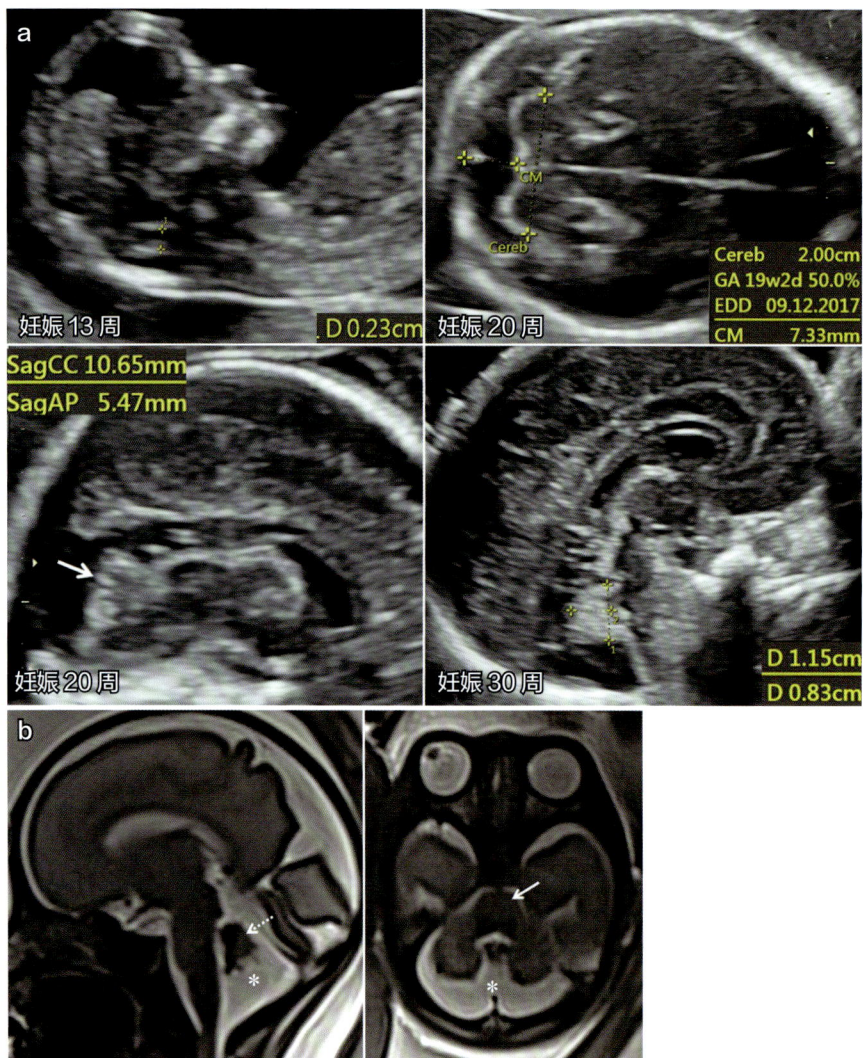

图 5.22 （a）三代近亲结婚夫妇生育了三胎且三胎均在出生后 5 ～ 7 个月时死亡。其中 2 例可见第四脑室开放，最后 1 例诊断为 Joubert 综合征（经神经科医师和遗传学专家记录）。现在是第四次怀孕。在妊娠第 13 周、20 周 和 30 周时进行了超声检查（经腹部超声和 MRI）。正中矢状切面和经小脑横切面图。可见颅内透明层厚度正常，小脑横径和枕大池深度正常。妊娠第 20 周时，小脑蚓部大小正常且无上旋（实线箭头），妊娠第 30 周时发现小脑蚓部未持续生长，提示小脑蚓部发育不良，未发现小脑蚓部上旋，小脑蚓部发育不良导致大枕大池。该声像特征表明 Joubert 综合征复发。（b）三代近亲结婚夫妇生育了三胎且三胎均在出生后 5 ～ 7 个月时死亡。其中 2 例可见第四脑室开放，最后 1 例诊断为 Joubert 综合征（经神经科医师和遗传学专家记录）；妊娠第 30 周（经腹部超声和 MRI）MRI T2 加权正中矢状层面和经小脑横断层面图像。可见小脑蚓部较小但未上旋（虚线箭头），枕大池继发性增大（＊），无"臼齿征"（实线箭头）。小脑蚓部发育不良提示 Joubert 综合征

推荐阅读

1. Katorza E, Bertucci E, Taschini S, Shanico K, Hoffmann C, Gilboa Y, Mazza V, Achiron R. Development of the fetal vermis: new biometry reference data and comparison of 3 diagnostic modalities- 3D ultra-sound, 2D ultrasound, and MR imaging. AJNR. 2016;37:1359–66.
2. Cignini P, Giorlandino M, Brutti P, Mangiafico L, Aloisi A, Giorlandino C. Reference charts for fetal cerebellar vermis height: a prospective cross-sectional study of 10605 fetuses. PLoS One. 2016;11(1):e0147528.
3. Zalel Y, Yagel S, Achiron R, Kivilevich Z, Gindes L. Three-dimensional ultrasonography of the fetal vermis at 18 to 26 weeks' gestation: time of appearance of the primary fissure. J Ultrasound Med. 2009;28:1–8.
4. Vinkesteijn AS, Mulder PG, Wladimiroff JW. Fetal transverse cer-ebellar diameter measurements in normal and reduced fetal growth. Ultrasound Obstet Gynecol. 2000;15:47–51.
5. Haratz KK, Shulevitz SL, Leibovitz Z, Lev D, Josef S, Tomarkin M, Malinger G, Lerman-Sagie T, Gindes L. The fourth ventricle index - a sonographic marker for severe fetal vermian dysgenesis/agenesis. Ultrasound Obstet Gynecol. 2018 [Epub ahead of print].
6. Massoud M, Cagneaux M, Garel C, Varene N, Moutard ML, Billette T, Benezit A, Rougeot C, Jouannic JM, Massardier J, Gaucherand P, Desportes V, Guibaud L. Prenatal unilateral cerebellar hypoplasia in a series of 26 cases: significance and implications for prenatal diagnosis. Ultrasound Obstet Gynecol. 2014;44:447–54.
7. Quarello E, Molho M, Garel C, Couture A, Legac MP, Moutard ML, Bault JP, Fallet-Bianco C, Guibaud L. Prenatal abnormal features of the fourth ventricle in Joubert syndrome and related disorders. Ultrasound Obstet Gynecol. 2014;43:227–32.
8. Pugash D, Oh T, Godwin K, Robinson AJ, Byrne A, Van Allen MI, Osiovich H. Sonographic 'molar tooth' sign in the diagno-sis of Joubert syndrome. Ultrasound Obstet Gynecol. 2011;38: 598–602.

何冠南　译
秦　越　校

6

第6章
背侧诱导异常：神经管缺陷

背侧诱导指神经管在脊索诱导下发育。脊索在妊娠第 3 周沿着三胚层胚胎的头尾轴发育，它诱导神经板（神经胚层）形成神经沟。神经沟在妊娠第 22 ~ 26 天关闭，形成神经管。头侧的前神经孔和尾侧的后神经孔分别在妊娠第 24 天和第 26 天关闭。背侧诱导的过程也称为初级神经胚发育。神经管形成大脑和脊髓。神经沟完全或部分闭合失败会导致神经管缺损（背侧诱导缺损）（表 6.1）。

表 6.1　背侧诱导缺损类型

闭合失败部位	缺陷
前神经孔	无脑畸形
后神经孔	骶尾部脊柱裂
颅盖	脑膨出
节段性闭合失败	开放性脊柱裂
全神经管	颅脊柱裂

尾侧至后神经孔的神经发育称为次级神经胚发育。次级神经胚发育发生在初级神经胚发育之后，在妊娠第 5 ~ 6 周。脊髓圆锥、终丝和尾骨到骶骨中部区域由次级神经胚发育而来。由于脊柱和脊髓的差异生长，脊髓圆锥向头侧移动。闭合性脊柱裂伴脂肪瘤病变是次级神经胚发育缺陷的结果。

6.1　无脑畸形

露脑畸形或无颅畸形是指颅盖骨缺失的畸形。在早期（妊娠第 11 ~ 14 周时）可见一个无颅骨但相对完整的大脑。胚胎的大脑暴露在羊水中会导致其解体，而大脑完全解体则会导致无脑畸形。

超声表现如下。

（1）可以显示颅底部颅骨和面颅骨。

（2）脑组织的显示不受颅骨回声的影响，因此它看起来较宽大，呈双叶状，可见侧脑室和脉络丛。随着大脑开始被破坏，大脑中可能出现囊性空腔。早在妊娠第 10 ~ 11周时就可发现颅骨缺失。

（3）在妊娠中期和妊娠晚期，可出现典型的无脑畸形（图 6.1），表现为眼眶水平以上的颅骨消失，无脑组织。缺损处可见疏松、海绵状、漂浮、回声明显的神经胶质组织（脑血管区）。

（4）在冠状切面上，眼眶存在且突出，形成"蛙眼征"。由于该畸形声像表现明显，因此容易发现，特别是在妊娠中期和妊娠晚期。

（5）在大约 50% 的病例中，存在羊水过多的情况。

（6）如果有非对称的颅骨缺失，怀疑可能为羊膜带综合征引起的无脑畸形。其他部位的异常，如手指截断或前腹壁缺损也可见。显示连接缺损处到胎盘或子宫壁的羊膜带，可证实诊断。这是导致无脑畸形的一种非复发性原因（图 6.2）。

无脑畸形是多因素的，与母体血清叶酸水平低有因果关系。围孕期服用叶酸可预防复发。*MTHFR* 基因突变与开放性脊柱裂的风险升高有关。无脑畸形也可能是染色体异常（如 13- 三体综合征、18- 三体综合征、21- 三体综合征）、其他综合征（如 Meckel-Gruber 综合征）或致畸物（如丙戊酸或卡马西平）所致。如果母亲患有糖尿病，那么

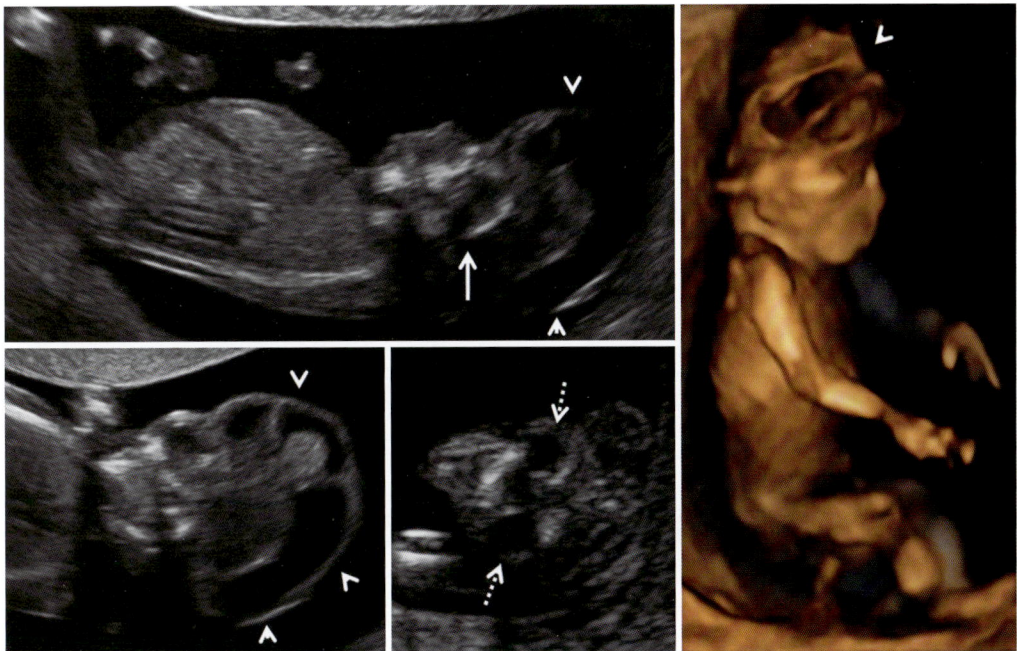

图 6.1　15 周无脑畸形（经阴道超声）；胎儿矢状切面和头部矢状切面、头部冠状切面及胎儿三维表面渲染图像。可见颅骨缺失，可见颅底（实线箭头）、疏松海绵状神经胶质组织（单箭头尖）、眼眶（虚线箭头）

胎儿患无脑畸形的可能性较大。相关的异常可能包括不同程度的开放性脊柱裂、先天性心脏缺陷、食管或空肠闭锁、肾积水、面裂和腹壁缺损。

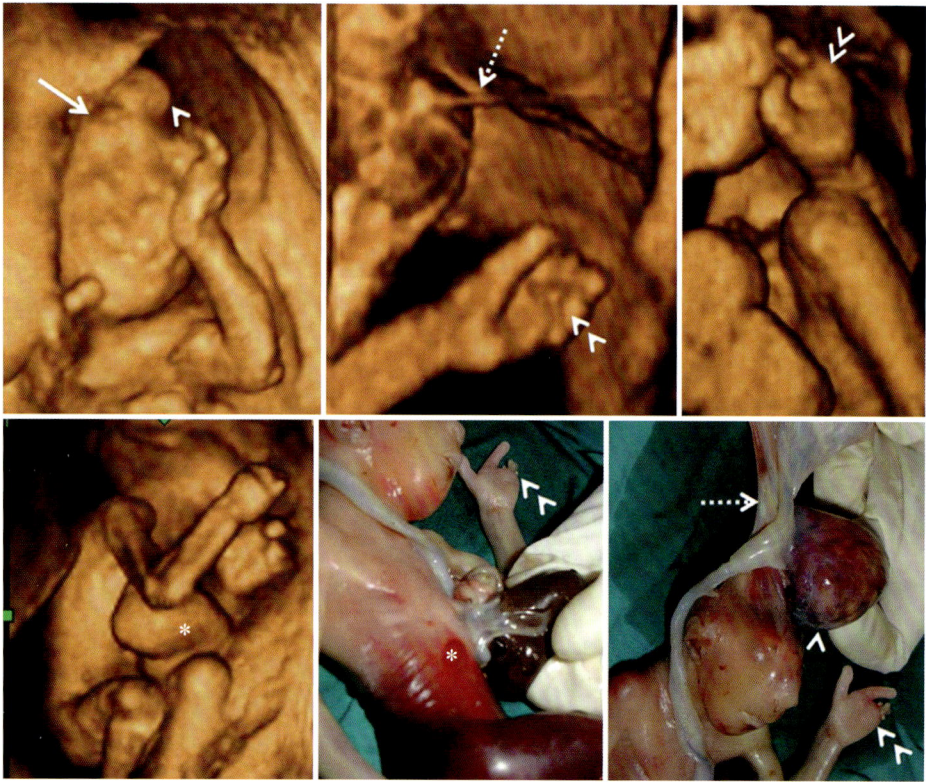

图 6.2　19 周羊膜带综合征所致的无颅畸形或露脑畸形（经腹部三维超声）；胎儿头部、面部、左手和躯干的三维表面渲染图。颅骨缺失，可见颅底（实线箭头）、残存脑组织（单箭头尖）、附着于颅底的羊膜带（虚线箭头）、截断的手指（双箭头尖）、腹裂（＊）

6.2　枕骨裂脑露畸形

枕骨裂脑露畸形是一种致命的神经管缺陷，其特征是枕骨缺损，颈胸椎段闭合失败，颈部缺失或过短，面部朝上转向。

超声表现如下。

（1）由于颈部持续伸展，面部朝上转向。

（2）脊柱短小且前凸，伴有颈椎和上胸椎缺损（图 6.3）。

（3）可见枕部脑膨出（通过枕骨大孔膨出）。

（4）颈部缺失。前胸壁直接与下颌相连。

（5）相关缺陷包括无脑畸形、小头畸形、脑积水、开放性脊柱裂和面裂。

应与 Klippel-Feil 综合征鉴别诊断，该综合征的特点是短颈伴颈椎异常，如椎体融合。

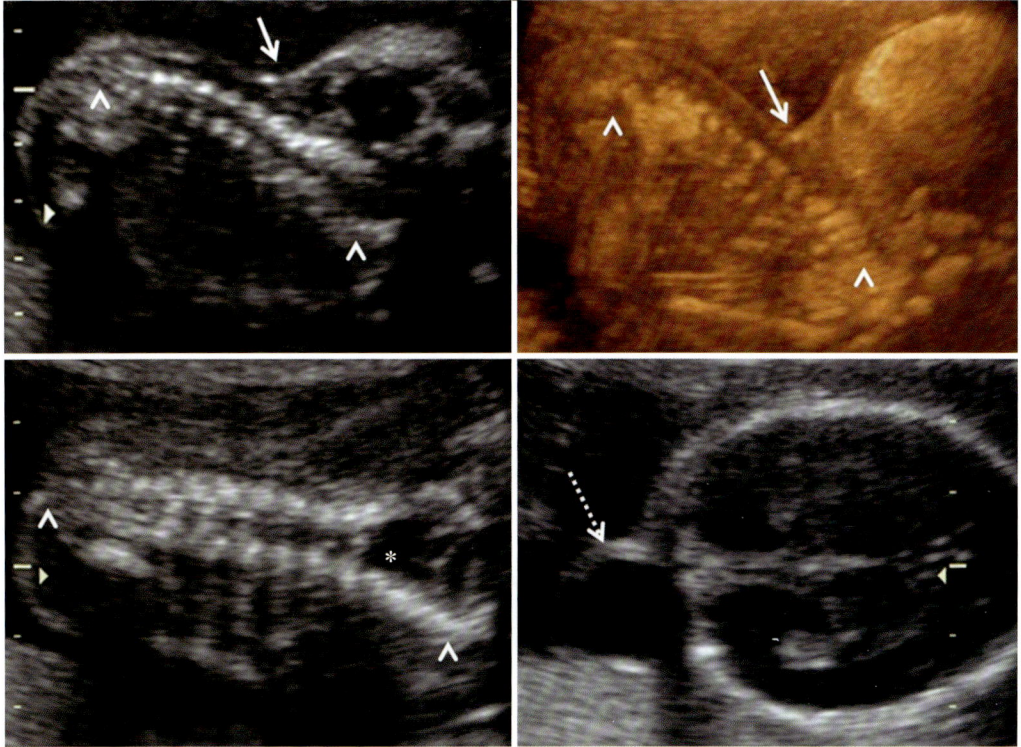

图 6.3　19 周枕骨裂脑露畸形（经腹部超声）；脊柱和颅骨矢状切面、脊柱三维超声最大模式成像、脊柱冠状切面、头颅经脑室横切面。可见脊柱较短（单箭头尖）、颅颈连接处伸展（实线箭头）、颈椎椎弓骨化中心间距增宽（＊）、枕部脑膨出（虚线箭头）

6.3　脑膨出

　　颅骨缺损引起的颅内结构膨出称为脑膨出。根据膨出的内容物的不同，脑膨出可分为脑膜膨出、脑膨出或囊性脑膨出。单独脑膜膨出称为脑膜膨出；脑膜和部分枕叶膨出称为脑膨出；如果脑室的一部分与脑组织一起膨出，则称为囊性脑膨出。根据颅骨缺陷的部位，脑膨出可以出现在枕骨、额骨、颞骨或顶骨处。枕骨和额骨的缺损是胚胎发育缺陷，缺陷处通常有皮肤覆盖。顶骨缺损非胚胎发育异常所致，而是由羊膜带的破坏导致的。90% 的脑膨出位于枕部。

6.3.1　枕部脑膨出

　　超声表现如下。

　　（1）脑膨出可见薄壁囊状结构，其内包含枕叶，邻近颅骨缺陷处。病变大小不等，可从几毫米的小囊肿到比颅骨更大的囊肿。在囊性脑膨出中，侧脑室后角与枕叶一起膨出（图 6.4 ~ 6.6）。

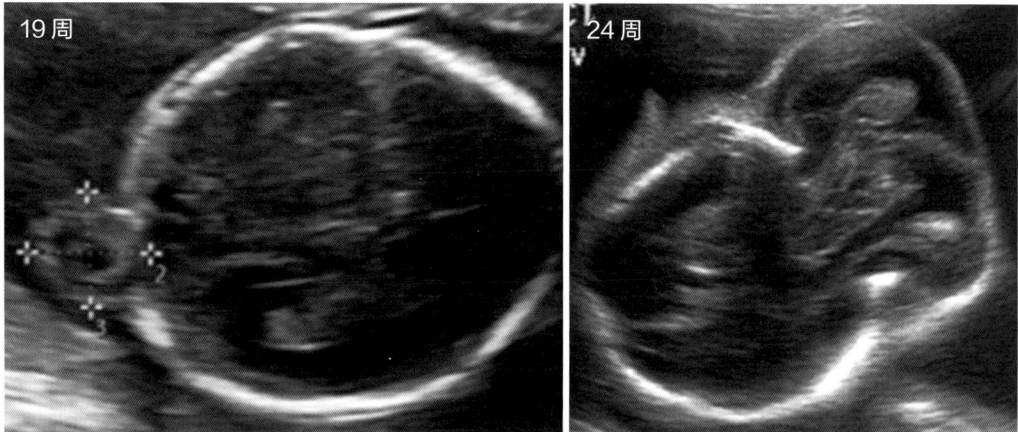

图 6.4 两个病例：一例为 19 周胎儿的小的枕部脑膨出，另一例为 24 周胎儿的大的枕部囊性脑膨出（经腹部超声）；横切面。可见后者的骨缺损和病灶较前者的大，大量脑组织膨出导致后者的颅骨较小

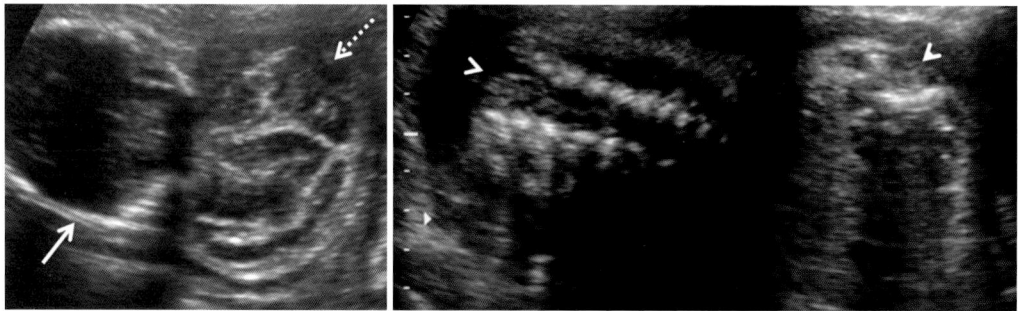

图 6.5 24 周枕部囊性脑膨出和胸腰椎开放性脊柱裂（经腹部超声）；头颅横切面、胎儿腰椎脊柱的冠状切面和横切面。可见大的枕部脑膨出（虚线箭头）、继发性小头畸形（实线箭头）、胸腰段椎弓骨化中心向后开放（单箭头尖）

（2）单独的脑膜膨出表现为薄壁、位于皮下的、囊性的枕部脑膜膨出（图 6.7），囊内充满脑脊液。

（3）可识别不同大小的颅骨缺损。在冠状切面使用三维超声最大模式成像可以更有效地显示颅骨缺损。

（4）可追踪到囊性回声区与颅内相连。

（5）可观察到梗阻性脑积水（图 6.6）。

（6）在低位枕部缺损和高位颈部缺损中，小脑可能通过枕骨大孔疝出，表现为颅颈交界处的脑膨出，称为小脑扁桃体下疝畸形Ⅲ型（Chiari Ⅲ 畸形）（图 6.8）。

（7）如果出现大量脑组织的膨出，将会导致继发性小头畸形（图 6.5）。

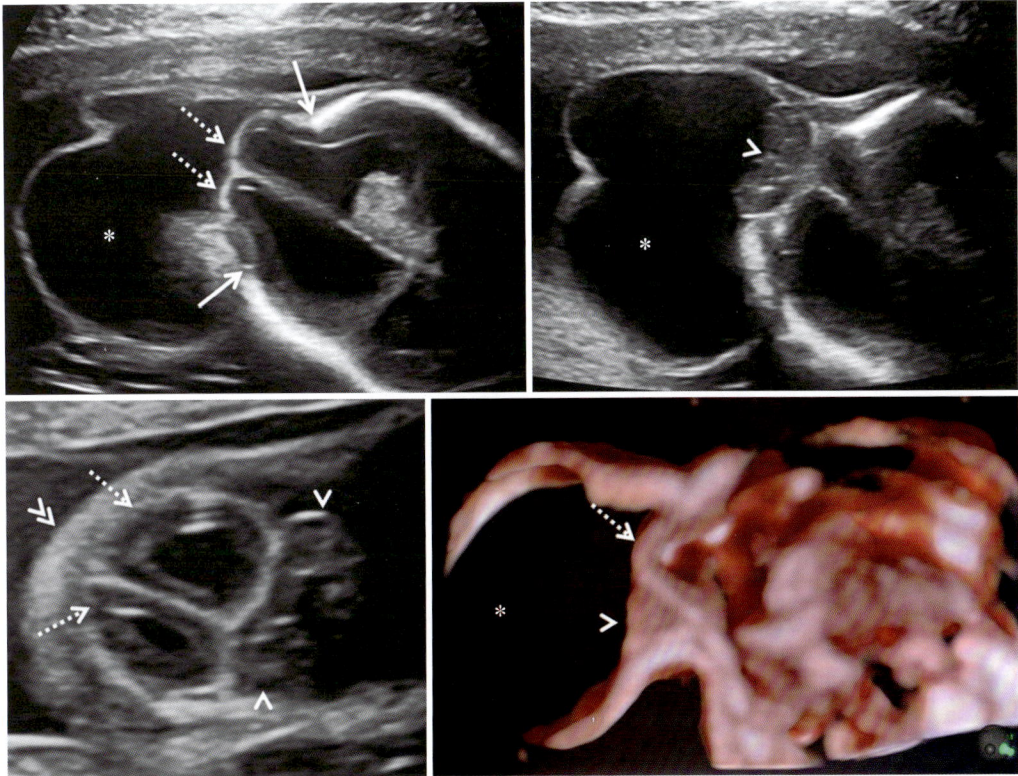

图 6.6　20 周枕部囊性脑膨出（经腹部超声，线阵探头，9 MHz）；偏头侧和偏尾侧的头颅横切面、冠状切面和三维超声旁矢状切面。可见大的枕骨缺损的边缘（实线箭头），双侧侧脑室后角、枕叶（虚线箭头）以及整个小脑（单箭头尖）疝入病变处，病变处主要被液体填充（＊），表面覆盖有皮肤（双箭头尖）

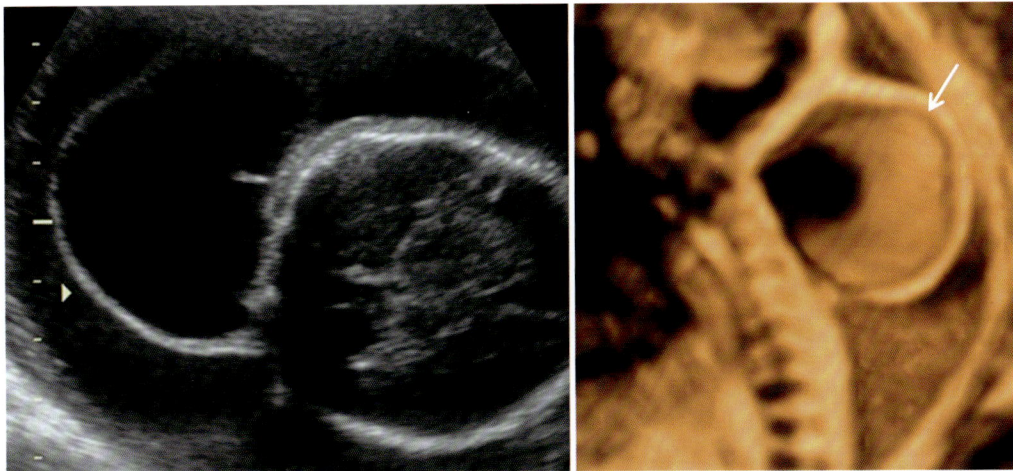

图 6.7　23 周枕 - 颈部脑膜膨出（经腹部超声）；侧脑室横切面、颅颈交界区域的三维渲染图像。可见脑膜膨出（实线箭头），无脑组织疝出表现

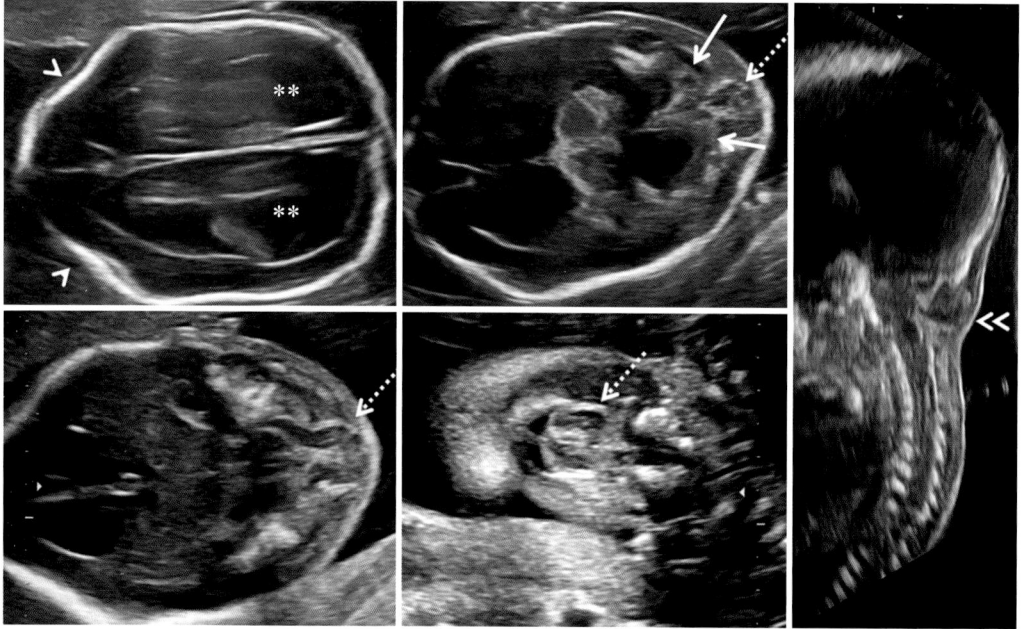

图 6.8　20 周 Chiari Ⅲ 畸形（经腹部超声）；经侧脑室横切面和经小脑横切面、冠状切面和正中矢状切面。可见双侧侧脑室扩大（＊＊），"柠檬征"（单箭头尖），枕叶位于颅内（实线箭头），整个小脑疝出到枕 - 颈部脑膨出病灶内（虚线箭头），脑膨出上覆盖有完整的皮肤（双箭头尖）。该胎儿还存在中部胸椎半椎体和腰椎脊柱裂

枕部脑膨出可以是综合征或非综合征（多因素引起）所致。约 65% 的非综合征性脑膨出伴有其他异常，这些异常包括先天性心脏缺陷、肾盂扩张、肾发育不良、内翻足、膈疝和前腹壁缺损。胎儿染色体核型分析是必要的，因为该疾病存在 14% ～ 18% 的染色体异常风险。

与枕部脑膨出相关的两种常染色体隐性遗传综合征是 Meckel-Gruber 综合征和 Walker-Warburg 综合征。

约 80% 的 Meckel-Gruber 综合征（致死性）病例伴有枕部脑膨出。其他主要发现包括肾囊性病变合并肾增大、轴后多指畸形和面裂。在妊娠中期胎儿肾功能不全会引起羊水过少，进而出现 Potter 序列征。Dandy-Walker 畸形、先天性心脏缺陷和小眼症也可能与 Meckel-Gruber 综合征有关（图 6.9）。

Walker-Warburg 综合征也称为 HARD+/-E 综合征，该综合征名称中包含每一种疾病的首字母的缩写，分别代表脑积水、无脑回畸形和视网膜发育不良，可伴或不伴脑膨出。26% 的病例存在脑膨出，也可伴发 Dandy-Walker 畸形，Dandy-Walker 畸形已在第 4 章中讨论过。

枕部脑膨出应与囊性淋巴管瘤相鉴别。颅骨正常、颅内结构正常和存在隔膜是与囊性淋巴管瘤鉴别诊断的重要标志。另外，还应与皮脂囊肿、畸胎瘤和血管瘤鉴别诊断。

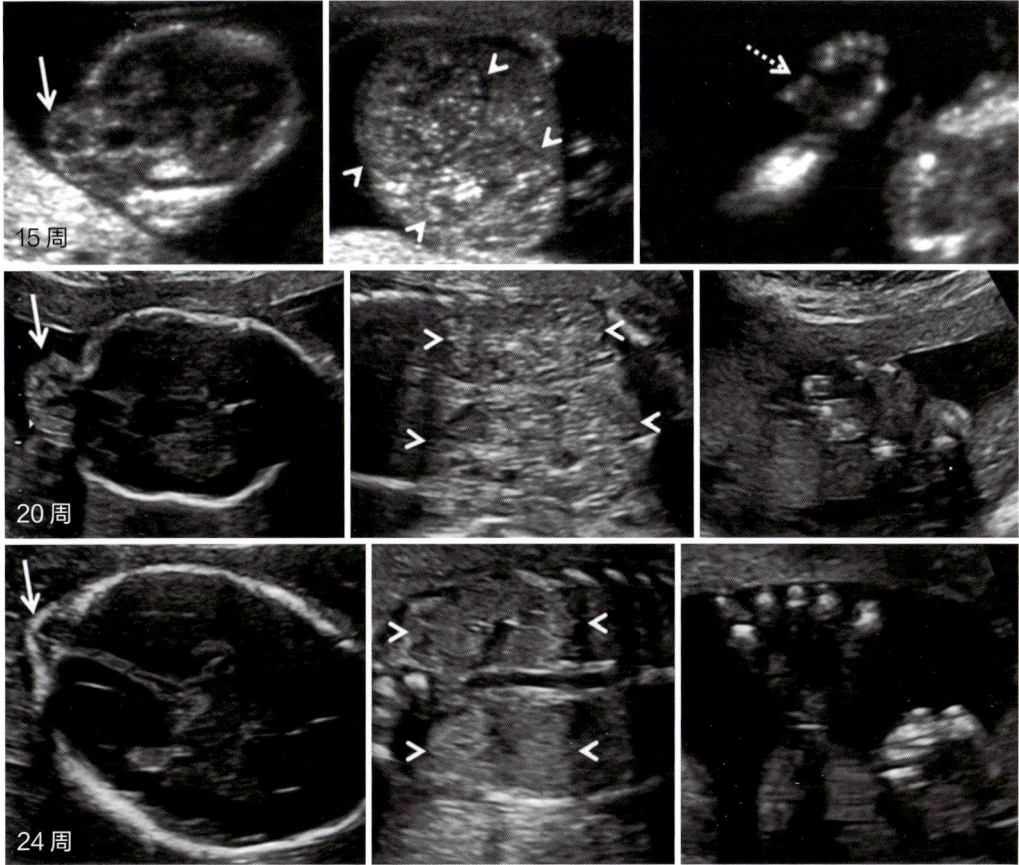

图 6.9　3 例 Meckel-Gruber 综合征病例，胎龄分别为 15 周、20 周和 24 周（经腹部超声）。头颅经侧脑室横切面、腹部横切面或冠状切面、胎儿手部的冠状切面。可见枕部脑膨出（实线箭头）、肾脏增大、回声增强、多发小囊肿（单箭头尖），轴后多指畸形（虚线箭头）仅在第一个病例中出现。第三个病例有三代近亲关系史

6.3.2　额部脑膨出

超声表现如下。

（1）病变位于前额和眼眶间区域（图 6.10）。

（2）眼距增大。

（3）可见囊性病变，有或没有脑组织膨出。

（4）可见颅骨缺损。

（5）在额鼻发育不良中，可见眼距增大、鼻裂和正中唇裂伴额部脑膨出（图 6.11）。

（6）胼胝体发育不良和脑积水可能与额部脑膨出相关。

应与皮毛窦囊肿、血管瘤和畸胎瘤鉴别诊断。

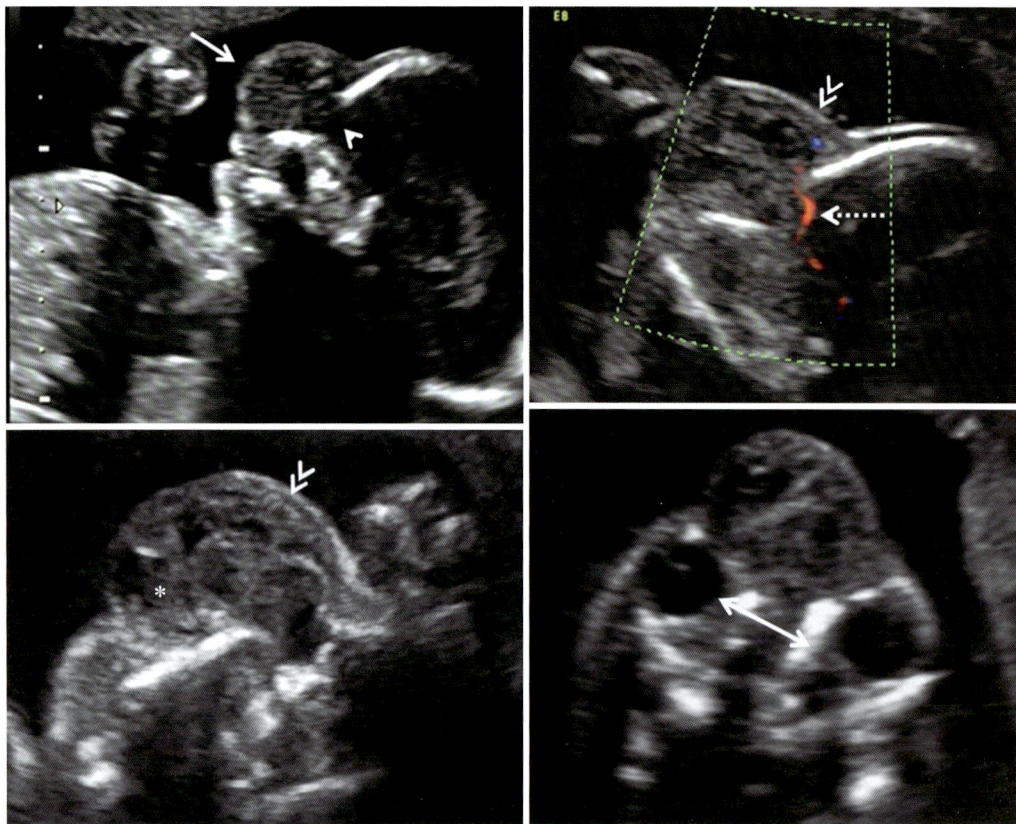

图 6.10　20 周额部脑膨出（经腹部超声）；胎儿面部二维超声和彩色多普勒超声的正中矢状切面、放大的横切面、眼眶的横切面。可见额骨缺损（单箭头尖），覆盖在其上的软组织肿块（实线箭头），颅内动脉穿过骨缺损处进入病灶（虚线箭头），病灶内可见脑组织回声（*），眼距增大（双头箭头）。注意脑膨出上有皮肤覆盖（双箭头尖）

6.3.3　顶部脑膨出

顶部脑膨出位于中线外，是一种非胚胎学发育缺陷。羊膜带对颅骨的局部破坏导致脑膜和脑组织膨出。羊膜带所致破坏的其他特征包括指（趾）截断、腹裂和异常的面裂。若见羊膜带附着在颅骨上可明确诊断。由于羊膜带综合征是散发的，所以再次妊娠的复发风险不会增加（图 6.12）。

6.3.4　闭锁性脑膨出

该疾病表现为后囟门区域中线处小的头皮肿胀。闭锁性脑膨出由帽状腱膜下纤维组织、脑膜和神经胶质组织构成。它在超声图像中为呈低回声的头皮肿胀。垂直的直窦指向该肿块，常伴随其他颅内异常。头皮病灶与上矢状窦之间存在静脉连接是颅骨骨膜窦的特征，可以此与闭锁性脑膨出相鉴别（图 6.13）。

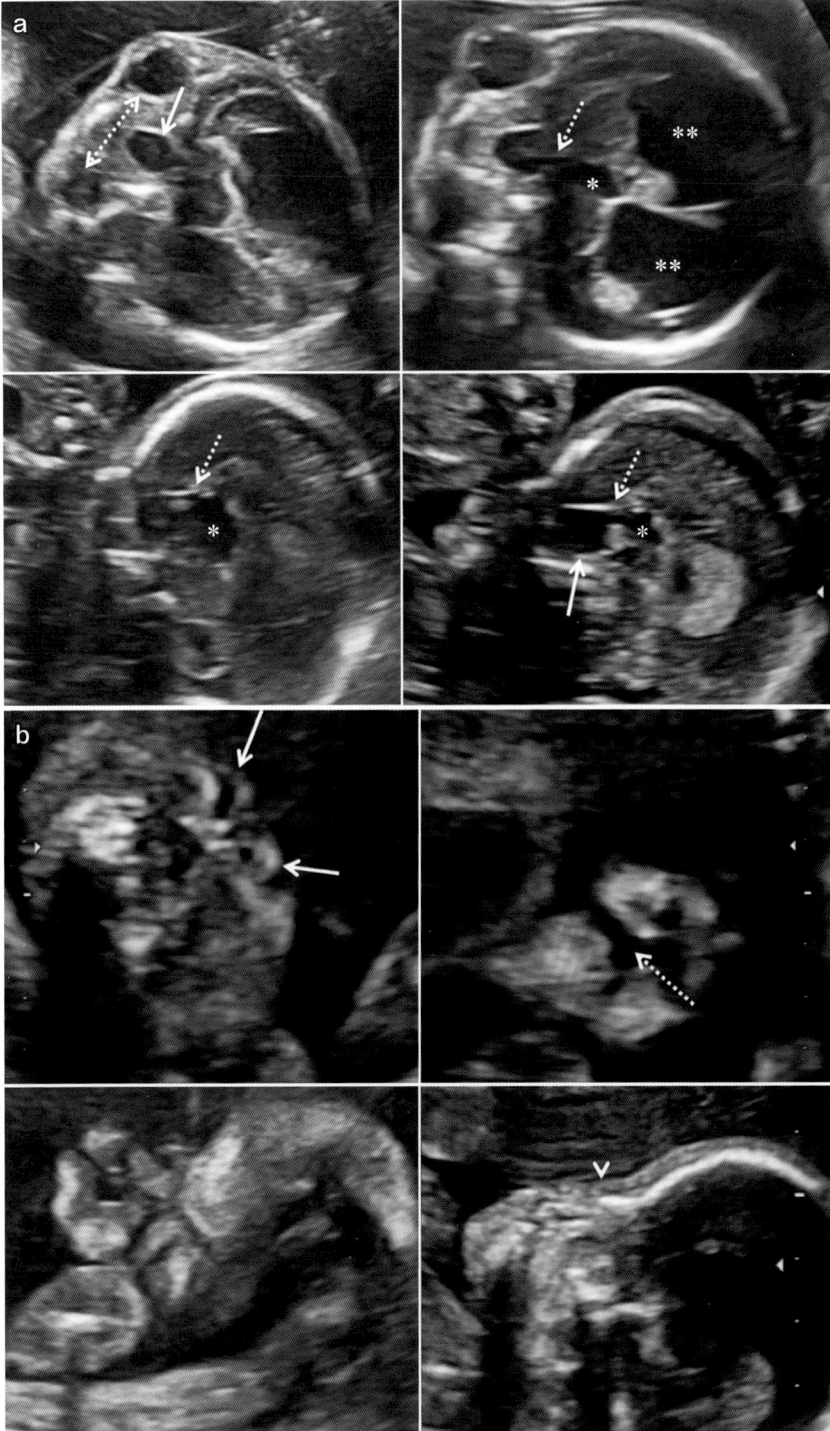

图 6.11 （a）20 周单绒毛膜双羊膜囊双胎中，额鼻发育不良胎儿的额 - 筛骨脑膜膨出（经腹部超声）；眼眶横切面、颅脑正中矢状切面。可见眼距增大（双头虚线箭头），双眼间卵圆形囊性病变（实线箭头）与后方的第三脑室相连（虚线箭头），双侧侧脑室扩张（**），第三脑室扩张（*）。（b）20 周单绒毛膜双羊膜囊双胎中，额鼻发育不良胎儿的额 - 筛骨脑膜膨出（经腹部超声）；鼻和唇的斜冠状切面和冠状切面、面部正中矢状切面。可见两个鼻孔分离（实线箭头），表示存在鼻裂，可见正中唇裂（虚线箭头），鼻轮廓扁平（单箭头尖）

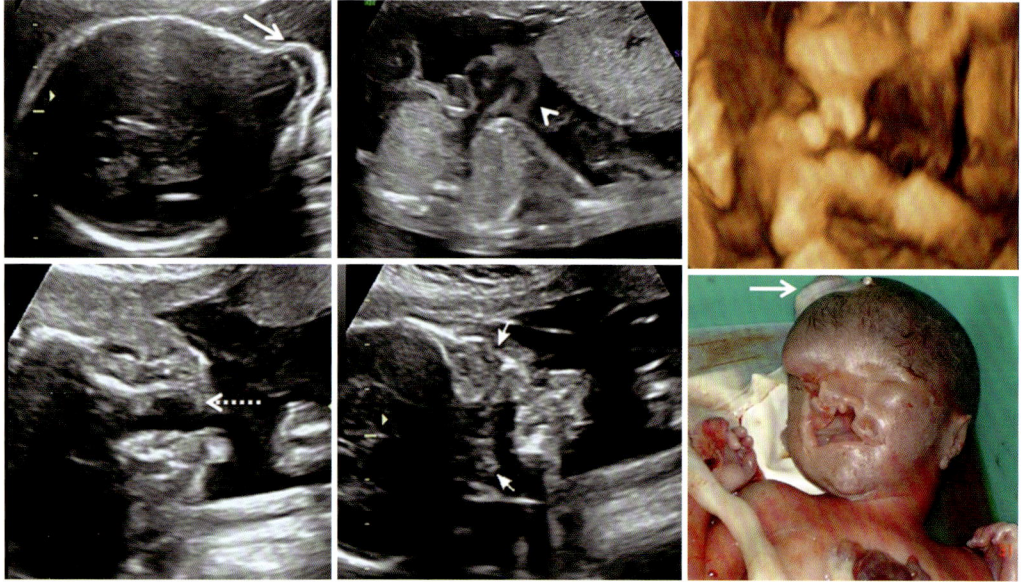

图 6.12　23 周由羊膜带综合征引起的右侧顶部脑膨出（经腹部超声）；经侧脑室横切面、胸部横切面、胎儿面部的三维表面渲染图、上唇和下颌的横切面、眼眶的横切面；流产胎儿照片。可见顶部脑膨出（大实线箭头），心脏异位（单箭头尖），唇裂和腭裂（虚线箭头），双侧小眼症（小实线箭头）

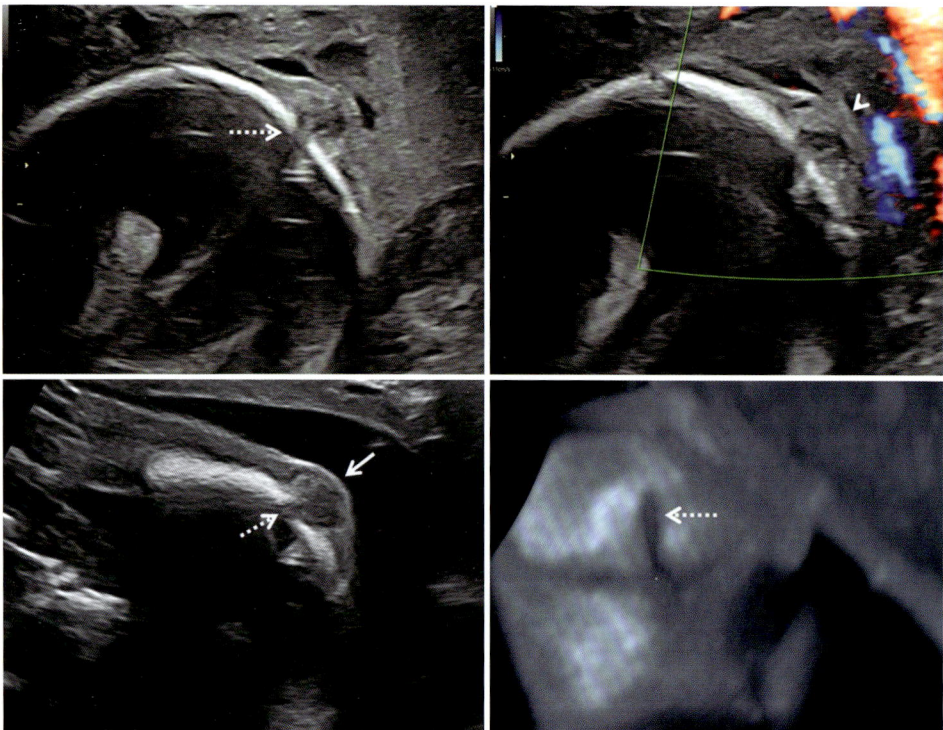

图 6.13　22 周闭锁性脑膨出（经腹部超声）；二维超声和彩色多普勒超声经侧脑室横切面、放大的矢状切面、枕骨大层厚的三维容积对比成像。可见枕骨处闭锁性脑膨出（实线箭头），脑膨出下的骨缺损（虚线箭头），脑膨出内没有彩色多普勒信号（单箭头尖）。注意脑膨出上有皮肤覆盖。伴发 Blake's 囊肿和单侧肾盂输尿管交界处梗阻

6.4　正常胎儿脊柱的超声解剖学

　　胎儿的脊柱需要在三个平面上进行检查。矢状切面和横切面最好在胎儿背部且有羊水衬托的情况下进行检查，这样可以观察和研究胎儿的皮肤和皮下组织层，这是脊柱检查的一个必要部分。如果胎儿背部与子宫壁贴合，则无法清晰观察胎儿的皮肤和皮下组织层（图 6.14）。尽可能使用高频线阵探头以获取高分辨率图像。如果脊柱（特别是腰骶部）位置较深，恰好位于宫颈内口的上方，可以考虑使用经阴道超声进行检查（图 6.15）。每块椎骨都由一个前方的椎体骨化中心和两个后方的椎弓骨化中心组成。

　　以下是正常脊柱的超声检查内容。

6.4.1　矢状切面

　　（1）在旁矢状切面上，脊柱显示为两条平行的回声带，伴有声影。椎弓骨化中心排列于背侧，椎体骨化中心排列于腹侧（图 6.14）。

　　（2）两回声带在骶骨尾部汇合，称为骶骨尖。

　　（3）骶骨尾部略向后翘，称为骶骨上翘。

　　（4）存在骨化中心的声影表明骨骼正常钙化。

　　（5）椎体的高度大于椎间盘间隙的高度。

　　（6）胎儿整个脊柱的皮肤和皮下组织层是完整和连续的。

　　（7）在妊娠中期和妊娠晚期，无法在单个切面图像中显示整个脊柱。需要两个或更多切面才能完整显示。

　　（8）在正中矢状切面中，超声束在两个椎弓骨化中心之间入射，因此只能显示一排椎体骨化中心。在这个切面中，脊髓最容易被观察到。脊髓显示为呈低回声的结构，中央的线样回声代表中央管。脊髓在椎管的腹侧走行（图 6.15）。

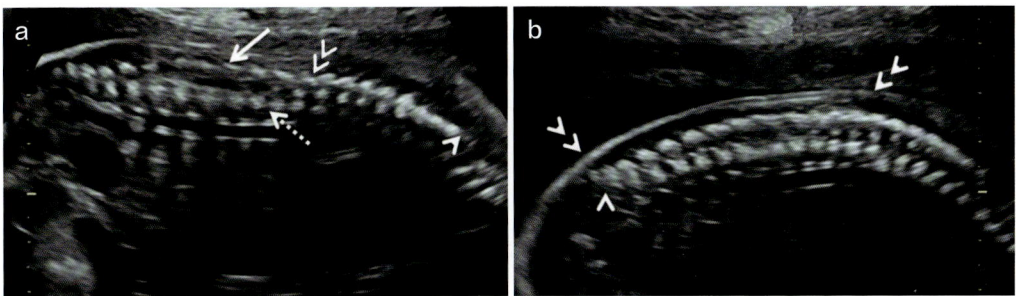

图 6.14　21 周正常胎儿脊柱的旁矢状切面（经腹部超声）。可见椎弓骨化中心排列于背侧（实线箭头），椎体骨化中心排列于腹侧（虚线箭头），并与椎弓骨化中心平行。这两排回声带于骶骨尾部略向后翘，最后汇合在一起（单箭头尖）。探头施加压力时的切面（a）中，胎儿背部的皮肤轮廓（双箭头）由于与子宫壁贴合而无法观察到；松开探头后（b），羊水流入胎儿背部与子宫壁之间，皮肤连续性可见（双箭头尖）

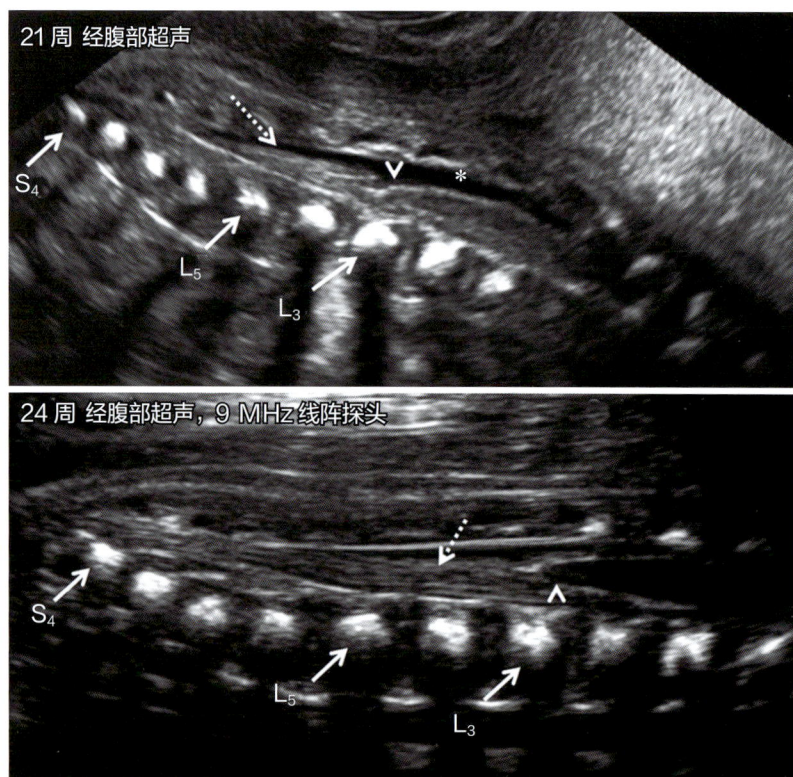

图 6.15 21 周（经腹部超声）和 24 周（经腹部超声，9 MHz 线阵探头）；正常胎儿脊柱腰骶部的正中矢状切面。仅可见椎体骨化中心排列成的回声带（实线箭头），椎弓骨化中心由于位于侧方位置而无法显示，可见脊髓圆锥（单箭头尖）、马尾（虚线箭头）、椎管中的脑脊液（＊）。脊髓圆锥位于 L_3 椎体下缘。计数可以从骶骨尾侧最后一个椎体（S_4）向头侧进行或从 T_{12} 向骶骨尾侧进行

（9）脊髓下端逐渐变细，其末端称为脊髓圆锥。在妊娠中期，脊髓圆锥末端位于 L_2 或 L_3 水平。通过从最低的骶骨骨化中心（妊娠中期的 S_4）向头侧计数或从 T_{12}（通过最后一根肋骨确认）向骶骨尾侧计数以确定椎体水平。

（10）在脊髓圆锥末端可见马尾回声。

（11）圆锥距离为测量的脊髓圆锥末端与最末椎体骨化中心之间的距离。该距离随着孕周的增加而增加，并与股骨长度呈线性关系。脊髓拴系时，该距离小于正常值第 5 百分位数。

6.4.2　横切面

（1）每块椎骨由三个骨化中心组成，即一个前方的椎体骨化中心和两个后方的椎弓骨化中心（图 6.16）。

（2）骨化中心间彼此等距，因此它们的连线形成一个等边三角形。

（3）椎管由这三个骨化中心围绕而成，其中包含脊髓，后者显示为一个低回声的圆形结构，中央的点状回声为中央管。

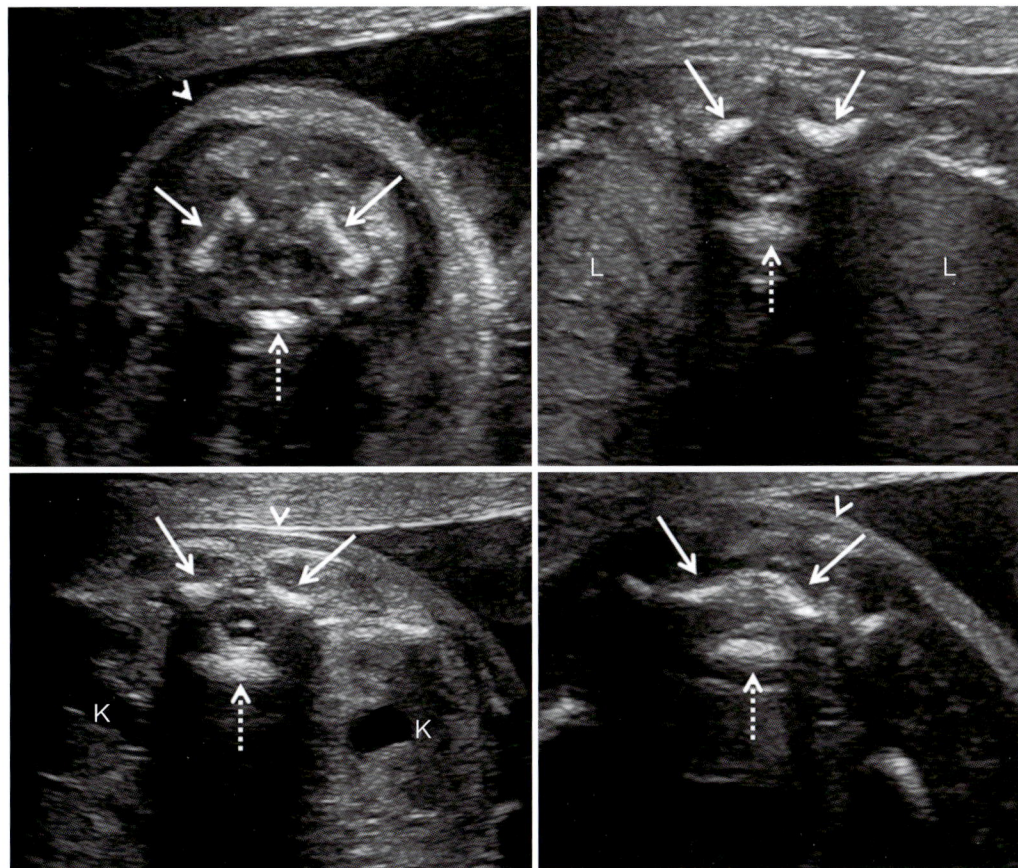

图 6.16　正常颈椎、胸椎、腰椎和骶椎在妊娠第 24 周（经腹部超声，9 MHz 线阵探头）的横切面。可见两个椎弓骨化中心（实线箭头）、一个椎体骨化中心（虚线箭头）、肺（L）、肾（K）。除了骶部椎管，其他椎管内脊髓呈卵圆形低回声伴中央点状回声，骶部椎管内可见马尾回声，背侧皮肤是连续的（单箭头尖）

（4）胎儿背部皮肤和皮下组织层是完整且连续的。

（5）探头从头侧向尾侧扫查，可逐个观察从 C_1 到 S_4 的所有椎骨的横切面。

6.4.3　冠状切面

（1）在偏腹侧通过椎体骨化中心获取的脊柱冠状切面中，可见由椎体骨化中心排列成的带状回声，伴有声影。

（2）在偏背侧通过椎弓骨化中心获取的切面中，可见两行平行的回声带，伴声影，呈轨道样外观（图 6.17）。

（3）在胸椎水平获取切面时，椎体两侧可能显示部分肋骨。

（4）在冠状切面上无法观察胎儿脊柱的皮肤和皮下组织层的连续性。

（5）由于正常的胸段后凸和腰段前凸，需要多个冠状切面才能观察到胎儿的整个脊柱。

（6）可见椎弓骨化中心汇聚到骶骨尖。

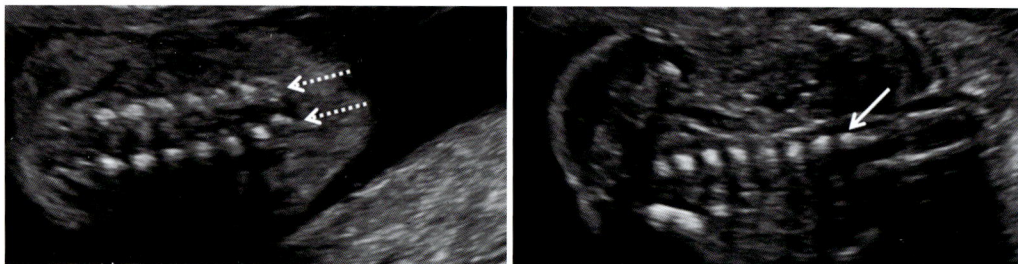

图 6.17   正常 19 周胎儿腰骶椎的前冠状切面和后冠状切面（经腹部超声）。可见两侧的椎弓骨化中心呈两行平行排列的回声带（轨道样外观）（虚线箭头），在稍微向前的切面中，椎体骨化中心呈单排排列（实线箭头）。由于存在正常的脊柱弯曲，此切面仅显示腰骶椎区域

6.5   脊柱裂

神经管节段性闭合失败导致了胎儿椎体后部的椎弓骨化中心融合异常，这最常见于腰骶部，其次见于骶部、胸腰部和颈部区域。如果缺陷处的皮肤和皮下组织层不连续（85% ~ 90%），则缺陷为"开放性"的，椎管内成分会暴露于羊水中。如果缺陷被皮肤覆盖（10% ~ 15%），则为"闭合性"的。在开放性脊柱裂（open spina bifida，OSB）中，脑脊液从缺陷处外漏到羊膜腔中，这会导致小脑蚓部、小脑扁桃体和延髓疝入枕骨大孔，称为 Chiari II 畸形（图 6.18）。在闭合性脊柱裂（closed spina bifida，CSB）中，脑脊液不会泄漏到羊膜腔中，颅内结构正常。OSB 与 CSB 的比较见表 6.2。患有糖尿病和肥胖的母亲，患脊柱裂的风险较高。服用抗癫痫药物（如丙戊酸、卡马西平）、华法林或维生素 A 的母亲，其胎儿患 OSB 的风险较高。复发风险为 1.5% ~ 3.0%。围孕期服用叶酸可预防脊柱裂的复发。

以下是开放性病变。

● 脊膜膨出：脊膜通过背部缺陷膨出形成含有脑脊液的囊状肿块。

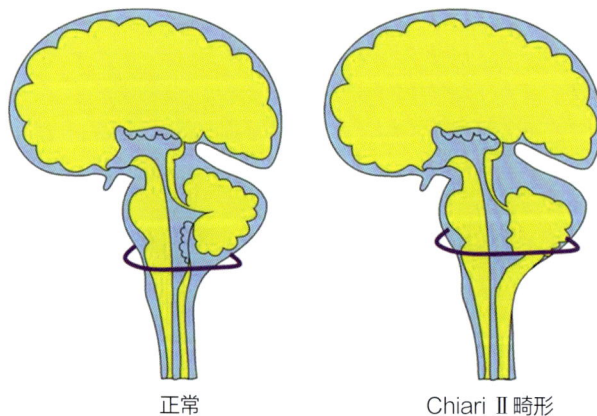

正常   Chiari II 畸形

图 6.18   Chiari II 畸形颅后窝变化示意图。脑干、第四脑室和小脑扁桃体向下移位并由枕骨大孔疝出

表 6.2　开放性脊柱裂与闭合性脊柱裂的比较

特征	开放性脊柱裂	闭合性脊柱裂
病例百分比	85% ~ 90%	10% ~ 15%
神经胚形成缺陷	初级	次级
皮肤覆盖	无	有
脑脊液外漏	有	无
Chiari Ⅱ 型畸形	有	无
病变	脊膜膨出 脊髓脊膜膨出	脊髓拴系 脊髓脂肪瘤 脊髓囊状膨出
MSAFP/AFAChE*	升高	正常

注：* 母体血清甲胎蛋白 / 羊水乙酰胆碱酯酶。

- 脊髓脊膜膨出：带有脊髓或神经根膨出的或两者兼有的脑膨出称为脊髓脊膜膨出。
- 脊髓裂：脊髓（神经板）开放且扁平，不呈圆柱形，与椎弓缺陷和皮肤缺陷的边缘平齐。椎体缺损处没有囊性病变，神经板上也没有膜覆盖。在某些情况下，神经板下方椎管内的液体积聚会导致囊性病变并伴有神经板隆起。绷紧的神经根沿前后方向跨越囊性病变（图 6.19）。

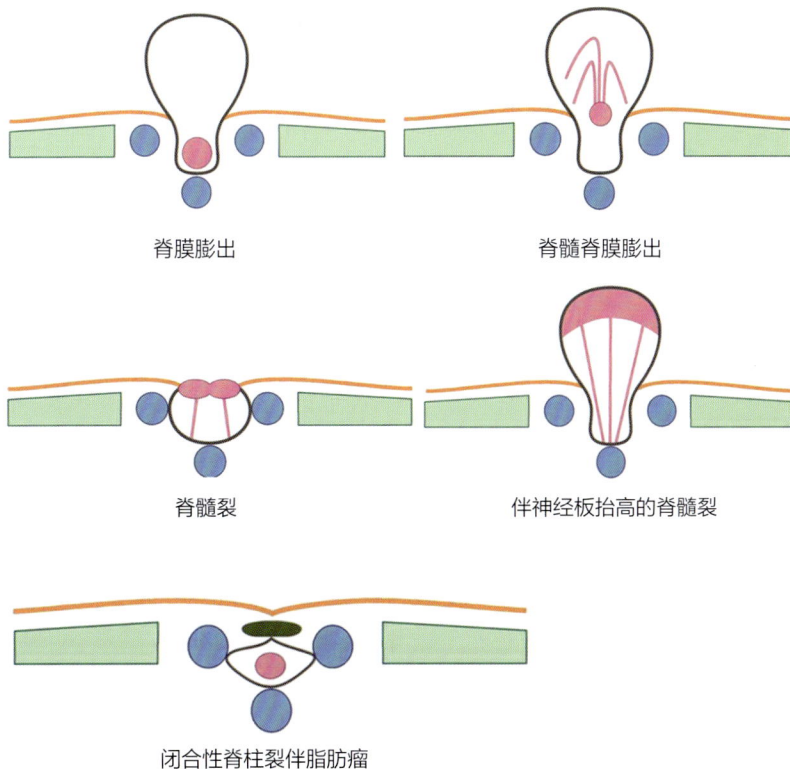

脊膜膨出　　　　　　　脊髓脊膜膨出

脊髓裂　　　　　　　伴神经板抬高的脊髓裂

闭合性脊柱裂伴脂肪瘤

图 6.19　开放性脊柱裂和闭合性脊柱裂的示意图。脊膜（黑线）、脊髓和神经（紫红色）、椎骨骨化中心（蓝色）、皮肤（橙色）、椎旁肌（浅绿色）、脂肪瘤（深绿色）

以下是闭合性病变。

● 表面有皮肤覆盖的脊膜膨出、脂肪脊髓脊膜膨出和脂肪脊髓裂（图 6.19）。

● 末端脊髓囊状膨出：脊髓的中央管扩张并通过腰骶区的脊柱缺陷膨出，囊状病变中无神经根，有皮肤覆盖。

● 脂肪瘤、脊髓拴系、脊髓纵裂、前部脊膜膨出、神经管原肠囊肿和脊髓皮毛窦：这些病变与缺损背侧的肿块无关。

6.5.1　开放性脊柱裂

开放性脊柱裂的超声表现分为脊柱、颅内和其他三个方面。

脊柱声像表现

（1）在横切面和矢状切面上，背部椎体缺陷处的皮肤和皮下组织层的连续性中断。

（2）在横切面和冠状切面上，可见受影响的椎体节段的椎弓骨化中心分离。在横切面中，受影响的椎体节段呈"U"形或"V"形，椎弓骨化中心向外开放（图 6.20）。

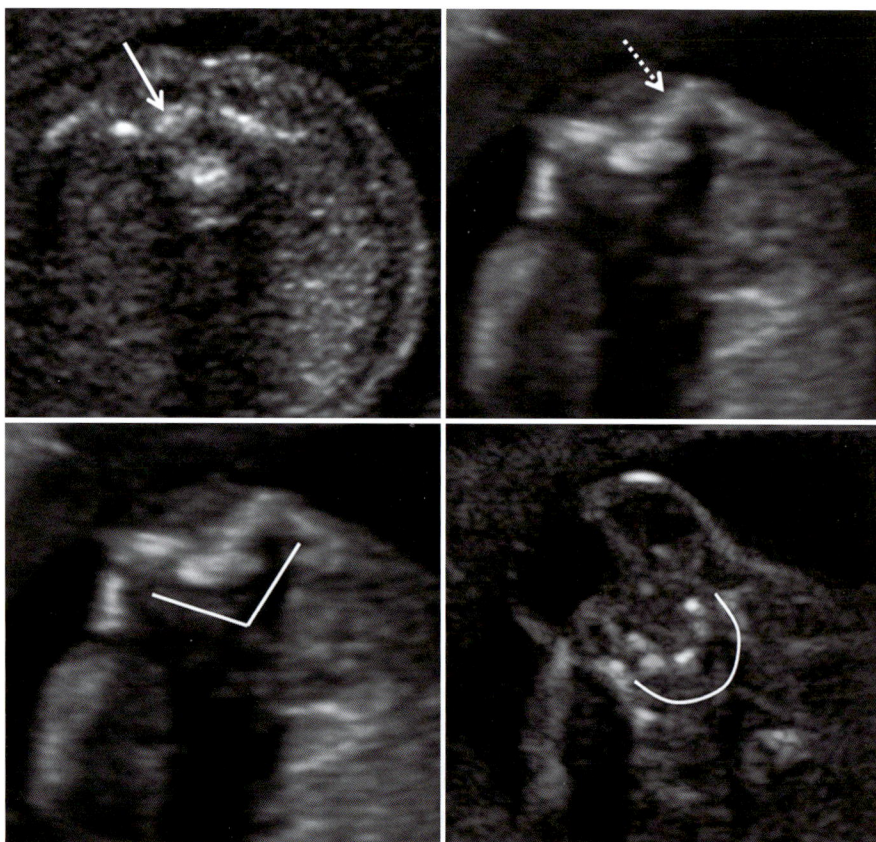

图 6.20　22 周正常的脊柱与腰部开放性脊柱裂（经腹部超声）；腰椎横切面。正常脊柱中，椎弓骨化中心向内倾斜（实线箭头），而在开放性脊柱裂中则向外开放或外翻（虚线箭头），开放性脊柱裂中椎体骨化中心呈"V"形或"U"形。注意病变区域皮肤和皮下组织层的连续性中断

（3）在矢状切面上，椎弓骨化中心回声带在缺损区域中断（图 6.23，6.25）。

（4）缺陷近端的椎体节段水平即为病变水平。

（5）脊膜膨出、脊髓脊膜膨出和伴神经板抬高的脊髓裂中，会出现覆盖椎体缺损处的薄壁的囊性病变。脊膜膨出病变中无神经根。脊髓脊膜膨出（图 6.21，6.22）和伴神经板抬高的脊髓裂（图 6.21，6.23 和 6.24）的囊性病变内有神经根，显示为细小的线性回声结构。囊性病变在上述三个切面中均应测量。该病变应与骶尾部畸胎瘤相鉴别，这种病变与 Chiari Ⅱ畸形无关。

（6）没有囊性病变的脊髓裂，神经板平坦（图 6.25），如果胎儿处于脊柱后位或胎儿背部与子宫壁相对，则很容易漏掉该病变。

（7）妊娠中期，脊髓圆锥在 L$_3$ 水平下缘时，可能存在脊髓拴系（图 6.23，6.25）。

（8）可能存在脊柱后凸（图 6.26）、脊髓纵裂（图 6.25）或半椎体。

（9）在冠状切面上，使用三维表面渲染或体积对比成像并设置较大的层厚有助于识

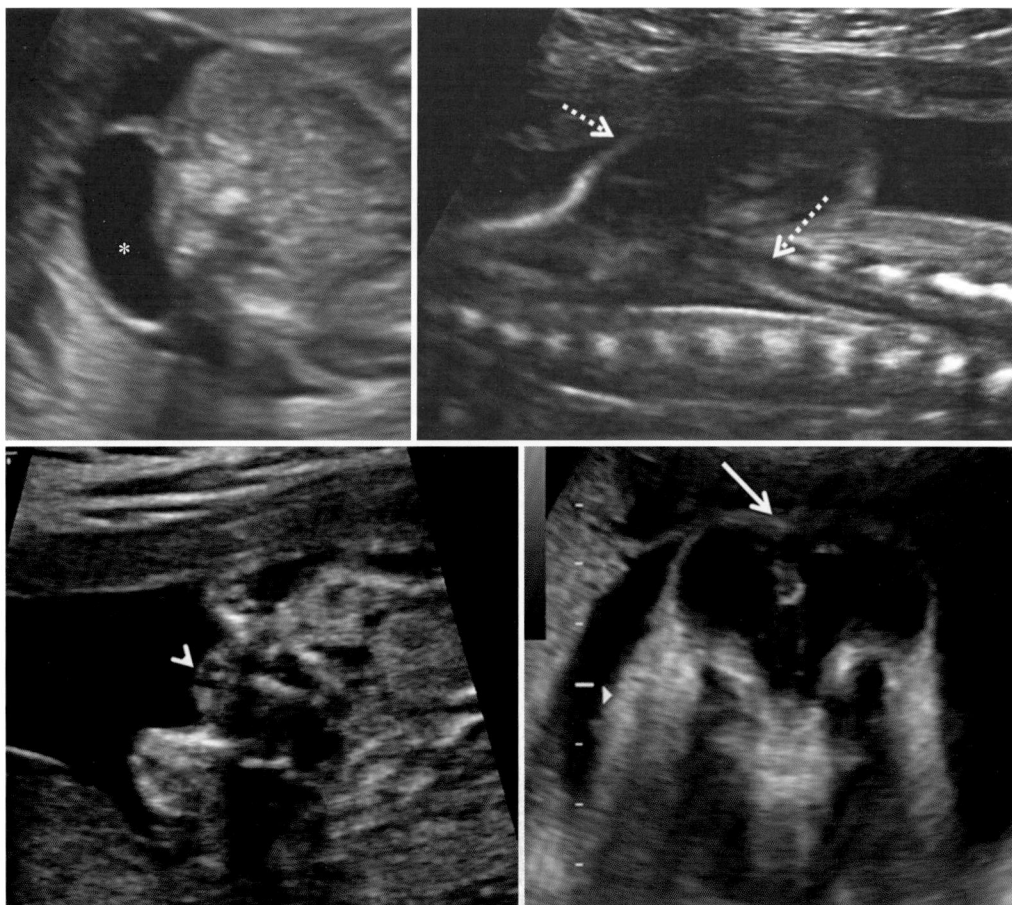

图 6.21　20 ~ 24 周不同类型的开放性脊柱裂（经腹部超声）；脊柱横切面和矢状切面。可见脊膜膨出（*），病灶中存在带脊髓和神经根的脊髓脊膜膨出（虚线箭头），表现为神经板扁平（单箭头尖）而不伴囊性病变的脊髓裂，以及表现为神经板抬高同时伴神经根紧张的囊性病变的脊髓裂（实线箭头）

别缺陷和病变所在水平。如果存在囊性病变，可以通过三维表面渲染来显示。病变周围有羊水衬托对三维表面渲染至关重要。

颅脑声像表现

颅脑声像表现是寻找开放性脊柱裂的重要线索。

（1）前额隆起，双侧颞部内陷，形成"柠檬征"。妊娠第 24 周前，几乎所有开放性脊柱裂病例中都有此征象（图 6.22，6.23，6.25 和 6.27a）。妊娠晚期，由于颅骨发育成熟，这个征象可能消失。约有 1% 的正常胎儿也出现此征象。

（2）异常的、香蕉状的、畸形的小脑被称为"香蕉征"。颅后窝池消失。该征象由 Chiari Ⅱ 畸形引起，在 96% 开放性脊柱裂病例中有此征象。颅后窝往往较小（图 6.22 ～ 6.26 和 6.27a）。

（3）在开放性脊柱裂病例中，62% 的胎儿的双顶径和 35% 的胎儿的头围低于正常值的第 5 百分位数。

（4）大约 54% 的开放性脊柱裂病例会出现脑室扩张，以妊娠晚期最多见（图 6.22，6.23 和 6.26）。

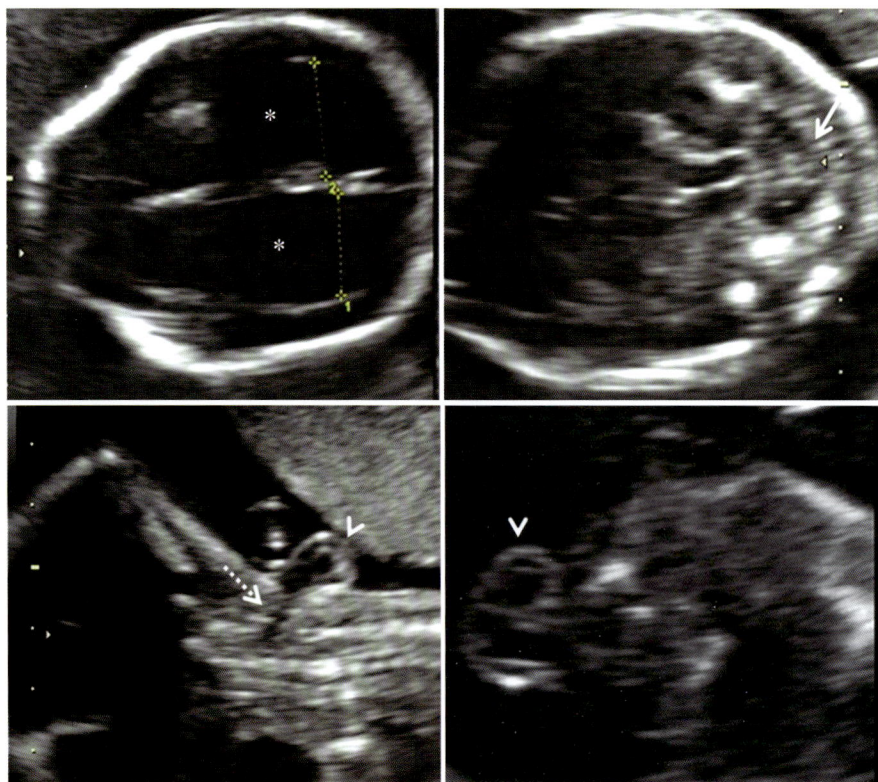

图 6.22　21 周颈椎单节段开放性脊柱裂伴脊髓脊膜膨出、Chiari Ⅱ 畸形和侧脑室扩张（经腹部超声）；经侧脑室横切面、经小脑横切面、颈椎矢状切面和横切面。可见双侧侧脑室扩张（＊），小脑畸形，颅后窝池消失（香蕉征）（实线箭头），没有皮肤覆盖的脊髓脊膜膨出（单箭头尖），连接脊髓脊膜膨出和脊柱的通道起源于 C_3 ～ C_4 水平（虚线箭头）

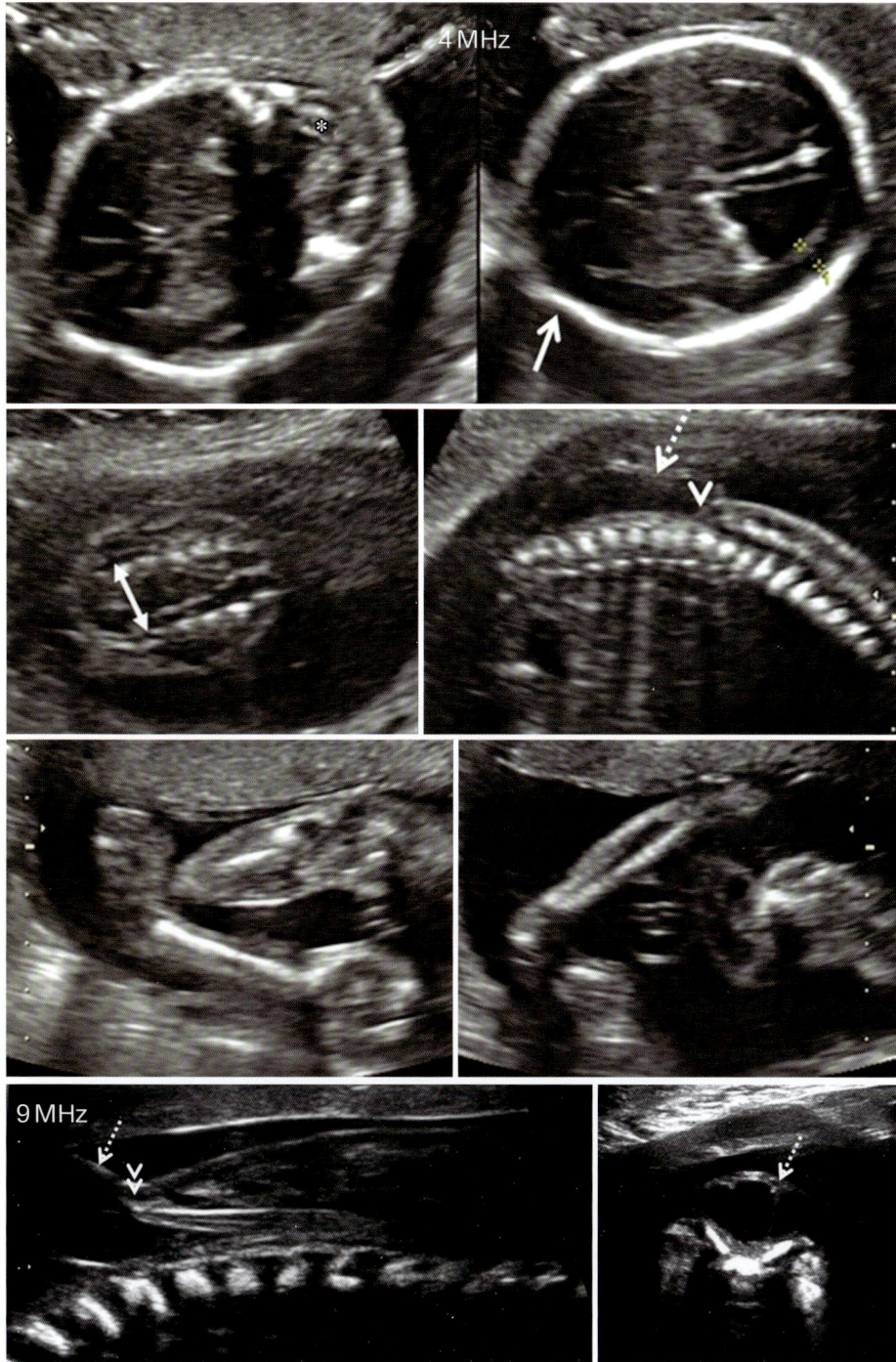

图 6.23　23 周腰骶部开放性脊柱裂、脊髓裂伴神经板抬高、脊髓拴系和 Chiari Ⅱ 畸形（经腹部超声，频率为 4 MHz 和 9 MHz）；经侧脑室横切面和经小脑横切面、腰椎的矢状切面和冠状切面、双腿的冠状切面、骶椎的矢状切面和横切面。可见"柠檬征"（实线箭头）、"香蕉征"、Chiari Ⅱ 畸形（＊）、双侧侧脑室扩张；腰骶部椎弓（后方）骨化中心分离，导致腰椎管扩大（双头箭头），神经板抬高（虚线箭头）并桥接神经根，无皮肤覆盖；从 S4 向头侧计数，椎弓骨化中心线在 T12 水平（单箭头尖）中断；腰椎段和骶椎段均受累，脊髓圆锥向背侧延伸至抬高的神经板（双箭头尖），双侧马蹄内翻足

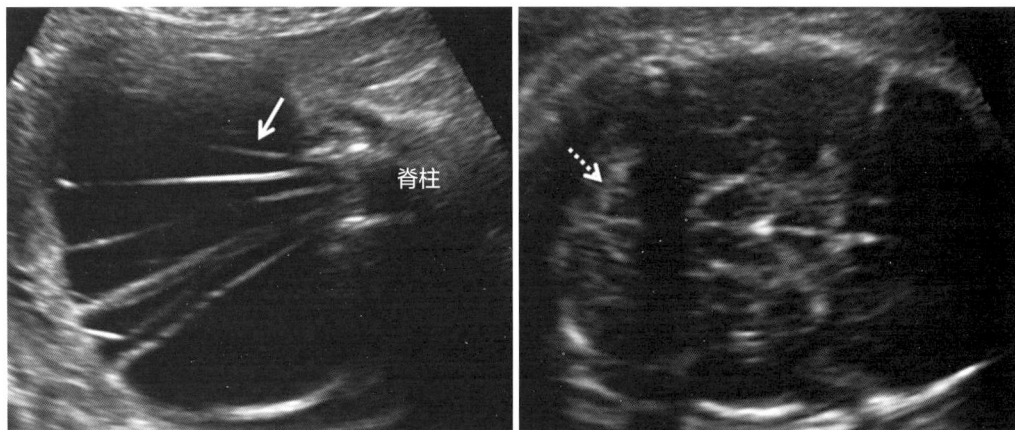

图 6.24　32 周腰椎脊髓裂伴神经板抬高和 Chiari Ⅱ 畸形（经腹部超声）；腰椎横切面和经小脑横切面。可见神经板抬高伴多个神经根紧张（实线箭头），Chiari Ⅱ 畸形的 "香蕉征"（虚线箭头）

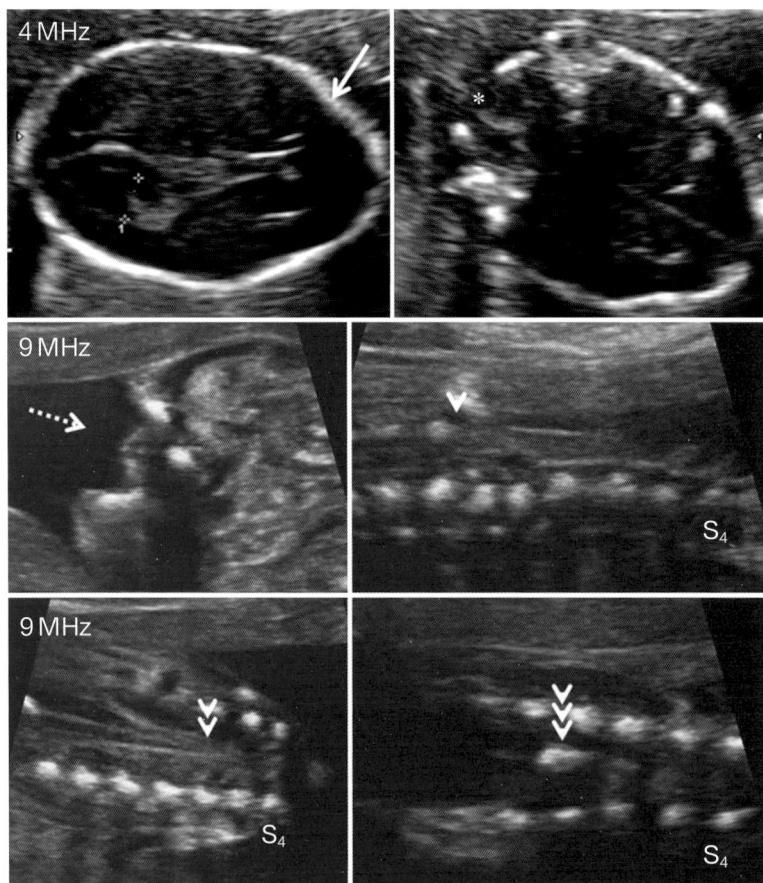

图 6.25　19 周腰骶部开放性脊柱裂（脊髓裂）、脊髓拴系、脊髓纵裂与 Chiari Ⅱ 畸形（经腹部超声）；侧脑室横切面、经小脑横切面、腰骶横切面、矢状切面和冠状切面。可见 "柠檬征"（实线箭头），"香蕉征"、Chiari Ⅱ 畸形（＊）、腰椎段椎弓骨化中心开放、腰椎管扩大、神经板未抬高（虚线箭头），未见脊膜膨出，无皮肤覆盖，椎弓骨化中心线在 L_3 水平中断（单箭头尖），从 S_4 向头侧数，腰椎段和骶椎段均受累，脊髓圆锥达到 S_2 水平（双箭头尖）与 S_1 水平的椎管中线处骨刺有关（三箭头尖）

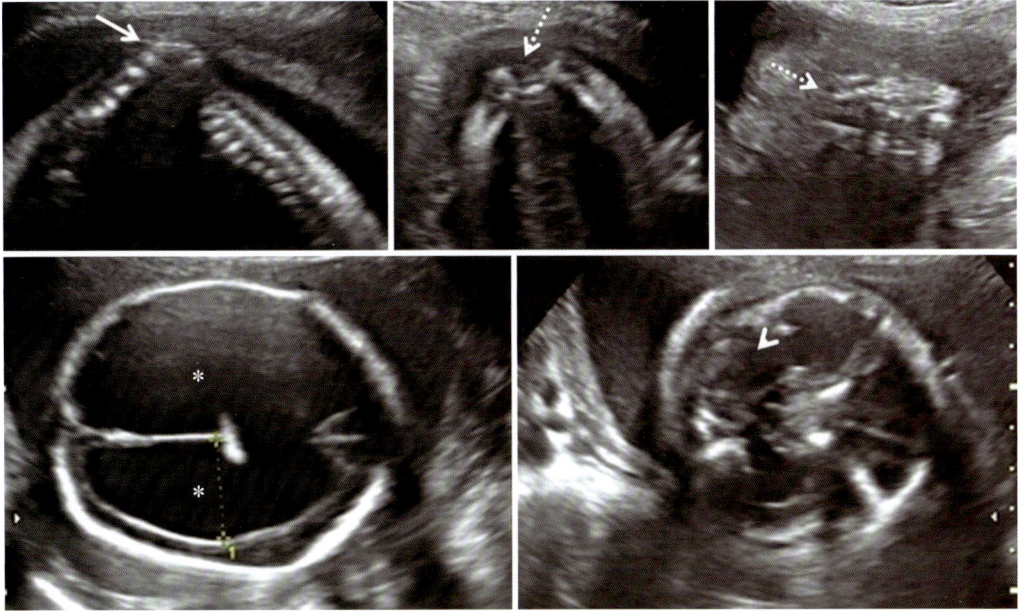

图 6.26　28 周腰骶部开放性脊柱裂伴脊柱后凸（经腹部超声）；胸腰骶椎矢状切面、腰椎上段横切面和冠状切面、经侧脑室横切面和经小脑横切面。可见脊柱后凸（实线箭头）、腰椎段椎弓骨化中心开放（虚线箭头）、明显的双侧侧脑室扩张（＊）、Chiari Ⅱ畸形（单箭头尖）

（5）妊娠中期和妊娠晚期开放性脊柱裂病例的其他幕上颅脑声像改变如下。

①43% 的开放性脊柱裂病例在经侧脑室横切面上可见位于透明隔腔后方的菱形囊性间隙，即"菱形征"。在正中矢状切面上，这个囊性间隙位于胼胝体后下方，是扩张的中间帆腔（图 6.27b，6.28 ～ 6.30）。"菱形征"与孕周、脊柱裂病变水平或是否存在脑积水无关。"菱形征"也可能在枕部脑膨出中出现。

②在约 66% 的开放性脊柱裂病例中，从经丘脑横切面上可见中脑顶盖呈鸟嘴状向后方突起（图 6.27b）。

③侧脑室后角的顶端呈尖形，称为"脑室尖点征"。在 70% 的开放性脊柱裂病例中，从经侧脑室横切面可见这一征象。侧脑室后角的尖端也更接近大脑表面。从侧脑室后角到枕骨的距离减小（图 6.27b）。

④从开放性脊柱裂病例 MRI 矢状切面可见增大的中间块（丘脑间连接）。如果存在该中间块，还可识别胼胝体发育异常和神经元移行异常。

其他声像表现

存在下肢神经肌肉后遗症，如足部畸形（图 6.23）时，可能出现摇椅足或明显的关节弯曲改变，还可能出现与之相关的疾病，如 Meckel-Gruber 综合征、OEIS 复合体（O：脐膨出，E：泄殖腔外翻，I：肛门闭锁，S：脊柱缺损）或泄殖腔外翻。如果胎儿合并其他异常，应进行染色体核型分析。

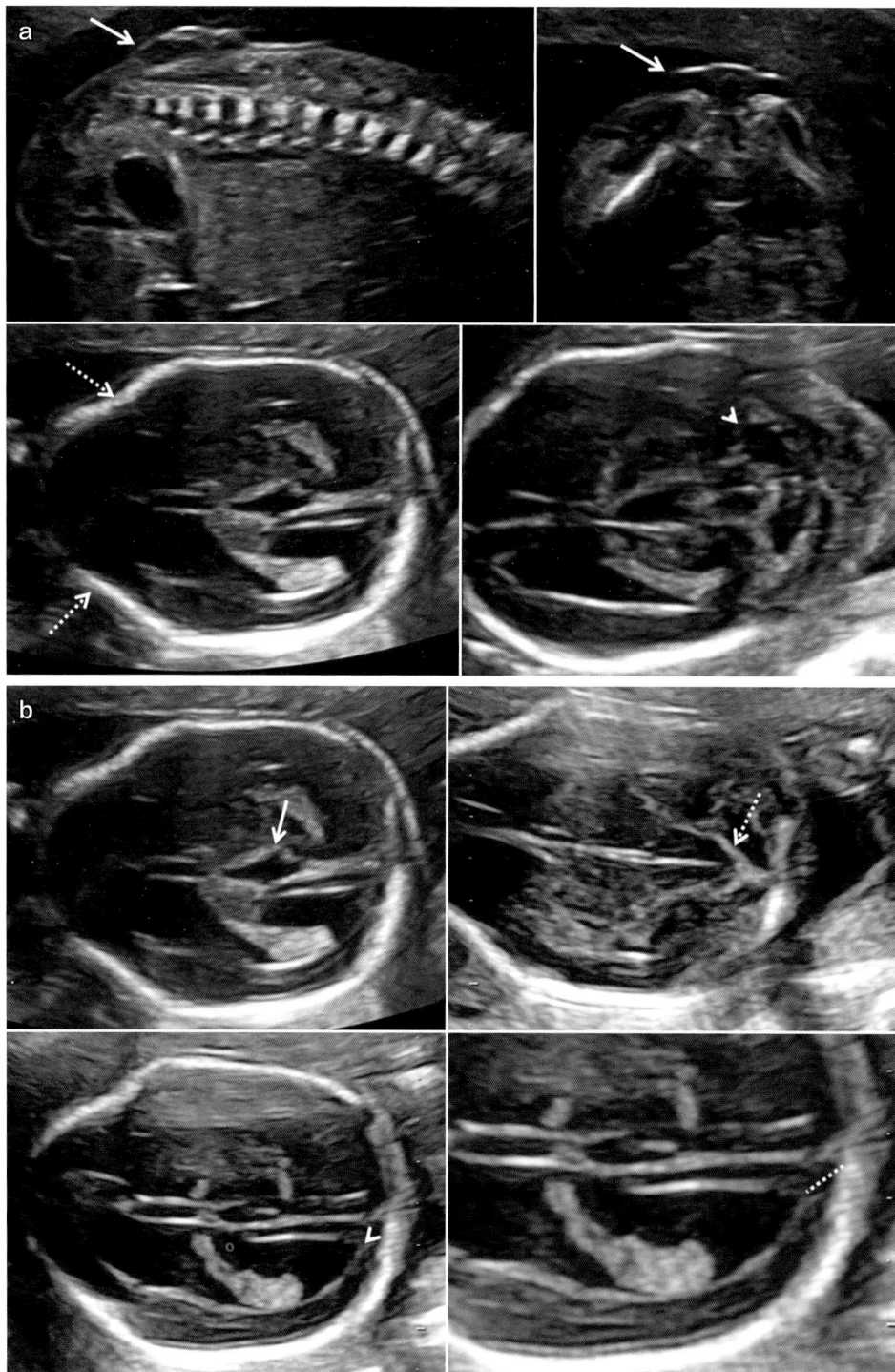

图 6.27 （a）19 周腰骶部开放性脊柱裂伴 "柠檬征" 和 "香蕉征"（经腹部超声，6 MHz）。可见腰骶部开放性脊柱裂（实线箭头）、"柠檬征"（虚线箭头）和 "香蕉征"（单箭头尖）。（b）19 周腰骶部开放性脊柱裂伴有幕上异常征象（经腹部超声，6 MHz）。可见 "菱形征"（实线箭头）、鸟嘴状中脑顶盖（虚线箭头）、"脑室尖点征"（单箭头尖）、侧脑室后角尖端靠近枕骨（虚线）

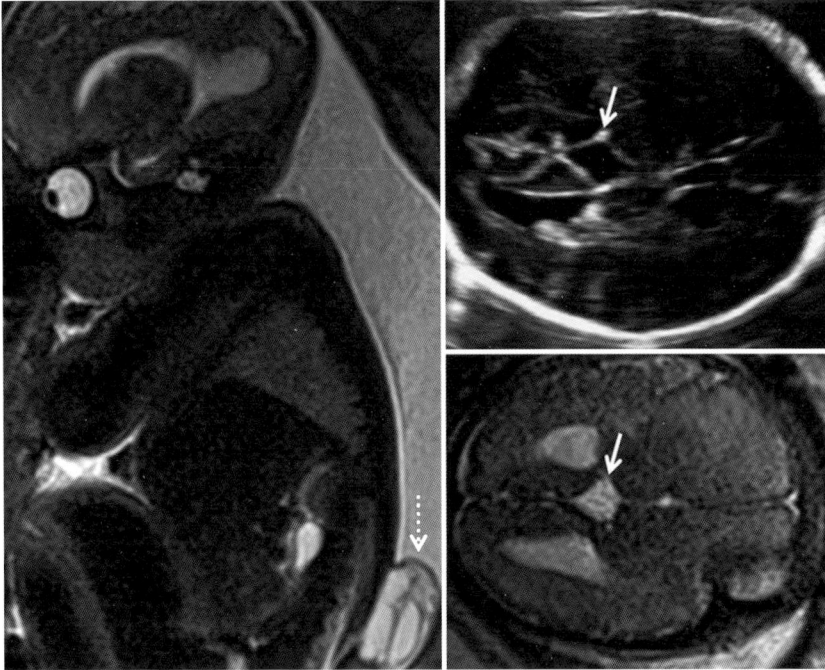

图 6.28　32 周腰骶部开放性脊柱裂病例中的"菱形征"（经腹部超声和 MRI）。可见"菱形征"（实线箭头）、腰骶部脊髓膨出（虚线箭头）

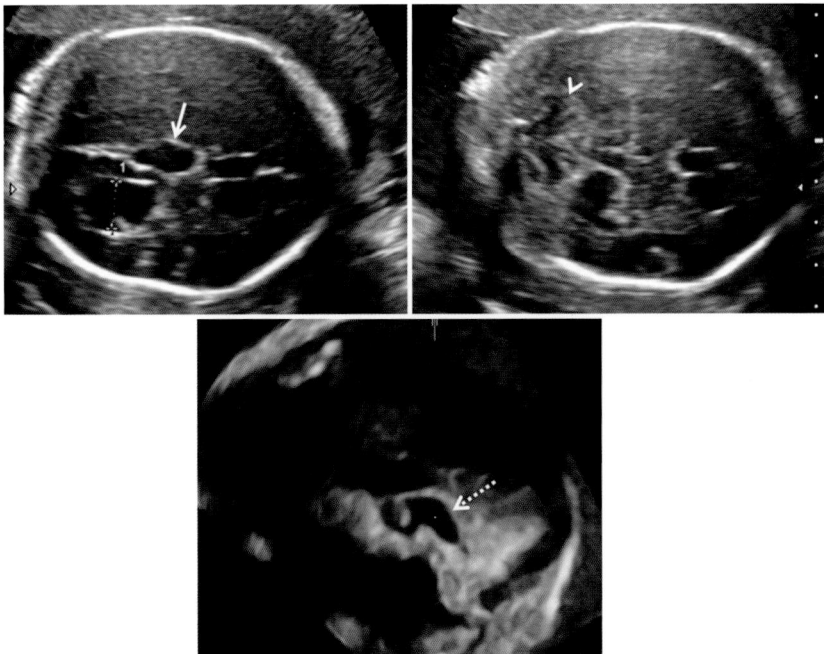

图 6.29　27 周胸腰段开放性脊柱裂病例中的"菱形征"（经腹部超声）；经侧脑室横切面、经小脑横切面、三维超声正中矢状切面。可见"菱形征"（实线箭头）、"香蕉征"（单箭头尖），菱形囊的典型位置应为胼胝体压部下方扩张的中间帆腔（虚线箭头）处

6.5.2　闭合性脊柱裂

　　由于闭合性脊柱裂没有颅内征象，因此很难被检测出来，所以，必须对胎儿脊柱的三个正交切面进行仔细检查。

　　超声表现如下。

　　（1）应仔细检查所有与脊柱裂相关的囊性病变（脊膜膨出和脊髓脊膜膨出）是否覆盖有皮肤和皮下组织层。可以通过观察缺损处皮肤和皮下组织层的连续性来判断。当皮肤完整时，覆盖囊性病变的膜一般较厚（图 6.31，6.32）。

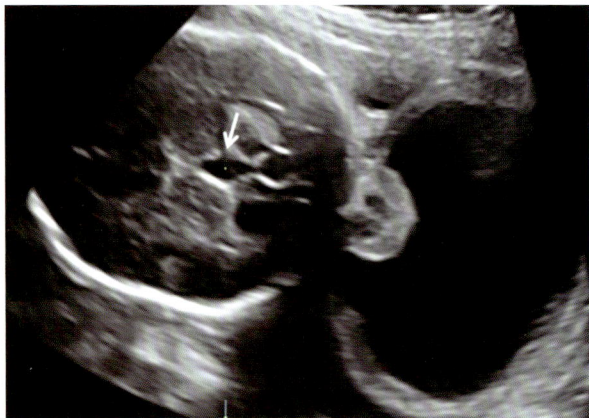

图 6.30　29 周（经腹部超声）枕部脑膨出。伴有"菱形征"（实线箭头）

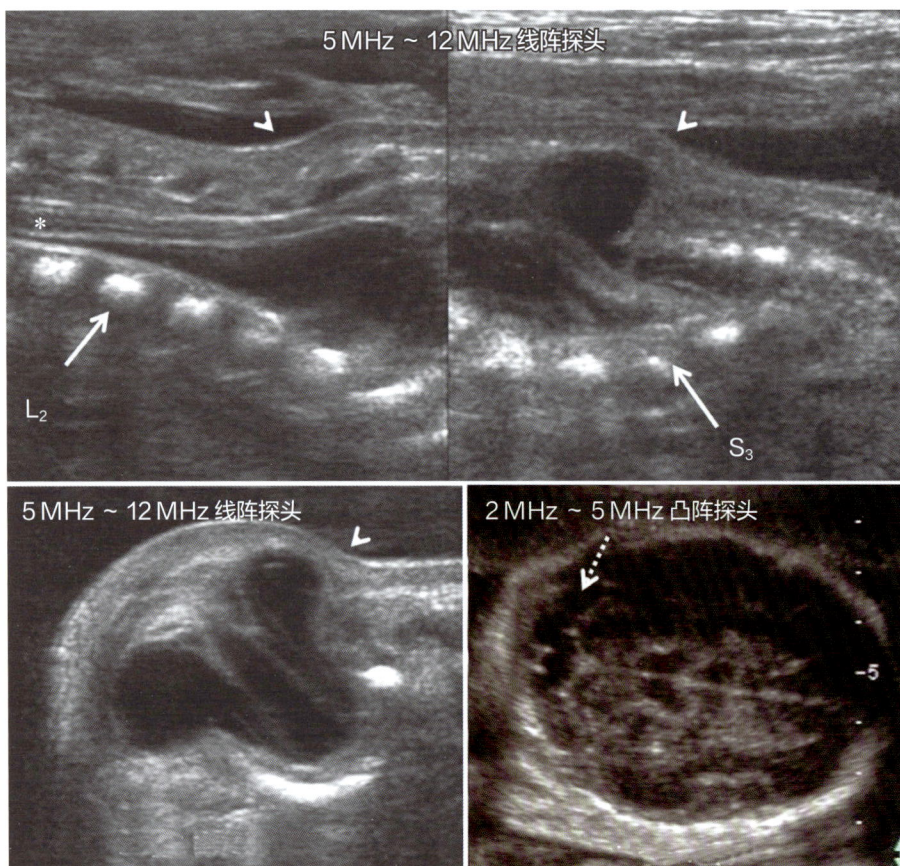

图 6.31　24 周腰骶部的闭合性脊柱裂伴脊髓脊膜膨出（经腹部超声）。可见脊髓脊膜膨出（神经板抬高）有皮肤覆盖（单箭头尖），病变位于 L_2 水平（实线箭头），脊髓（ * ）向背部延伸至脊髓脊膜膨出，最终拴在 S_3 水平，没有 Chiari Ⅱ 畸形（虚线箭头）

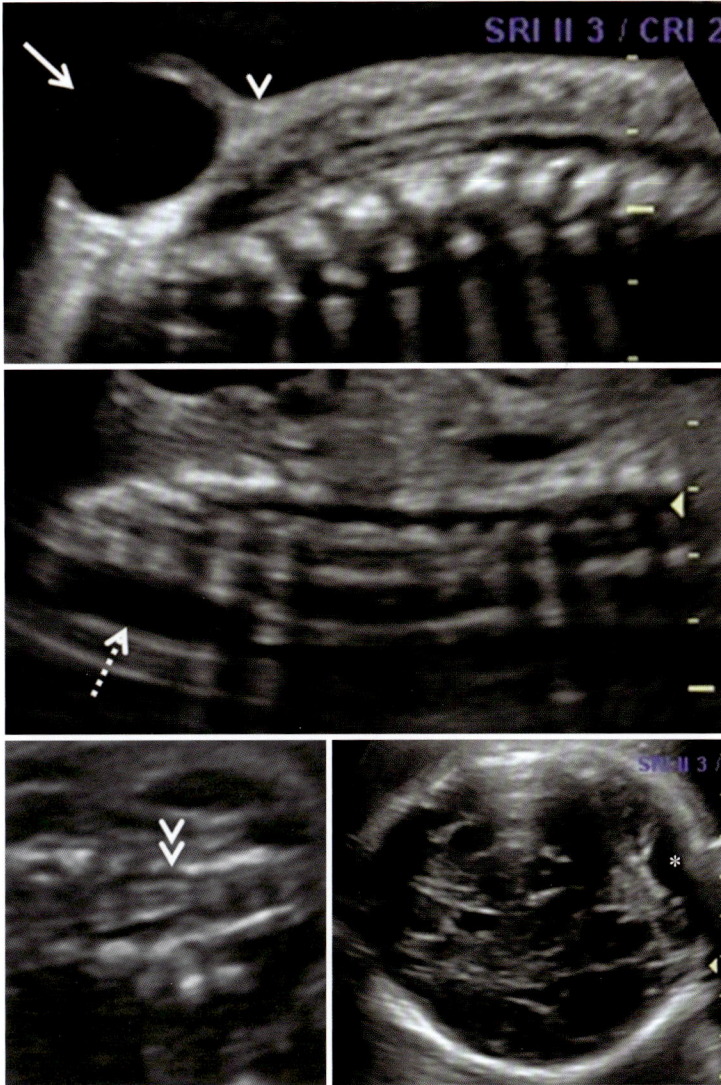

图 6.32　32 周骶尾部闭合性脊柱裂伴脊膜膨出和脊髓拴系（经腹部超声）；腰骶部脊柱前后位矢状切面、腰骶部脊柱的冠状切面、经小脑横切面。可见脊膜膨出（实线箭头），皮肤完整（单箭头尖），病变位于 S_1 水平，圆锥位于 L_4 水平（双箭头尖），提示有脊髓拴系。在胎儿处于脊柱后位且周围无羊水的情况下，脊膜膨出是扁平的，几乎无法辨认（虚线箭头）。没有 Chiari Ⅱ 畸形（＊）

（2）脂肪瘤组织表现为囊性病变壁上的高回声区（图 6.33，6.34）。当脂肪瘤与神经板病变相关时，它们在硬膜内和（或）皮下切面上呈高回声。皮下脂肪瘤通常穿过脊柱缺损处的通道与椎管相连接。

（3）伴有椎弓骨化中心分离且无脊膜膨出或脊髓脊膜膨出的脊髓拴系，可被超声识别（图 6.33）。脊髓拴系表现为脊髓圆锥末端位于 L_3 水平下缘。圆锥距离是最后一个椎体与脊髓圆锥之间的距离。圆锥距离小于股骨长度正常值的第 5 百分位数［或股骨长度（mm）减 8］则表示存在脊髓拴系。

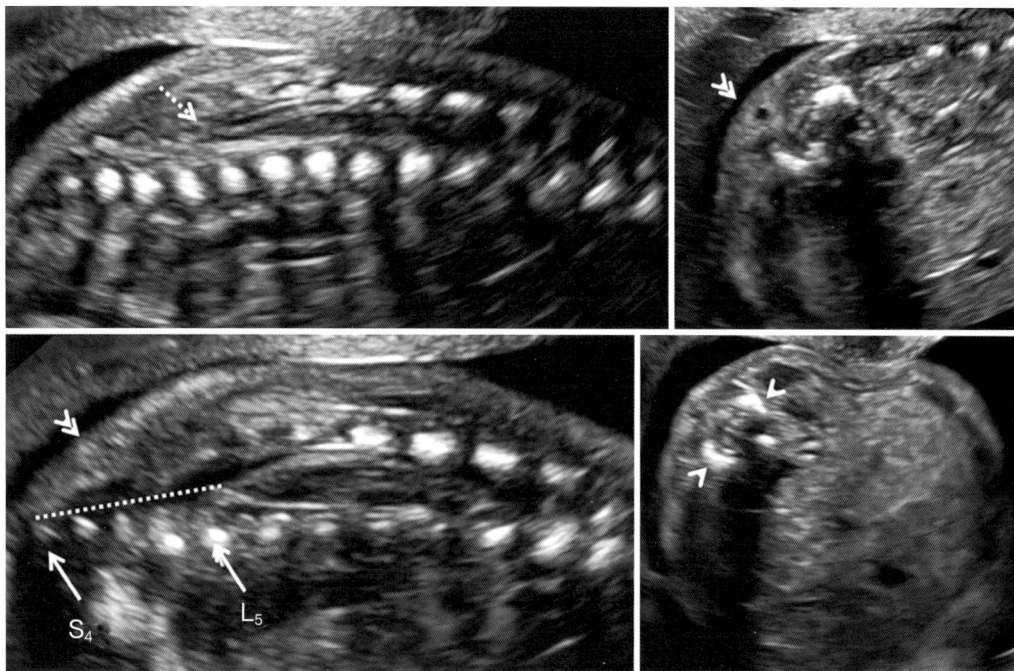

图 6.33　21 周骶尾部闭合性脊柱裂伴病变处脂肪瘤（经阴道超声）。脊髓圆锥（虚线箭头）位于 L_5 水平，提示存在脊髓拴系，椎弓骨化中心分离（单箭头尖），病变处有完整的皮肤覆盖，皮下脂肪瘤呈高回声（双箭头尖），圆锥距离（虚线）小于正常值第 5 百分位数。无脊膜膨出

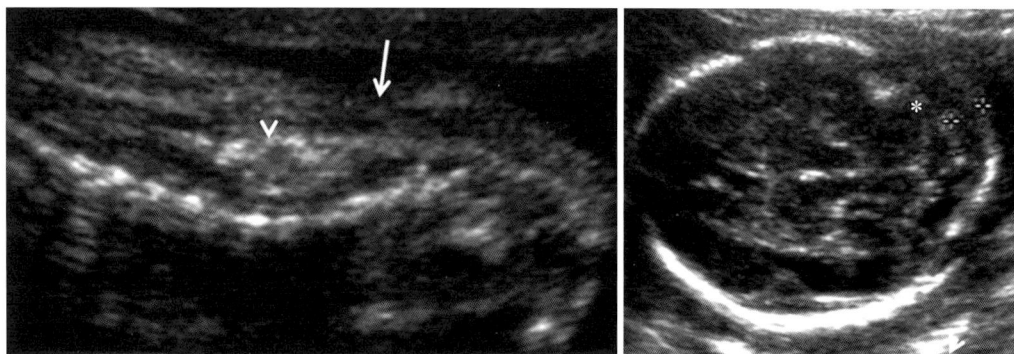

图 6.34　22 周腰骶部闭合性脊柱裂伴脂肪瘤（经腹部超声）。可见病变处有完整的皮肤和皮下组织层覆盖（实线箭头）、硬膜内脂肪瘤（单箭头尖），无 Chiari II 畸形的征象（＊）。无脊膜膨出

（4）闭合性脊柱裂没有相关的颅内征象。

（5）通过高频超声探头追踪椎管，可识别出末端脊髓囊状膨出，其特征是膨出的脊髓中央管从腰骶椎缺损处膨出。

（6）相关的表现包括骶骨发育不良、半椎体、脊柱侧弯和泌尿生殖系统异常。MRI 检查可用于检测脂肪含量以及是否有皮肤覆盖。通过 MRI 检查还可以识别脊髓囊状膨出中扩张的中央管。

6.6　颅脊柱裂

　　颅脊柱裂是一种最严重的开放性神经管缺陷，整个神经管没有闭合，这导致无脑畸形与整个脊柱的开放性脊柱裂相连（图 6.35）。约 10% 的无脑畸形病例会出现这种情况。

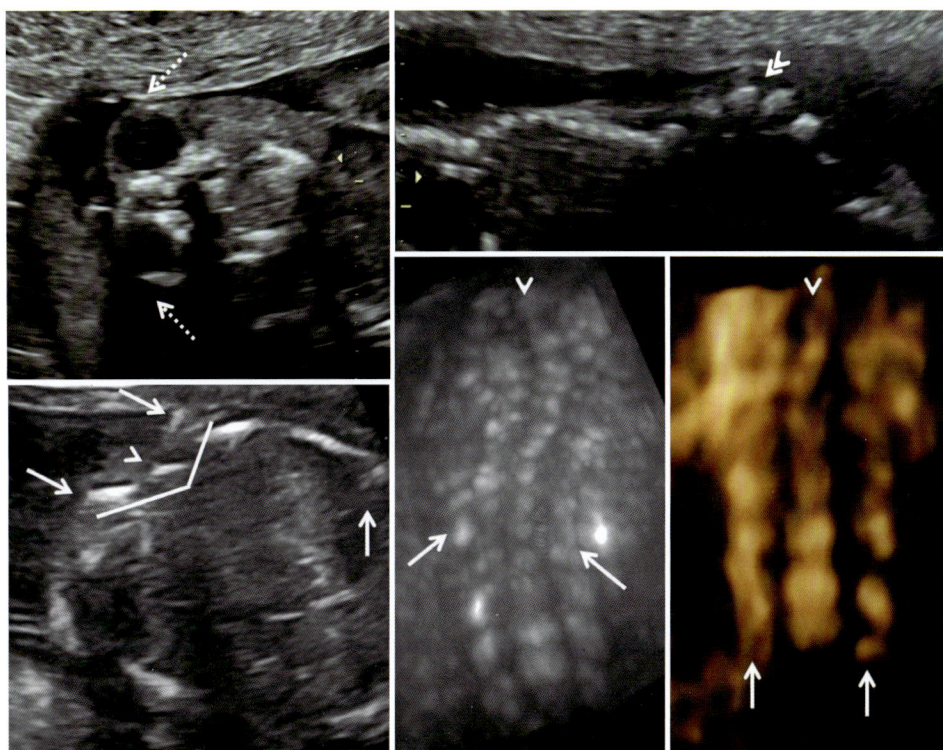

图 6.35　23 周颅脊柱裂（经腹部超声）；经眼眶的横切面、脊柱的矢状切面、腰椎脊柱的横切面和冠状切面及其三维渲染图像。可见突出的眼眶（虚线箭头），颅骨和颅内结构显示不清，脊柱后侧凸（双箭头尖），整个脊柱的椎弓骨化中心明显分离（实线箭头），前方椎体骨化中心（单箭头尖）几乎与后方椎弓骨化中心在同一条直线上近 180° 的钝角。在三维渲染图像中，可以清楚地看到整个脊柱的受累情况

6.7　脊髓纵裂、半椎体、神经管原肠囊肿和骶骨发育不全

6.7.1　脊髓纵裂

　　（1）脊髓纵裂指椎管内中线处出现一条骨性高回声隔。这条骨性高回声隔在横切面、冠状切面和矢状切面上均可显示（图 6.25，6.36）。

　　（2）局部椎管扩大导致椎弓骨化中心分离。

　　（3）病变处皮肤和皮下组织层没有缺损。

　　（4）病变可能累及一个或多个节段。该病变最常见于胸腰段。

　　（5）纤维或软骨的分隔不会显示高回声，因此在超声检查中无法检测到。

　　（6）使用放大的高频超声图像可以看到分裂的脊髓或脊髓圆锥（图 6.36）。

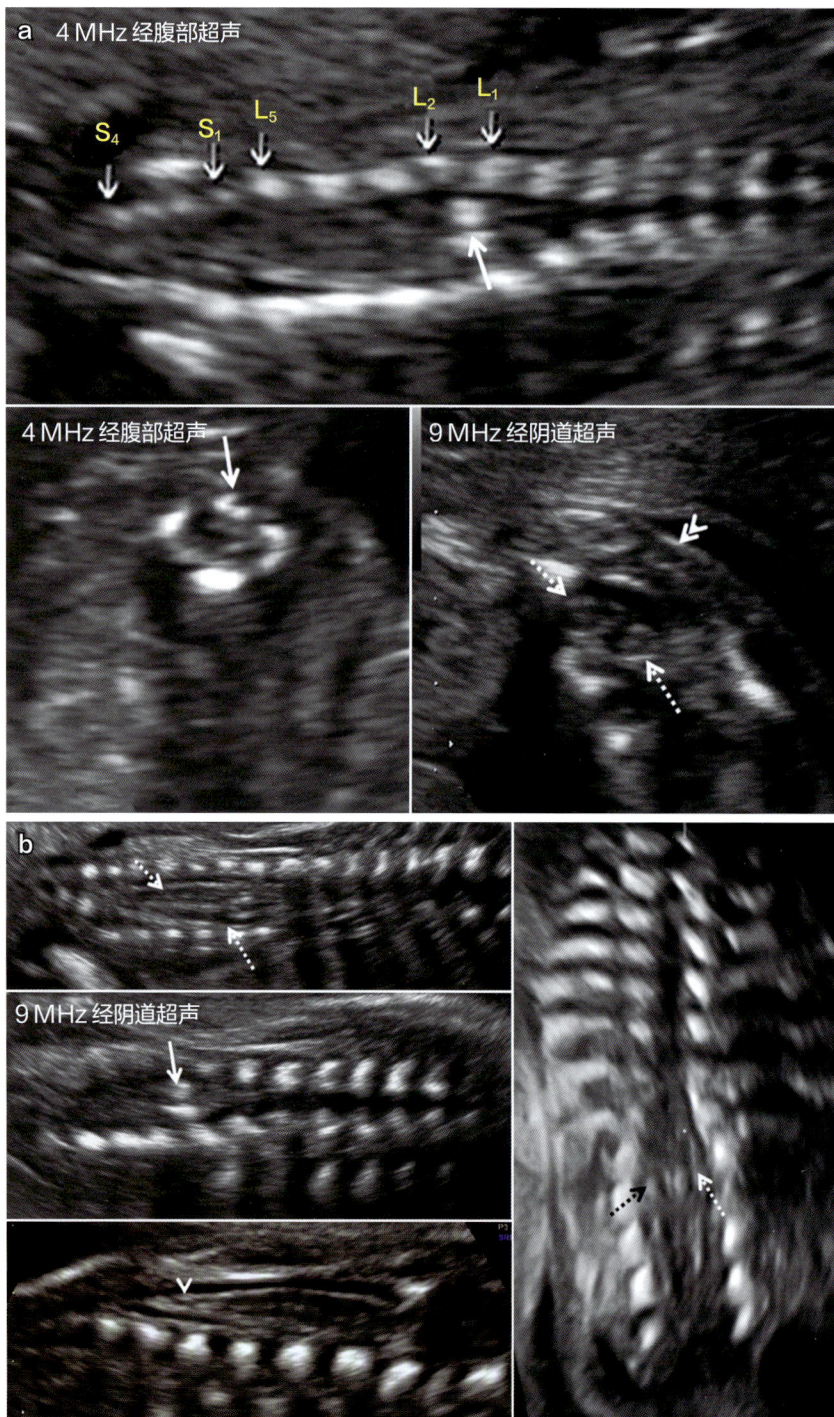

图 6.36 （a）19 周腰椎脊髓纵裂伴脊髓拴系（经腹部超声和经阴道超声）；腰骶部脊柱的冠状切面和横切面。可见腰骶部椎管扩张（腰骶椎椎弓骨化中心分离），在 L_1 水平椎管内可见骨性高回声隔（长实线箭头），两根脊髓各有一个脊髓中央管（虚线箭头），皮肤完整（双箭头尖）。（b）19 周腰椎脊髓纵裂伴脊髓拴系（经阴道超声）；冠状切面（后侧和前侧）、矢状切面和三维容积对比成像冠状切面。从 L_1 水平向尾侧可见两根脊髓位于脊髓管内（虚线箭头），在 L_1 水平椎管内可见骨性高回声隔（实线箭头），脊髓圆锥位于 L_5 水平（单箭头尖）

（7）脊髓通常被牵拉（拴住）。

（8）相关的异常包括半椎体、脊柱后凸、开放性脊柱裂、脂肪瘤和马蹄内翻足。

6.7.2　半椎体

椎体左侧或右侧软骨发育障碍时，会形成侧方半椎体。椎体腹侧的软骨发育障碍时，会形成脊侧半椎体。这分别会导致脊柱侧凸和脊柱后凸。孤立性单节段半椎体多为偶发事件。

超声表现如下。

（1）在侧方半椎体的椎体冠状切面上可见不对称的楔形椎体（图 6.37，6.38）。这在横切面或矢状切面中可能无法显示。

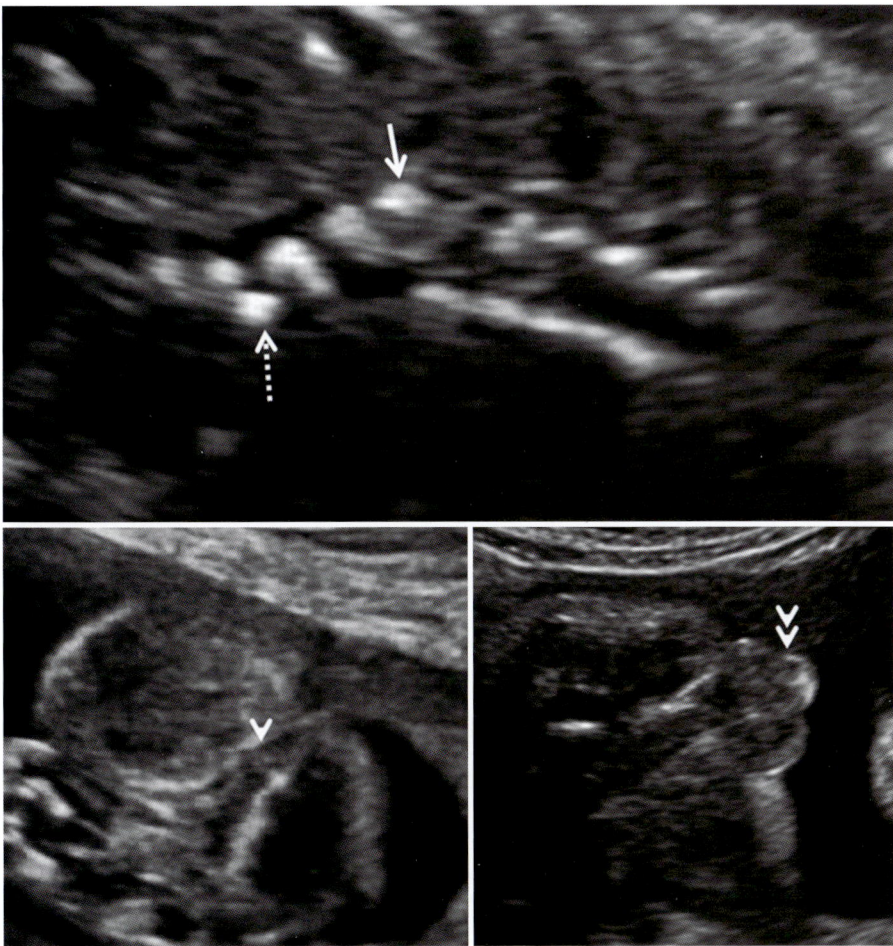

图 6.37　23 周（经腹部超声）可疑 VACTERL 联合畸形，表现为 L_3 和 S_1 水平半椎体畸形、肛门闭锁、阴茎阴囊型尿道下裂和单脐动脉。胸椎与腰椎交界处的冠状切面、会阴和外生殖器的横切面分别显示 L_3 和 S_1 水平的侧方半椎体（实线箭头和虚线箭头）伴脊柱后凸，肛门括约肌未显示（单箭头尖），可见阴茎阴囊型尿道下裂（双箭头尖）

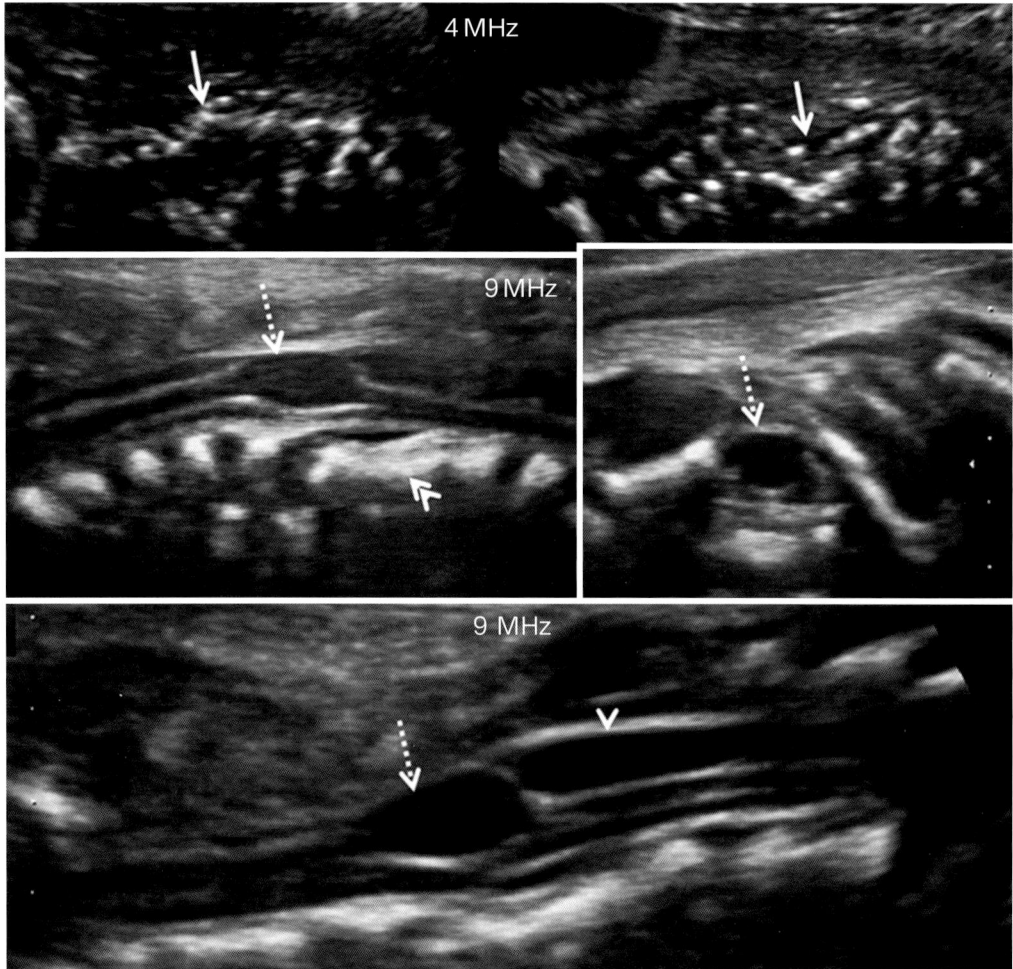

图 6.38　28 周（经腹部超声）颈胸段多发半椎体畸形，脊髓空洞症和可疑脊髓蛛网膜囊肿；颈椎和胸椎上段的冠状切面、矢状切面和横切面。可见由多发半椎体畸形和脊柱后凸导致的颈胸段脊柱形态不规则、椎管增宽（实线箭头）、可疑椎体融合（双箭头尖）、C_7 和 T_1 水平的脊髓中央管局部扩张（脊髓空洞症）（虚线箭头）、位于胸椎上段脊髓背侧硬膜内的长条形轴外囊肿（单箭头尖）

（2）在背侧半椎体中，椎体的前部缺失（图 6.39），这在矢状切面中最容易被观察到。

（3）异常节段的椎体比相邻的正常节段的椎体小。

（4）可能累及一个或多个节段。半椎体最常发生在胸椎中段。

（5）脊柱畸形可能在妊娠早期（第 11 ～ 14 周）可见。双侧多个侧方半椎体的存在可使脊柱两侧保持平衡，侧凸可能不明显。多发半椎体畸形的再发风险为 5% ～ 10%。

（6）受影响节段表面的皮肤和皮下组织层没有缺损。

（7）骨骼三维超声最大模式成像下从正中矢状切面获取的冠状渲染图像有助于显示半椎体并确定所处节段水平（图 6.40）。

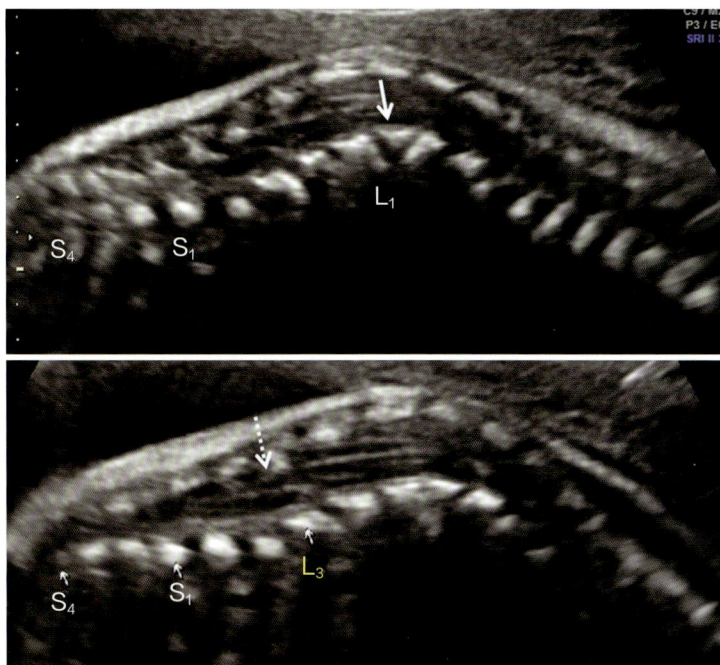

图 6.39　28 周（经腹部超声）脊柱 L_1 水平背侧半椎体畸形伴脊柱向后成角（驼背）和脊髓拴系；胸腰骶段脊柱矢状切面。显示从 S_4 向头侧计数位于 L_1 水平的楔形脊柱（大实线箭头），脊髓圆锥位于 L_4 水平提示脊髓拴系（虚线箭头）

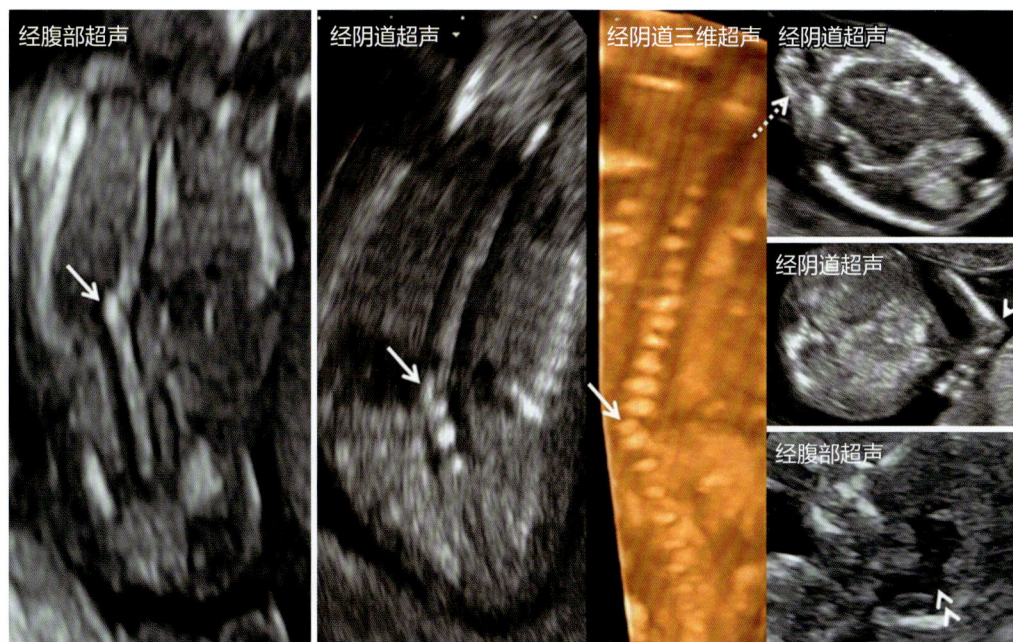

图 6.40　12 周（经腹部超声和经阴道超声）VACTERL 联合畸形，表现为 T_{11} 半椎体，伴有枕部脑膨出和右侧畸形手；脊柱的冠状切面、以三维超声最大模式生成的渲染图像、大脑脚切面、右前臂和右手的矢状切面、显示颅内透明层的切面。可见 T_{11} 的侧方半椎体伴脊柱侧凸（实线箭头），枕部脑膨出（虚线箭头），显示右侧畸形手（单箭头尖）和颅内透明层异常（双箭头尖）

（8）半椎体畸形是 VACTERL 联合畸形的一部分，需检查心脏、肾、肢体、上消化道和肛周复合体是否存在相关异常（图 6.37，6.40）。与半椎体相关的常染色体隐性遗传病包括 Jarcho-Levin 综合征和 Klippel-Feil 综合征。

6.7.3 神经管原肠囊肿

脊索分离异常导致两侧椎体不融合，这会使脊髓中央管（神经外胚层）和胃肠道（内胚层）之间形成一条通道。在椎体病变处可见一内衬内胚层的囊肿与该通道相通。这种囊肿被为神经管原肠囊肿。

（1）在受累的椎体水平可能出现半椎体、蝴蝶椎或椎体融合。

（2）在椎体病变水平脊柱前方可见一个囊肿（图 6.41）。

（3）可能在受累椎体水平看到脊髓异常（脊髓纵裂）。

（4）可伴有胃肠重复畸形。

6.7.4 骶骨发育不全

尾端神经管及其周围的中胚层结构的诱导失败会导致骶骨完全或部分缺失。母体糖尿病与胎儿骶部发育不全之间密切相关。

（1）骶骨缺失，最后一个脊椎节段为 S_1 或更高。

（2）正常骶骨逐渐变细的特征缺失。脊柱末端圆钝且突然终止。

（3）髂骨横跨中线融合。股骨头之间的距离缩小。

（4）在第 11 ～ 14 周的超声扫查中，头臀长的缩短是诊断骶骨发育不全的早期指标。

（5）可出现相邻腰椎的椎体缺失或异常。

（6）下肢神经肌肉系统可能出现关节挛缩的改变。

（7）部分骶骨发育不全表现为最后一个或两个骶骨缺失，这种情况更加隐匿，难以诊断（图 6.42）。

（8）必须评估肾、膀胱、生殖器、下肢和会阴部复合体。

骶骨发育不全是尾端退化综合征或人鱼体序列征的一部分（图 6.43）。

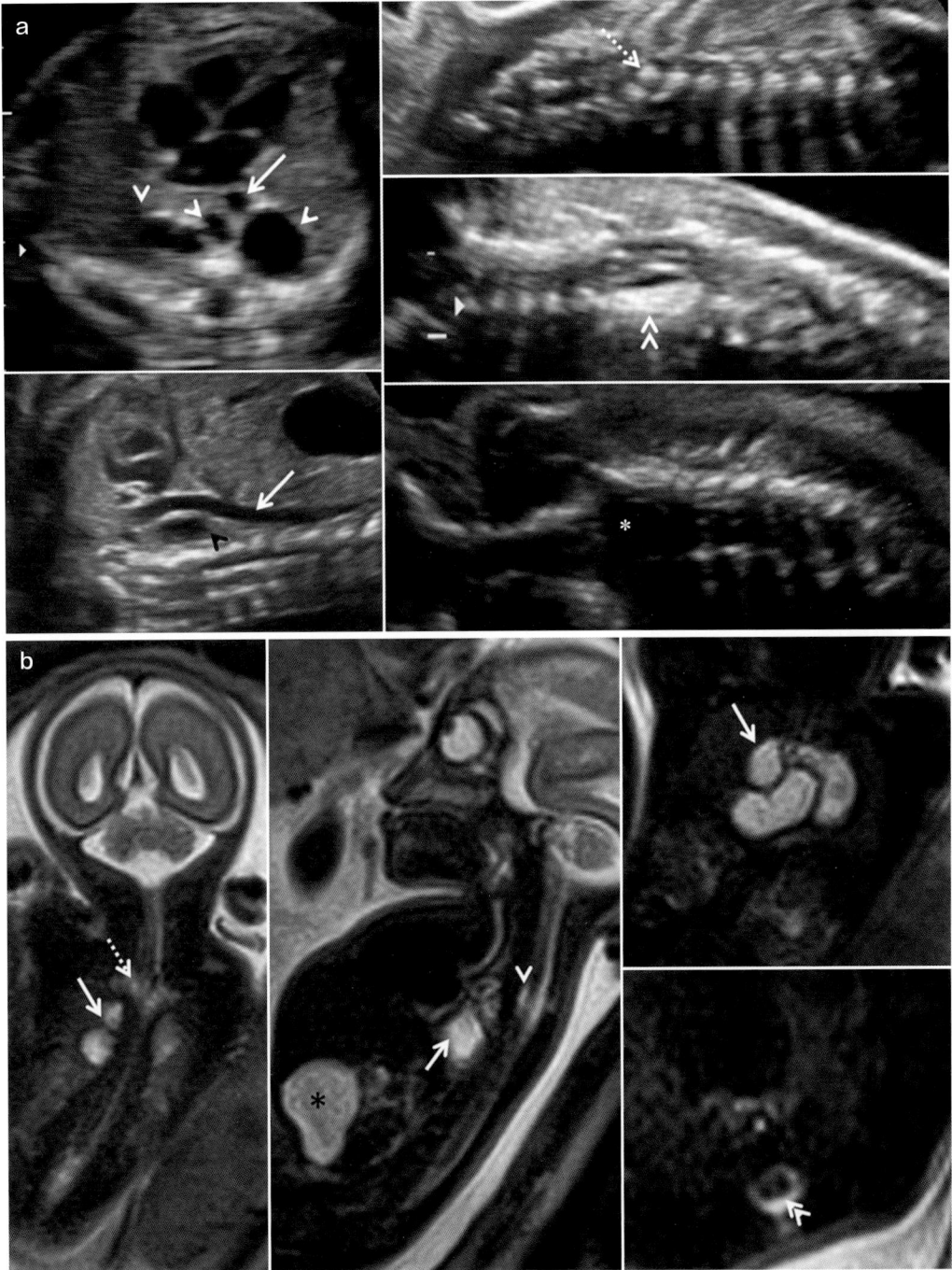

图 6.41 （a）24 周（经腹部超声和 MRI）神经管原肠囊肿；胸部横切面和矢状切面、胸椎的前后冠状切面。分别显示了心脏后方、主动脉后方、椎体前方管状折叠的囊性病变（单箭头尖），可见降主动脉（实线箭头）、半椎体（虚线箭头）、椎体融合（双箭头尖）以及椎管增宽（＊）。脊柱病变与后纵隔的囊性病变处于同一水平。（b）24 周（经腹部超声和 MRI）神经管原肠囊肿；胸椎的冠状切面和矢状切面、经过囊性病变的胸部冠状切面、放大的胸椎横切面。分别显示了心脏后方、主动脉后方、椎体前方管状折叠的囊性病变（实线箭头），椎管增宽（虚线箭头）伴疑似延伸到椎管内的囊肿（单箭头尖），重复的脊髓（双箭头尖），同时存在下腹部的肠重复畸形（＊）。椎体前方囊肿水平的脊柱缺损证实了该病变是神经管原肠起源

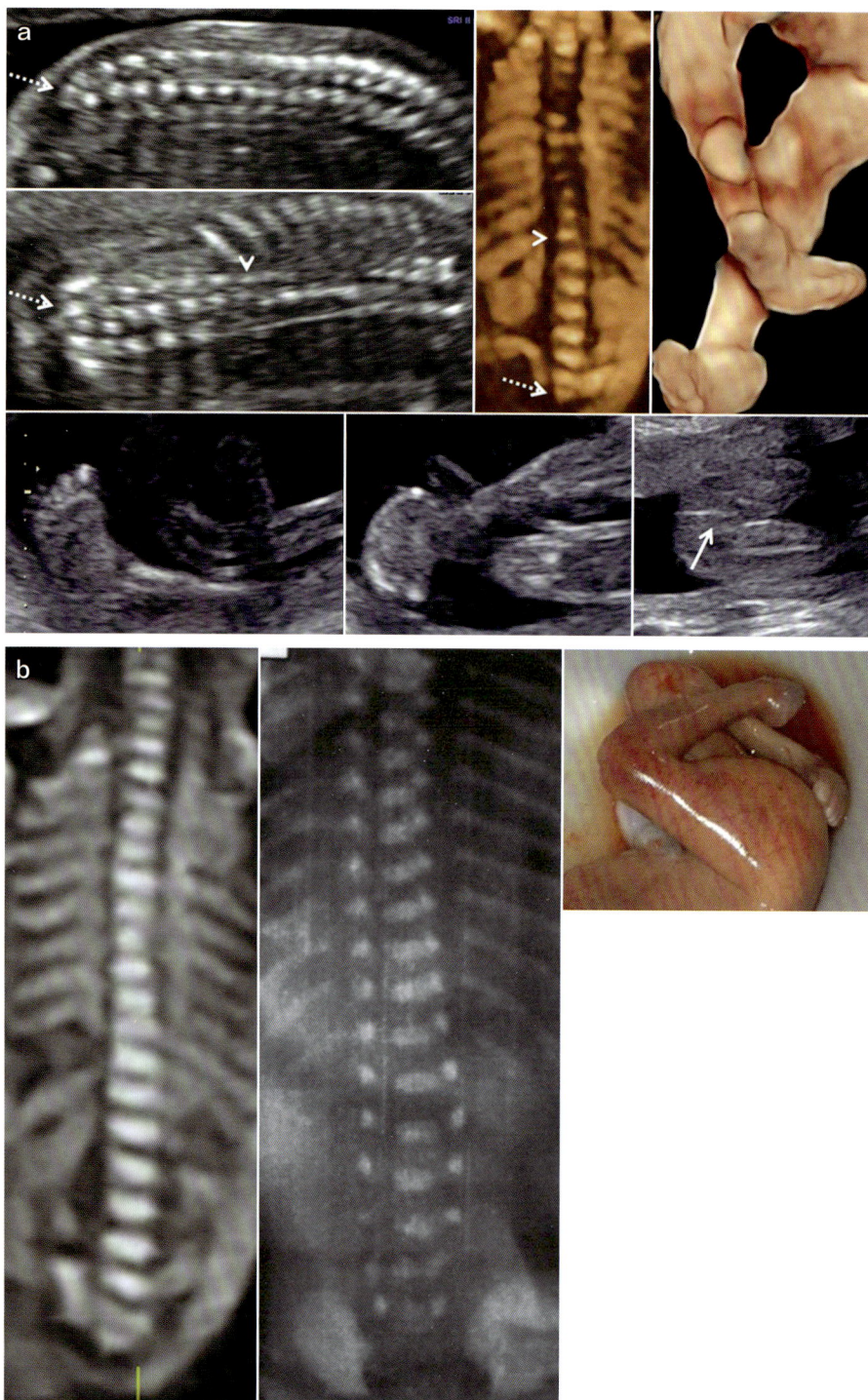

图 6.42 （a）20 周（经腹部超声）部分骶骨发育不全伴双侧马蹄内翻足和肛门闭锁；脊柱胸腰骶段矢状切面和冠状切面，三维超声最大模式成像冠状切面、下肢及会阴横切面的二维超声及三维超声图像。分别显示了骶骨突然中断，骶骨逐渐靠拢的征象消失，从 T_{12}（单箭头尖）向尾侧计数显示最后一个节段为 S_2（虚线箭头），双侧马蹄内翻足，肛周复合体消失（实线箭头）。（b）20 周引产前胎儿三维超声容积对比成像脊柱冠状切面与胎儿引产后 X 线脊柱正位成像吻合，可见该胎儿患有双侧马蹄内翻足，同时可见中断的骶骨

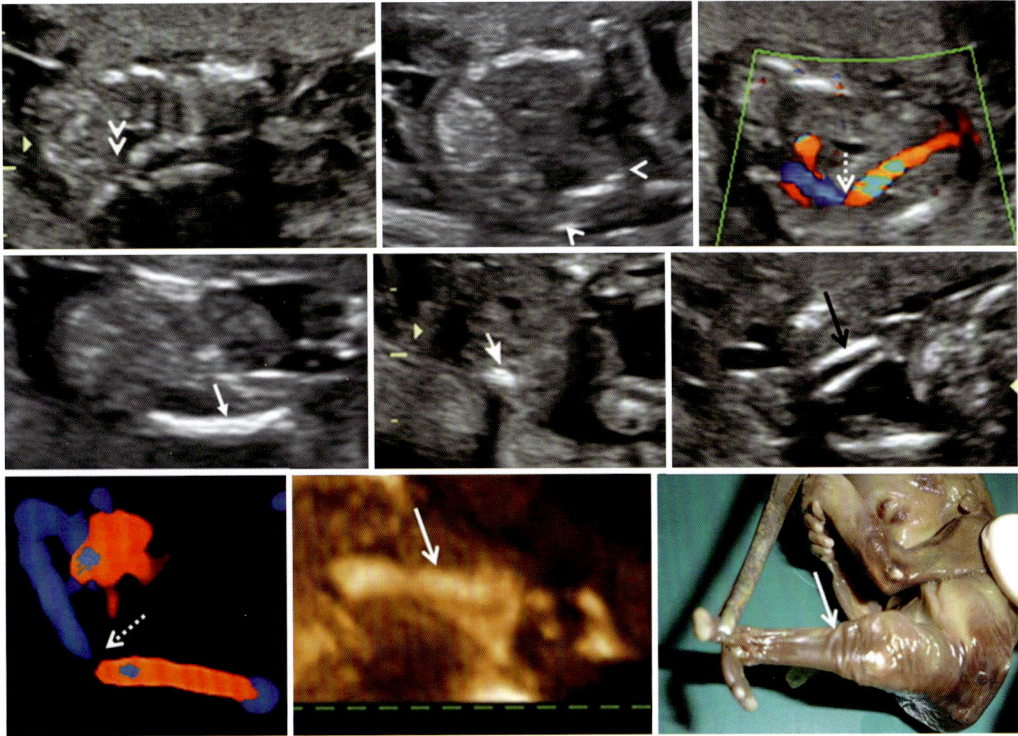

图 6.43　16 周人体鱼序列征（经腹部超声）；脊柱冠状切面、肾窝横切面、腹主动脉彩色多普勒超声图像、股骨长轴切面和横切面及腿的冠状切面。分别显示完整性骶骨发育不全导致脊柱截断（双箭头尖），两个肾脏在其解剖位置上均未显示（单箭头尖），二维超声和三维超声图像中显示腹主动脉延续至持续性卵黄动脉（虚线箭头），显示胎儿仅有单个下肢，可见融合的股骨（白色实线箭头）、融合的腿（黑色实线箭头）。需注意由胎儿双侧肾脏发育不全而导致的羊水过少

推荐阅读

1. Coleman BG, Langer JE, Horii SC. The diagnostic features of spina bifida: the role of ultrasound. Fetal Diagn Ther. 2015;37:179–96.

2. Ghi T, Pilu G, Falco P, Segata M, Carletti A, Cocchi G, Santini D, Bonasoni P, Tani G, Rizzo N. Prenatal diagnosis of open and closed spina bifida. Ultrasound Obstet Gynecol. 2006;28:899–903.

3. Hoopmann M, Abele H, Yazdi B, Schuhmann MU, Kagan KO. Prenatal evaluation of the position of the fetal conus medul-laris. Ultrasound Obstet Gynecol. 2011;38:548–52.

4. Lewis H, Tuite GF, Gonzalez-Gomez I, Baron F, Towbin RB, Towbin AJ, Neville Kucera J. Atretic cephalocele: prenatal and postnatal imaging features. Appl Radiol. 2017;46:36–9.

钟晓红　译

梁美玲，曾　晴　校

7

第 7 章
侧脑室扩张

侧脑室扩张指侧脑室增大。妊娠中晚期侧脑室的宽度（横径）大于等于 10 mm 时可诊断为侧脑室扩张，根据扩张程度可分为轻度（10 ~ 12 mm）、中度（13 ~ 15 mm）和重度（大于 15 mm）侧脑室扩张。

7.1 轻度与中度侧脑室扩张

轻度或中度侧脑室扩张可能是某种疾病的表现或征象,它本身不是一种单独的疾病。因此，侧脑室扩张并不是一个最终诊断，发现侧脑室扩张还需要进一步评估其扩张的原因以做出最终诊断。通过对两侧侧脑室的观察和测量，可确定侧脑室扩张是单侧的还是双侧的，以及是否对称。一旦发现侧脑室扩张，就必须进行专门的胎儿神经系统超声检查。检查时应使用尽可能高频率的探头。根据胎儿头部的位置，可以采用经腹部超声扫查或经阴道超声扫查的方式。获取和存储三维容积后可使图像增强，并能在多平面和渲染模式下显示图像。在某些情况下，MRI 检查可用于确认超声检查结果并进一步检测是否存在其他异常。MRI 检查可用于因母体生活习惯、胎位或孕龄较大而导致超声检查不理想的病例。对胎儿进行全面的检查以检测是否存在其他颅外相关异常是必要的。如果在全面检查后没有发现颅内或颅外的其他异常表现，则该类轻度和中度侧脑室扩张称为"孤立性"侧脑室扩张。

以下实践要点有助于发现其他异常。

（1）透明隔腔（CSP）：存在与否，其形状和大小如何。

CSP 异常是检出前脑无裂畸形、胼胝体和透明隔异常的主要征象。

（2）侧脑室壁：是否光滑、规则。

侧脑室壁不规则见于侧脑室周围灰质异位。

（3）脉络丛：比较两侧脉络丛的大小和回声。

脑室内出血和脉络丛乳头状瘤可见较大的脉络丛。

（4）侧脑室内脑脊液：清亮或浑浊，有无凝块、条带或粘连。

脑室内出血或感染时可见液体浑浊和粘连。

（5）胼胝体：存在与否，其长度和厚度如何。

胼胝体部分或完全不显示提示胼胝体部分缺如或完全缺如。

（6）大脑半球：比较两侧大脑半球的体积。

大脑半球大小不对称见于单侧脑发育不良、脑萎缩和半侧巨脑畸形。

（7）蛛网膜下腔：正常、增大或减小。

梗阻性脑积水时蛛网膜下腔闭塞，脑发育不良或脑萎缩时蛛网膜下腔增宽。

（8）脑实质：

①异常变薄（脑萎缩）。

②存在裂隙（脑裂畸形）。

③脑沟发育延迟或提前（分别对应无脑回畸形和多小脑回畸形）。

④侧脑室周围高回声晕（感染）、钙化或囊肿（感染）或实性结节（侧脑室旁结节状灰质异位）

⑤实性或囊性病变（肿瘤、出血或囊肿）。

（9）小脑延髓池：观察小脑蚓部的形态、大小和位置（旋转），小脑半球的大小和对称性，枕大池的大小以及是否存在。可识别大枕大池、Blake's 囊肿、小脑蚓部发育不良或 Dandy-Walker 畸形。

（10）多普勒评估：在某些情况下适用。

例如，评估前脑无裂畸形中的 Willis 环异常、鞍上肿瘤与 Willis 环的关系以及胼胝体完全缺如时胼胝周围动脉的异常走行等。

（11）针对性超声检查以评估以下异常。

①染色体异常指标：作为 21- 三体综合征的指标，孤立性轻度侧脑室扩张的似然比为 3.81。

②单基因综合征如 Walker-Warburg 综合征、Joubert 畸形、Meckel 综合征、Hydrolethalus 综合征、Bardet-Biedl 综合征等的相关异常指标（图 7.1）。

③胎儿感染的相关指标，包括肝大、肝脏斑点状钙化、白内障、宫内生长受限、腹水和水肿。

④其他散发异常。提示需进行胎儿超声心动图检查。

（12）胎儿核型 / 染色体微阵列（chromosomal microarray，CMA）和胎儿感染指标的检测。是否进行侵入性检查（羊膜腔穿刺术）取决于是否存在其他异常或软指标异常，还需结合妊娠早期非整倍体异常风险评估的结果（图 7.2，7.3）。CMA 可以诊断染色体微缺失或染色体重复，操作前建议进行遗传学咨询。

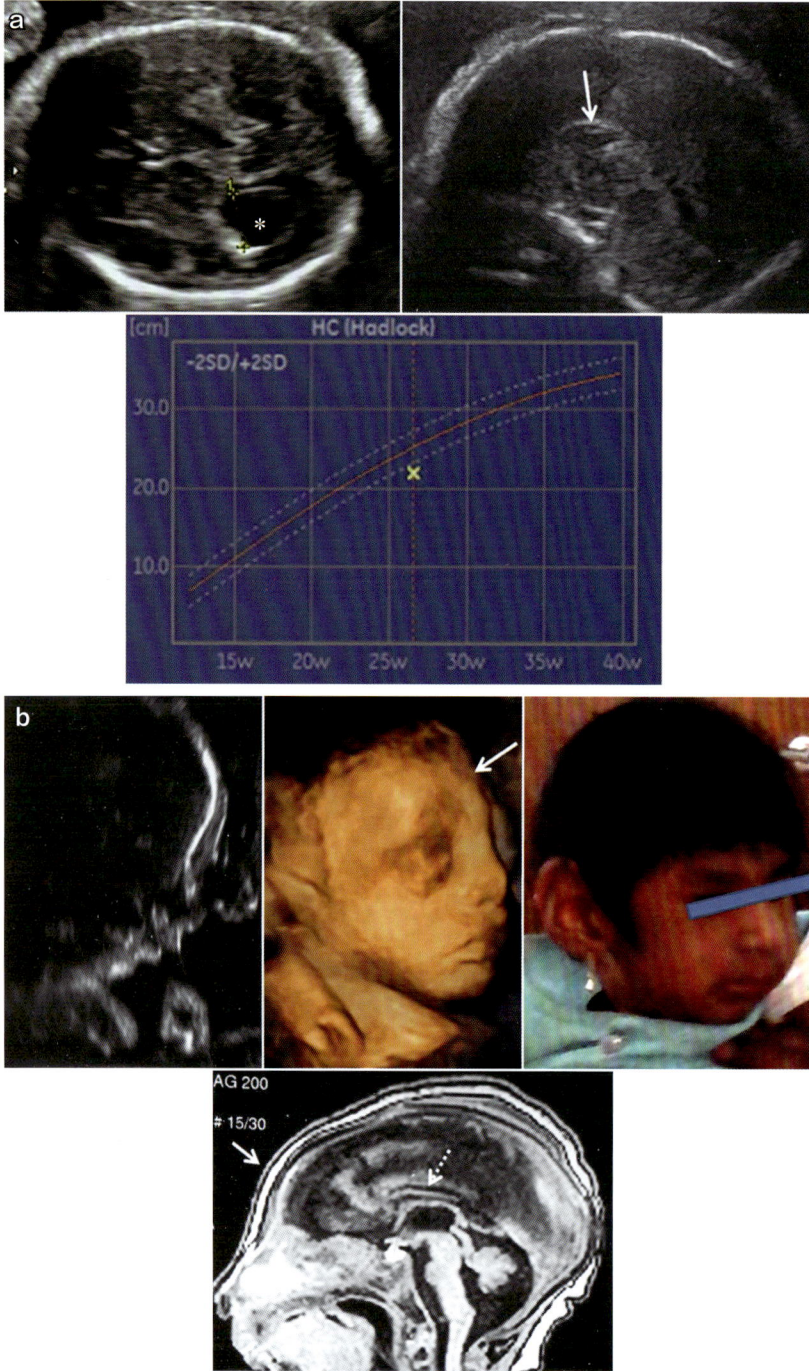

图 7.1 （a）26 周（经腹部超声）小头畸形、胼胝体部分缺如伴畸形面容（该孕妇的前一胎为 Seckel 综合征患儿）；经侧脑室横切面和正中矢状切面。可见双侧轻度侧脑室扩张（ * ），胼胝体部分缺如（体后部和压部缺如）（实线箭头），头围位于均值 −3 个标准差的线上。（b）该孕妇怀的前一个患有 Seckel 综合征的胎儿，妊娠第 26 周时（经腹部超声、三维超声、产后 MRI）可见小头畸形，胼胝体部分缺如伴有畸形面容。通过面部轮廓和胎儿面部三维成像、产后面部照片和 MRI T2 加权矢状切面图像可见患儿前额扁平（实线箭头），胼胝体部分缺如（虚线箭头）。本次妊娠胎儿可见小头畸形、颅内异常表现和面部畸形，提示为 Seckel 综合征复发（常染色体隐性遗传）

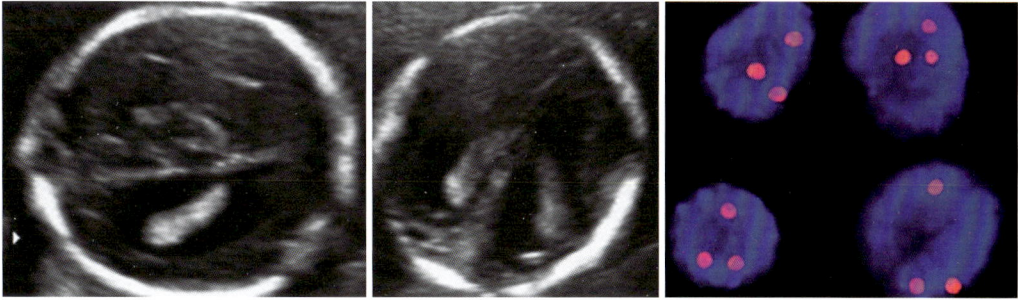

图 7.2　18 周（经腹部超声）唐氏综合征；经侧脑室横切面及荧光原位杂交（FISH）技术检测结果图。可见双侧侧脑室轻度扩张，同时三重标记测试筛查阳性，羊水间期细胞 FISH 检测为 21- 三体阳性（每个羊膜细胞有 3 个红色信号），经核型分析证实为 21- 三体

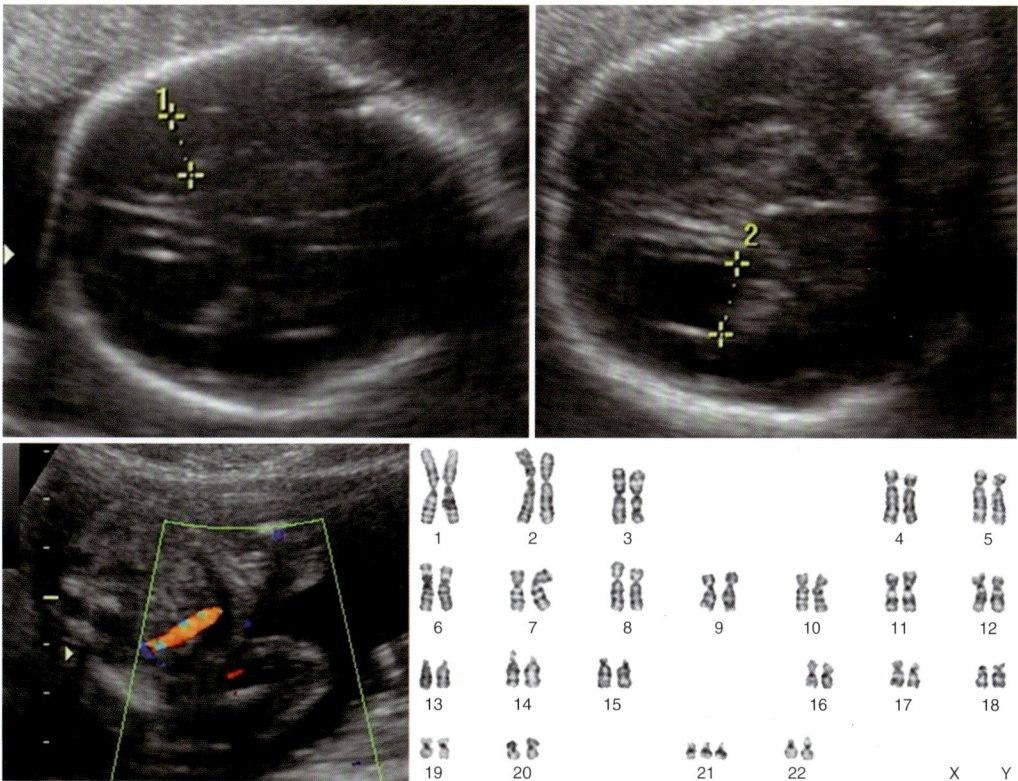

图 7.3　21 周（经腹部超声）唐氏综合征；经侧脑室横切面、脐动脉彩色多普勒超声图像以及核型检测结果图。可见双侧侧脑室轻度扩张伴单脐动脉，羊水细胞核型分析证实 21- 三体阳性

　　（13）是否还需应用 MRI 来检测胎儿的其他异常取决于侧脑室扩张的程度以及超声检查的质量（是否由具有必要技能和专业知识的专家进行详细的胎儿神经系统超声检查）。

　　（14）约 5% 的轻度和中度侧脑室扩张病例由感染（巨细胞病毒感染和弓形虫感染）引起。侧脑室扩张是神经胶质增生和中脑导水管狭窄或脑萎缩及脑组织破坏所致。用聚合酶链式反应（Polymerase chain reaction，PCR）方法检测羊水中的巨细胞病毒和弓形虫是确诊胎儿感染的准确方法。但妊娠第 21 周前检测的敏感性较低（45% ~ 80%），妊娠第 21 周后检测的敏感性可达 97% ~ 100%。这是因为胎儿在初次感染后约 6 周才会将病毒或原生动物蛋白排泄到羊水中。拒绝羊膜穿刺术的孕妇可以进行血清 IgM 和 IgG 抗体的检测，以及巨细胞病毒和弓形虫的 IgG 抗体亲和力检测。如果结果呈阴性，则排除感染，如果结果为高亲和力则提示为既往感染。

（15）间隔 3 ~ 4 周后，复查超声以评估侧脑室大小和脑沟发育进展。梗阻性脑积水会导致侧脑室扩张，无脑回畸形可见脑沟回发育迟缓。

神经系统超声检查不完整、未遵循检查实践要点、对胎儿异常的针对性扫查不充分及发生迟发性异常是漏诊相关颅内或颅外异常的原因。7% ~ 10% 表现为孤立性轻度侧脑室扩张的胎儿在出生后被发现伴有其他结构异常。在真正"孤立"的轻度侧脑室扩张病例中，神经系统发育异常的发生率分别为 11%（双侧）、7%（单侧）（图 7.4）。在 16% 的病例中，进行性轻度侧脑室扩张与异常的神经发育结局相关。

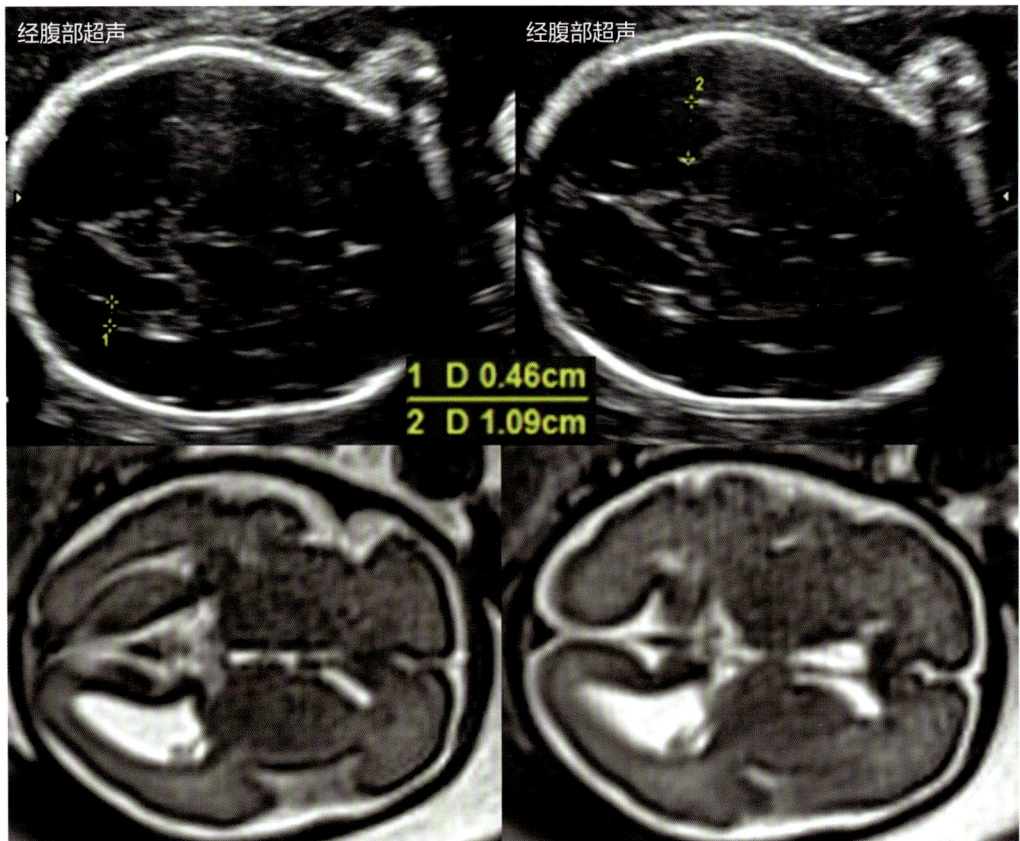

图 7.4　28 周（经腹部超声、经阴道超声和 MRI）单侧侧脑室扩张，随访结局正常的横切面、冠状切面、矢状切面超声图像和 MRI T2 加权图像。可见单侧（左侧）轻度侧脑室扩张，脑沟与孕周相符、胼胝体正常、侧脑室周围无实性或囊性结节或钙化、小脑延髓池正常，且未发现颅外异常。妊娠第 32 周复查结果显示侧脑室没有进一步扩张。母体血清学感染指标和胎儿核型均正常。因此，这是一例孤立性的单侧侧脑室扩张，产后 3 年随访均正常

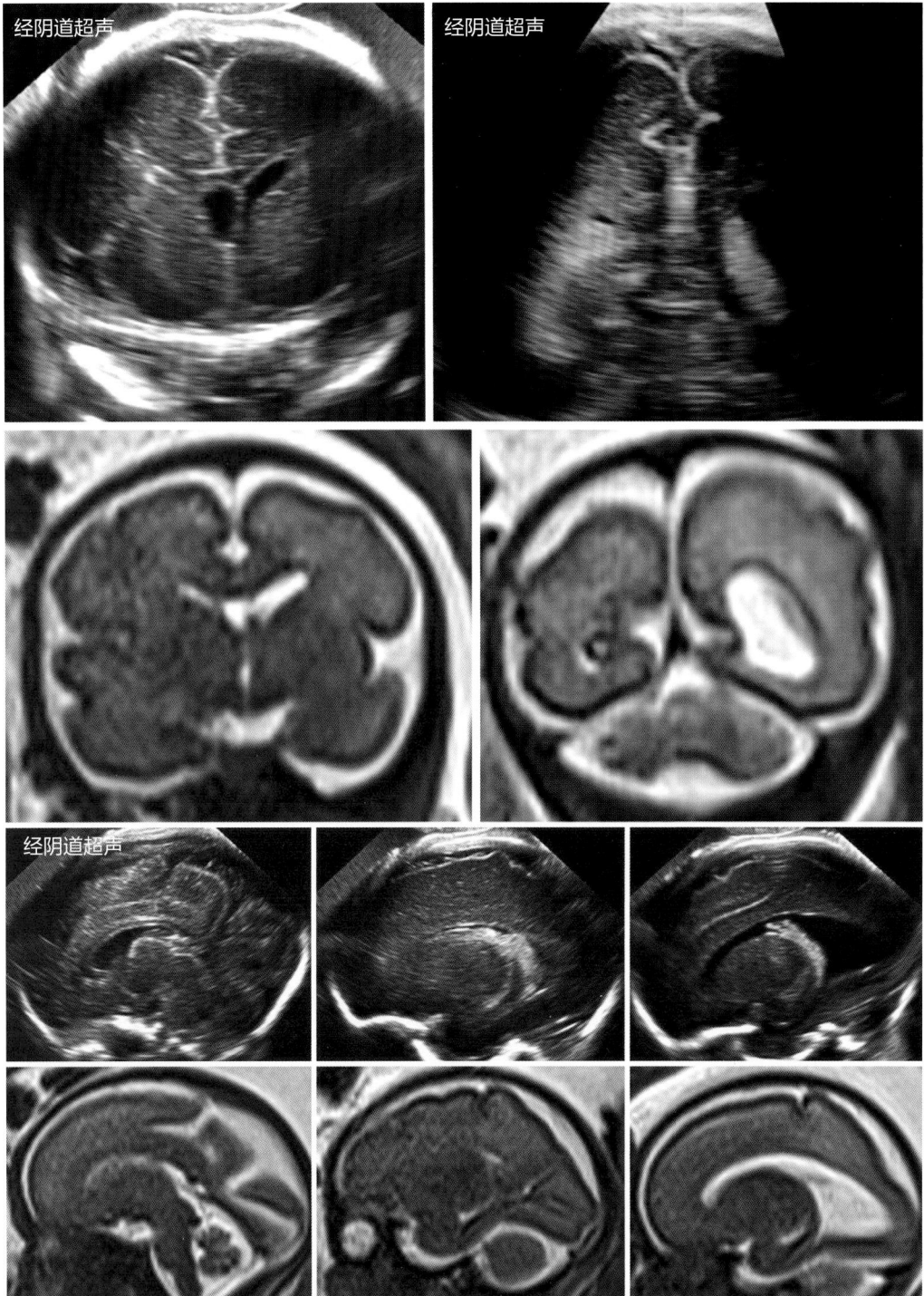

图 7.4（续）

7.2　重度侧脑室扩张

　　侧脑室宽度大于 15 mm 时称为严重、重度或明显的侧脑室扩张。重度侧脑室扩张分为以下类型。

　　(1) 阻塞性脑积水是脑脊液循环通路梗阻所致。根据梗阻部位是在脑室系统内还是在脑室系统外，将其分为非交通性或交通性脑积水。

　　(2) 重度侧脑室扩张合并其他颅内或颅外畸形，如皮质发育畸形 (图 7.5)，这种类型已在第 4 章中讨论过。

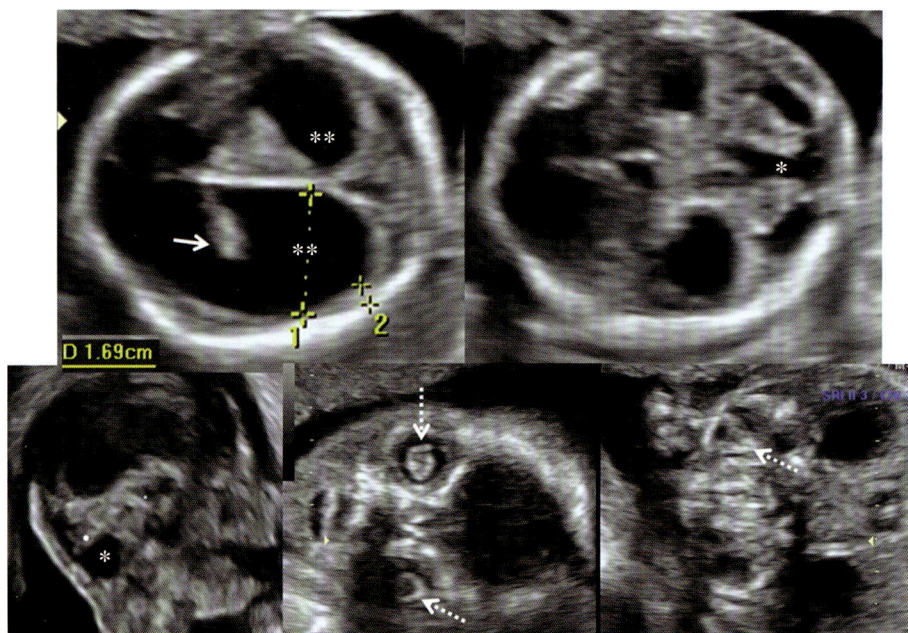

图 7.5　20 周 (经腹部超声) 脑积水、Dandy-Walker 畸形和视网膜发育不良、Walker-Warburg 综合征；经侧脑室横切面和经小脑横切面、正中矢状切面、眼眶冠状切面和斜横切面。可见双侧重度侧脑室扩张 (＊＊)，脉络丛悬挂 (实线箭头)，第四脑室与小脑延髓池相通 (＊)，小脑蚓部旋转、上抬 (点)，双侧视网膜发育不良 (虚线箭头)

7.2.1　阻塞性脑积水

　　脑脊液循环可在室间孔、中脑导水管或第四脑室处受阻。最常见的原因是导水管阻塞或狭窄 (图 7.6，7.7)。其他常见的梗阻原因还有小脑扁桃体下疝畸形 Ⅱ 型 (Chiari Ⅱ 畸形) 和 Dandy-Walker 畸形 (图 7.8)。肿瘤、囊肿和脑室出血也可能是造成梗阻的原因，可见上游脑室系统扩张。例如，在中脑导水管狭窄时，侧脑室和第三脑室扩张，而第四脑室不扩张。中脑导水管狭窄可以是 X 连锁隐性遗传或 X 连锁多因素遗传。X 连锁隐性遗传 (*L1CAM* 基因突变) 会影响男性胎儿，可见胎儿伴有拇指内收的表现。男性胎儿反复发生脑积水是产前侵入性检测 *L1CAM* 基因突变的指征。复发风险为 50%（所有男性子代）。当病变为 X 连锁多因素遗传时，复发风险仅为 4%。

宫内感染巨细胞病毒或弓形虫也可导致中脑导水管狭窄。

中脑导水管狭窄性脑积水的超声表现如下。

①头围增大。

②脑实质变薄。

③蛛网膜下腔闭塞。

④脑沟消失。

⑤透明隔腔变小、消失或存在压力性损伤。

⑥脉络丛悬挂（挂于室间孔处）。

⑦第三脑室及松果体上隐窝扩张。

⑧小脑延髓池正常。

值得注意的是，梗阻性脑积水可在妊娠晚期出现。因此，妊娠中期常规超声检查正常时也不能排除迟发性脑积水的可能（图 7.9）。

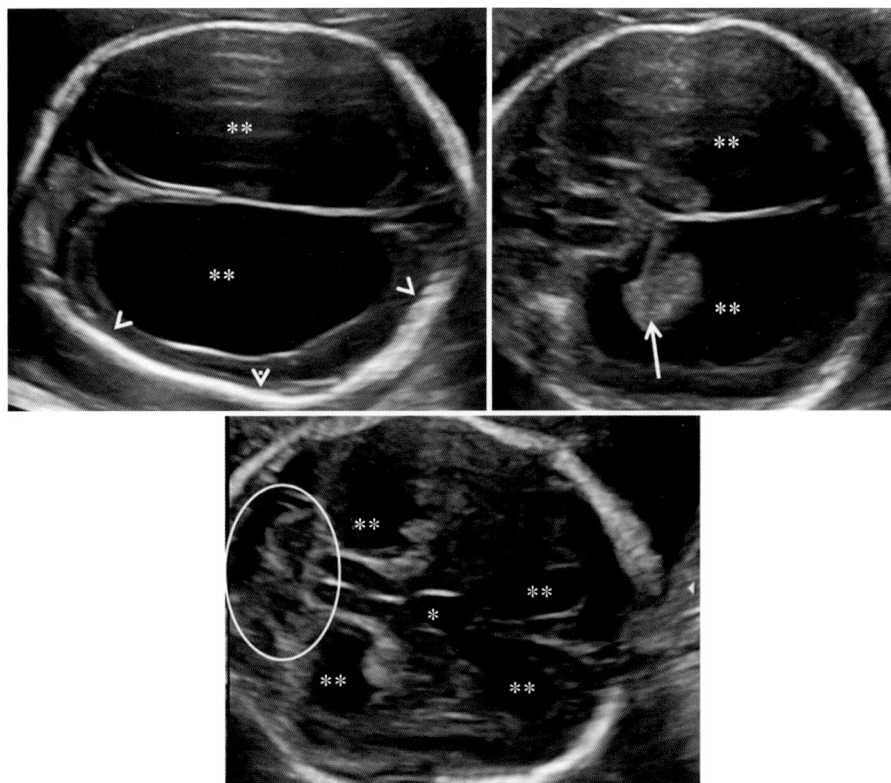

图 7.6　21 周（经腹部超声）中脑导水管狭窄所致脑积水；经侧脑室横切面和经小脑横切面。可见双侧重度侧脑室扩张（**）、脉络丛悬挂（实线箭头）、蛛网膜下腔闭塞（单箭头尖）、第三脑室扩张（*）、小脑延髓池大小正常（圈）

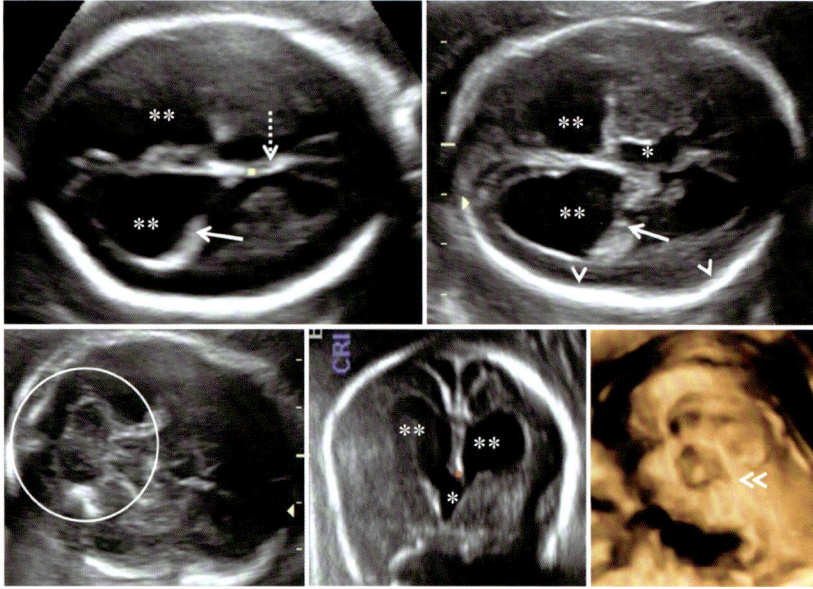

图 7.7　23 周（经腹部超声和三维超声）中脑导水管狭窄所致脑积水；经侧脑室横切面、经丘脑横切面、经小脑横切面、经尾状核冠状切面及三维渲染成像获取的正中矢状切面。可见双侧重度侧脑室扩张（＊＊）、脉络丛悬挂（实线箭头）、第三脑室扩张（＊）、蛛网膜下腔闭塞（单箭头尖）、透明隔腔受压、两侧透明隔膜相贴（虚线箭头）、小脑延髓池正常（圈）、松果体上隐窝扩张（双箭头尖）

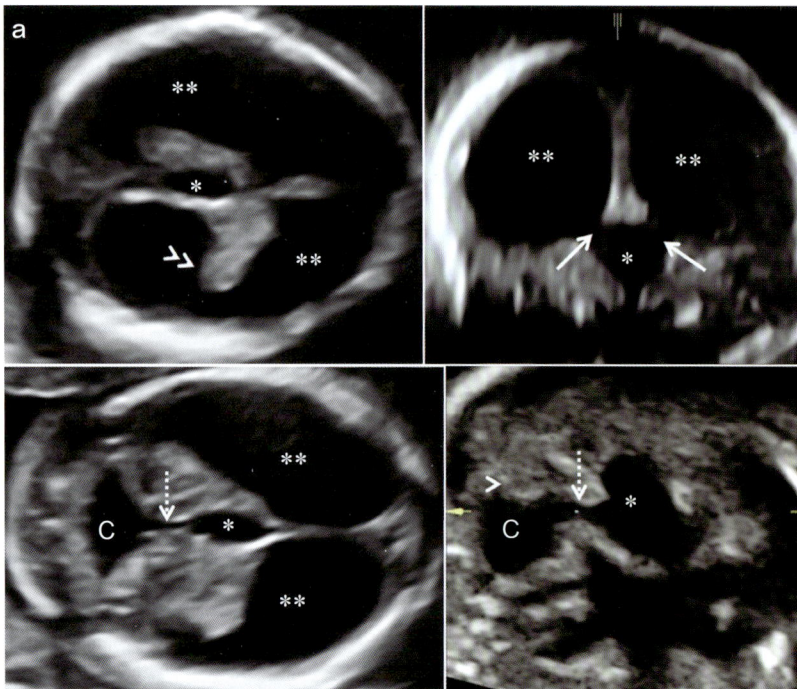

图 7.8（a）　18 周（经腹部超声和三维超声）Dandy-Walker 畸形所致脑积水伴肢体关节挛缩；经侧脑室横切面、经尾状核冠状切面、经小脑横切面及三维多平面重建获取的正中矢状切面。可见双侧重度侧脑室扩张（＊＊）、脉络丛悬挂（双箭头尖）、小脑延髓池囊肿（C）、室间孔（实线箭头）、中脑导水管扩张（虚线箭头）、扁平及旋转的小脑蚓部（单箭头尖）

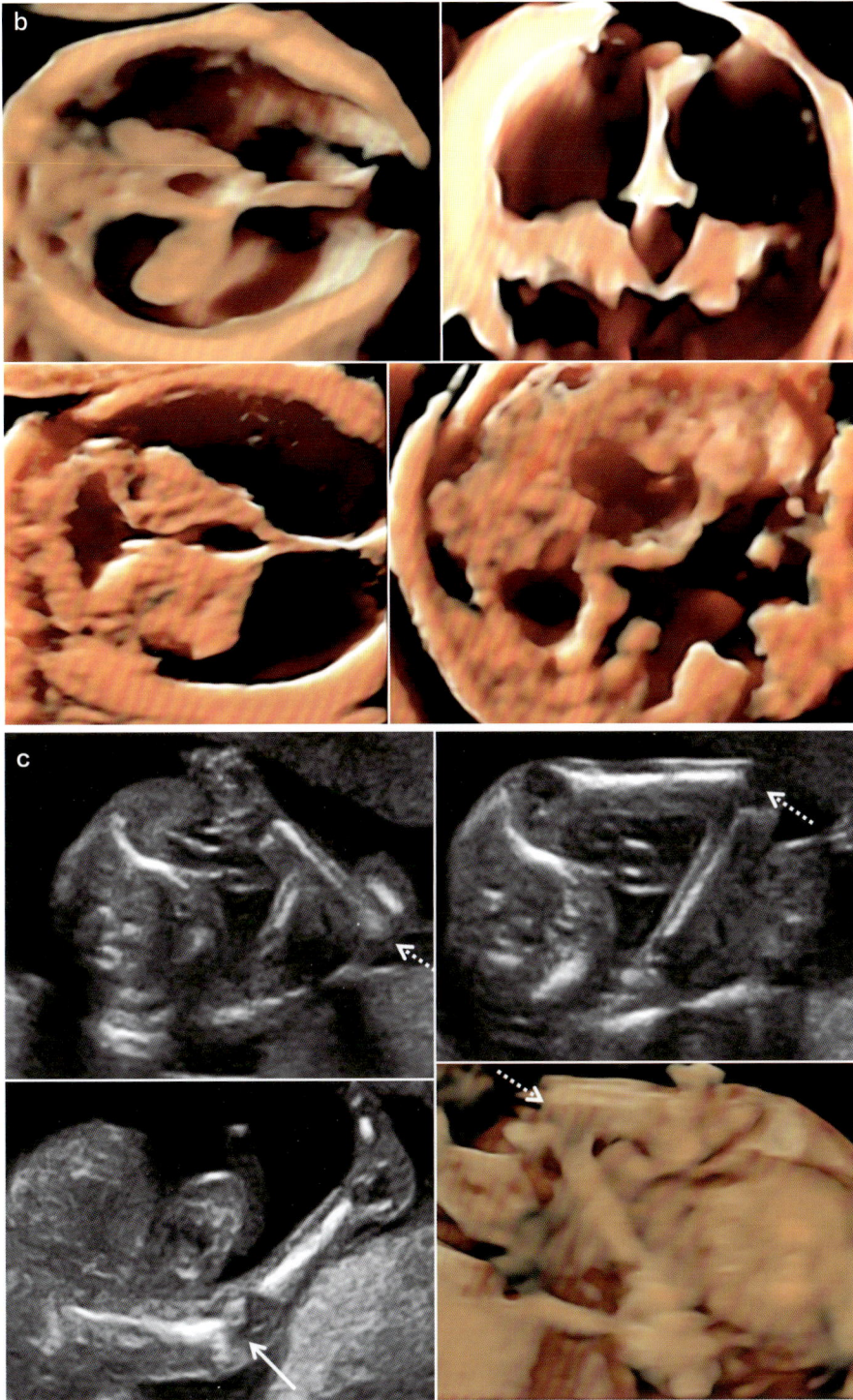

图 7.8（续）（b）18 周（经腹部超声和三维超声）Dandy-Walker 畸形所致脑积水伴肢体关节挛缩；三维超声显示侧脑室横切面、经尾状核冠状切面、经小脑横切面及正中矢状切面上，所有征象表现一致。（c）18 周（经腹部超声和三维超声）Dandy-Walker 畸形所致脑积水伴肢体关节挛缩；肢体冠状切面及矢状切面显示双侧肘关节挛缩（虚线箭头）及关节过伸（实线箭头）。另见肢体软组织发育缺如

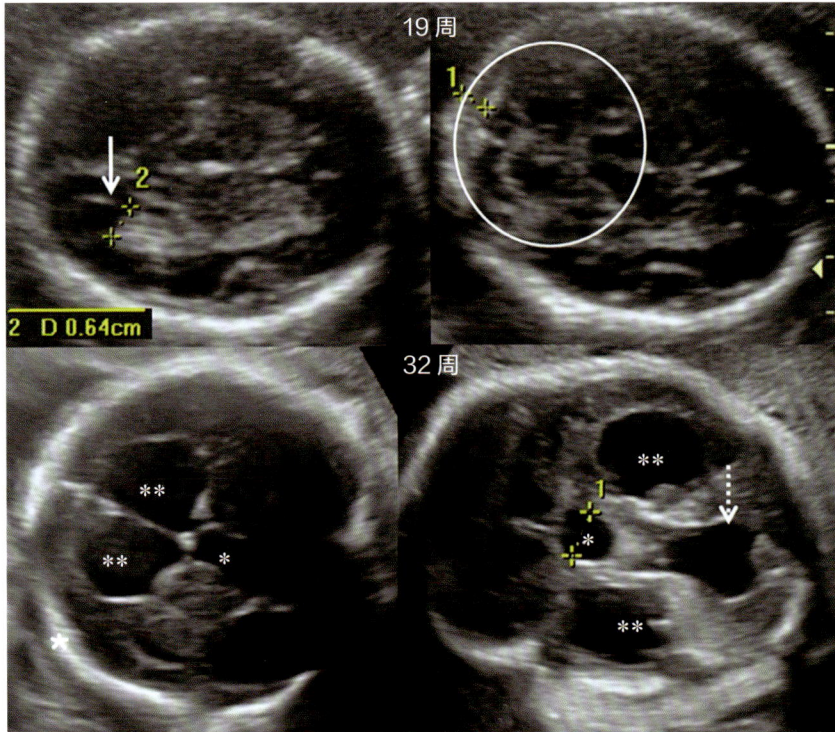

图 7.9　19 周和 32 周（经腹部超声）疑似室间孔阻塞所致迟发性脑积水（第四脑室扩张）；妊娠第 19 周经侧脑室横切面和经小脑横切面，32 周经丘脑冠状切面和经小脑横切面。妊娠第 19 周侧脑室正常（实线箭头）和小脑延髓池正常（圈），妊娠第 32 周双侧重度侧脑室扩张（**）、第三脑室扩张（*）和第四脑室扩张（虚线箭头）

推荐阅读

1. Melchiorre K, Bhide A, Gika AD, Pilu G, Papageorghiou AT. Counseling in isolated mild fetal ventriculomegaly. Ultrasound Obstet Gynecol. 2009;34:212–24.

2. Scala C, Familiari A, Pinas A, Papageorghiou AT, Bhide A, Thilaganathan B, Khalil A. Perinatal and long-term outcomes in fetuses diagnosed with isolated unilateral ventriculomegaly: sys-tematic review and meta-analysis. Ultrasound Obstet Gynecol. 2017;49:450–9.

3. Li Y, Estroff JA, Khwaja O, Mehta TS, Poussaint TY, Robson CD, Feldman HA, Ware J, Levine D. Callosal dysgenesis in fetuses with ventriculomegaly: levels of agreement between imaging modalities and postnatal outcome. Ultrasound Obstet Gynecol. 2012;40:522–9.

4. Guibaud L, Lacalm A. Etiological diagnostic tools to elucidate 'iso-lated' ventriculomegaly. Ultrasound Obstet Gynecol. 2015;46:1–11.

李喜红，欧阳妍　译

曾　晴，温　昕　校

第 8 章
11 ～ 14 周胎儿中枢神经系统异常

　　颅内结构已作为常规检查内容列入妊娠第 11 ～ 14 周胎儿的超声检查，在妊娠第 12 ～ 14 周比在妊娠第 11 周进行胎儿超声检查更有利于观察颅内结构。妊娠第 11 ～ 14 周胎儿大脑的解剖结构与妊娠中期的不同，胼胝体尚未发育，故观察不到透明隔腔（CSP）。小脑蚓部尚未发育，因此"第四脑室开放"是正常现象。经侧脑室横切面、经丘脑横切面、经小脑横切面以及正中矢状切面的正常超声解剖已在第 1 章中介绍过。

　　本章主要讨论开放性神经管缺陷的筛查以及无脑畸形、枕骨裂露脑畸形、脑膨出和前脑无裂畸形的诊断。

8.1　开放性神经管缺陷的筛查

　　颅内透明层（IT）已在第 1 章中进行过描述。在开放性脊柱裂（OSB）中，脑脊液通过缺损处漏出，导致脑干和小脑向尾侧移位（Chiari Ⅱ 畸形），在妊娠中期，该征象称为"香蕉征"。在妊娠早期（第 11 ～ 14 周），小脑延髓池异常可作为筛查 OSB 的指标。上述这些发现可被描述为主观征象和客观征象。

　　主观征象如下。

　　（1）IT 消失（图 8.1 ～ 8.4）。

　　（2）脑干增厚。

　　（3）脑干可能扭转（图 8.4）。

　　客观征象如下。

　　（1）脑干（BS）直径增大（大于正常值第 95 百分位数）（图 8.1 ～ 8.4）。

　　（2）脑干枕骨距离（BSOB 距离）减小（小于正常值第 5 百分位数）。

　　（3）BS 与 BSOB 距离的比值增大（大于正常值第 95 百分位数）。

　　但闭合性脊柱裂（CSB）无上述特征。当筛查结果呈阳性时，必须检查胎儿是否有

OSB 或脑膨出（图 8.5，8.6），最好通过经阴道超声检查。如果经阴道超声检查显示正常，则建议在第 15 周时进行超声复查。必须强调只有在超声检查中观察到实际缺损才能诊断 OSB，OSB 病例的骨骼和软组织超声表现已在第 6 章描述。

最近的一项荟萃分析和系统评价显示，通过 IT 诊断 OSB 的敏感性及特异性分别为 53.5% 和 99.7%。

开放性脊柱裂的其他征象如下。

（1）双顶径可能低于正常值。

（2）丘脑和大脑脚平行（大脑脚平行征）。中脑与枕骨相贴，导水管和枕骨之间的距离减小（图 8.2，8.3）。

（3）在第 13 ~ 14 周，偶尔可见"柠檬征"及"香蕉征"（图 8.2，8.3）。

（4）可能出现脊柱侧凸，脑积水及下肢神经肌肉异常表现通常在妊娠中、晚期出现。

IT 异常表现、BSOB 距离增加（大于正常值第 95 百分位数）以及 BS 直径与 BSOB 距离比值减小（小于正常值第 5 百分位数）与小脑延髓池囊性病变相关，如 Blake's 囊肿、小脑蚓部发育不良和 Dandy-Walker 畸形（图 8.7），上述病变在妊娠第 20 周后才能被诊断。因此，对于 IT 增宽的胎儿，在妊娠中期仔细检查小脑延髓池非常重要。

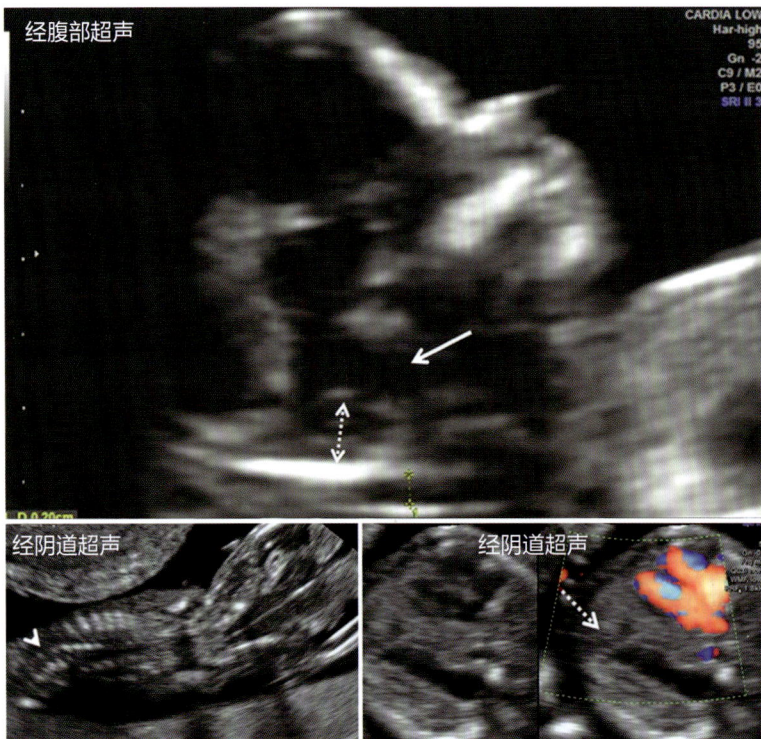

图 8.1 13 周（经腹部超声和经阴道超声）颅内透明层异常，腰骶部开放性脊柱裂；经腹部超声正中矢状切面图像，经阴道超声脊柱冠状切面、四腔心切面灰阶及彩色多普勒图像。可见颅内透明层消失、脑干增厚（实线箭头），脑干直径大于脑干枕骨距离（双头虚线箭头），椎弓骨化中心开放表明腰骶段开放性脊柱裂（单箭头尖），伴左侧先天性膈疝（虚线箭头）

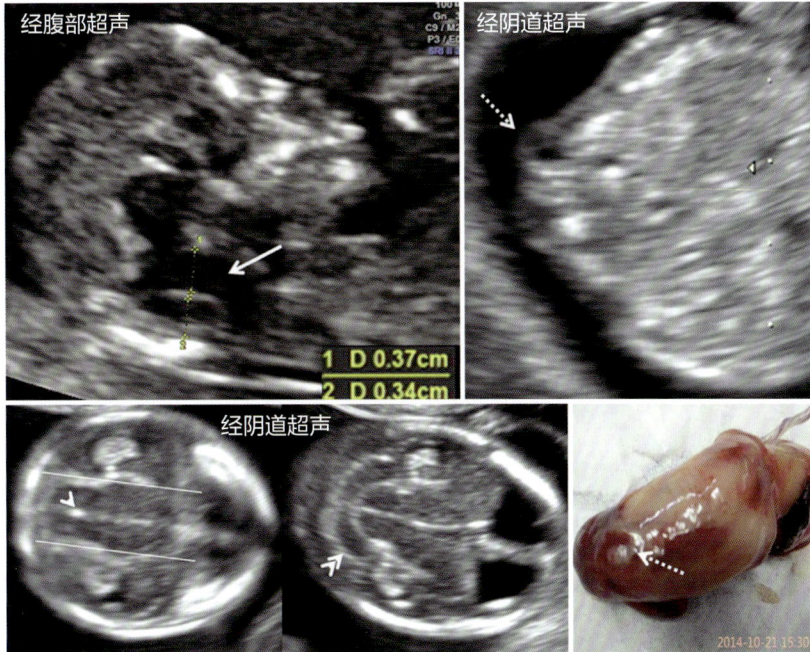

图 8.2　13 周（经腹部超声和经阴道超声）颅内透明层异常，腰椎开放性脊柱裂。正中矢状切面、腰椎横切面、丘脑大脑脚横切面、小脑横切面图像及引产胎儿图片。可见颅内透明层消失、脑干增厚（实线箭头）、脑干直径大于脑干枕骨距离、腰椎脊髓脊膜膨出（虚线箭头）、大脑脚平行征（直线）、导水管靠近枕骨或导水管后移（单箭头尖）和小脑"香蕉征"（双箭头尖）

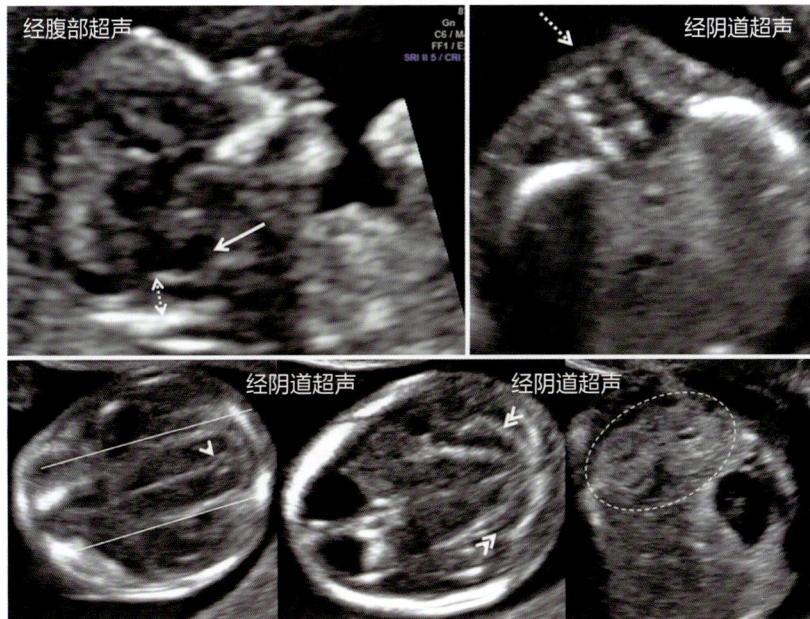

图 8.3　13 周（经腹部超声和经阴道超声）颅内透明层异常，腰椎开放性脊柱裂；正中矢状切面、腰椎斜冠状切面、丘脑大脑脚横切面、小脑横切面、上腹部横切面。可见颅内透明层消失、脑干增厚并弯曲（实线箭头）、脑干直径大于脑干枕骨距离（双头虚线箭头）、腰椎开放性脊柱裂（虚线箭头）、大脑脚平行征（直线）、导水管靠近枕骨或导水管后移（单箭头尖）和小脑"香蕉征"（双箭头尖），两侧肾脏在中线处融合形成马蹄肾（圈）

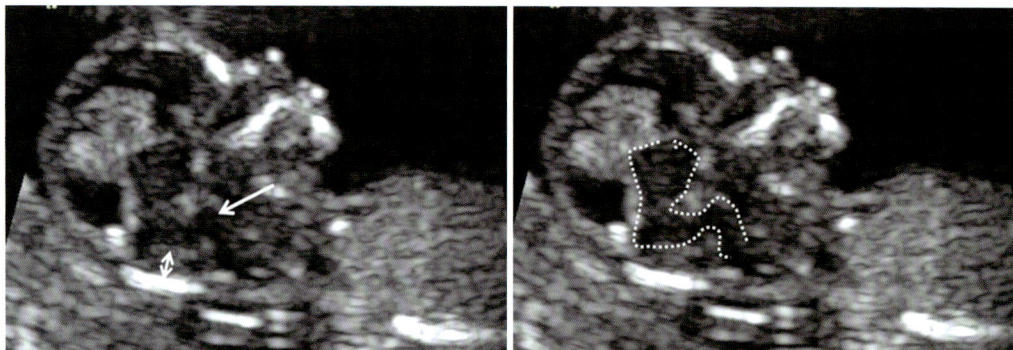

图 8.4　12 周（经腹部超声）颅内透明层异常，脑干增厚并弯曲，胎儿患有腰椎开放性脊柱裂。可见颅内透明层消失、脑干增厚弯曲（实线箭头和虚线轮廓）、脑干直径大于脑干枕骨距离（双头箭头）。该胎儿有腰椎开放性脊柱裂

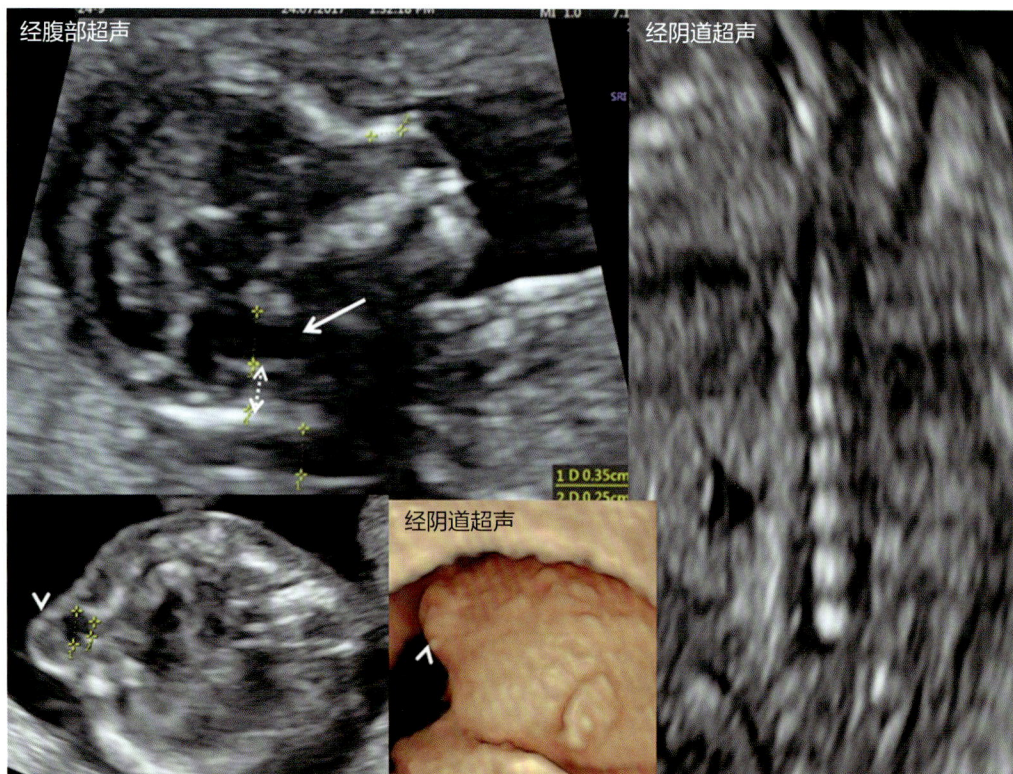

图 8.5　13 周（经腹部超声、经阴道超声及三维超声）颅内透明层异常，枕部脑膨出；正中矢状切面、胸腰椎冠状切面、经侧脑室横切面、颅脑三维表面渲染成像。可见颅内透明层消失、脑干增厚（实线箭头）、脑干直径大于脑干枕骨距离（双头虚线箭头）、胎儿脊柱正常，枕部可见非常小的脑膨出（单箭头尖）

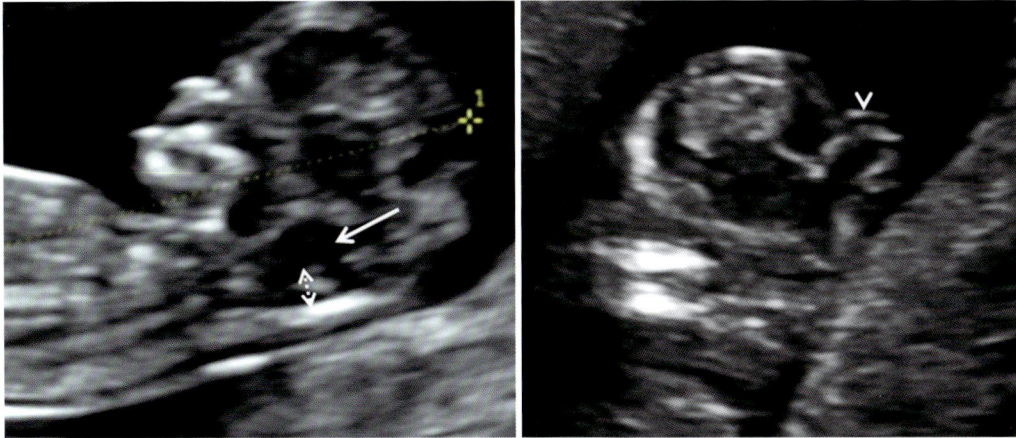

图 8.6　12 周（经腹部超声）颅内透明层异常，枕部脑膨出；正中矢状切面、颅脑斜矢状切面。可见颅内透明层消失、脑干增厚（实线箭头）、脑干直径大于脑干枕骨距离（双头虚线箭头）、胎儿脊柱正常，枕部可见很小的脑膨出（单箭头尖）

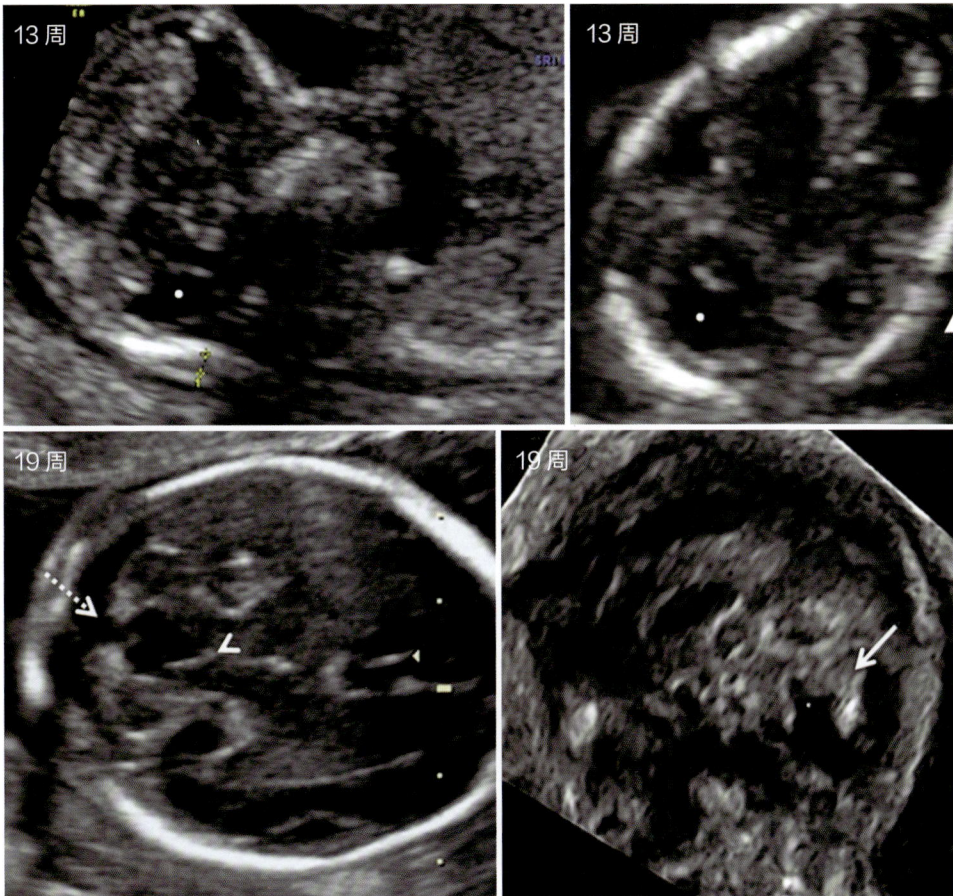

图 8.7　三代近亲夫妇已生育了一位 11 岁 Joubert 综合征患儿：13 周和 19 周（经腹部超声）；13 周正中矢状切面和小脑横切面，19 周经小脑横切面和正中矢状切面。可见颅内透明层增宽（圆点），脑干正常，脑干枕骨距离增大，第四脑室开放（虚线箭头），第四脑室底部指向前方（单箭头尖），小脑蚓部小且旋转（实线箭头）。这些异常提示 Joubert 综合征，首要线索是在第 13 周的超声检查中发现颅内透明层增宽

8.2 露脑畸形－无脑畸形序列征

　　胚胎第 24 天前神经孔关闭失败会导致致死性的露脑畸形—无脑畸形序列征。露脑畸形指有前脑而没有颅骨和皮肤。无脑畸形是前脑、颅骨和皮肤均完全缺失。随着时间的推移，露脑畸形可演化为无脑畸形，因此被称为序列征。

　　超声表现如下。

（1）未见骨化的颅骨的强回声（图 8.8）。

（2）脑组织暴露在羊水中。

（3）未见脑中线（大脑镰）的回声，"蝴蝶征"消失。

（4）大脑结构紊乱，轮廓不规则。

（5）最终大脑消失（被吸收），导致无脑畸形。

（6）在大脑区域可见散在漂浮的海绵状组织。

（7）面部轮廓异常，前额和圆形的头顶轮廓消失。

（8）颅底和眼眶均存在，突出的眼眶形成"蛙眼征"（图 8.9）。

（9）头臀长测值往往小于正常值。

（10）羊膜带引起的颅骨缺损可导致无脑畸形。残存的颅骨不对称，可显示羊膜带存在，以及其他羊膜带序列征的破坏征象，如手指或肢体截肢和腹裂。再次妊娠的复发风险不会升高。

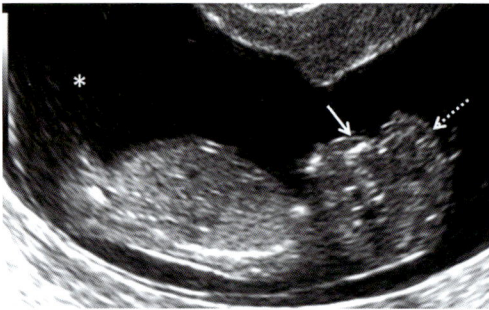

图 8.8　12 周（经阴道超声）露脑畸形；矢状切面。颅骨未显示，脑组织紊乱不规则（虚线箭头），面部和颅底均存在（实线箭头），面部轮廓异常，羊水浑浊（＊）

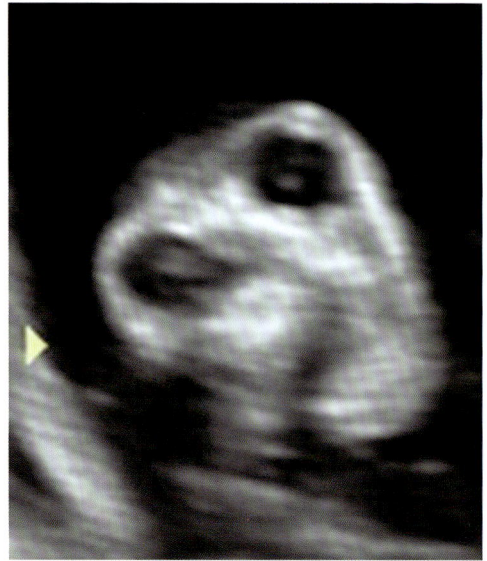

图 8.9　12 周（经腹部超声）冠状切面。可见无脑畸形，见"蛙眼征"

（11）OSB 和枕骨裂露脑畸形可与无脑畸形伴发。其他伴发异常包括心脏畸形、泌尿生殖系统畸形、面部异常等。

8.3 枕骨裂脑露畸形

枕骨裂脑露畸形是一种致死性畸形，其特征是枕骨缺损、脊柱前凸及 OSB。

超声表现如下。

（1）头部持续处于过伸状态，面部朝上，枕骨朝下。

（2）脊柱短且前凸，伴有颈椎和胸椎上段缺损（图 8.10）。

（3）可以观察到枕部脑膨出（通过枕骨大孔膨出）。

（4）颈部缺失。

（5）相关畸形包括无脑畸形、小头畸形、脑积水、OSB 及面裂。

应与肢体体壁综合征相鉴别，后者还存在脏器外翻。

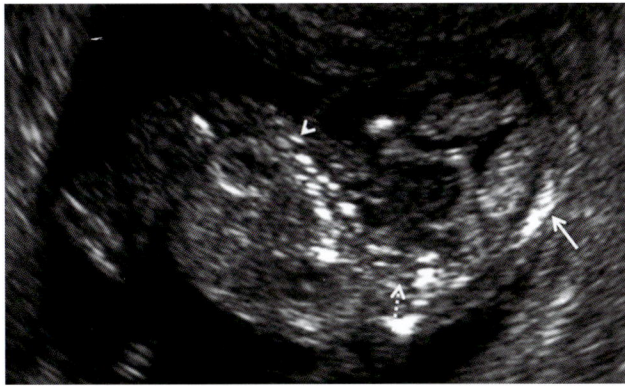

图 8.10　12 周（经阴道超声）枕骨裂脑露畸形。矢状切面。可见颅骨（实线箭头）、颅骨椎体交界处维持仰伸状态（虚线箭头）、脊柱短且紊乱（单箭头尖）

8.4 脑膨出

脑膨出是由脑膜和脑组织（脑膨出）或仅由脑膜（脑膜膨出）通过颅骨缺损处向外膨出形成的。枕部脑膨出最为常见，脑膨出也可发生在额叶、顶叶和基底区。顶叶脑膨出是由羊膜带综合征引起的颅骨破坏造成的（图 8.11）。

超声表现如下。

（1）从正中矢状切面及横切面上可见从枕骨（图 8.12）或额叶区（图 8.13）膨出的薄壁囊性肿块。

（2）应评估囊性肿块中是否存在脑组织（图 8.14）。

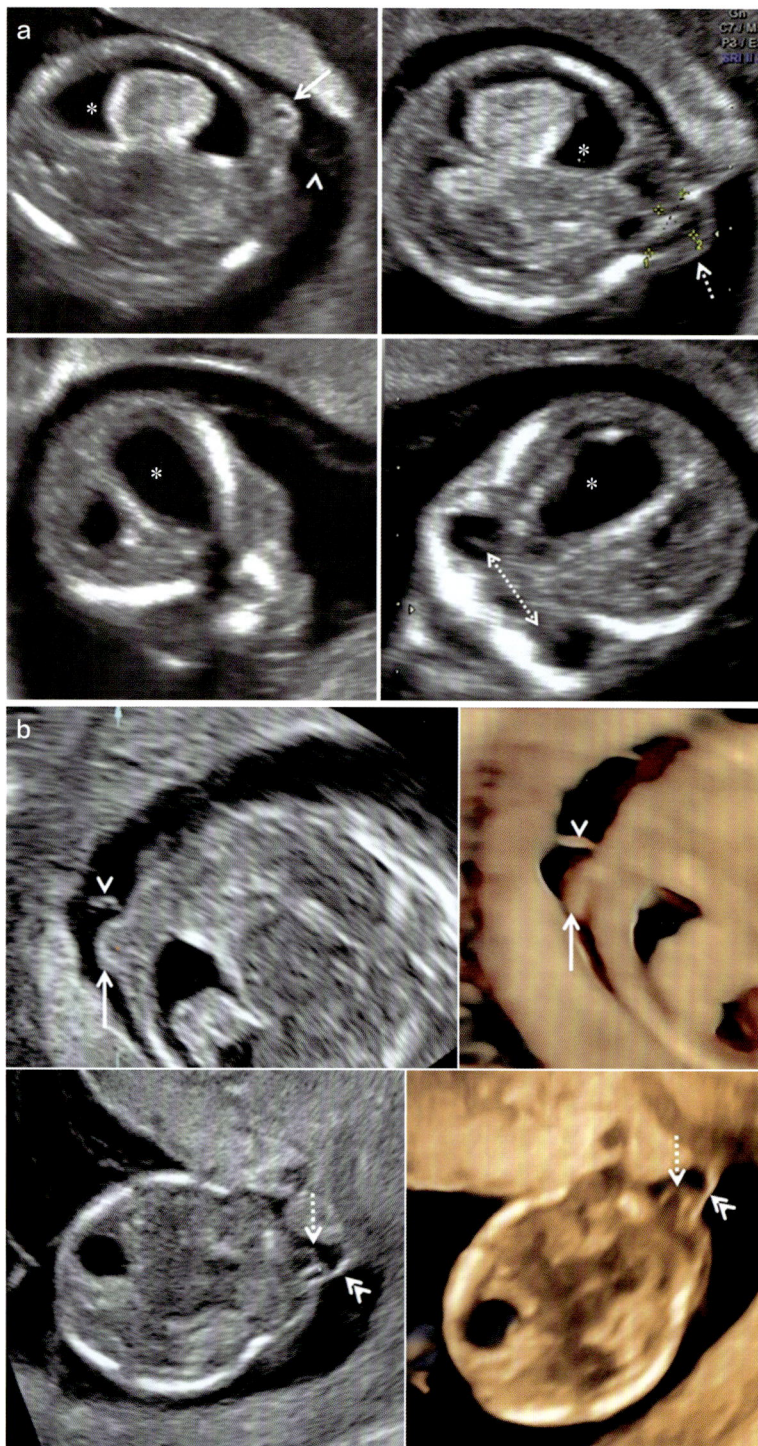

图 8.11 （a）13 周（经阴道超声）由羊膜带序列引起的两处脑膨出；经侧脑室横切面、经前额冠状切面、眼眶斜横切面。可见右侧顶枕部小的脑膨出（实线箭头）、纤细的羊膜带（单箭头尖）、相对较大的枕部脑膨出（虚线箭头）、右侧脑室扩张（＊）、眼距增宽（双头虚线箭头）。（b）13 周（经阴道三维超声）由羊膜带序列引起的两处脑膨出；颅骨斜切面及其三维渲染图像。可见右侧顶枕部小的脑膨出（实线箭头）与羊膜带（单箭头尖），相对较大的枕部脑膨出（虚线箭头）与羊膜带（双箭头尖）

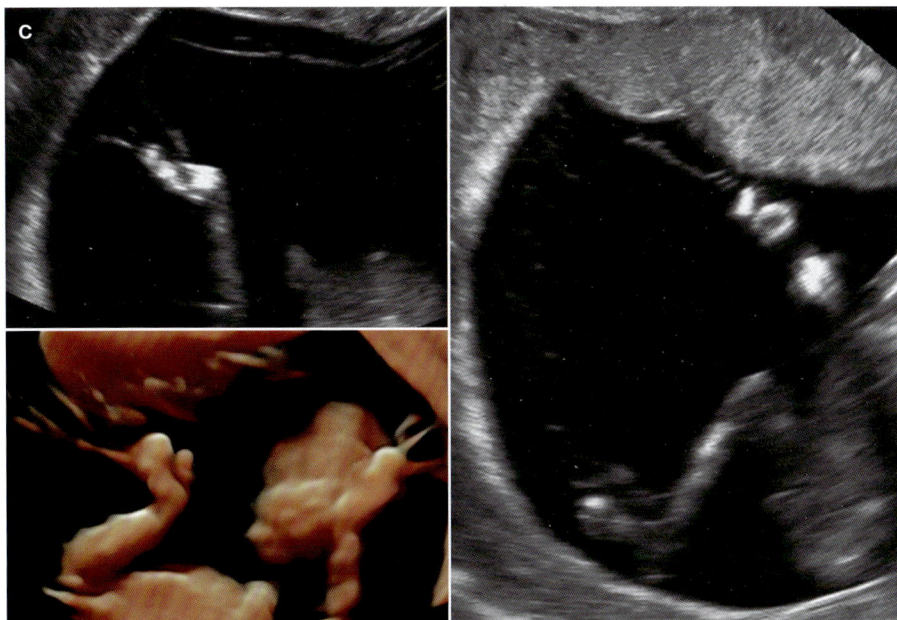

图 8.11（续）（c）13 周（经阴道三维超声）由羊膜带序列引起的两处脑膨出；上肢切面、下肢切面、上肢三维渲染图像。显示多条羊膜带附着于手指和足趾

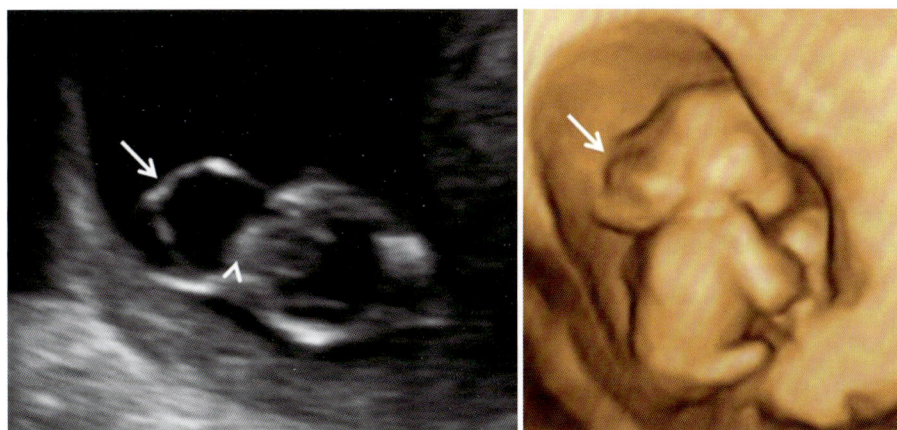

图 8.12　11 周（经腹部超声）枕部脑膨出；颅脑横切面、颅脑三维表面渲染成像。显示枕部薄壁囊性肿块（实线箭头）并有脑组织疝入其中（单箭头尖）

（3）缺损范围大小不等，可以为几毫米至几乎整个颅骨缺损。

（4）可以通过经阴道超声扫查观察颅骨缺损。

（5）可伴有侧脑室扩张，尤其是在存在脑组织膨出的情况下。

（6）通过经阴道超声扫查发现 IT 异常但脊柱正常时，必须排查枕部脑膨出（图 8.5，8.6）。

（7）合并相关异常可提示诊断为某些综合征，如 Meckel-Gruber 综合征（图 8.15）、Walker-Warburg 综合征（图 8.16）和 Joubert 综合征等。

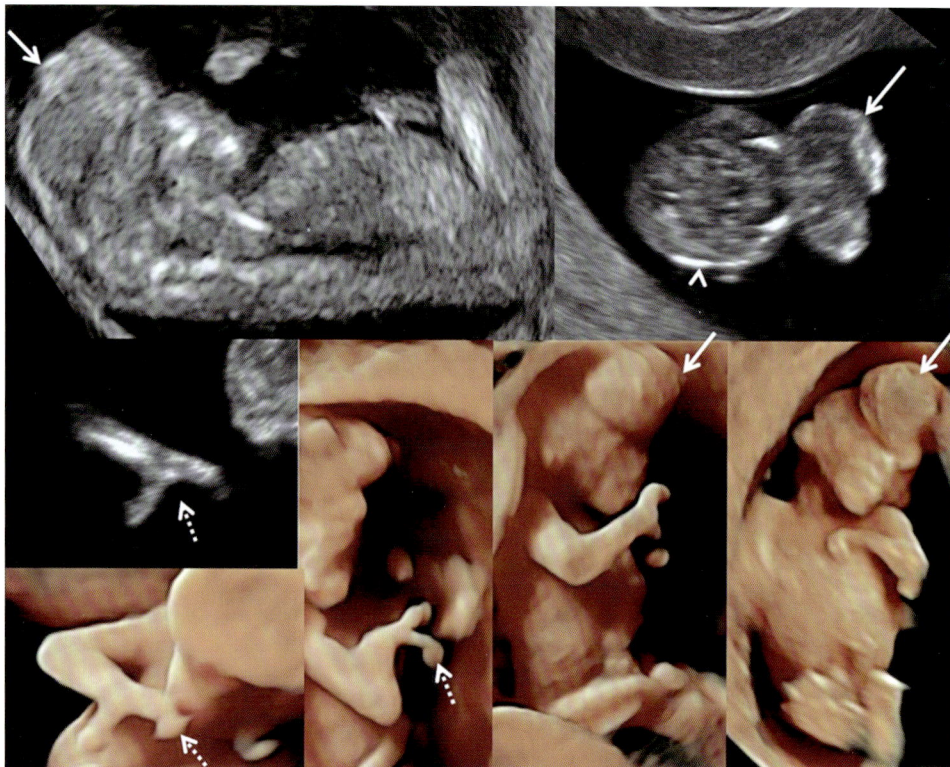

图 8.13　12 周（经阴道超声）额叶脑膨出伴双侧肘关节屈曲挛缩及右手少指；正中矢状切面、颅脑横切面、右手冠状切面及胎儿三维表面渲染图像。分别显示了额叶脑膨出（实线箭头）、右上肢少指畸形（虚线箭头）、颅顶部脑膨出（单箭头尖）

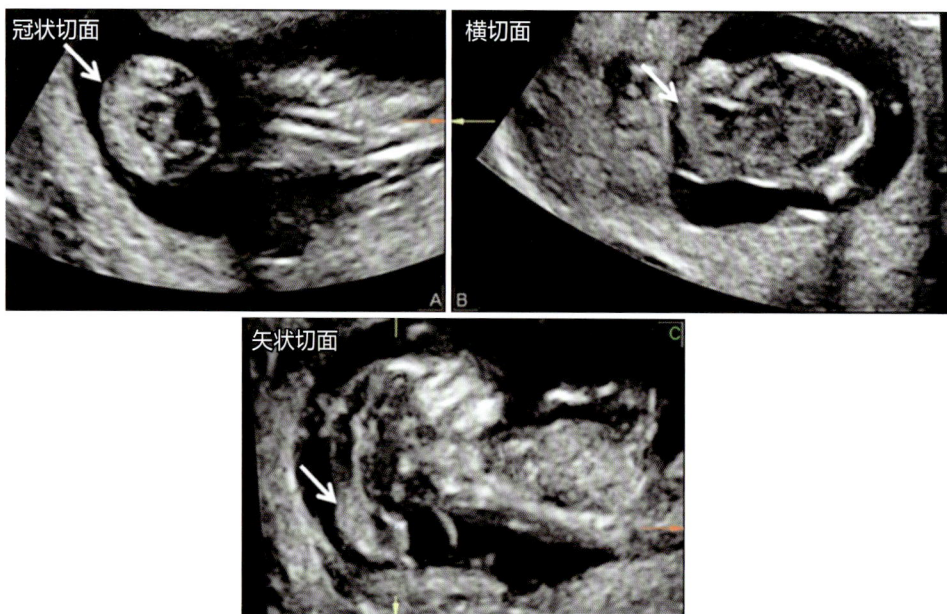

图 8.14　12 周（经腹部三维超声）枕部脑膨出。枕部见薄壁肿块膨出，内含有脑组织（实线箭头）

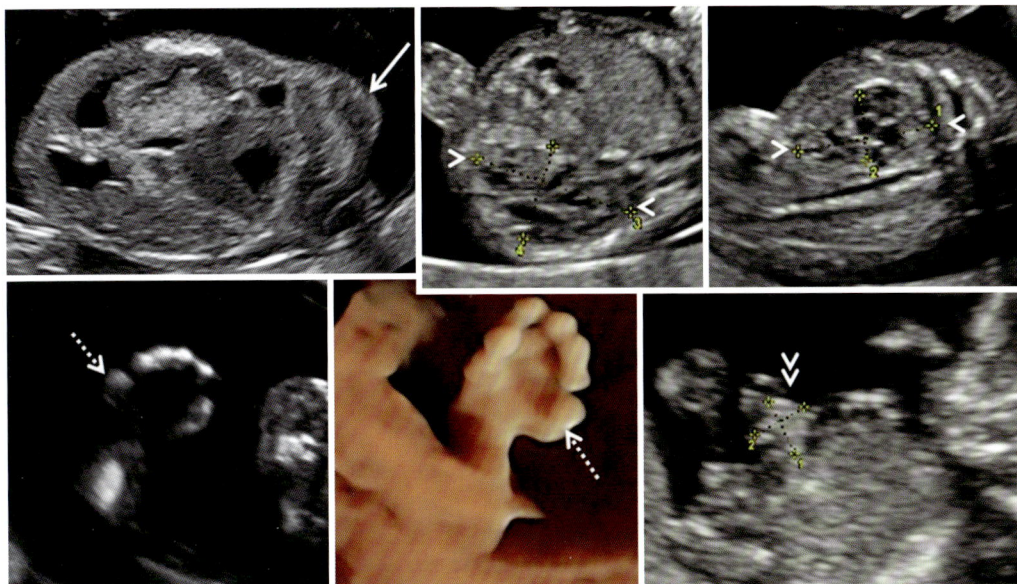

图 8.15　12 周（经阴道超声及三维成像）Meckel-Gruber 综合征；经侧脑室横切面、腹部横切面及冠状切面、手冠状切面及三维表面渲染成像、脐带腹壁插入口切面。可见枕部脑膨出（实线箭头），双侧呈多囊性发育不良的肾（单箭头尖），轴后多指（虚线箭头），脐膨出（双箭头尖）

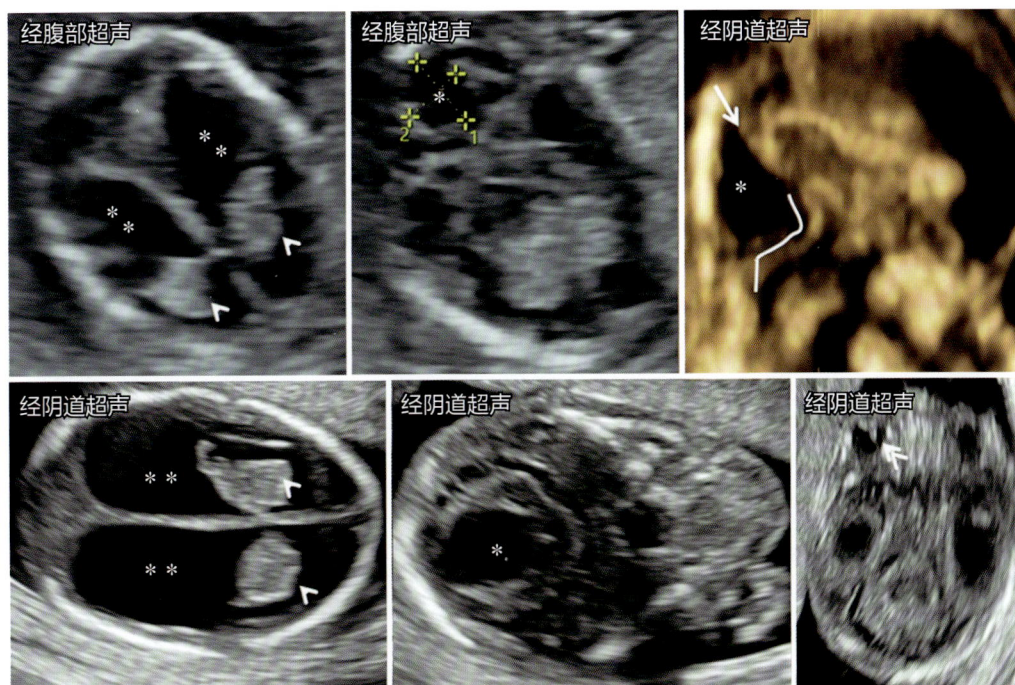

图 8.16　13 周（经腹部超声和经阴道超声）Walker-Warburg 综合征；经侧脑室横切面、经小脑横切面、三维容积对比成像的正中矢状切面、经侧脑室横切面、经小脑横切面及眼球横切面。可见双侧侧脑室明显扩张（＊＊），脉络丛小、呈悬挂征（单箭头尖），小脑延髓池囊肿（＊），小脑蚓部［实线箭头，其中箭头方向代表小脑幕上抬（Dandy-Walker 畸形）］，"Z" 形脑干（非直线型），视网膜剥离（双箭头尖）

8.5　前脑无裂畸形

　　前脑在矢状切面上未完全分开则形成前脑无裂畸形（HPE），即前脑（大脑和基底节）不能分为左、右大脑半球及左、右丘脑。完全未分开为无叶 HPE，部分未分开为半叶或叶状 HPE。无叶 HPE 是致死性的，可以在妊娠第 11 ~ 14 周的超声检查中明确诊断。

　　超声表现如下。

　　（1）颅脑横切面上未见脑中线（大脑镰）回声，"蝴蝶征"消失（图 8.17 ~ 8.19）。

　　（2）在冠状切面上可见从一侧延伸到另一侧的单一原始脑室（单脑室）。

　　（3）丘脑融合。

　　（4）面部中线异常包括眼距过近、独眼、喙鼻、无鼻和正中唇腭裂（图 8.17 ~ 8.19）。

　　（5）可观察到额骨过早骨化或加速骨化及额缝狭窄（图 8.19）。

　　（6）还存在除颅面部异常之外的其他异常，如多指、先天性心脏病、脐膨出和肾脏回声增强，可能指向染色体异常（如 13 - 三体、18 - 三体、三倍体）或综合征（如 Rubinstein-Taybi 综合征、Meckel-Gruber 综合征）（图 8.17 ~ 8.19）。

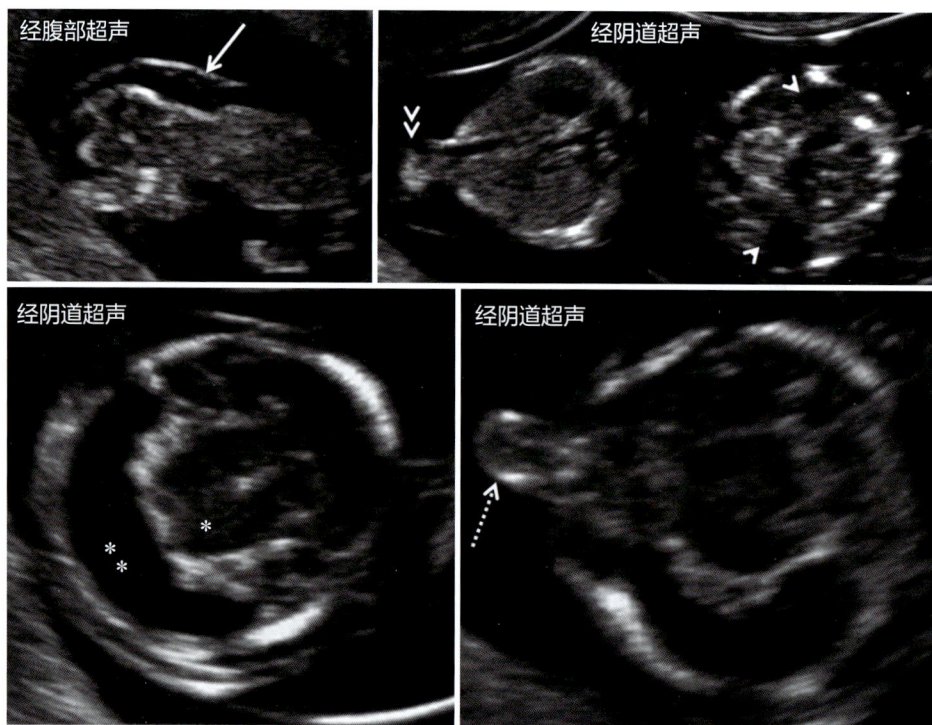

图 8.17　12 周（经腹部超声和经阴道超声）无叶前脑无裂畸形伴颅面部外其他异常；胎儿矢状切面、脐带腹壁插入口横切面、颈部横切面、颅脑斜冠状切面、前额横切面。可见背部水肿（实线箭头）、脐膨出（双箭头尖）、双侧颈静脉囊扩张（单箭头尖）、未分开的原始单一脑室（**）、丘脑融合（*）、喙鼻（虚线箭头）

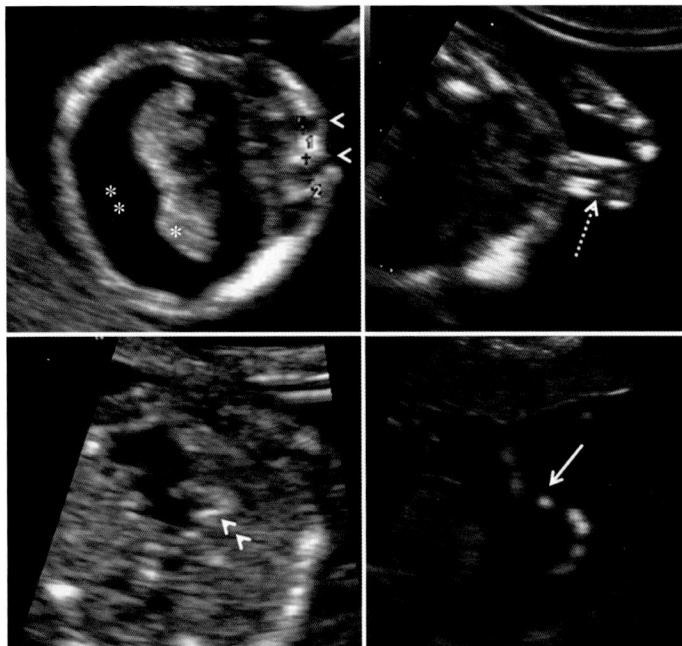

图 8.18　12 周（经阴道超声）无叶前脑无裂畸形伴颅面部外其他异常；颅脑斜冠状切面、前额横切面、心脏四腔切面、手掌横切面。可见未分开的原始单一脑室（＊＊）、两侧脉络丛相连（＊）、双侧小眼畸形及眼距过近（单箭头尖）、喙鼻（虚线箭头）、左心发育不良（双箭头尖）、多指（实线箭头）

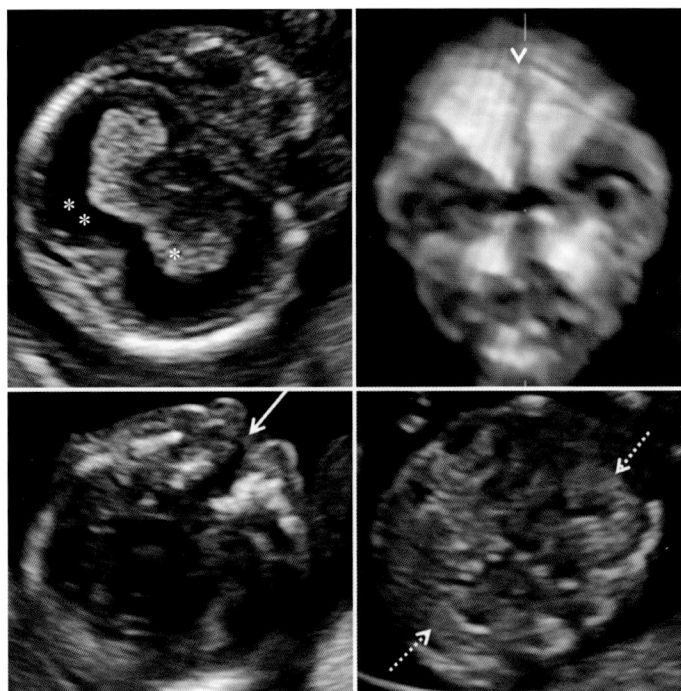

图 8.19　13 周（经阴道超声）无叶前脑无裂畸形伴颅面部外其他异常；颅脑斜冠状切面、面部冠状切面三维渲染图像、经上唇和下颌横切面、腹部横切面。可见未分开的原始单一脑室（＊＊）、两侧脉络丛相连（＊）、额骨过早骨化或加速骨化导致额缝狭窄（单箭头尖）、中央型唇腭裂（实线箭头）、双肾回声增强（虚线箭头）

（7）非综合征相关的 HPE 可以是常染色体显性遗传，可能不会在携带异常突变基因的父母身上表现出来，但再次妊娠时 HPE 可能复发。

叶状或半叶前脑无裂畸形有时能在妊娠第 11 ~ 14 周的超声检查中明确诊断（图 8.20）。

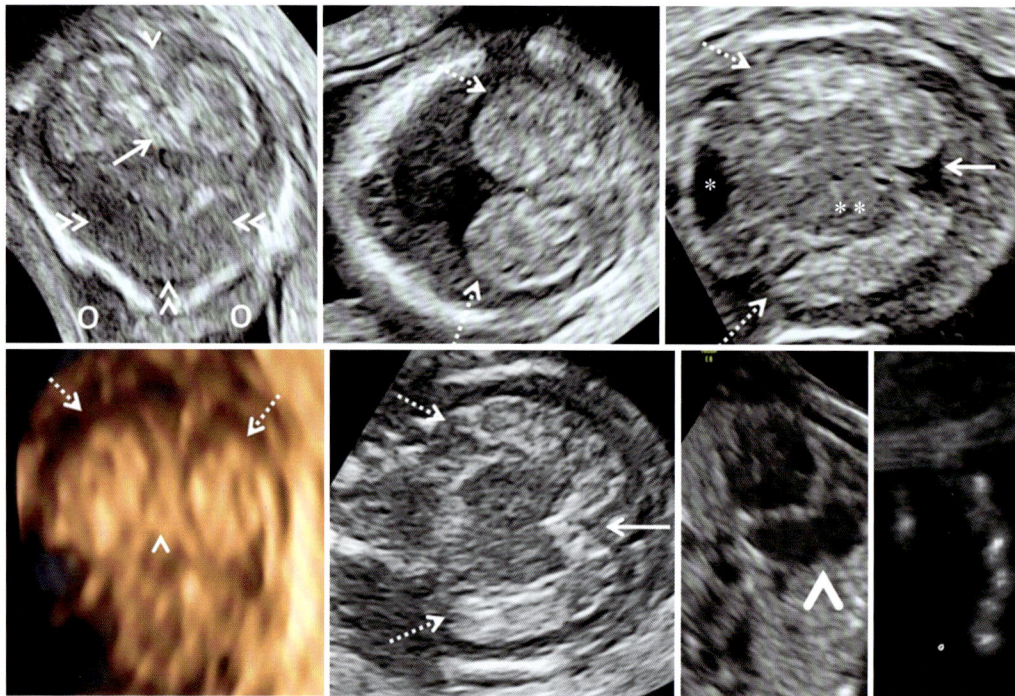

图 8.20　12 周（经阴道超声及三维超声）叶状前脑无裂畸形伴颅面部外其他异常；经额冠状切面、丘脑横切面、小脑横切面、小脑冠状切面三维渲染成像及颅脑半冠状切面，心脏四腔切面和左手横切面。可见侧脑室前角未分开，脉络丛跨过脑中线（实线箭头），两侧大脑额叶皮质连续，无大脑半球间裂（双箭头尖），侧脑室体部和后角分开（虚线箭头），可见小脑延髓池（＊）、丘脑融合（＊＊）、枕叶分开、大脑半球间裂（小单箭头尖）、单流入道单心室（大单箭头尖）、轴后多指

8.6　侧脑室扩张

在妊娠早期，侧脑室不会超过 10 mm，侧脑室内液体增多有以下表现。

（1）脉络丛变细，不足侧脑室直径的一半。脉络丛与侧脑室长度以及面积的比值可能有助于诊断（图 8.16，8.21）。

（2）脉络丛与侧脑室内侧壁和外侧壁分离（脉络丛悬挂）。

（3）侧脑室内液体过多。

（4）导水管狭窄时，可能会观察到第三脑室扩张。

建议对胎儿行侵入性检测，如染色体核型分析或染色体微阵列分析，并在第 15 周及第 20 周时进行超声复查。

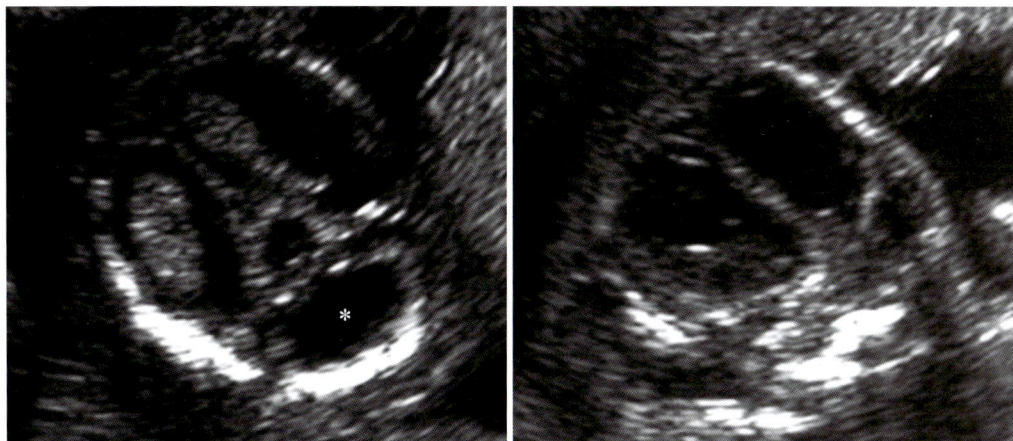

图 8.21 12 周（经腹部超声）侧脑室扩张伴小脑延髓池囊肿；小脑横切面、经额冠状切面。可见脉络丛与侧脑室边缘分离、侧脑室内液体过多、小脑延髓池囊肿（＊）

推荐阅读

1. Finn M, Sutton D, Atkinson S, Ransome K, Sujenthiran P, Ditcham V, Wakefield P, Meagher S. The aqueduct of Sylvius: a sonographic landmark for neural tube defects in the first trimester. Ultrasound Obstet Gynecol. 2011;38:640–5.

2. Lachmann R, Chaoui R, Moratalla J, Picciarelli G, Nicolaides KH. Posterior brain in fetuses with open spina bifida at 11 to 13 weeks. Prenat Diagn. 2011;31:103–6.

3. Chaoui R, Benoit B, Mitkowska-Wozniak H, Heling KS, Nicolaides KH. Assessment of intracranial translucency (IT) in the detection of spina bifida at the 11-13-week scan. Ultrasound Obstet Gynecol. 2009;34:249–52.

4. Volpe P, Contro E, Fanelli T, Muto B, Pilu G, Gentile M. Appearance of fetal posterior fossa at 11-14 weeks in fetuses with Dandy-Walker malformation or chromosomal anomalies. Ultrasound Obstet Gynecol. 2016;47:720–5.

5. Chaoui R, Benoit B, Mitkowska-Wozniak H, Heling KS, Nicolaides KH. Assessment of intracranial translucency (IT) in the detection of spina bifida at the 11-13-week scan. Ultrasound Obstet Gynecol. 2009;34:249–52.

6. Chaoui R, Nicolaides KH. Detecting open spina bifida at the 11-13- week scan by assessing intracranial translucency and the posterior brain region: mid-sagittal or axial plane? Ultrasound Obstet Gynecol. 2011;38:609–12.

7. Maruotti GM, Saccone G, D'Antonio F, Berghella V, Sarno L, Morlando M, Giudicepietro A, Martinelli P. Diagnostic accuracy of intracranial translucency in detecting spina bifida: a systematic review and meta-analysis. Prenat Diagn. 2016;36:991–6.

覃桂灿，杨水华 译

罗丹丹 校

第 9 章
出血、感染和脑损伤

颅内出血（intracranial hemorrhage，ICH）、血管闭塞和感染是胎儿脑部的破坏性病变。这些病变导致的脑部改变通常出现在妊娠中期的后段和妊娠晚期，因此妊娠早期可能无法发现。

9.1　颅内出血

胎儿侧脑室周围的生发基质具有高度血管化。这些血管几乎没有基质支撑，血管壁较脆。在妊娠中期的后段和妊娠晚期的前段，胎儿血压的波动可导致该区域血管破裂，从而导致生发基质出血（germinal matrix hemorrhage，GMH）。生发基质出血可破坏室管膜上皮，进而引发脑室内出血（intraventricular hemorrhage，IVH）。大部分颅内出血发生在妊娠第 26 ～ 33 周。由创伤或单绒毛膜双胎并发症引起的颅内出血可以更早发生。生发基质出血可能引发终末静脉血栓形成，导致静脉性梗死或脑实质内出血。颅内出血也可发生在硬脑膜下或者小脑幕下区域。

易感因素与母体、胎儿和妊娠有关。

母体同种免疫性血小板减少症、特发性血小板减少性紫癜、血管性血友病、血栓病（由 LeidenV 因子、SSA-SSB 抗体阳性和系统性红斑狼疮引起）、药物（华法林和抗癫痫药）、维生素 K 缺乏和外伤均可引起胎儿颅内出血。

胎儿凝血功能障碍（如先天性因子 V 或 X 缺乏、蛋白 C 缺乏）、贫血、血小板功能不全、先天性代谢异常，以及与家族性内出血相关的基因突变（*COL4A1*）和感染（巨细胞病毒感染或弓形虫感染）可引起脑出血。

围产期缺氧和窒息、胎盘早剥、子痫前期、绒毛膜羊膜炎和单绒毛膜双胎并发症，如双胎输血和双胎之一死亡，都是导致胎儿 ICH 的产科并发症。

50% 的颅内出血病例存在易感因素。因此，与母体和胎儿易感因素相关的病史和检查是非常重要的。50% 的病例表现为双侧颅内出血。

9.1.1   生发基质出血 – 脑室内出血超声表现

生发基质出血 – 脑室内出血的分级、出血位置及相应侧脑室的大小情况见表 9.1.

表 9.1   生发基质出血 – 脑室内出血的分级、出血位置及相应侧脑室大小

生发基质出血 – 脑室内出血分级	出血位置	侧脑室大小
Ⅰ级	局限于生发基质	正常
Ⅱ级	脑室内出血的充盈范围小于侧脑室容积的 50%	正常
Ⅲ级	脑室内出血的充盈范围大于侧脑室容积的 50%	脑室扩张
Ⅳ级	Ⅰ级、Ⅱ级或Ⅲ级出血合并脑实质内出血	

（1）颅内出血分级见图 9.1 和图 9.2。

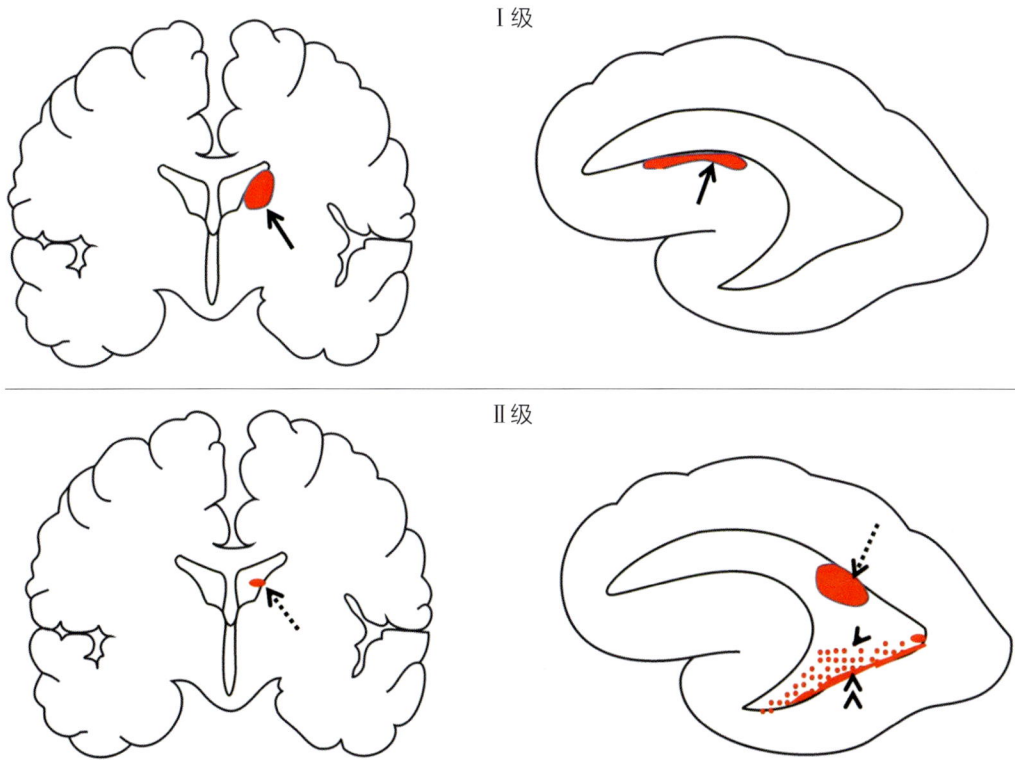

图 9.1   Burstein J、Papile L-A 和 Burstein R 颅内出血分级示意图。在经尾状核冠状切面和旁矢状切面上出血用红色表示。Ⅰ级：室管膜下、丘脑尾状核沟生发基质出血（实线箭头），不合并侧脑室扩张。Ⅱ级：脑室内出血，不合并侧脑室扩张。侧脑室边缘可见血块黏附（虚线箭头），侧脑室脑脊液浑浊（单箭头尖），无菌性脑室管膜炎导致侧脑室边缘呈高回声（双箭头尖）

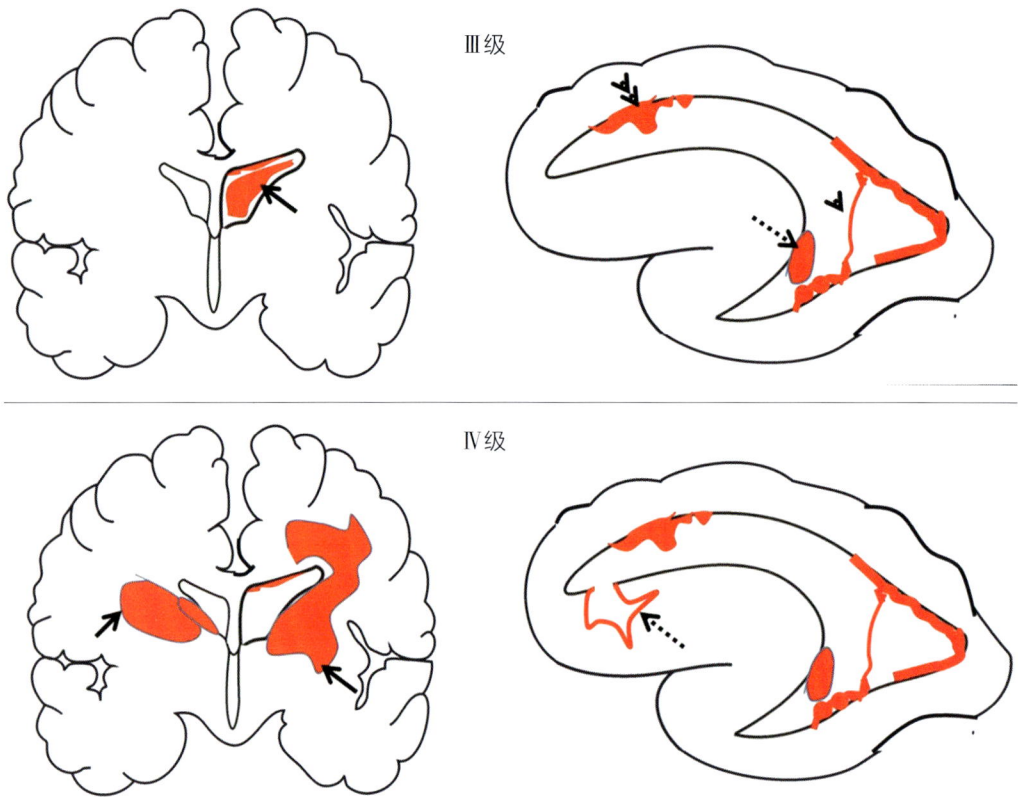

图 9.2   Burstein J、Papile L-A 和 Burstein R 颅内出血分级示意图。在经尾状核冠状切面和旁矢状切面上出血用红色表示。Ⅲ级：侧脑室内出血伴侧脑室扩张。可见脑室内血凝块（实线箭头）、侧脑室壁黏附的凝块血（虚线箭头）、侧脑室边缘增厚或呈结节样的高回声（双箭头尖）、脑室内粘连（单箭头尖）。Ⅳ级：脑实质内出血（实线箭头）和脑穿通性囊肿（虚线箭头）

（2）生发基质出血灶位于丘脑尾状核沟的侧脑室旁的生发基质中。在最初的 3 ～ 8 天（急性期），出血呈高回声（图 9.3）。在接下来的 2 周（亚急性期），血肿内部变为低回声，周围环绕高回声（图 9.4，9.5）。最终（慢性期），血肿收缩变小，呈边界清晰的均匀低回声。上述血肿的超声演变过程适用于任何部位的出血。

（3）如果出现以下任一情况，均要怀疑脑室内出血。

①脉络丛粗大且形状不规则（图 9.6，9.7）。

②侧脑室内的高回声。解剖学上，脉络丛并不延伸至室间孔（Monro 孔）前方的侧脑室前角内，因此，侧脑室前角内的高回声病变为血凝块（图 9.6，9.8）。血凝块也可以出现在侧脑室的体部和后角（图 9.7，9.9 和 9.10），表现为侧脑室内的高回声团（图 9.11）。随着时间的推移，血凝块中心部分发生收缩和液化。

③侧脑室壁表现为增厚且不规则的高回声（ 由无菌性脑室管膜炎和血凝块黏附导致）（图 9.4，9.6，9.7，9.10 和 9.11）。

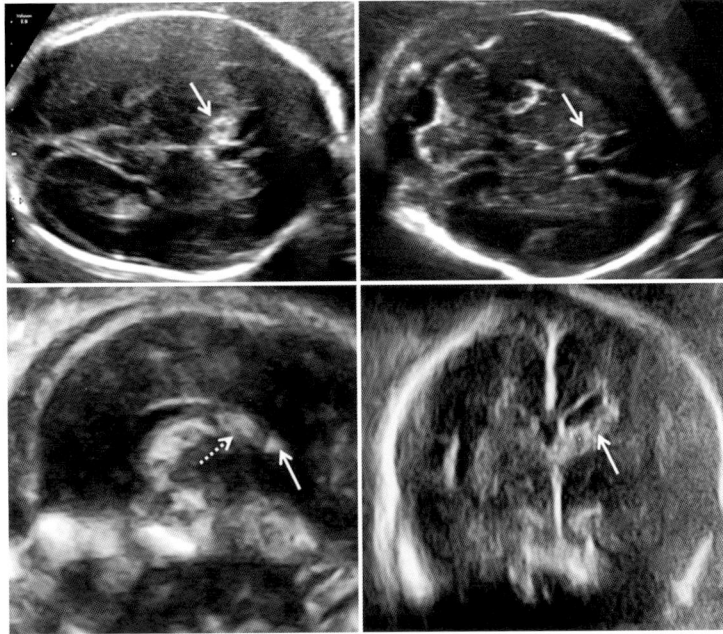

图 9.3　24 周（经腹部超声）Ⅰ级颅内出血（急性期）；经侧脑室横切面和经小脑横切面，三维超声多平面重建成像获取的旁矢状切面和经尾状核冠状切面。可见左侧室管膜下呈高回声的生发基质出血（实线箭头），出血灶向后延伸至室管膜下平面（虚线箭头）。未见侧脑室扩张

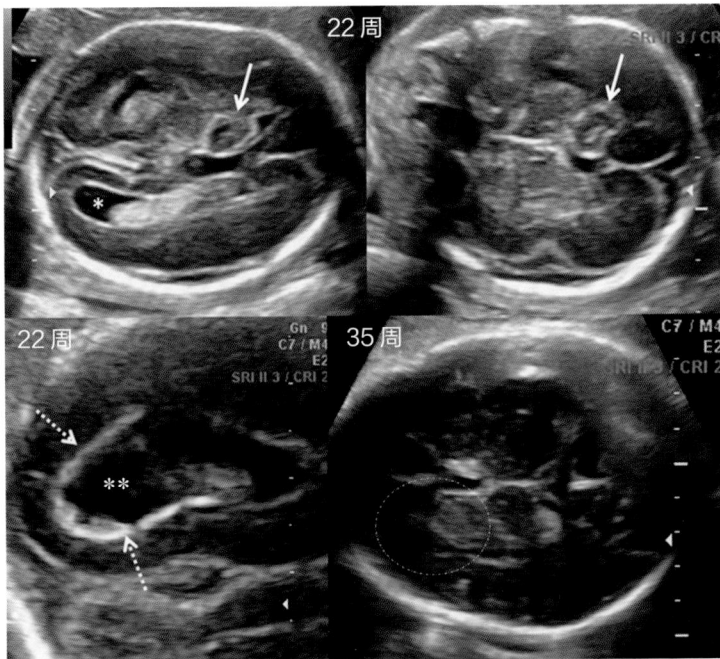

图 9.4　22 周和 35 周（经腹部超声）Ⅱ级颅内出血（亚急性期）；22 周经侧脑室横切面和经丘脑冠状切面和放大的左侧侧脑室横切面，35 周经侧脑室横切面。可见左侧生发基质（丘脑尾状核沟）（实线箭头）室管膜下一大小约 1.0 cm×0.7 cm×0.7 cm 的低回声病变，边缘呈高回声（亚急性出血），左侧侧脑室三角区宽约 0.9 cm（**），侧脑室壁增厚或者呈结节状高回声（虚线箭头），右侧侧脑室宽约 0.7 cm（*）。第 35 周复查时，病变完全消退，超声未见异常（圆圈区域）

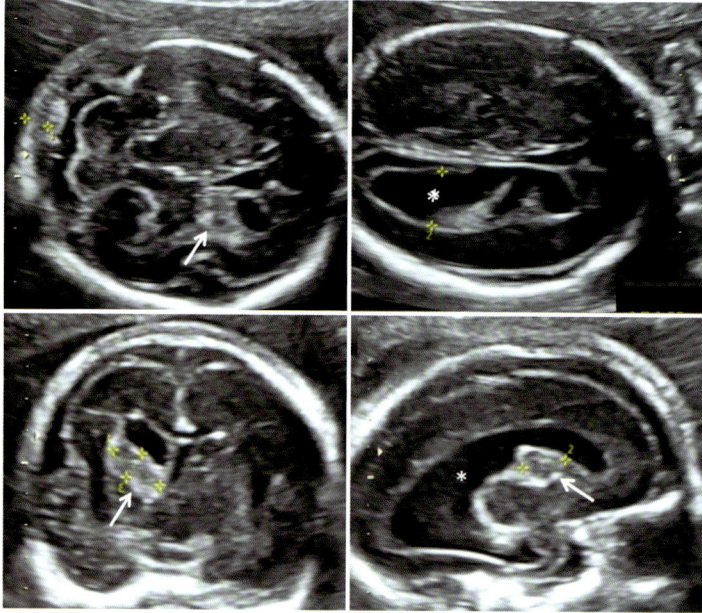

图 9.5　22 周（经腹部超声）Ⅲ 级颅内出血（亚急性期）；经小脑横切面、经侧脑室横切面、经尾状核冠状切面和右侧旁矢状切面。可见右侧轻度侧脑室扩张（＊），宽约 1.05 cm，右侧丘脑尾状核沟可见生发基质出血（实线箭头），病变中心呈低回声，边缘呈高回声（亚急性期）。病变没有延伸至脑实质

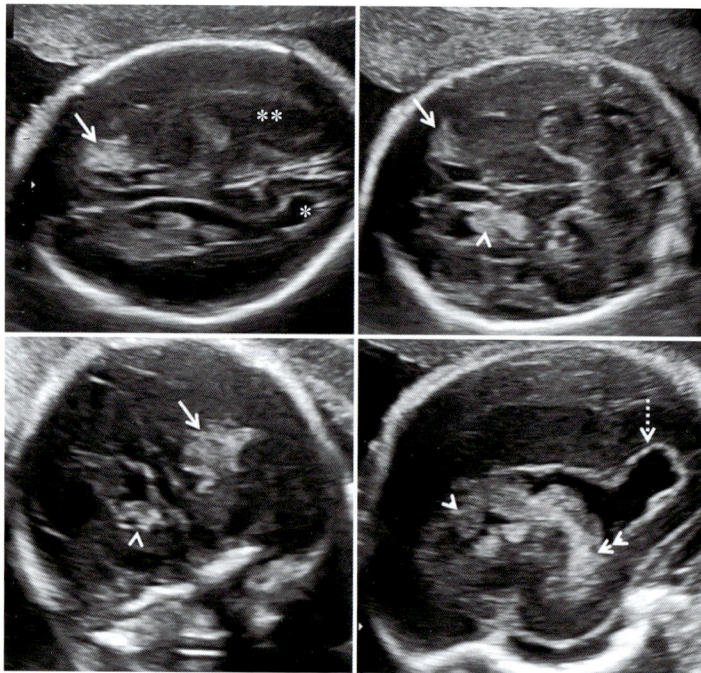

图 9.6　27 周（经腹部超声）Ⅱ 级颅内出血（急性期）；经侧脑室横切面、经小脑横切面、经前额冠状切面和左侧旁矢状切面。可见左侧侧脑室前角旁有不规则的高回声生发基质出血，范围约为 1.2 cm×1.6 cm× 1.0 cm（实线箭头），左侧侧脑室宽约 0.9 cm（＊＊），右侧侧脑室宽约 0.7 cm（＊），右侧侧脑室前角和体部可见多发的圆形高回声血凝块黏附于室管膜（单箭头尖），由于相对低回声的血块的黏附，右侧脉络丛粗大且形状不规则（双箭头尖）；右侧侧脑室后角室壁呈不规则、增厚、结节状的高回声（虚线箭头）

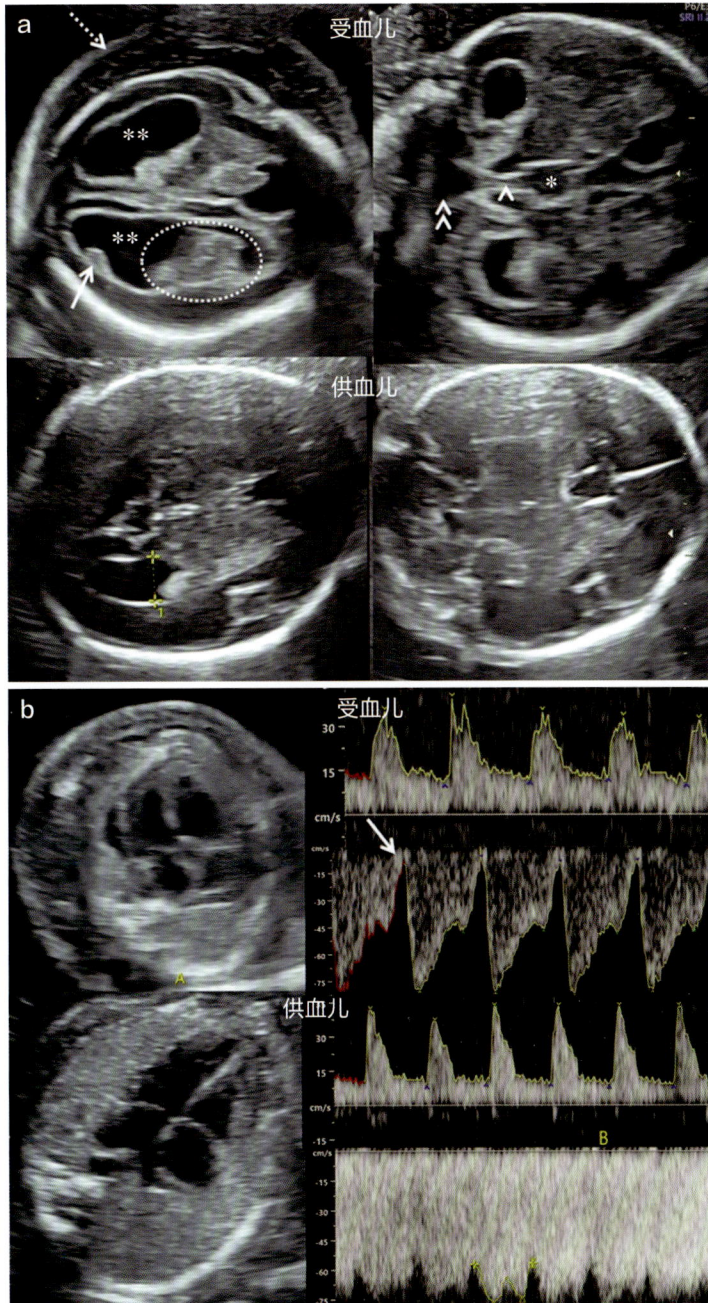

图 9.7 （a）25 周（经腹部超声）双胎输血综合征（Quintero Ⅳ 期）的水肿的受血儿发生 Ⅲ 级颅内
出血（亚急性期）；受血儿和供血儿的经侧脑室横切面和经小脑横切面。受血儿的超声图像中可见
胎儿头皮水肿（虚线箭头）、双侧轻度侧脑室扩张（**）和由无菌性脑室管膜炎导致的侧脑室壁回声
增高，左侧侧脑室壁可见小的黏附血块（实线箭头），脉络丛粗大且形状不规则（圈内），第三脑室（*）、
中脑导水管（单箭头尖）和第四脑室（双箭头尖）扩张。这些表现提示受血儿存在交通性脑积水。供
血儿颅内表现正常。（b）25 周（经腹部超声）双胎输血综合征（Quintero Ⅳ 期）的水肿的受血儿发
生 Ⅲ 级颅内出血（亚急性期）；受血儿和供血儿的心脏四腔心切面和大脑中动脉及静脉导管的频谱多
普勒超声图像。可见受血儿全心增大，静脉导管 A 波加深（实线箭头），这表明受血儿因容量负荷过
重而发生了心力衰竭。供血儿的心脏四腔心切面、大脑中动脉峰值血流速度和静脉导管频谱均正常

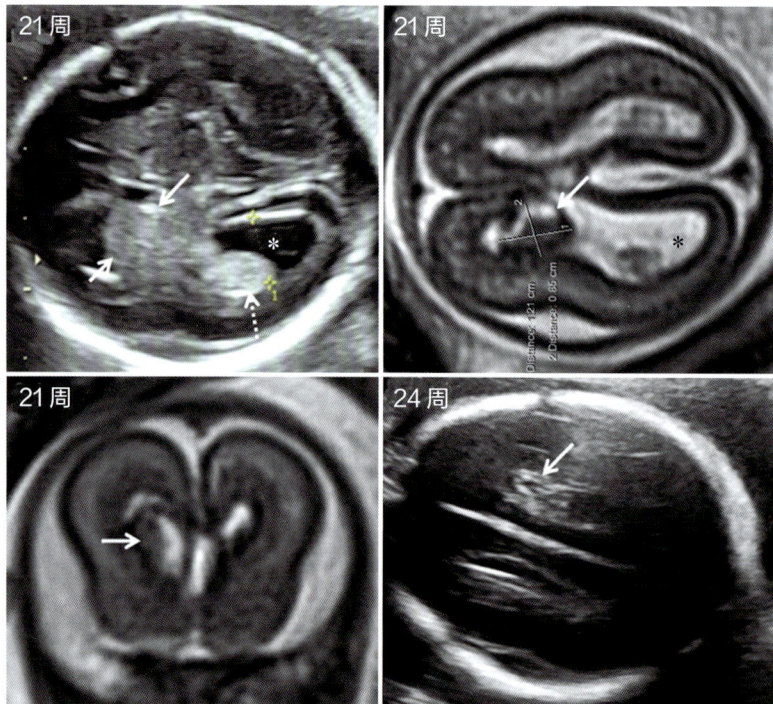

图 9.8　21 周和 24 周（经腹部超声和 MRI）Ⅱ 级颅内出血（急性期）；21 周经侧脑室横切面超声图像，MRI T2 加权的横断层面序列以及经尾状核冠状层面图像，24 周经侧脑室顶部上方横切面超声图像。右侧侧脑室前角和体部可见卵圆形高回声的出血灶，范围约为 1.4 cm × 0.9 cm × 0.9 cm（实线箭头），右侧侧脑室宽约 0.97 cm（*），可见右侧脉络丛（虚线箭头），出血在 MRI 图像上表现为混合信号，表明出血处于亚急性期，3 周后出血范围缩小，大小约为 0.7 cm × 0.3 cm × 0.3 cm，右侧侧脑室宽约 0.9 cm

④脑室内脑脊液浑浊呈颗粒状，并伴有沉积物形成。

⑤脑室内粘连（横跨脑室腔的带状回声）。

⑥由室间孔、中脑导水管或基底池梗阻引起的脑室扩张（梗阻性脑积水）（图 9.5，9.7，9.9 ~ 9.12）。根据梗阻部位的不同，脑室扩张可以是第三脑室扩张或者第四脑室扩张。

⑥随着出血的消退，脑室大小逐渐恢复正常（图 9.4，9.8）。

（4）脑实质内出血一般是生发基质出血的延伸，表现为脑实质内呈高回声的病变（图 9.13）。随着血凝块机化，中心部位变为低回声（图 9.12 ~ 9.14），最终形成脑穿通囊肿（图 9.12）。脑实质内的大量出血可引起脑中线向对侧移位（图 9.12）。

（5）在出血区域，正常的颅内标志性结构无法显示（图 9.14）。

（6）胎儿大脑中动脉（middle cerebral artery，MCA）收缩期峰值血流速度大于 1.5 中位数倍数（MoMs）提示贫血（图 9.15a）。大面积的脑实质内出血或梗阻性脑积水可导致颅内压升高，从而出现大脑中动脉血流阻力升高（图 9.9）。

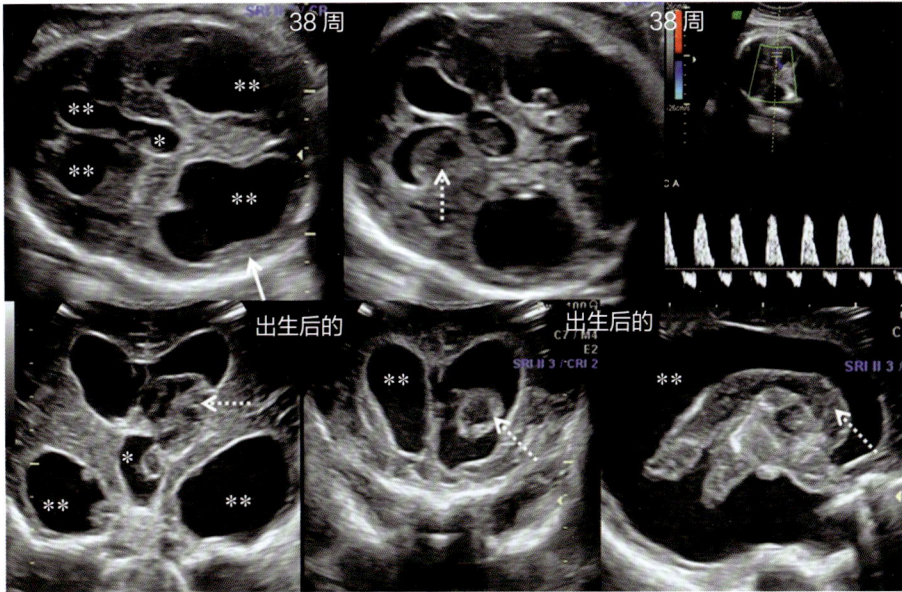

图 9.9　38 周（经腹部超声）和新生儿（经前囟神经系统超声检查）；Ⅲ级颅内出血（亚急性期）；胎儿经丘脑横切面和大脑中动脉的频谱多普勒超声图像，新生儿经丘脑冠状切面、经额叶冠状切面以及左侧旁矢状切面。可见双侧侧脑室积水（**），左侧侧脑室前角内可见血块（虚线箭头），血块越过 Monro 孔延伸至侧脑室前角，而脉络丛因受 Monro 孔的限制不会延伸至侧脑室前角。第三脑室扩张伴血块（*），左侧侧脑室内血块通过体部延伸至侧脑室后角，脑实质变薄（实线箭头），大脑中动脉舒张末期血流反向，提示血流阻力升高

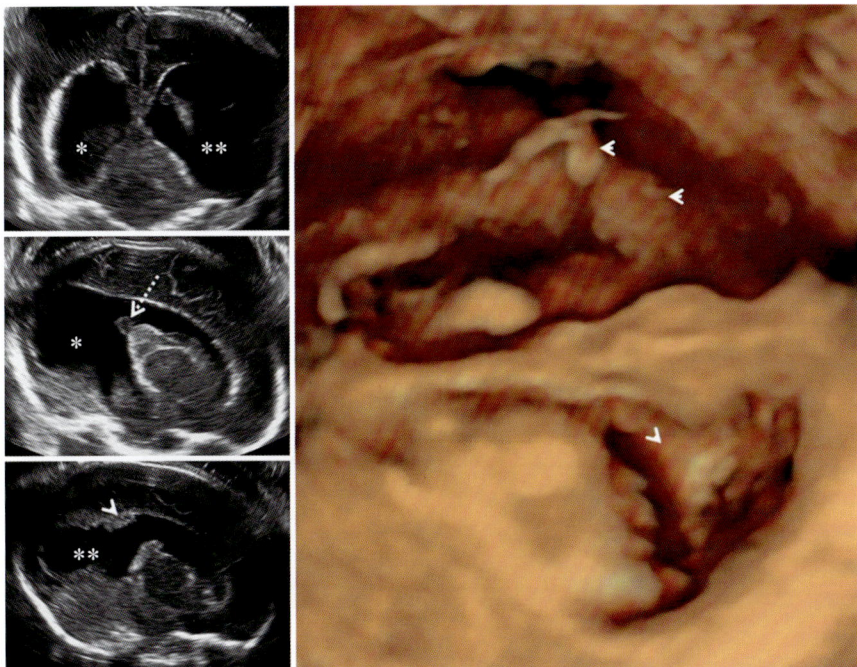

图 9.10　35 周（经阴道超声和三维超声）Ⅲ级颅内出血（慢性期）；经小脑冠状切面、右侧和左侧旁矢状切面超声图像以及双侧侧脑室的三维表面渲染成像。可见双侧侧脑室积水，左侧侧脑室宽 3.1 cm（**），右侧侧脑室宽 3.2 cm（*），双侧侧脑室壁呈高回声，双侧侧脑室顶部可见血块黏附（单箭头尖），右侧脉络丛周围可见血块（虚线箭头）

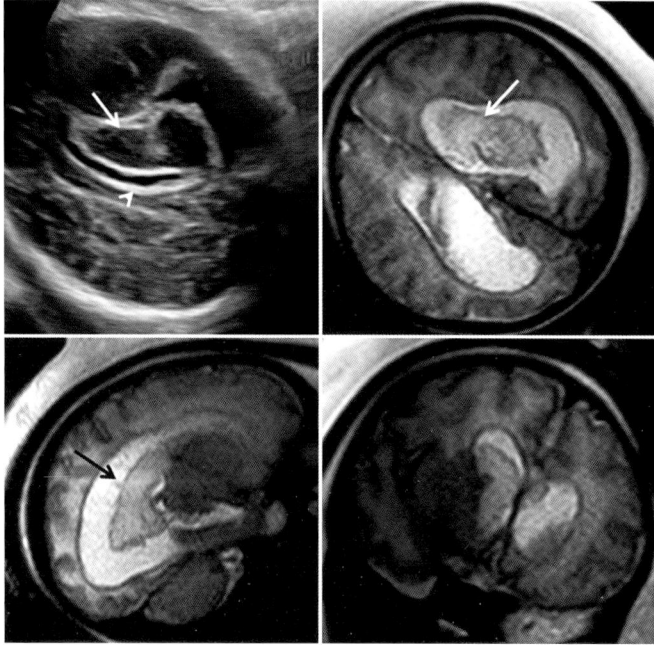

图 9.11　37 周（经腹部超声和 MRI）Ⅲ级颅内出血（亚急性期）；经侧脑室的斜切面，MRI T2 加权的经侧脑室横断层面、右侧旁矢状层面和经尾状核冠状层面。右侧侧脑室内被血凝块填充（实线箭头），血凝块在超声图像中表现为边缘为高回声的低回声团，在 MRI 图像上呈混杂信号，血块回缩与侧脑室边缘分离。双侧侧脑室扩张（宽 2.0 cm），右侧侧脑室壁增厚，呈高回声，是无菌性室管膜炎所致（单箭头尖）

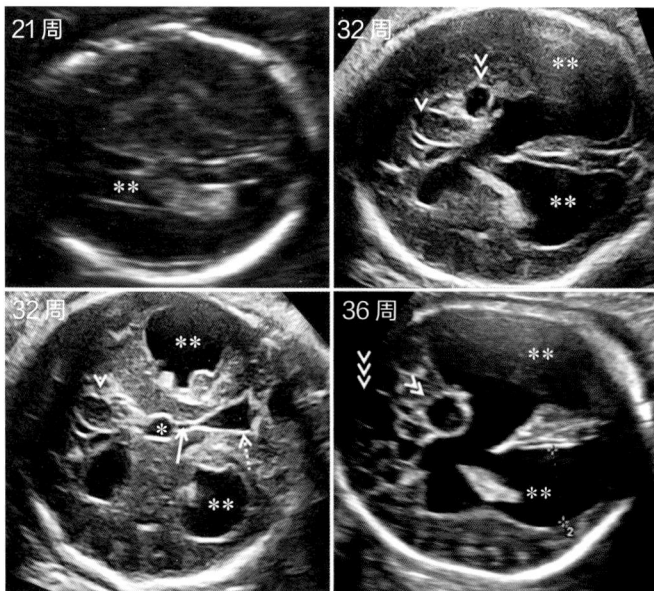

图 9.12　21 周、32 周和 36 周（经腹部超声）Ⅳ级颅内出血（慢性期）；21 周、32 周和 36 周的经侧脑室横切面、32 周的经小脑横切面。21 周时颅内结构正常；32 周和 36 周时出现四个脑室扩张，包括侧脑室扩张（＊＊）、第三脑室扩张（＊）、中脑导水管扩张（实线箭头）及第四脑室扩张（虚线箭头），可见右侧额叶侧脑室前角旁（单箭头尖）脑实质内出血，侧脑室前角受压移位；36 周时，可见右侧侧脑室旁囊肿（双箭头尖），右侧侧脑室扩张程度增大，并出现脑穿通囊肿（三箭头尖）

（7）间隔 1 ~ 2 周进行超声复查有助于评估病变的大小和表现。随着时间的推移，出血灶可能逐渐被吸收（图 9.4，9.8），也可能体积继续增大。

（8）脑实质内出血与脑肿瘤在超声表现上非常相似。随着时间的推移而出现超声表现的变化是脑实质内出血的超声特征，可借此与脑肿瘤进行鉴别。

当超声无法明确诊断时，胎儿 MRI 检查有助于诊断。MRI 检查可以描述出血的特征并评估出血期。

9.1.2 硬脑膜下出血超声表现

（1）硬脑膜下出血最常发生在脑的外侧面。

（2）硬脑膜下出血表现为"新月形"浑浊积液，导致脑实质与颅骨间距增大。积液内可见层状碎片（图 9.15）。

（3）大脑皮层外侧面距颅骨内侧面的正常距离小于 4 mm。局部间距扩大时，应怀疑有硬脑膜下出血。

（4）相应部位的脑沟回由于发生水肿而使其回声增强。

（5）硬脑膜下出血可导致巨头畸形。

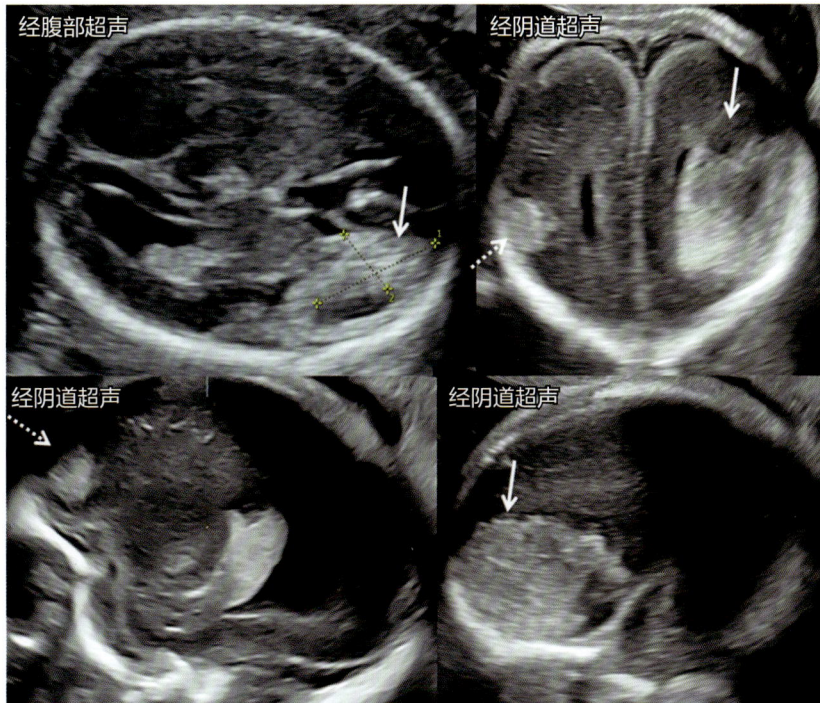

图 9.13　22 周（经腹部超声和经阴道超声）Ⅳ级颅内出血（急性期或亚急性期）；经侧脑室横切面、经额叶冠状切面、右侧和左侧旁矢状切面。左侧额叶实质内可见亚急性期出血（中心呈低回声、周围呈高回声），大小约为 2.0 cm×2.6 cm×1.0 cm（实线箭头），位于左侧侧脑室前角旁并使之受压。右侧额叶实质内可见急性期出血（呈高回声），大小约为 0.6 cm×0.5 cm×0.6 cm（虚线箭头）。侧脑室无扩张

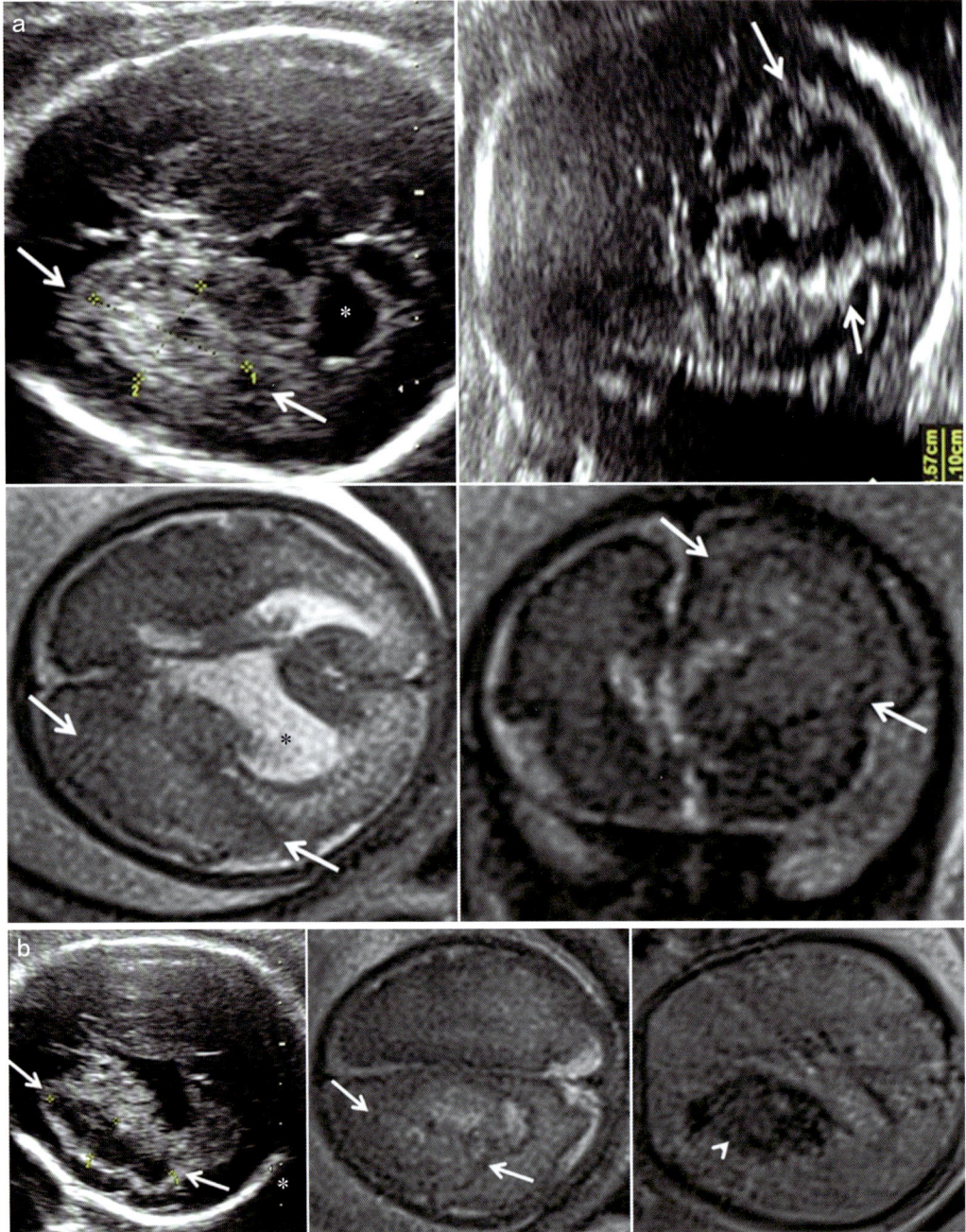

图 9.14　28 周（经腹部超声和 MRI）Ⅳ 级颅内出血（亚急性期）；超声和 MRI T2 加权的经侧脑室横断层面和经尾状核冠状层面图像。左侧额顶叶脑实质内可见一不均质占位性病变，大小约为 5.2 cm×3.1 cm×3.9 cm，该病变由侧脑室周围向白质内延伸，中央呈低回声、边缘呈高回声提示亚急性出血（实线箭头），脑中线向右侧移位，见左侧侧脑室扩张（＊）。该病变在 MRI 图像上表现为等信号，含铁血黄素环呈低信号。由于脑实质内出血，左侧外侧裂未显示。（b）28 周（经腹部超声和 MRI）Ⅳ 级颅内出血（亚急性期）。经侧脑室水平上方的超声横切面，MRI T2 加权像和梯度回波序列的横断层面。左侧额顶叶脑实质内可见一不均质占位性病变，大小约为 5.2 cm×3.1 cm×3.9 cm，该病变由侧脑室周围延伸至白质内（半卵圆中心），中央呈低回声、边缘呈高回声提示亚急性出血（实线箭头），T2 加权像上病灶呈等 – 高信号伴低信号边缘，梯度回波序列图像中可见磁敏感伪影（单箭头尖），证实存在出血

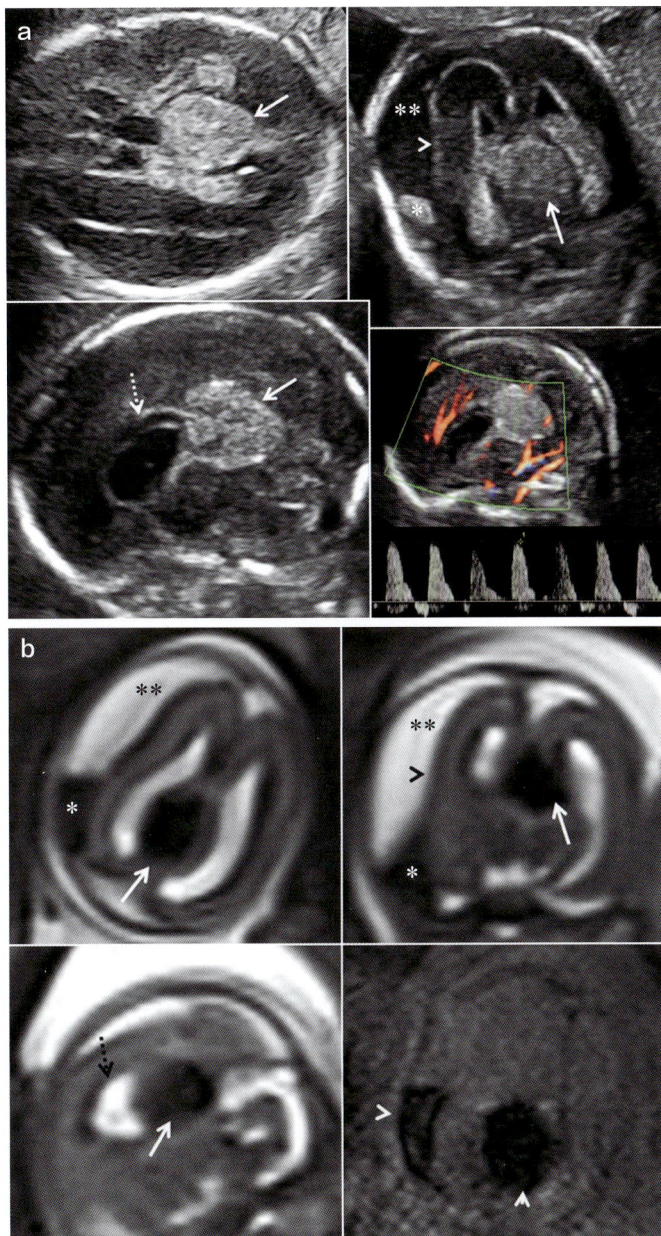

图 9.15 （a）20 周（经腹部超声和 MRI）胼胝体压部和右侧大脑表面硬脑膜下出血（急性期）；经侧脑室横切面、经丘脑冠状切面、正中矢状切面的二维超声、彩色多普勒超声图像及大脑中动脉的频谱多普勒。大脑半球间胼胝体压部可见卵圆形高回声出血（实线箭头）；胼胝体体部向病变内延伸（虚线箭头），右侧硬脑膜下"新月形"出血可见分层，上层为浑浊液体（**），下层为高回声血块（*）。右侧大脑半球的凸面因硬脑膜下出血而变平（单箭头尖），脑中线向左侧移位。大脑中动脉收缩期峰值血流速度为 60 cm/s，2.35 MoMs，提示胎儿中度至重度贫血。胎儿母亲有华法林用药史。（b）20 周（经腹部超声和 MRI）胼胝体压部和右侧大脑表面硬脑膜下出血（急性期）；经侧脑室横断层面、经丘脑冠状层面、正中矢状层面和 T2 梯度回波序列 MRI 图像。大脑半球间胼胝体压部可见卵圆形低信号出血（实线箭头）；胼胝体体部延伸至病变内（虚线箭头），右侧硬脑膜下"新月形"出血可见分层，上层为高信号液体（**），下层为低信号血块（*）；右侧大脑半球的外侧面因硬脑膜下出血受压，脑中线向左侧移位。MRI T2 梯度回波序列图像中可见病灶的敏感性伪影（低信号），证实存在出血（单箭头尖）。胎儿母亲有华法林用药史

9.1.3　幕下出血超声表现

（1）出血表现为小脑半球、小脑蚓部或者两者的局灶性高回声病变（图 9.16，9.17）。

（2）出血的进展过程与生发基质出血－脑室内出血的表现一致。

（3）在毛细血管扩张症中，可看到小脑呈弥漫性高回声（图 9.18）。这种情况易发生出血。

（4）小脑肿瘤与小脑出血的超声表现相似，通过随访观察超声表现的变化过程可证实出血。

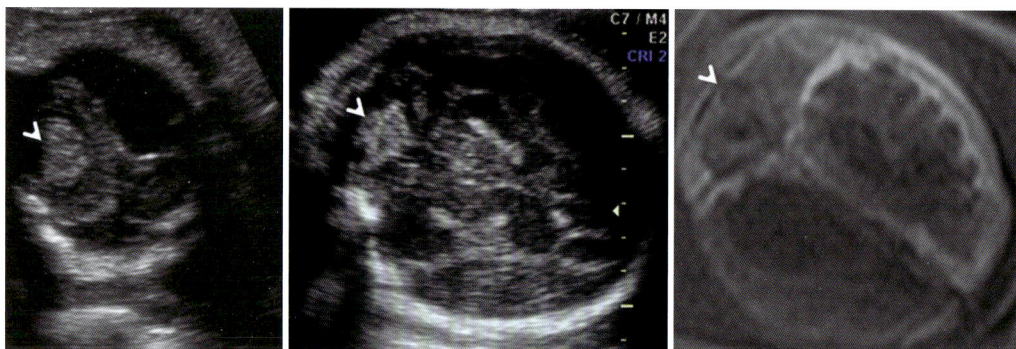

图 9.16　34 周（经腹部超声和 MRI）小脑蚓部亚急性出血；经小脑横切面和 MRI T2 加权横断层面。可见呈高回声的肿胀的小脑蚓部压迫小脑半球（单箭头尖），相应病变在 MRI 图像上表现为肿大的小脑蚓部伴低信号边缘。此例胎儿亦存在脑室内出血

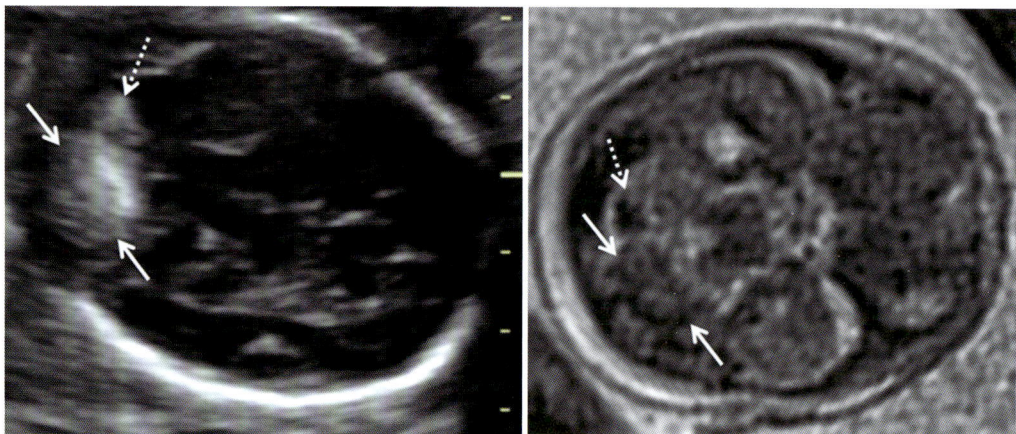

图 9.17　22 周（经腹部超声和 MRI）左侧大范围和右侧小范围的小脑半球出血（急性期）；经小脑横切面和 MRI T2 加权横断层面。可见左侧小脑半球高回声区（实线箭头）、右侧小脑半球高回声区（虚线箭头）；在 MRI 图像上，左侧小脑半球病变呈低信号（急性期），增大的右侧小脑半球病变呈混杂的等信号（亚急性期）

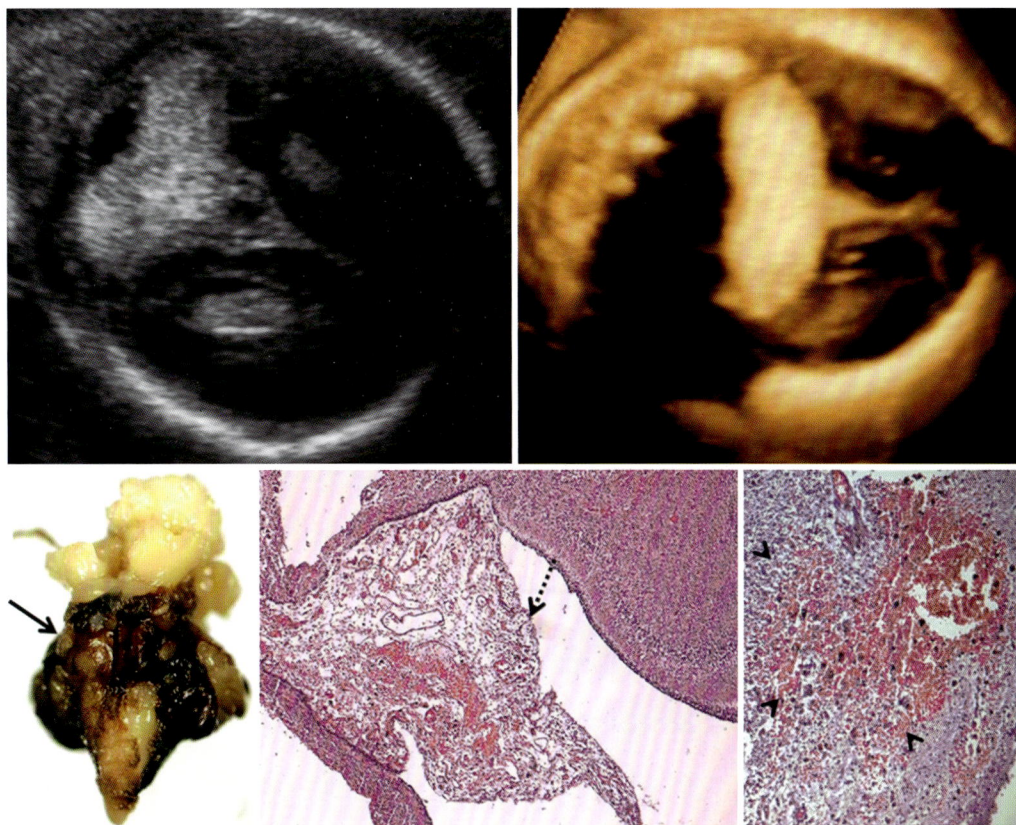

图 9.18　24 周（经腹部超声）弥漫性小脑毛细血管扩张症伴脑实质内出血和蛛网膜下腔出血；经小脑横切面的二维超声图像和三维超声渲染成像、小脑解剖标本及组织病理学图片。可见小脑呈弥漫性高回声、蛛网膜下腔平面上小脑表面被血液覆盖（实线箭头）、起源于小脑并延伸至蛛网膜下腔的异常血管束（虚线箭头）、脑实质内出血（单箭头尖）

9.2　胎儿颅内感染

巨细胞病毒和弓形虫是颅内感染最常见的病原体。孕妇感染会导致母体病毒血症、寄生虫血症、胎盘感染和病原体血行传播至胎儿。经胎盘感染的概率取决于母体感染的病原体的种类和妊娠的时期。只有少数感染的胎儿最终出现超声可识别的并发症。这些胎儿被认为受到了相应病原体感染的影响。除了大脑，胎儿的其他系统也可以被感染。妊娠早期感染的严重程度比妊娠晚期重。由于不同的毒株的存在，巨细胞病毒可以反复发生感染，而复发性弓形虫感染很罕见。

在大多数情况下，孕妇可能没有任何感染症状。在可疑病例中，通过母体或胎儿的血清学（IgM 抗体和 IgG 抗体）检测和羊水 PCR 检测可确诊所感染的病原体。必须注意的是，胎儿在感染 6 ~ 8 周后开始将感染的病原体排泄到羊水中。因此，早于这个时期进行羊水 PCR 检测会出现假阴性。颅脑感染的超声征象常在妊娠中期后段和妊娠晚期才能被观察到。

9.2.1 巨细胞病毒感染的超声表现

（1）在旁矢状切面上，侧脑室周围可见边界清晰的高回声带（环）（图9.19～9.21），冠状切面也可以显示，横切面显示可清晰，也可不清晰。该区域外的脑组织回声正常。

（2）侧脑室周围可见小囊性坏死灶（图9.20，9.21）。相邻的囊肿可以融合成大囊肿。这些囊肿分布在额叶、颞叶和顶叶区域。

（3）尽管脑实质内、基底节区和小脑也可见钙化，但是钙化主要见于侧脑室周围区域。钙化灶可呈点状、线状、大颗粒状或簇状。可以为单侧或双侧分布，局部或广泛分布（图9.21～9.25）。鉴别诊断包括Sturge-Weber综合征、Aicardi-Goutieres综合征和伪TORCH综合征。

（4）可以出现单侧或双侧轻度侧脑室扩张（图9.19，9.23，9.24和9.26）。由于脑室周围炎和神经胶质增生，脑室的室管膜边缘可能不规则。超声可见桥接性粘连（图9.22，9.26）。中脑导水管狭窄可致脑积水。

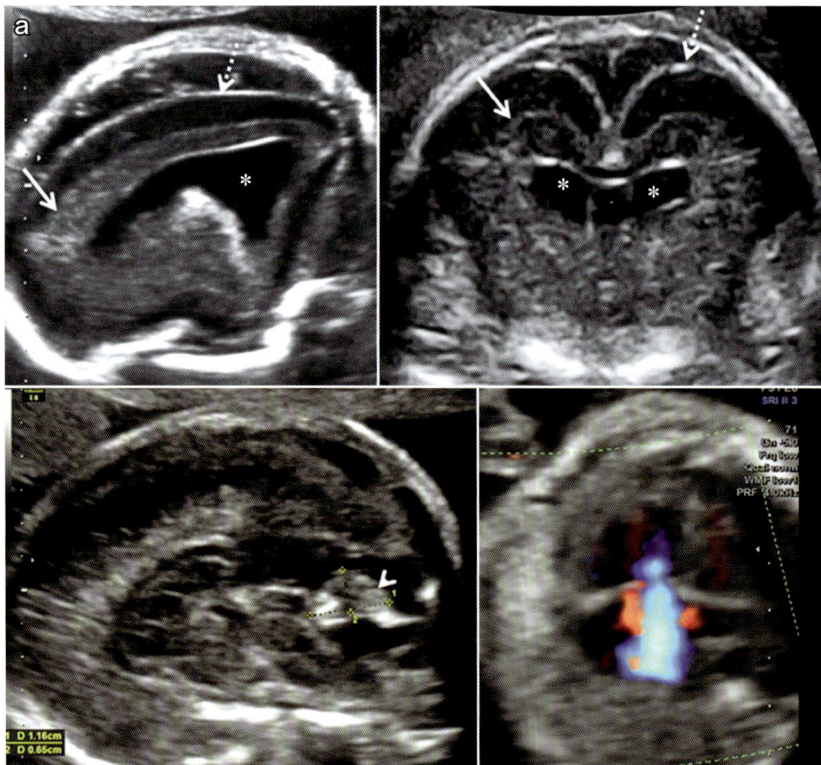

图9.19 （a）23周（经腹部超声和三维超声）侧脑室周围高回声带、侧脑室扩张、Blake's囊肿、心脏扩大合并三尖瓣反流（母体巨细胞病毒血清学检测结果呈阳性）；右侧旁矢状切面、经尾状核冠状切面、正中矢状切面超声图像和四腔心切面彩色多普勒超声图像。可见侧脑室周围高回声带（实线箭头）、侧脑室扩张且形态异常（＊）、右侧和左侧侧脑室分别宽约0.89 cm和1.18 cm、大脑半球表面（虚线箭头）、小脑蚓部上抬（单箭头尖）及心脏扩大合并三尖瓣反流

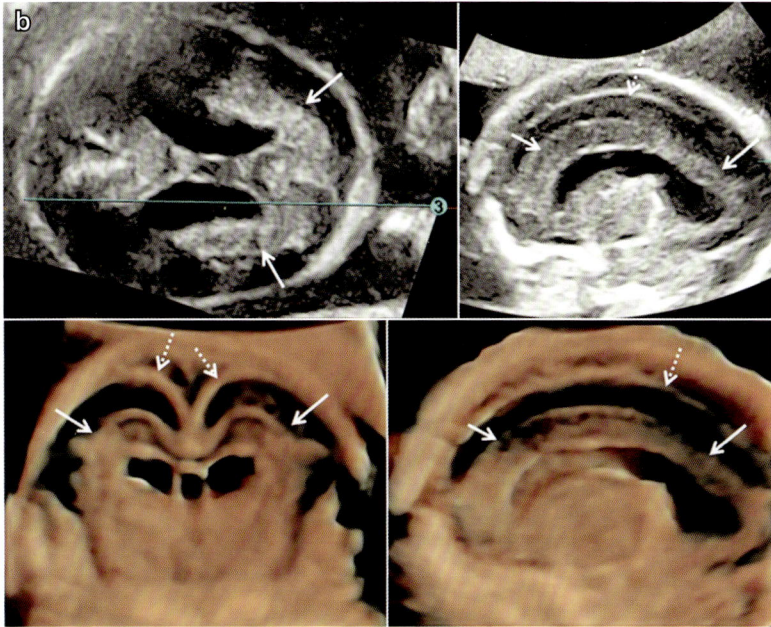

图 9.19（续）（b）23 周（经腹部超声和三维超声）侧脑室周围高回声带、侧脑室扩张、Blake's 囊肿、心脏扩大合并三尖瓣反流（母体巨细胞病毒血清学检测结果呈阳性）；以横切面为起始切面通过三维自由解剖成像技术获取的右侧旁矢状切面图像、经尾状核冠状切面和右侧旁矢状切面的三维渲染图像。可见侧脑室周围的高回声带（实线箭头）和大脑半球表面（虚线箭头）。需要注意的是高回声带与其他脑实质之间界线清晰

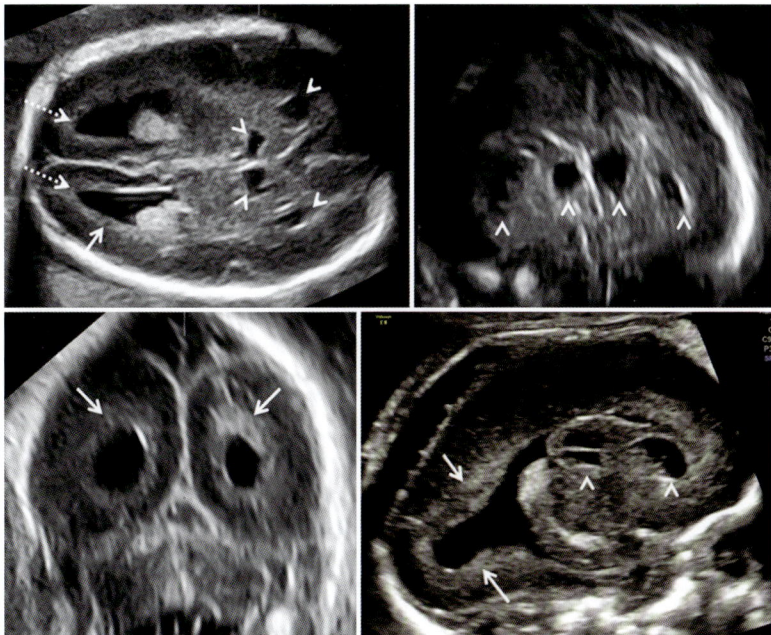

图 9.20　25 周（经腹部超声和三维超声）母体巨细胞病毒血清学检测 IgM 抗体呈阳性、严重的胎儿宫内发育迟缓、侧脑室周围高回声带和囊肿、发育迟缓的脑沟；经丘脑横切面、三维自由解剖成像技术获取的冠状切面、经小脑冠状切面和右侧旁矢状切面。可见侧脑室周围高回声带（实线箭头），在枕部尤为明显的、尖的形态异常的侧脑室后角（虚线箭头），在丘脑尾状核水平可见双侧侧脑室旁囊肿（单箭头尖）；从经丘脑横切面上可见顶枕沟发育迟缓，距状沟未显示

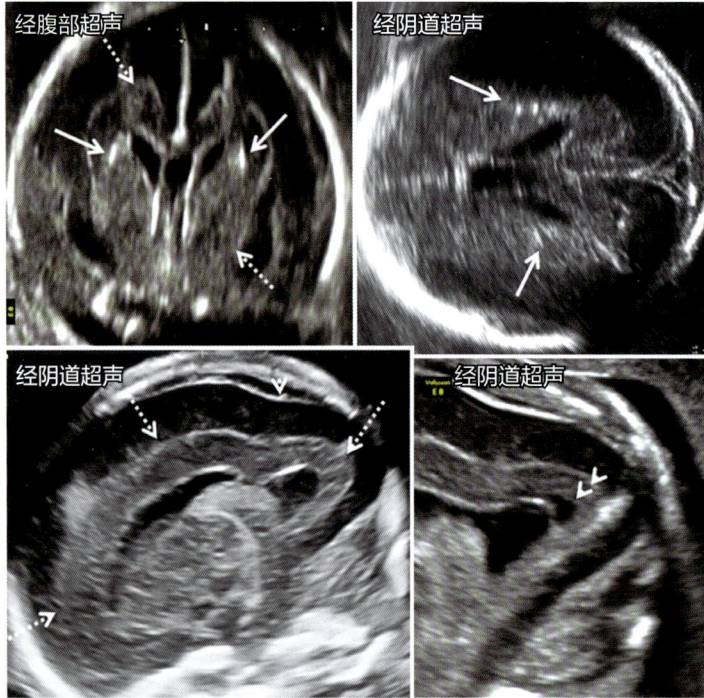

图 9.21　27 周（经腹部超声和经阴道超声）侧脑室周围高回声带和囊肿伴颅内钙化，脑沟发育迟缓（羊水巨细胞病毒 PCR 检测结果呈阳性）；经侧脑室横切面、斜冠状切面、右侧旁矢状切面和放大的左侧旁矢状切面。可见双侧侧脑室前角外侧对称的点状钙化（实线箭头）、侧脑室周围高回声带（虚线箭头）、紧邻左侧侧脑室后角的小囊肿（双箭头尖）及光滑的脑表面（单箭头尖）

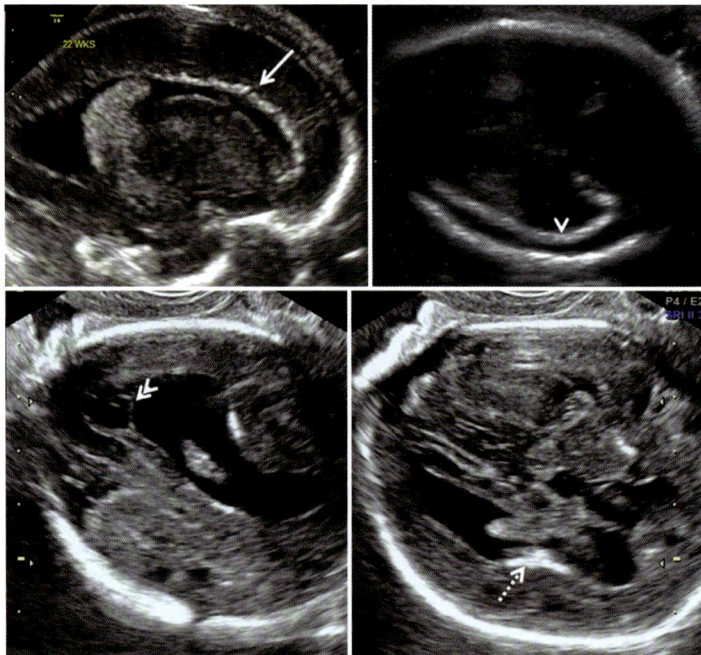

图 9.22　（经腹部超声）四个不同病例中的侧脑室旁钙化灶（点状或线状）；旁矢状切面、横切面和斜切面。可见点状钙化灶（实线箭头）、环状钙化灶（单箭头尖）、短线状钙化灶（虚线箭头）和脑室内粘连带（双箭头尖）

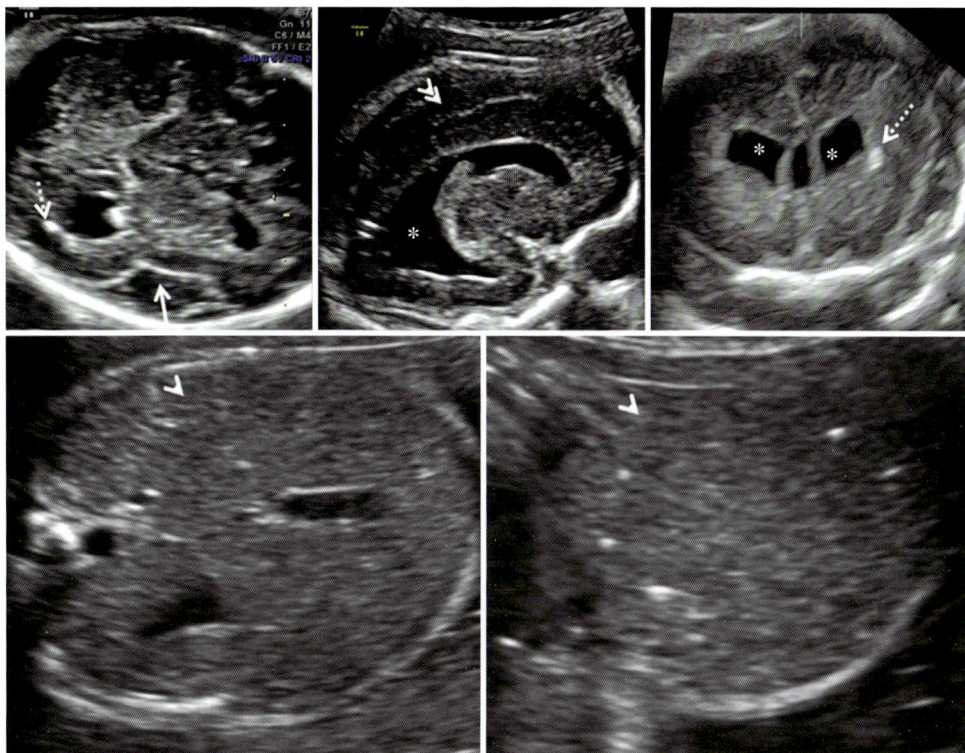

图 9.23　31 周（经腹部超声）侧脑室旁钙化灶、侧脑室形态异常、双侧轻度侧脑室扩张、脑沟发育迟缓、肝大伴点状钙化（母亲巨细胞病毒血清学检测结果呈阳性）；经小脑横切面、左侧旁矢状切面和经尾状核冠状切面，腹部横切面和冠状切面。可见侧脑室旁钙化灶（虚线箭头）、侧脑室形态异常（＊）、左侧外侧裂发育迟缓（实线箭头）、肝大伴点状钙化灶（单箭头尖），凹凸不平的脑沟回未见显示（双箭头尖）

（5）丘脑和基底节区可见线状的、高回声的、分支状的条带，提示豆纹动脉的血管病变（图 9.24）。

（6）可出现神经元迁移和组织构建异常的征象。脑沟发育延迟或提前出现细小沟回，分别提示无脑回畸形或多小脑回畸形（图 9.23 ～ 9.25 和 9.26a）。

（7）感染亦可导致小头畸形，通过间隔 3 ～ 4 周一次的连续的超声检查可确诊。头围小于（均值 −3SD）即可诊断（图 9.25）。

MRI 检查有助于显示白质信号的改变。

9.2.2　弓形虫感染的超声表现

（1）侧脑室周围、脑实质内和丘脑区域可见钙化灶。
（2）可见单侧或双侧侧脑室扩张。
（3）脑实质内可见多发的高回声的非钙化结节。
（4）侧脑室周围回声增强常见于巨细胞病毒感染，也可见于弓形虫感染。
（5）弓形虫感染还可出现神经元迁移障碍、脑积水、脑萎缩和小头畸形。

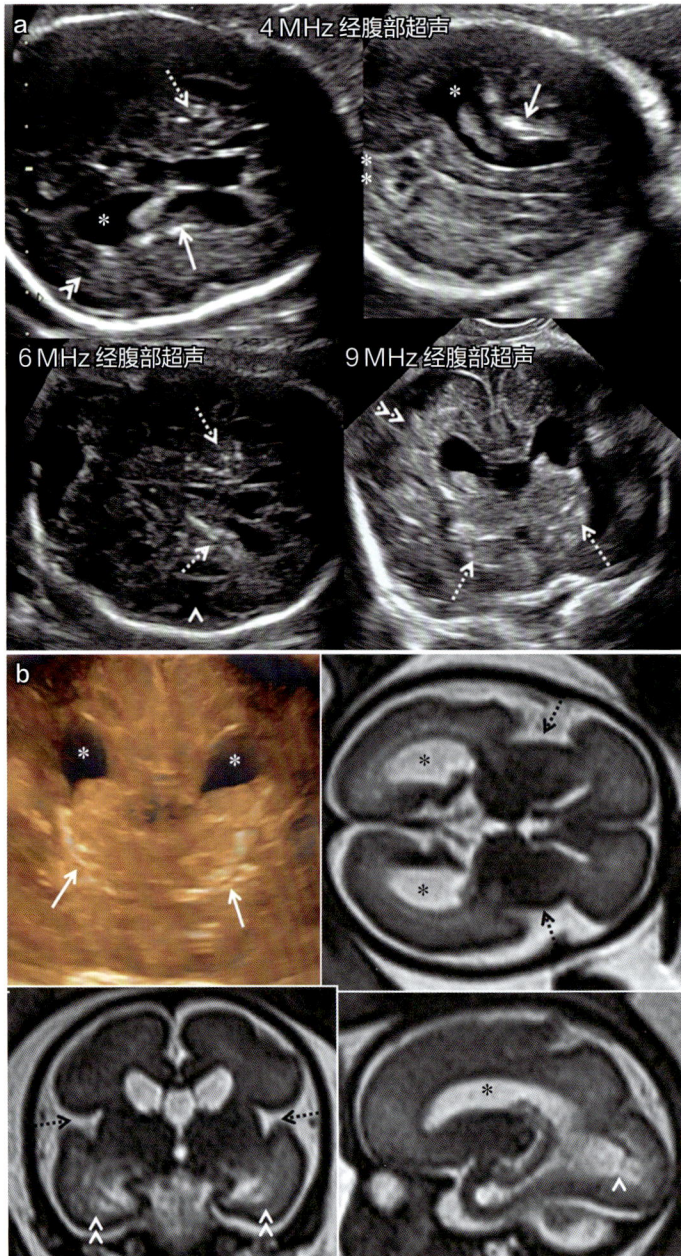

图 9.24 （a）31 周（经腹部超声、经阴道超声、三维超声和 MRI）双侧轻度侧脑室扩张、双侧侧脑室旁钙化灶、脑沟发育迟缓、豆纹动脉血管病变和脑室内粘连带；巨细胞病毒和弓形虫 IgG 抗体呈阳性，CMV IgG 抗体亲和力低；经侧脑室横切面、斜横切面、经小脑横切面和经尾状核冠状切面。可见双侧侧脑室旁线状钙化灶（实线箭头）、双侧轻度侧脑室扩张（＊），右侧和左侧侧脑室分别宽约 1.0 cm 和 1.1 cm、双侧尾状核头部和丘脑点状高回声（虚线箭头）、外侧裂发育迟缓（单箭头尖）和高回声脑实质（双箭头尖）。（b）31 周（经腹部超声、经阴道超声、三维超声和 MRI）双侧轻度侧脑室扩张、双侧侧脑室旁钙化灶、脑沟发育迟缓、豆纹动脉血管病变和脑室内粘连带；巨细胞病毒和弓形虫 IgG 抗体呈阳性，CMV IgG 抗体亲和力低；经丘脑冠状切面的三维超声渲染图像，MRI T2 加权的侧脑室横断层面、经尾状核冠状层面和右侧旁矢状层面图像。可见双侧呈线状高回声的豆纹动脉血管病变（实线箭头）、双侧轻度侧脑室扩张（＊）、外侧裂发育迟缓（虚线箭头）、右侧侧脑室后角粘连带或侧脑室周围囊肿（单箭头尖）和脑白质信号异常（双箭头尖）

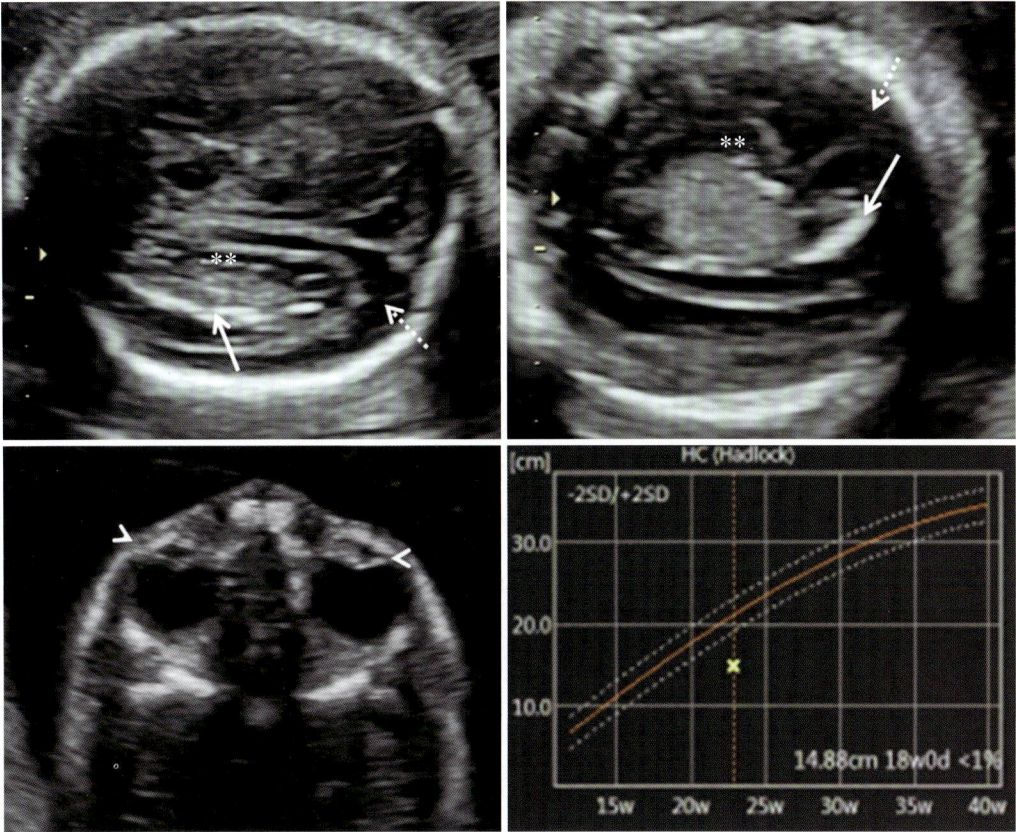

图 9.25 23 周（经腹部超声）由巨细胞病毒感染导致的小头畸形；经侧脑室横切面、颅脑斜切面、双眼球横切面和头围的生长曲线。可见脑实质较薄、蛛网膜下腔增宽（虚线箭头）、双侧侧脑室旁钙化灶（实线箭头）、双侧白内障（单箭头尖），头围小于均值 −3SD，未见脑沟（**）

9.2.3 多系统受累的超声表现

（1）胎儿肝脾肿大（图 9.23）。

（2）肝钙化灶（图 9.23）。

（3）肠管回声增强。

（4）白内障和小眼畸形（图 9.25）。

（5）心腔扩大（图 9.19）。

（6）大脑中动脉收缩期峰值流速大于 1.5MoMs，提示贫血。

（7）胎儿水肿（皮下水肿、心包积液、胸腔积液和腹水）。

（8）胎儿生长受限（图 9.26）。

（9）胎盘水肿增厚。

胎儿感染寨卡病毒会导致小头畸形、颅内钙化灶、侧脑室扩张、脑实质囊肿、脑萎缩、白内障、小眼畸形和神经肌肉后遗症。在病毒流行区域，应遵循国际机构制定的具体准则。

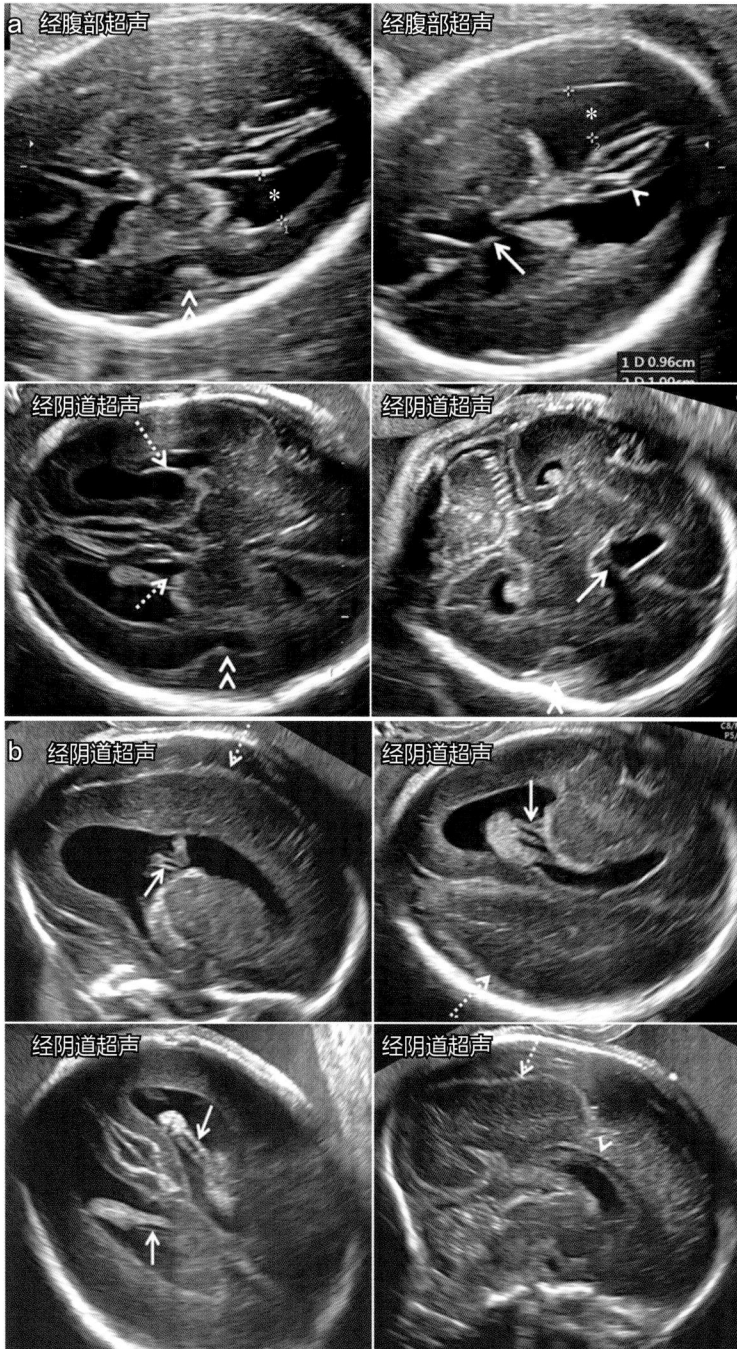

图 9.26 （a）26 周（经腹部超声、经阴道超声、三维超声和 MRI）严重的宫内发育迟缓、双侧轻度侧脑室扩张、脑沟发育迟缓、疑似感染所致的脑室内粘连带；经侧脑室横切面、经丘脑横切面和经小脑横切面。可见透明隔（实线箭头）（透明隔间未见液体）、双侧轻度侧脑室扩张（*）、双侧侧脑室均宽约 1.0 cm、双侧侧脑室内线状回声为粘连（虚线箭头）、外侧裂（双箭头尖）和顶枕沟（单箭头尖）均发育迟缓。（b）26 周（经腹部超声、经阴道超声、三维超声和 MRI）严重的宫内发育迟缓、双侧轻度侧脑室扩张、脑沟发育迟缓、疑似感染所致的脑室内粘连带；右侧和左侧旁矢状切面、经侧脑室横切面和正中矢状切面。可见双侧侧脑室内粘连（实线箭头），大脑表面未见脑沟显示（虚线箭头），胼胝体正常（单箭头尖）

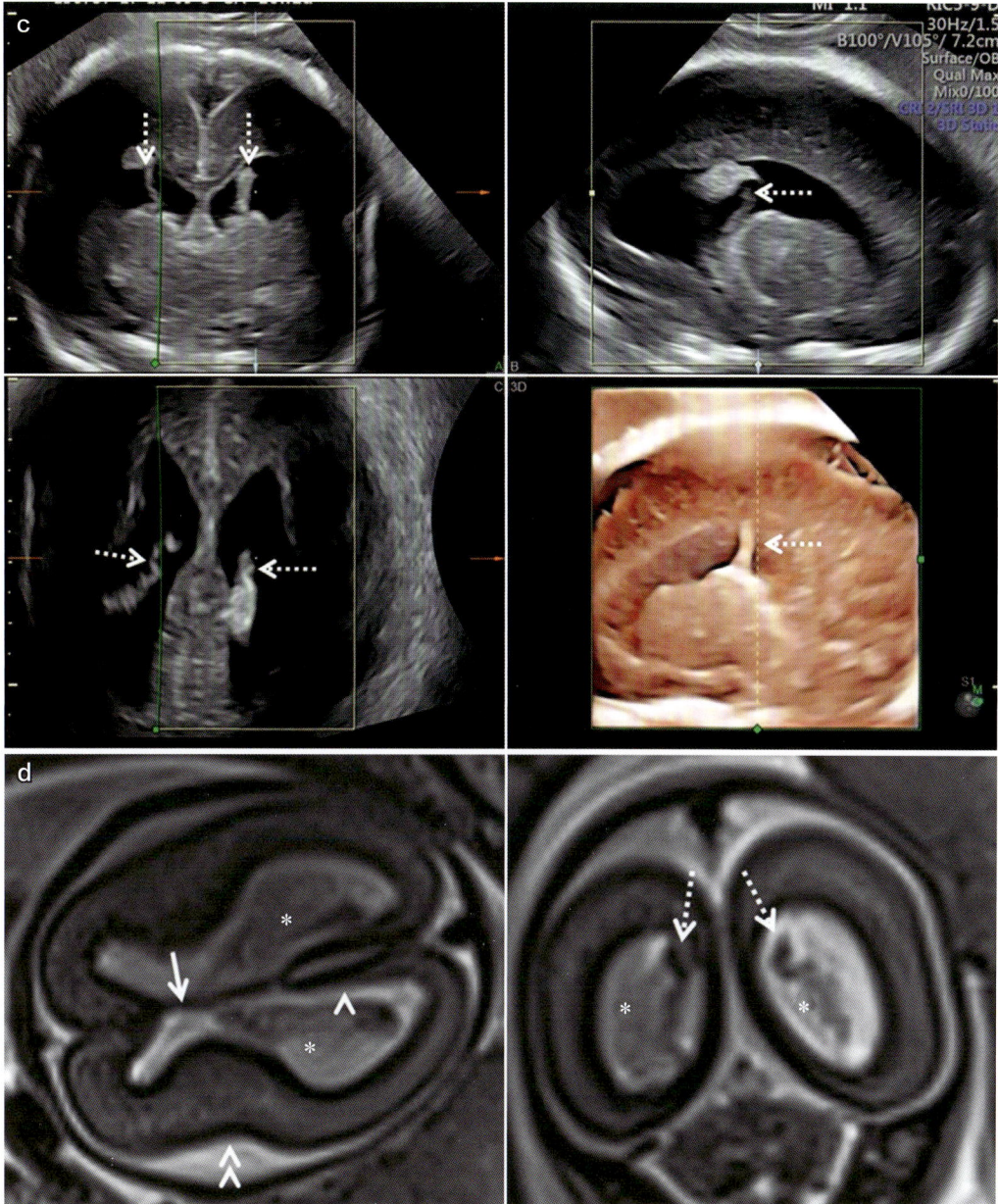

图 9.26（续）（c）26 周（经腹部超声、经阴道超声、三维超声和 MRI）严重的宫内发育迟缓、双侧轻度侧脑室扩张、脑沟发育迟缓、疑似感染所致的脑室内粘连带；三维多平面重建和渲染图像显示双侧侧脑室内粘连（虚线箭头）。（d）26 周（经腹部超声、经阴道超声、三维超声和 MRI）严重的宫内发育迟缓、双侧轻度侧脑室扩张、脑沟发育迟缓、疑似感染所致的脑室内粘连带；经侧脑室横断层面和经小脑冠状层面。可见透明隔（实线箭头）（透明隔间未见液体显示）、双侧轻度侧脑室扩张（＊）、双侧侧脑室内强回声带为粘连（虚线箭头）、外侧裂（双箭头尖）和顶枕沟（单箭头尖）均发育迟缓

9.3　胎儿脑损伤

脑损伤包括脑穿通畸形和积水性无脑畸形。

9.3.1　脑穿通畸形

脑穿通畸形指脑内囊性病变与脑室系统或蛛网膜下腔相通或同时与二者相通。它是由包括出血、感染和缺血等各种损伤因素导致的脑实质破坏引起的，可见于单绒毛膜双胎妊娠的双胎输血综合征和双胎之一死亡病例中。

（1）脑实质内囊性占位性病变（轴内）常见于顶叶区域（大脑中动脉走行区域）。

（2）脑穿通畸形可单发也可多发，可单侧受累也可双侧受累。当为双侧受累时，一般是不对称的。

（3）这类囊肿通常形状不规则，边缘呈非高回声的锯齿状（图9.27）。

（4）囊肿与同侧侧脑室相通。

（5）同侧侧脑室扩张（代偿性扩张）。

（6）没有占位效应或脑中线偏移。

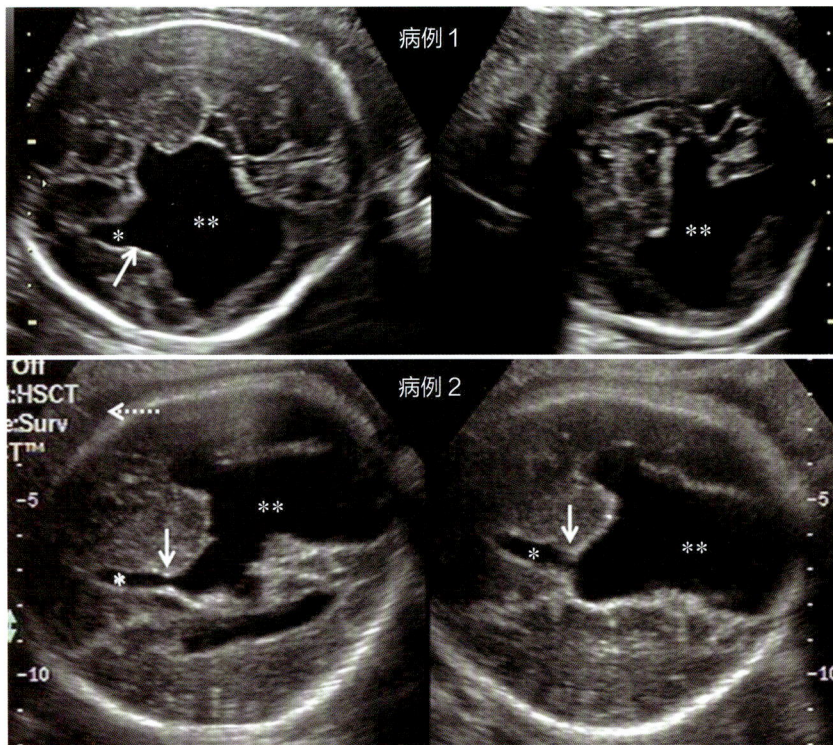

图9.27　2例32周脑穿通畸形病例（经腹部超声）；第一个病例的经侧脑室横切面和经丘脑冠状切面、第二个病例的经侧脑室横切面。脑实质内不规则囊肿（＊＊）与侧脑室前角（＊）相通（实线箭头），脑中线无移位。注意病灶周围有脑实质包围，提示病变位于轴内

（7）当有多个囊肿累及大部分脑组织时，称为囊性脑软化。

（8）可为小头畸形或巨头畸形。

（9）鉴别诊断包括蛛网膜囊肿（不与脑室相通，有占位效应）、脑裂畸形（MRI 检查显示皮层缺损处有灰质覆盖）。区分蛛网膜囊肿和脑穿通囊肿是非常重要的，因为它们的产前处理和预后都是不同的。

9.3.2　积水性无脑畸形

妊娠第 11 周左右双侧颈内动脉闭塞导致大部分脑组织缺血性损害（破坏），颅内脑组织被液体替代，产生积水性无脑畸形。

超声表现如下。

（1）可见脑实质完全或几乎完全被液体取代（图 9.28）。由于脑组织自溶，液体内因含有蛋白质而变得浑浊。随着时间的推移，液体逐渐变得清澈。

（2）额叶、颞叶和枕叶的基底区可能保存下来，其余区的脑组织缺失。脑干和小脑正常。

（3）大脑镰可完整显示或部分显示。

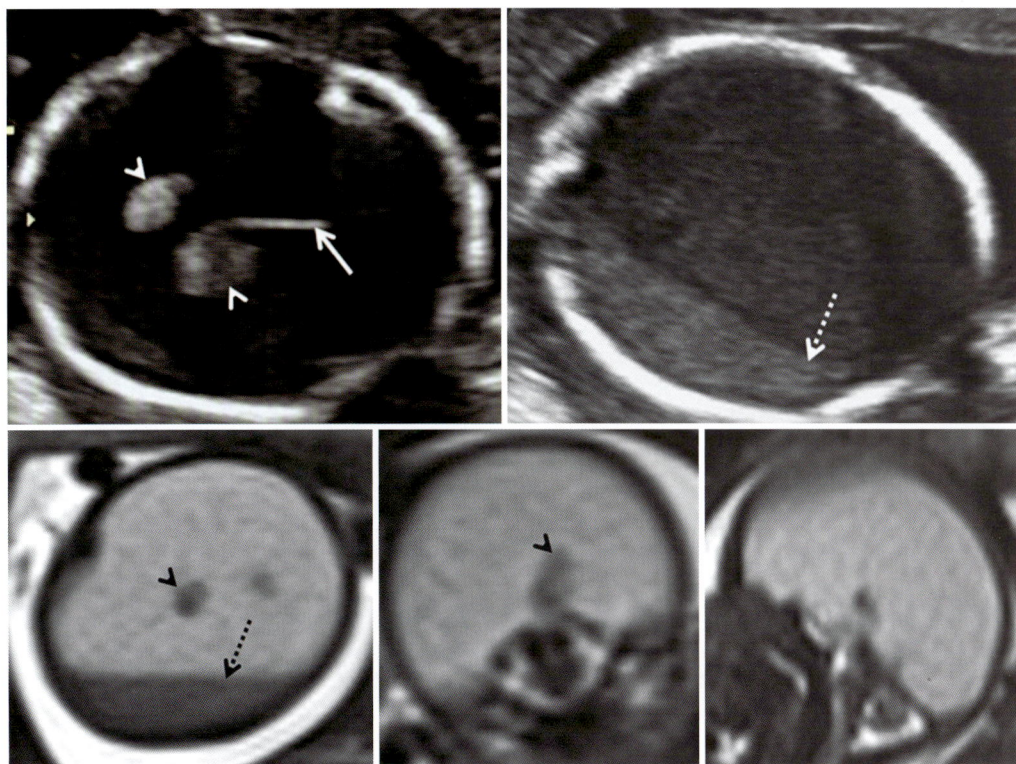

图 9.28　21 周的积水性无脑畸形（经腹部超声和 MRI）；超声横切面，MRI T2 加权序列的横断层面、经额叶冠状层面和正中矢状层面。可见颅内充满浑浊的液体和分层碎片（虚线箭头），未见脑实质，大脑镰不完整（实线箭头），残余脉络丛可见（单箭头尖），颅后窝正常（脑干和小脑）

（4）可见脉络丛悬挂。

（5）鉴别诊断包括重度脑积水和无叶前脑无裂畸形。几乎整体脑实质的显著缺失可以进一步证实该诊断。在前脑无裂畸形中，大脑镰缺失。

推荐阅读

1.　Burstein J, Papile LA, Burstein R. Intraventricular hemorrhage and hydrocephalus in premature newborns: a prospective study with CT. AJR Am J Roentgenol. 1979;132:621–35.

2.　Elchalal U, Yagel S, Gomori JM, Porat S, Beni-Adani L, Yanai N, Nadjari M. Fetal intracranial hemorrhage (fetal stroke): does grade matter? Ultrasound Obstet Gynecol. 2005;26:233–43.

3.　Ghi T, Simonazzi G, Perolo A, Savelli L, Sandri F, Bernardi B, Santini D, Bovicelli L, Pilu G. Outcome of antenatally diagnosed intracranial hemorrhage: case series and review of the literature. Ultrasound Obstet Gynecol. 2003;22:121–30.

4.　Huang YF, Chen WC, Tseng JJ, Ho ES, Chou MM. Fetal intra-cranial hemorrhage (fetal stroke): report of four antenatally diag-nosed cases and review of the literature. Taiwan J Obstet Gynecol. 2006;45:135–41.

5.　O'Sullivan C, Arulkumaran S, Lakasing L, Jauniaux E, Murphy K. Sequence and timing of intracranial changes in cytomegalovirus in pregnancy: a case report and literature review. Case Rep Obstet Gynecol. 2017;2017:5928398, 5 pages.

6.　Oliveira Melo AS, Malinger G, Ximenes R, Szejnfeld PO, Alves Sampaio S, Bispo de Filippis AM. Zika virus intrauterine infection causes fetal brain abnormality and microcephaly: tip of the iceberg? Ultrasound Obstet Gynecol. 2016;47:6–7.

7.　Papageorghiou AT, Thilaganathan B, Bilardo CM, Ngu A, Malinger G, Herrera M, Salomon LJ, Riley LE, Copel JA. ISUOG Interim Guidance on ultrasound for Zika virus infection in pregnancy: infor-mation for healthcare professionals. Ultrasound Obstet Gynecol. 2016;47(4):530–2.

石智红　译

谭　莹，曾　晴　校

第 10 章
囊肿和肿瘤

囊肿和肿瘤是胎儿颅内的占位性病变，通常可在常规超声检查中被发现。

10.1 颅内囊肿

胎儿颅内囊肿可发生在颅内的任何解剖部位，可起源于颅内的任何结构，由于囊肿的无回声特征，颅内囊肿很容易被识别。位于颅骨附近的囊肿可能被颅骨的混响伪像掩盖，对每个病例的近场侧脑室进行检查有助于发现这些病变。位于颅后窝的小囊肿可能因受到该区域颅骨声影遮挡而难以被发现。彩色多普勒超声可以识别颅内血管并有助于确定血管与囊肿的关系。当超声检查存在疑问时，胎儿 MRI 检查有助于评估囊肿的位置。

颅内囊肿的评估应包括以下内容。

（1）形状：脉络丛囊肿呈圆形或椭圆形，脑穿通性囊肿的形状不规则，蛛网膜囊肿的形状根据其所在空间的不同而不同。

（2）大小：囊肿的大小从几毫米到几厘米不等，侧脑室周围假性囊肿通常较小，半球间囊肿可以长得很大。囊肿的测量可在三个正交平面上进行。

（3）位于幕上或幕下：经小脑冠状切面、正中矢状切面和旁矢状切面可显示小脑幕，这些切面有助于判断囊肿位于小脑幕上还是幕下。颅前窝和颅中窝的囊肿位于小脑幕上，枕部的幕上囊肿与枕叶有关，颅后窝囊肿位于小脑幕下，并与小脑有关。例如，鞍上蛛网膜囊肿是小脑幕上囊肿，Blake's 囊肿是小脑幕下囊肿。

（4）位于脑中线或侧方：囊肿与脑中线的关系可以在横切面和冠状切面上确定，半球间囊肿和脑穿通性囊肿分别为脑中线囊肿和侧方囊肿。

（5）轴内或轴外：脑实质内（大脑或小脑）或脑室内的病变统称为轴内病变，脑实质外（蛛网膜下、硬脑膜下或硬脑膜外平面）的病变则统称为轴外病变。轴内病变被脑实质包围，如侧脑室周围假性囊肿、囊性侧脑室周围白质软化、脑穿通性囊肿和囊性脑肿瘤。轴内脑室内囊肿位于侧脑室内，例如脉络丛囊肿、胶质囊肿和室管膜囊肿。

　　轴外囊肿使相邻的脑组织凹陷、移位和受压，脑实质不延伸至囊肿周围，例如，蛛网膜囊肿、胶质室管膜囊肿、Galen 静脉畸形、硬脑膜窦血栓和硬脑膜窦畸形都属于轴外囊肿。

　　（6）血管或非血管起源：囊腔内的彩色多普勒超声信号和频谱多普勒超声信号表明囊肿属于血管性质的囊肿。例如，Galen 静脉畸形是血管性囊肿，而脑室周围囊肿属于非血管性囊肿。

　　囊性病变的进展或消退可通过每 4 周一次的连续超声检查来评估，脑室系统的梗阻可通过侧脑室扩张进行诊断。

　　正常的脑中线间腔包括透明隔腔、韦氏腔、中间帆腔、小脑延髓池，这些已在第 1 章中讨论过。

　　以下囊性病变已在前几章讨论过。

　　（1）与腹侧诱导异常相关的幕上囊性病变，如前脑无裂畸形中的背侧囊肿和胼胝体完全缺如中的半球间囊肿。

　　（2）中线幕下囊性病变，如 Blake's 囊肿和 Dandy-Walker 畸形。

　　（3）脑穿通性囊肿。

　　本章将讨论的颅内囊性病变包括蛛网膜囊肿、Galen 静脉畸形、硬脑膜窦血栓、硬脑膜窦畸形、脑实质囊肿和脉络丛囊肿。

10.2　蛛网膜囊肿

　　蛛网膜囊肿是软脑膜发育不良导致脑脊液在蛛网膜层之间积聚形成的，与蛛网膜下腔不相通，仅在妊娠中期后段或妊娠晚期出现。由于是散发病变，并不增加再发风险。

　　超声表现如下。

　　（1）蛛网膜囊肿属于轴外病变，可发生在脑中线或侧方。脑中线区域包括鞍上池、四叠体池、大脑半球间裂（图 10.1）以及小脑前、小脑后的区域。侧方区域包括大脑凸面、颅中窝（图 10.2）和小脑脑桥区域。

　　（2）小的蛛网膜囊肿呈卵圆形（图 10.3），囊肿逐渐增大，会紧贴周围的结构，最终，蛛网膜囊肿会由于张力过大而引起占位效应（使相邻的脑组织移位、凹陷和受压）。

　　（3）蛛网膜囊肿无分隔，壁薄且光滑，透声好。

　　（4）囊腔内无彩色多普勒血流信号。

　　（5）幕上病变比幕下病变更常见，其分布如下。

　　①颅前窝占 30%。

②颅中窝占 60%。

③颅后窝占 10%。

（6）蛛网膜囊肿的大小可能保持稳定也可能继续增大，因此，推荐每 4 周一次连续进行超声评估。

（7）压力效应可能导致阻塞性脑积水，位于四叠体池或鞍上池的脑中线病变更容易造成阻塞。

（8）鞍上池蛛网膜囊肿位于 Willis 环内，可以在横切面叠加彩色多普勒超声进行观察（图 10.4），需与鞍区 Rathke's 囊肿以及囊性颅咽管瘤相鉴别。

（9）四叠体池蛛网膜囊肿须与中间帆腔囊肿相鉴别。Galen 静脉位于中间帆腔囊肿下方，四叠体池蛛网膜囊肿上方（图 10.5）。

（10）位于幕下的巨大的小脑后蛛网膜囊肿将小脑（包括小脑蚓部）向前推向脑干，似"攀"于小脑蚓部（图 10.6）。第四脑室与颅后窝池不相通。在 Dandy-Walker 畸形中，小脑蚓部受囊肿明显压迫且旋转（从脑干上抬起），在小脑延髓池中可见小的小脑后蛛网膜囊肿，该囊肿可能向一侧延伸（图 10.7）。

（11）颅后窝的蛛网膜囊肿位于斜坡的前方，脑干和小脑被囊肿挤压而向后移位（图 10.8）。

（12）半球间囊肿既可以是蛛网膜囊肿，也可以是伴有胼胝体完全缺如或部分缺如的囊肿。蛛网膜囊肿与其他颅脑畸形无关。当胼胝体病变与半球间囊肿相通并向下与第三脑室相连时，可以排除蛛网膜囊肿的可能性。蛛网膜囊肿可见于黏多糖贮积症、马凡综合征和 Seckel 综合征。

MRI 检查有助于确定囊肿的范围及其与周围结构的关系。

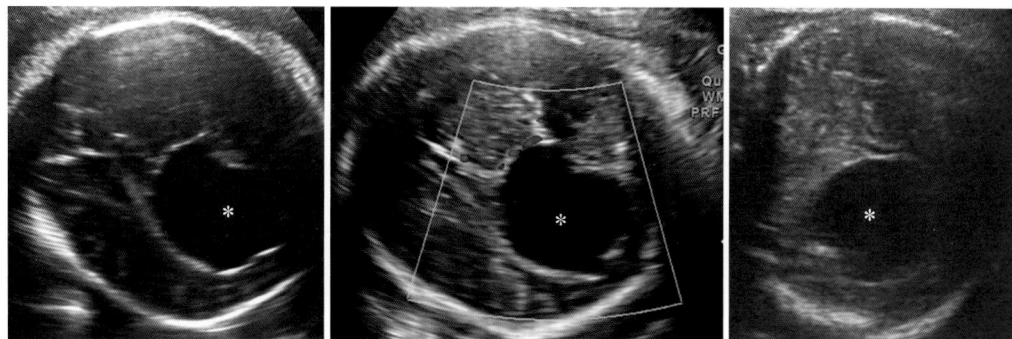

图 10.1 38 周（经腹部超声）大脑半球间裂蛛网膜囊肿；经侧脑室横切面和二维超声图像、彩色多普勒超声图像以及经小脑冠状切面图像。可见一大小为 4.5 cm×3.9 cm×3.4 cm、囊肿壁光滑、无分隔的轴外囊肿（＊），位于大脑半球间裂（脑中线位于病变的前缘），病变使得两侧大脑半球的内侧表面凹陷，其内无彩色多普勒血流信号

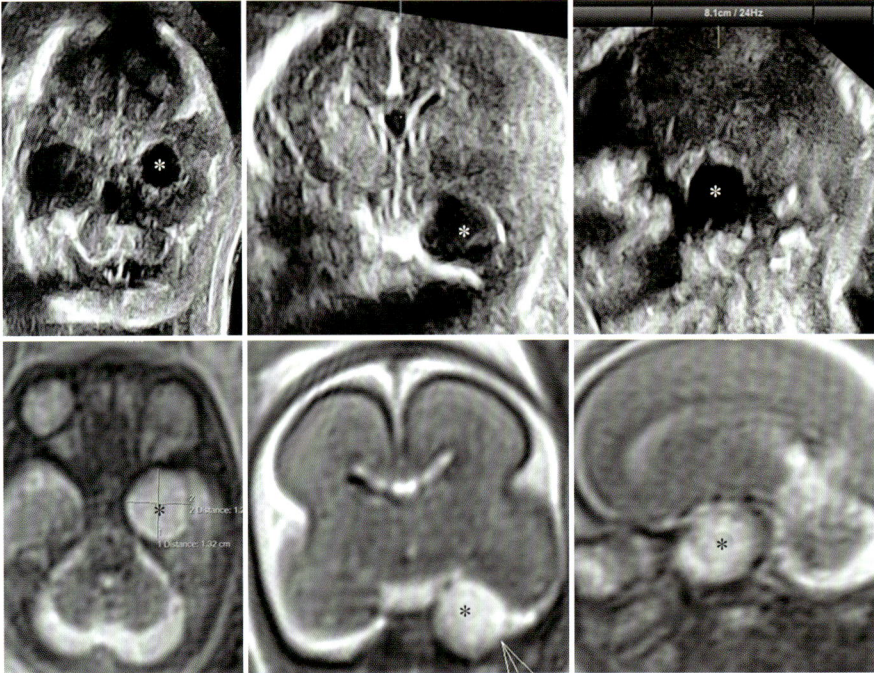

图 10.2　22 周（经腹部超声和 MRI）颅中窝蛛网膜囊肿；经腹部超声多平面重建的经小脑横切面、经尾状核冠状切面、左侧旁矢状切面和相应的 MRI T2 加权图像。左颞叶与颅中窝底之间可见一大小为 1.5 cm×1.2 cm×1.3 cm 的圆形、无分隔、内含清亮液体的轴外囊肿（＊）。在 MRI 上，蛛网膜囊肿的内容物与脑脊液具有相同的信号强度

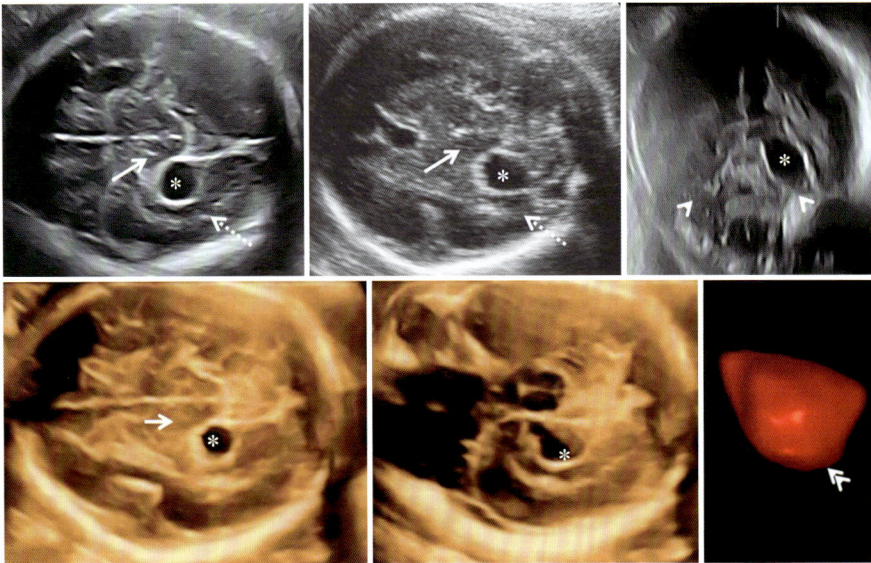

图 10.3　32 周（经腹部超声和三维超声）左侧环池蛛网膜囊肿；比经丘脑横切面更低的横切面、经小脑横切面和经小脑冠状切面、三维超声渲染的经小脑横切面及囊肿的三维超声反转模式。可见一大小为 1.1 cm×1.1 cm×0.9 cm 的囊肿壁光滑的轴外囊肿（＊），大脑脚（实线箭头）位于囊肿的内侧、颞叶的内侧面（虚线箭头）位于囊肿的外侧并被其压迫（在第二张三维超声渲染图像中清晰可见）。在冠状切面的图像中，囊肿明显位于幕上（单箭头尖标记的是小脑幕）。三维超声反转模式可用于评估囊肿的形状和体积（双箭头尖），侧脑室无扩张

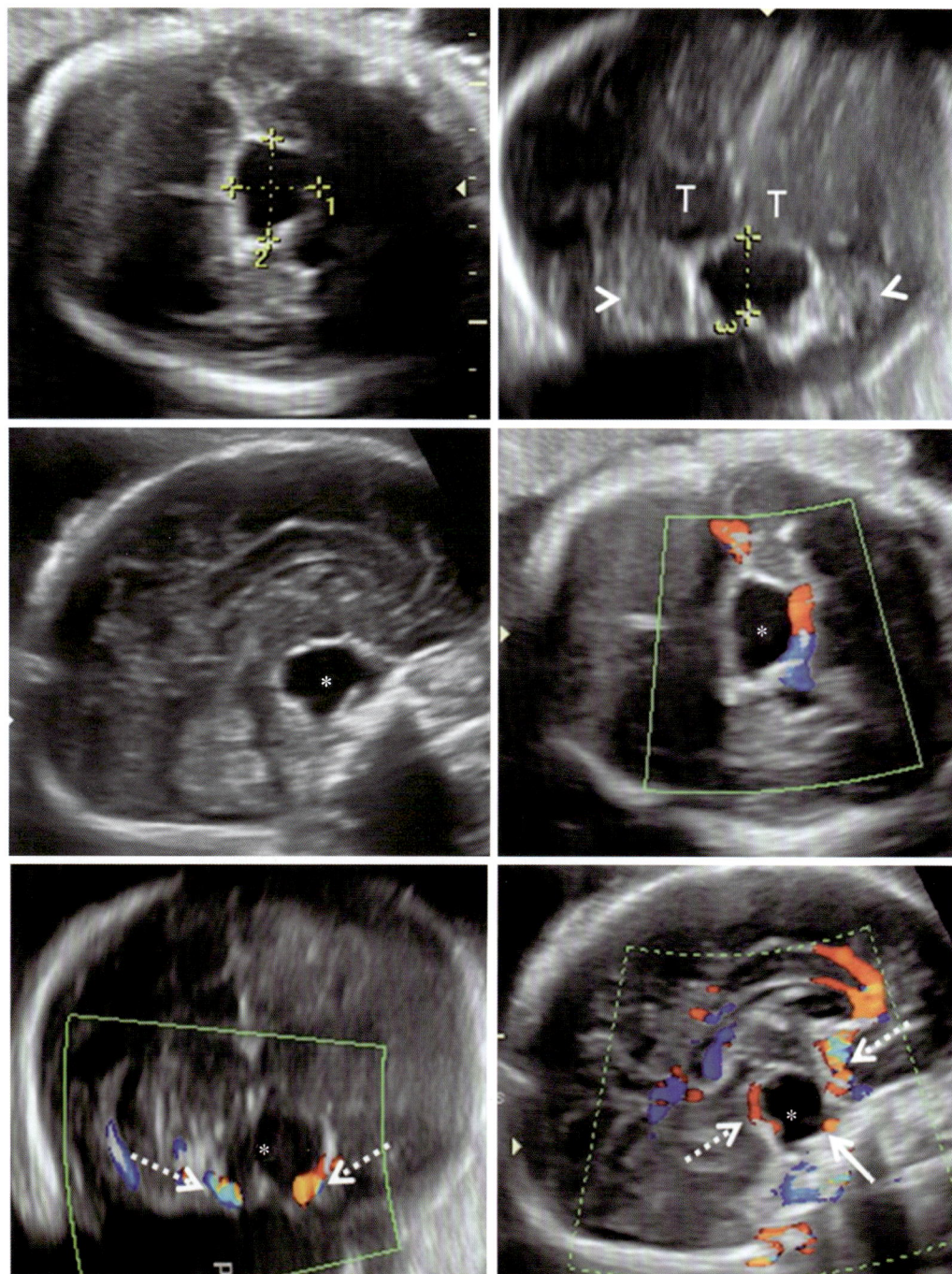

图 10.4　32 周（经腹部超声）幕上蛛网膜囊肿；比经丘脑横切面更低的横切面、经丘脑冠状切面和正中矢状切面的二维超声图像、彩色多普勒超声图像。可见大小为 1.7 cm×2.1 cm×1.4 cm 的囊肿壁光滑的轴外囊肿（＊），囊肿位于两侧颞叶之间（单箭头尖），丘脑位于病灶上方（T），病变位于 Willis 环内，大脑前动脉和大脑中动脉位于病灶的前方和侧方（虚线箭头），颅中窝底（蝶鞍）位于病灶下方（实线箭头），囊腔内未见彩色多普勒血流信号，侧脑室无扩张

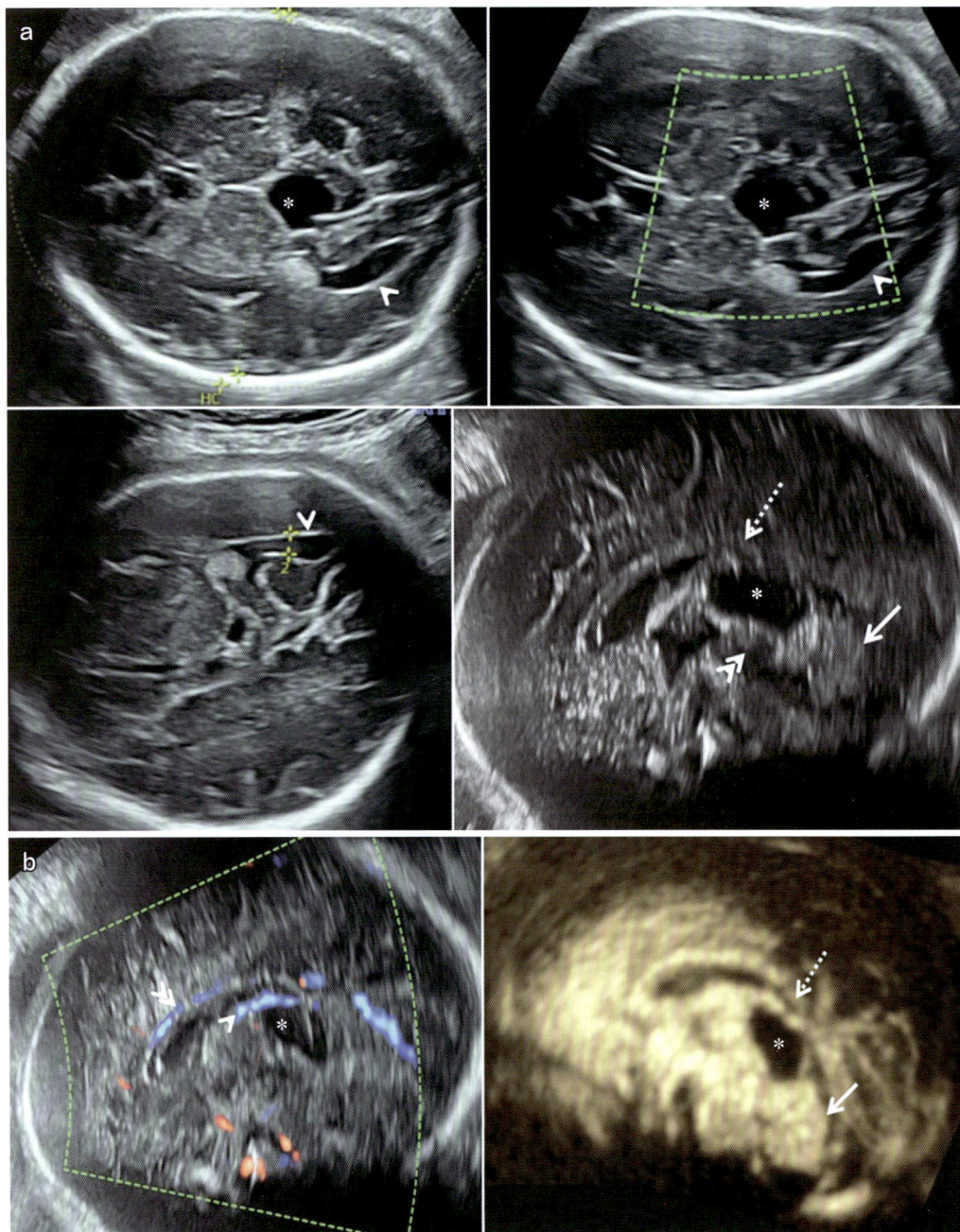

图 10.5 （a）31 周（经腹部超声和三维超声）四叠体池蛛网膜囊肿；二维超声和彩色多普勒超声的经侧脑室横切面、正中矢状切面。在脑中线处顶叶和枕叶间可见一大小为 1.6 cm×1.0 cm×1.6 cm 的轴外囊肿（＊），囊腔内无彩色多普勒血流信号，双侧侧脑室正常（单箭头尖），囊肿紧靠胼胝体压部（虚线箭头）下方和小脑蚓部（实线箭头）上方，中脑四叠体板（双箭头尖）紧邻囊肿的正前方。鉴别诊断包括中间帆腔囊肿和四叠体池囊肿。（b）31 周（经腹部超声和三维超声）四叠体池蛛网膜囊肿；正中矢状切面彩色多普勒超声图像和正中矢状切面三维超声渲染图像。可见大脑内静脉和大脑大静脉（单箭头尖）位于囊肿（＊）上方；因此，囊肿位于四叠体池，可见胼胝体周围动脉（双箭头尖）、胼胝体压部（虚线箭头）和小脑蚓部（实线箭头）

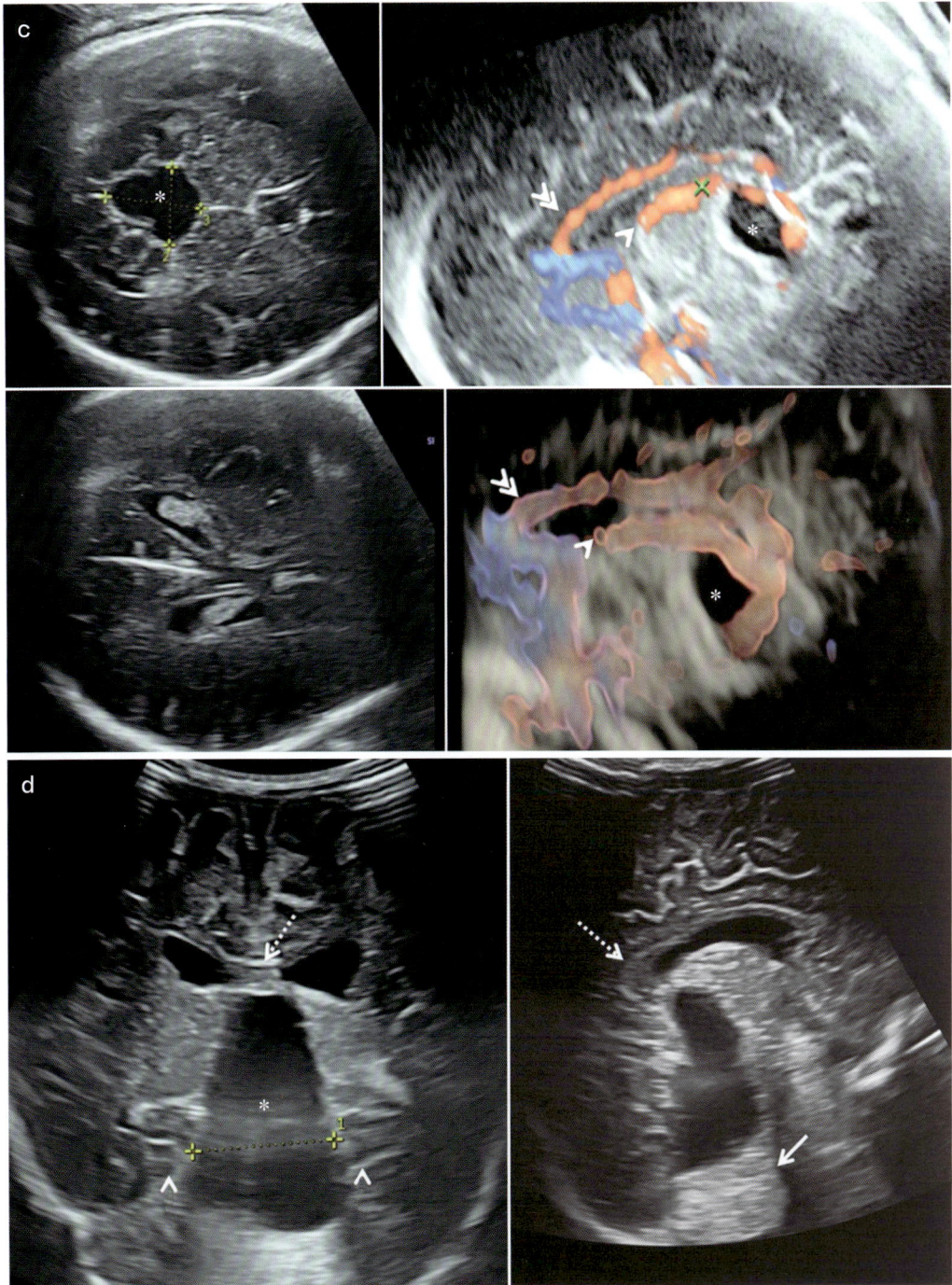

图 10.5（续）（c）34 周（经腹部超声和三维超声）四叠体池蛛网膜囊肿；经侧脑室横切面、正中矢状切面彩色多普勒超声图像和正中矢状切面三维渲染彩色多普勒超声图像。可见囊肿略增大（＊），大小为 2.0 cm×1.5 cm×2.5 cm，大脑内静脉和大脑大静脉（单箭头尖）位于囊肿上方，可见胼胝体周围动脉（双箭头尖），侧脑室无扩张。（d）新生儿出生后 3 个月（经前囟神经系统超声检查）的四叠体池蛛网膜囊肿。经丘脑冠状切面和正中矢状切面。可见囊肿紧靠胼胝体压部下方（虚线箭头）和小脑蚓部（实线箭头）上方，海马回（单箭头尖）在囊肿外侧。囊肿增大，侧脑室扩张

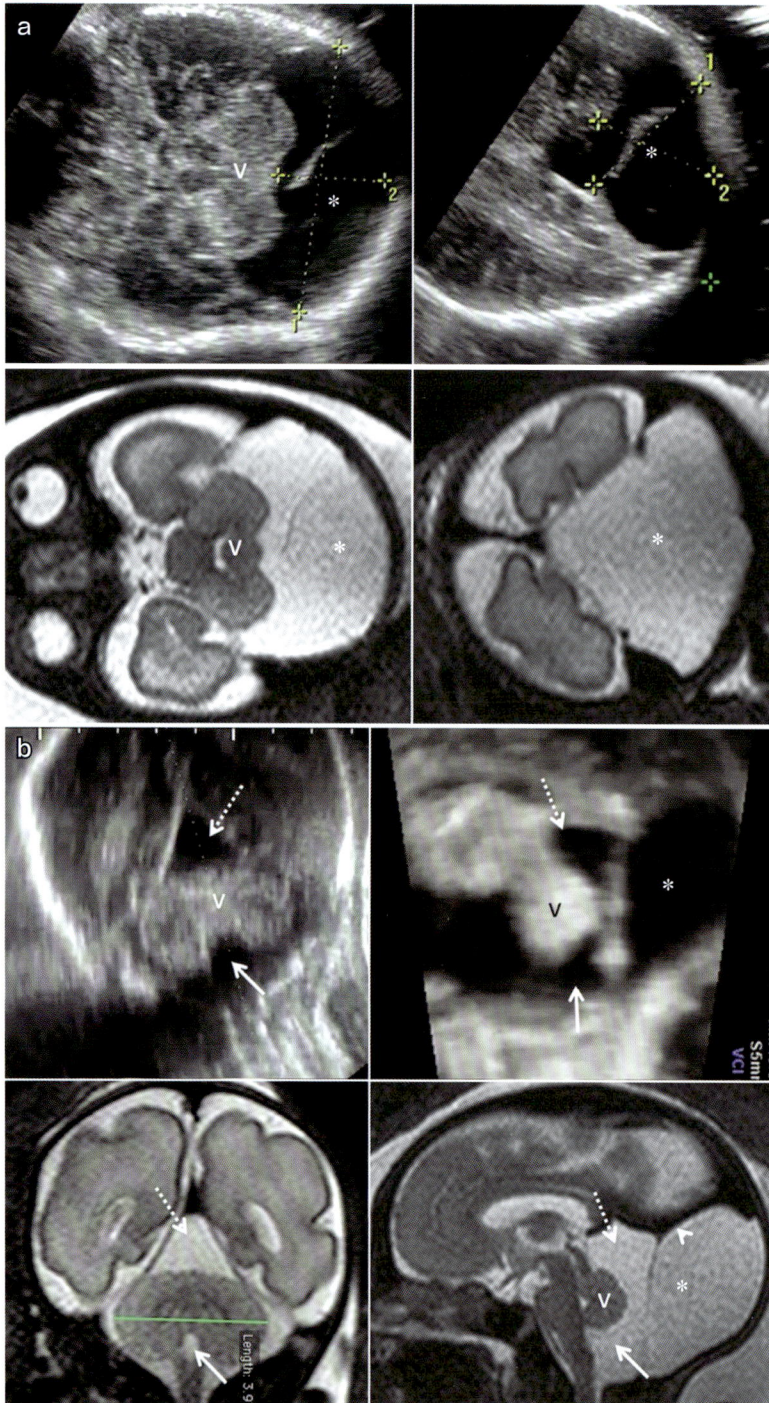

图 10.6 （a）30 周（经腹部超声、三维超声和 MRI）小脑后蛛网膜囊肿；超声和 MRI T2 加权的经小脑横断层面和枕骨斜冠状层面。可见位于小脑后方壁光滑的、无分隔的、巨大的轴外囊肿（*），小脑蚓部完整（V），第四脑室与颅后窝池不相通，颅后窝池扩张。（b）30 周（经腹部超声、三维超声和 MRI）小脑后蛛网膜囊肿；超声经小脑冠状切面、正中矢状切面和 MRI T2 加权的横断层面。可见位于小脑后方壁光滑的、无分隔的、巨大的轴外囊肿（*），小脑蚓部（V）形态、大小正常，小脑蚓部未旋转，囊肿向小脑蚓部上方（虚线箭头）和向下（实线箭头）延伸，小脑幕抬高（单箭头尖），颅后窝池扩张

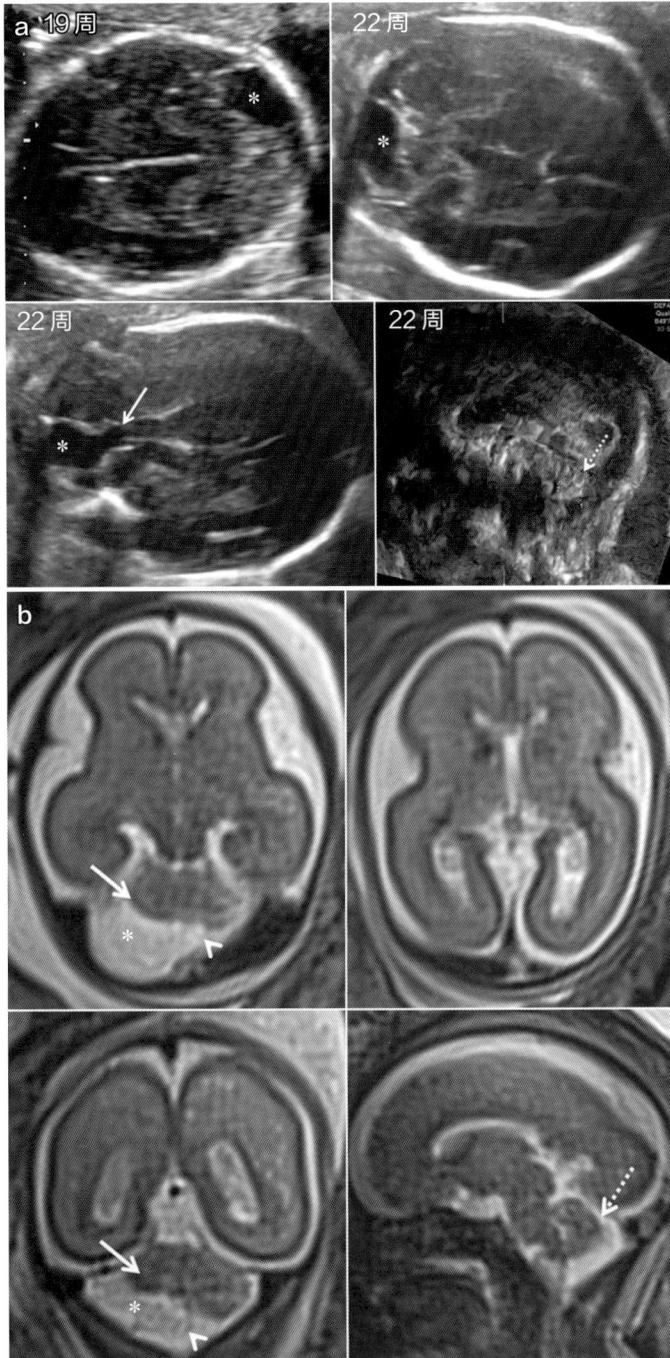

图 10.7 （a）19 周和 22 周（经腹部超声和三维超声）小脑后蛛网膜囊肿；经小脑横切面和三维超声多平面重建获取的正中矢状切面。可见一大小为 2.3 cm×2.1 cm×1.6 cm、光滑、无分隔的轴外囊肿（＊），囊肿位于小脑右后方，延伸至脑中线（小脑延髓池），囊肿壁在 22 周经小脑横切面上清晰可见，右侧小脑半球稍受压，在稍低的平面，囊肿延伸至小脑谷（实线箭头），小脑蚓部未旋转（虚线箭头）。（b）22 周（MRI）小脑后蛛网膜囊肿。MRI T2 加权的经小脑横断层面、经侧脑室横断层面、经小脑冠状层面和矢状层面。轴外囊肿（＊）位于小脑右后方，延伸至脑中线（小脑延髓池），囊肿内可见脑脊液信号，囊肿壁隐约可见（单箭头尖），对右小脑半球有压迫效应（实线箭头），侧脑室无扩张，小脑蚓部未旋转（虚线箭头）

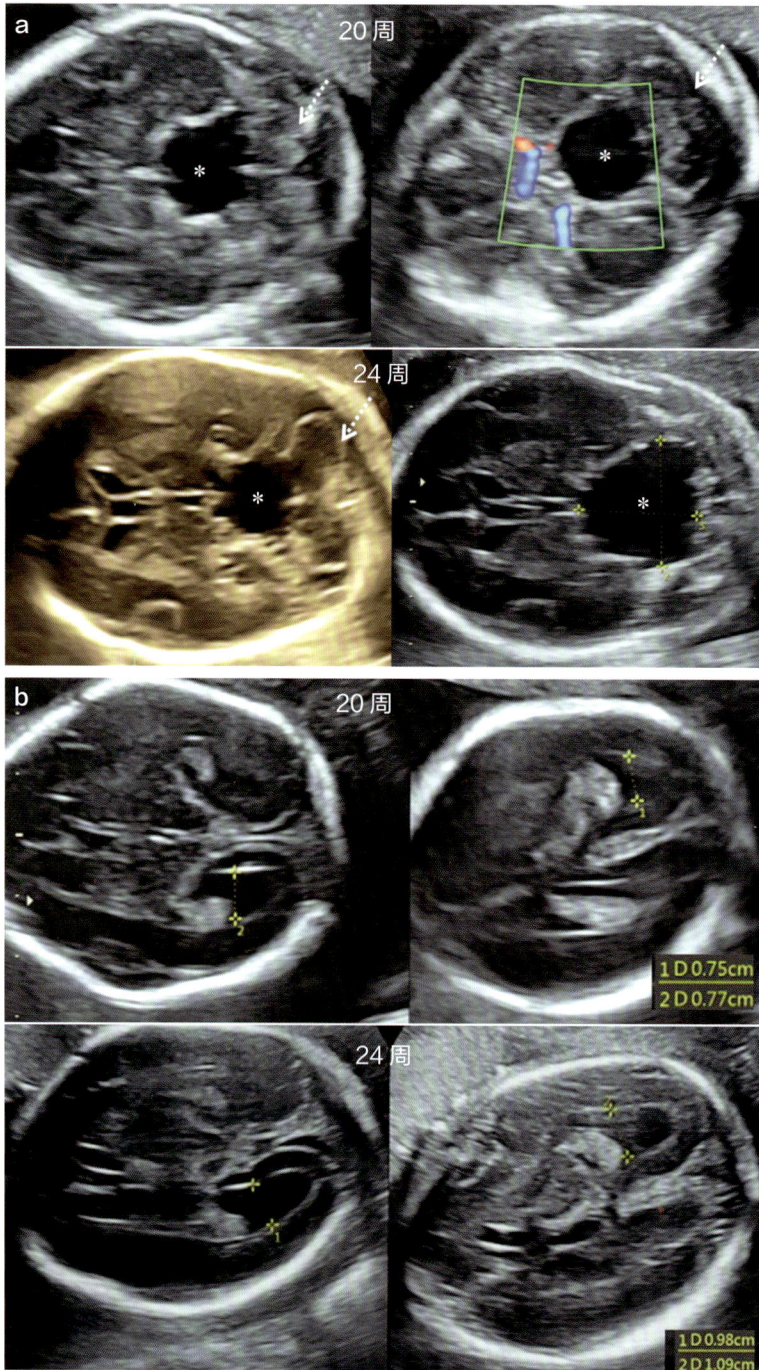

图 10.8 （a）20 周和 24 周（经腹部超声和三维超声）颅后窝蛛网膜囊肿；20 周经小脑横切面二维超声图像和彩色多普勒超声图像，24 周经小脑横切面和经侧脑室横切面超声图像。可见轴外中线囊肿（＊）在 20 周时大小为 1.6 cm×1.8 cm×1.3 cm，在 24 周时大小为 2.5 cm×2.6 cm×2.3 cm，小脑位于囊肿（虚线箭头）后方。（b）20 周和 24 周（经腹部超声和三维超声）颅后窝蛛网膜囊肿；20 周和 24 周经侧脑室横切面。20 周时在侧脑室三角区测量右侧、左侧侧脑室内径分别为 7.5 mm 和 7.7 mm，在 24 周时右侧、左侧侧脑室内径分别为 9.8 mm 和 10.0 mm

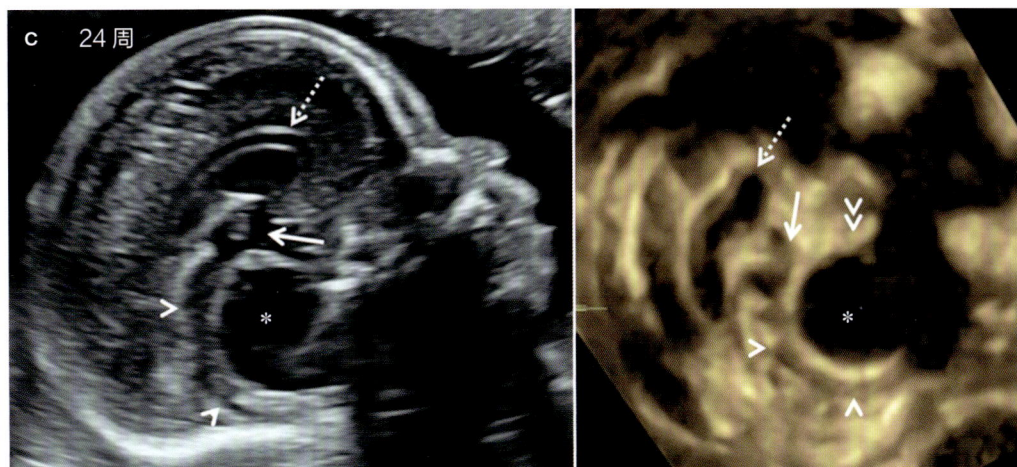

图 10.8（续）（c）24 周（经腹部超声和三维超声）颅后窝蛛网膜囊肿；正中矢状切面和三维超声渲染的正中矢状切面。可见位于斜坡后（双箭头尖）中线处的轴外囊肿（＊）；脑干（单箭头尖）被拉长、变弯曲并覆盖在囊肿的上部及后部，延伸至枕骨大孔；胼胝体和其下方的透明隔腔（虚线箭头）、第三脑室和丘脑间联合（实线箭头）

10.3　Galen 静脉畸形

Galen 静脉畸形是大脑深部动脉（脉络膜动脉、丘脑穿支动脉和大脑后动脉深穿支）与持续存在的胚胎前脑正中静脉（Markowski 静脉）之间的动静脉交通所致。Markowski 静脉参与了 Galen 静脉的发育并汇入 Galen 静脉。由于动静脉分流，Markowski 静脉和 Galen 静脉呈动脉瘤样扩张，下游的硬脑膜静脉窦（直窦、窦汇、横窦和乙状窦）和颈内静脉也扩张。这些窦可能存在狭窄，其他原始静脉结构如镰状窦也可能持续存在。心脏扩大是由高输出量心力衰竭引起的；脑盗血现象和高静脉压可引起脑实质异常，如皮质下钙化和萎缩等。虽然畸形在妊娠第 6 ～ 11 周就开始形成了，但通常在妊娠晚期才会被检出。

超声表现如下。

（1）扩张的 Galen 静脉显示为脑中线、中脑后方、胼胝体压部下方的低回声或无回声的轴外囊性病变，病变向后延伸为扩张的直窦，扩张的 Galen 静脉和直窦在横切面和正中矢状切面上呈现"鼓槌状"或"锁孔状"（图 10.9）。

（2）彩色多普勒超声检查及频谱多普勒超声检查可见病变内的湍流血流。

（3）彩色多普勒超声显示供血动脉为高速湍流的血管，频谱多普勒显示该血管呈单相高舒张期血流模式（图 10.9b 和 10.10c）。

（4）在频谱多普勒超声检查中，扩张的引流静脉窦内可见搏动性血流。

（5）由于静脉回流增加，可见两侧的颈静脉球、颈内静脉以及上腔静脉扩张（图 10.10）。

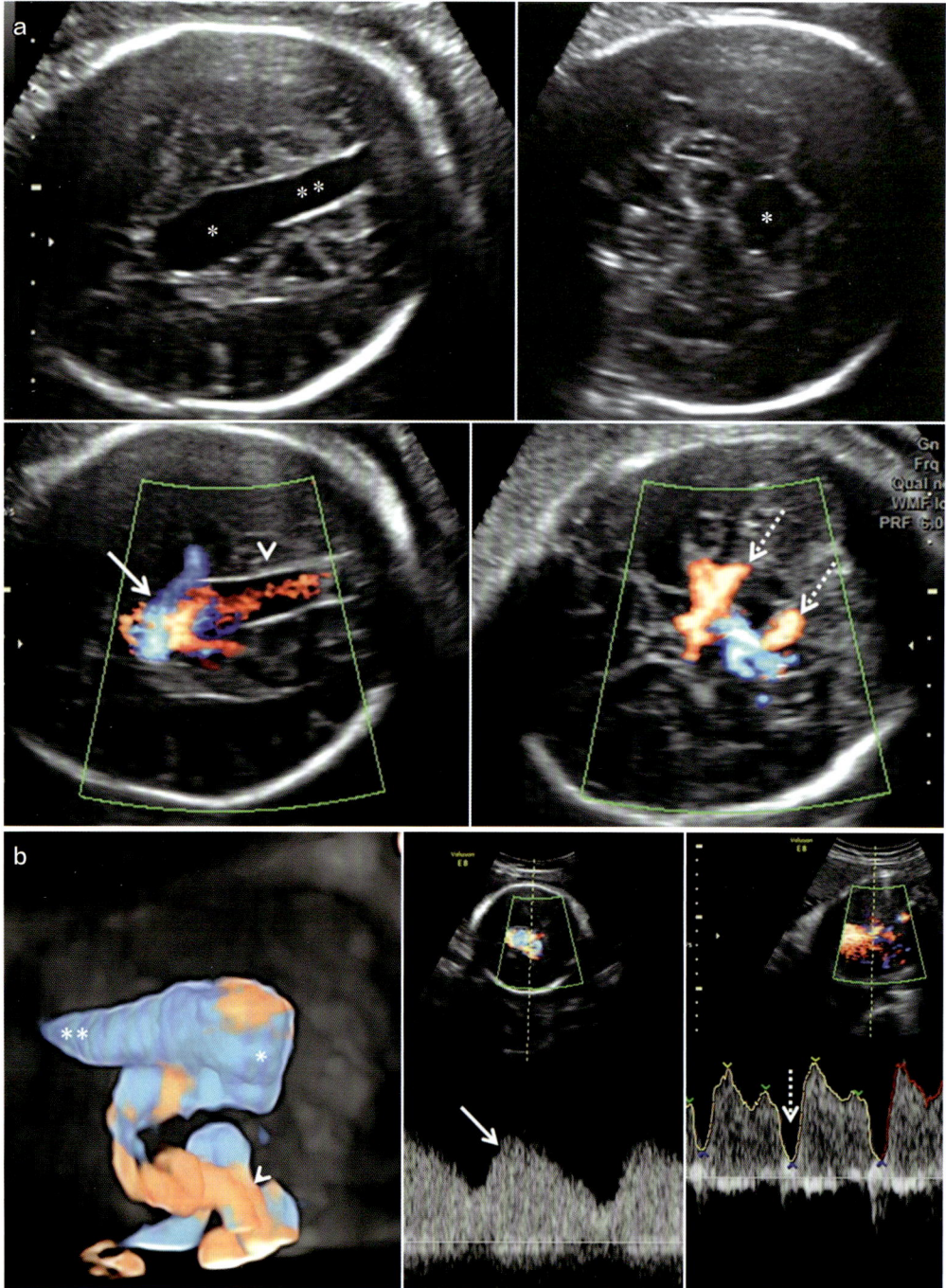

图 10.9 （a）33 周（经腹部超声）Galen 静脉畸形；二维超声经丘脑横切面和经丘脑冠状切面、彩色多普勒超声经丘脑横切面和一个稍低切面。轴外中线囊肿为扩张的 Galen 静脉（＊），向后线性延伸为扩张的直窦（＊＊），可见 Galen 静脉内高速湍流的彩色多普勒血流信号（实线箭头），直窦内的血流指向后方（单箭头尖），供血动脉位于 Galen 静脉下方（虚线箭头）。（b）33 周（经腹部超声）Galen 静脉畸形；三维超声彩色多普勒渲染图、扩张的 Galen 静脉的频谱多普勒和静脉导管的频谱多普勒。可见 Galen 静脉（＊）、扩张的直窦（＊＊）、供血动脉（单箭头尖），可见 Galen 静脉内高速湍流的、搏动性的多普勒血流信号（实线箭头），静脉导管频谱多普勒波形中 A 波加深（虚线箭头），提示心力衰竭

（6）可见脑实质出血、钙化或脑萎缩、脑积水。

（7）心脏扩大、三尖瓣反流、上下腔静脉扩张是心力衰竭的征象（图 10.10d）。

（8）可见胎儿水肿和羊水过多。

（9）三维超声彩色多普勒渲染图或能量多普勒超声图像可像血管造影图一样显示血管畸形（图 10.9b）。

MRI 检查是评估脑实质改变的有效手段，T1 加权像和梯度回波成像可发现出血和钙化（磁敏感伪影）。

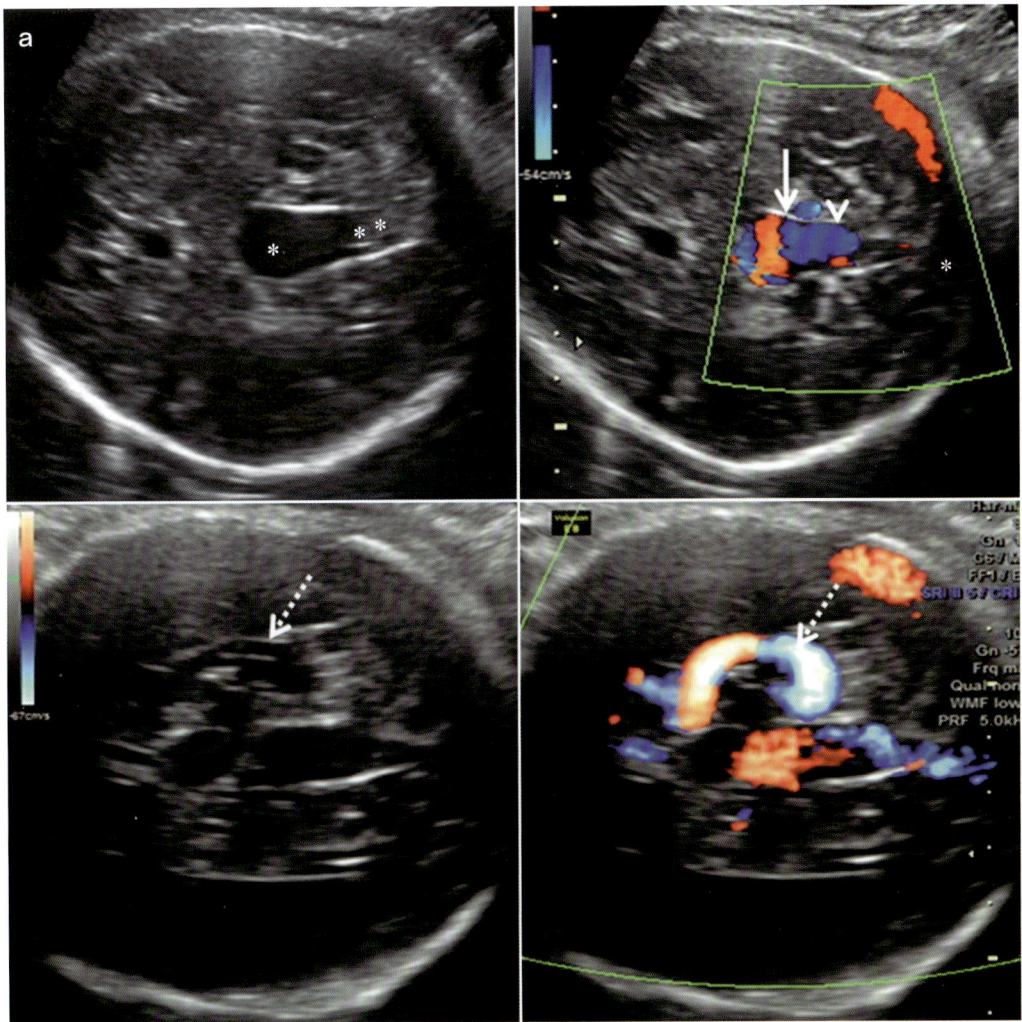

图 10.10 （a）38 周（经腹部超声和经阴道超声）Galen 静脉畸形；经丘脑横切面、略向尾端倾斜的横切面的二维超声图像和彩色多普勒超声图像。可见轴外中线囊肿为扩张的 Galen 静脉（＊），向后线性延伸为扩张的直窦（＊＊），可见 Galen 静脉内螺旋状彩色多普勒血流信号（实线箭头），直窦内的血流方向向后（单箭头尖），供血动脉位于 Galen 静脉下方（虚线箭头）

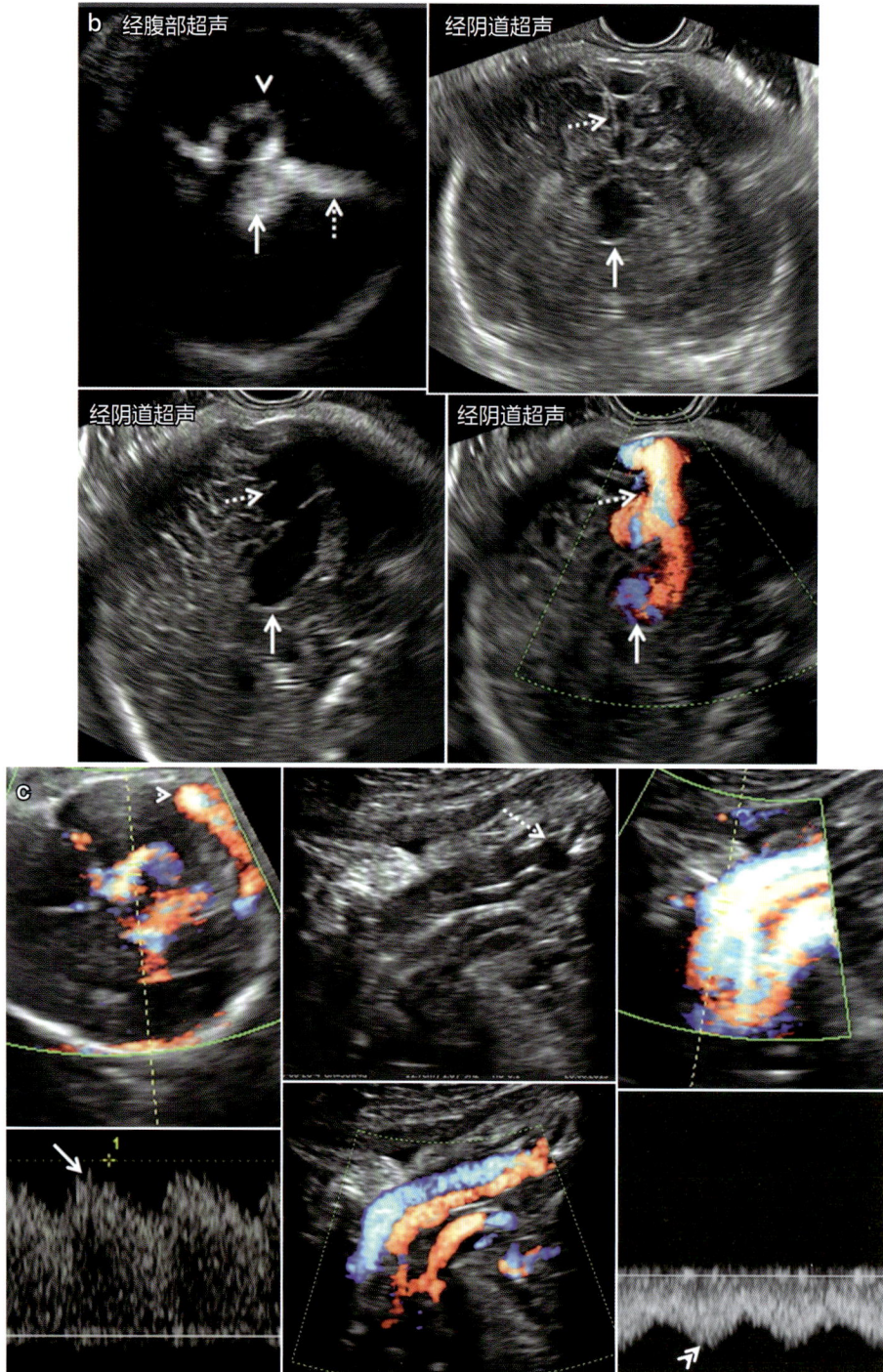

图 10.10（续）（b）38 周（经腹部超声和经阴道超声）Galen 静脉畸形；经丘脑横切面二维超声图像、经胎儿颈部冠状切面及正中矢状切面二维超声图像和彩色多普勒超声图像。可见扩张的 Galen 静脉（实线箭头），向后线性延伸至扩张的直窦（虚线箭头），可见供血动脉（单箭头尖）。（c）38 周（经腹部超声和经阴道超声）Galen 静脉畸形；比经丘脑横切面稍低切面的彩色多普勒和频谱多普勒超声图像，经胎儿颈部冠状切面二维超声、彩色多普勒超声及频谱多普勒超声图像。可见供血动脉内湍流高速的、低外周阻力的血流信号（实线箭头），可见扩张的横窦（单箭头尖）、扩张的颈部血管、内侧颈总动脉（红色）、外侧颈内静脉（蓝色）、扩张的颈静脉球（虚线箭头），颈内静脉内可见搏动性高速血流信号（双箭头尖）

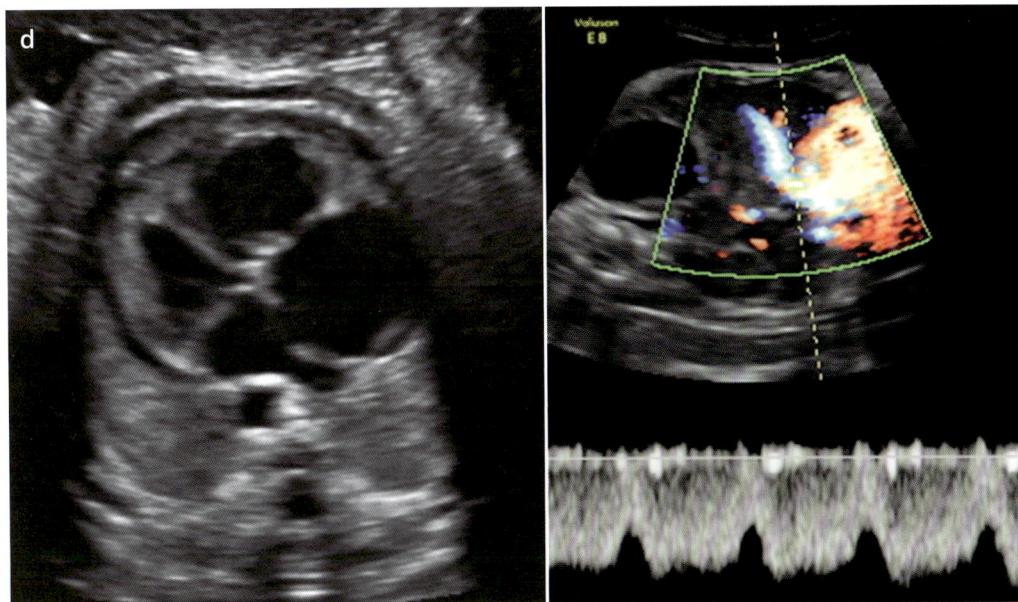

图 10.10（续）（d）38 周（经腹部超声和经阴道超声）Galen 静脉畸形；心脏四腔心切面图像和静脉导管的频谱多普勒超声图像。可见全心增大，中等深度"A"波的搏动指数为 0.82（略低于第 95 百分位数），提示心力衰竭

10.4　硬脑膜窦血栓

硬脑膜窦血栓通常发生在正常的硬脑膜窦，尤其是窦汇、横窦和上矢状窦，罕见的硬脑膜窦畸形也可能导致血栓形成。目前没有明确的致病因素。

超声表现如下。

（1）在小脑幕上的脑中线后方可见轴外的、圆形或三角形的、高回声的、非均匀性边缘呈低回声的病灶，代表窦汇和上矢状窦的血栓，在经丘脑横切面及经小脑横切面上可见这些征象（图 10.11）。

（2）如果上矢状窦血栓形成，那么在正中矢状切面上可观察到上矢状窦扩张且内部回声不均匀。

（3）窦汇处及上矢状窦中未见彩色多普勒血流信号。

（4）大脑通常未见明显的异常。

（5）在大多数情况下血栓可以完全消退，建议每 2 ～ 3 周进行一次超声复查。

MRI 检查对评估大脑情况以及确认硬脑膜窦血栓具有辅助作用。

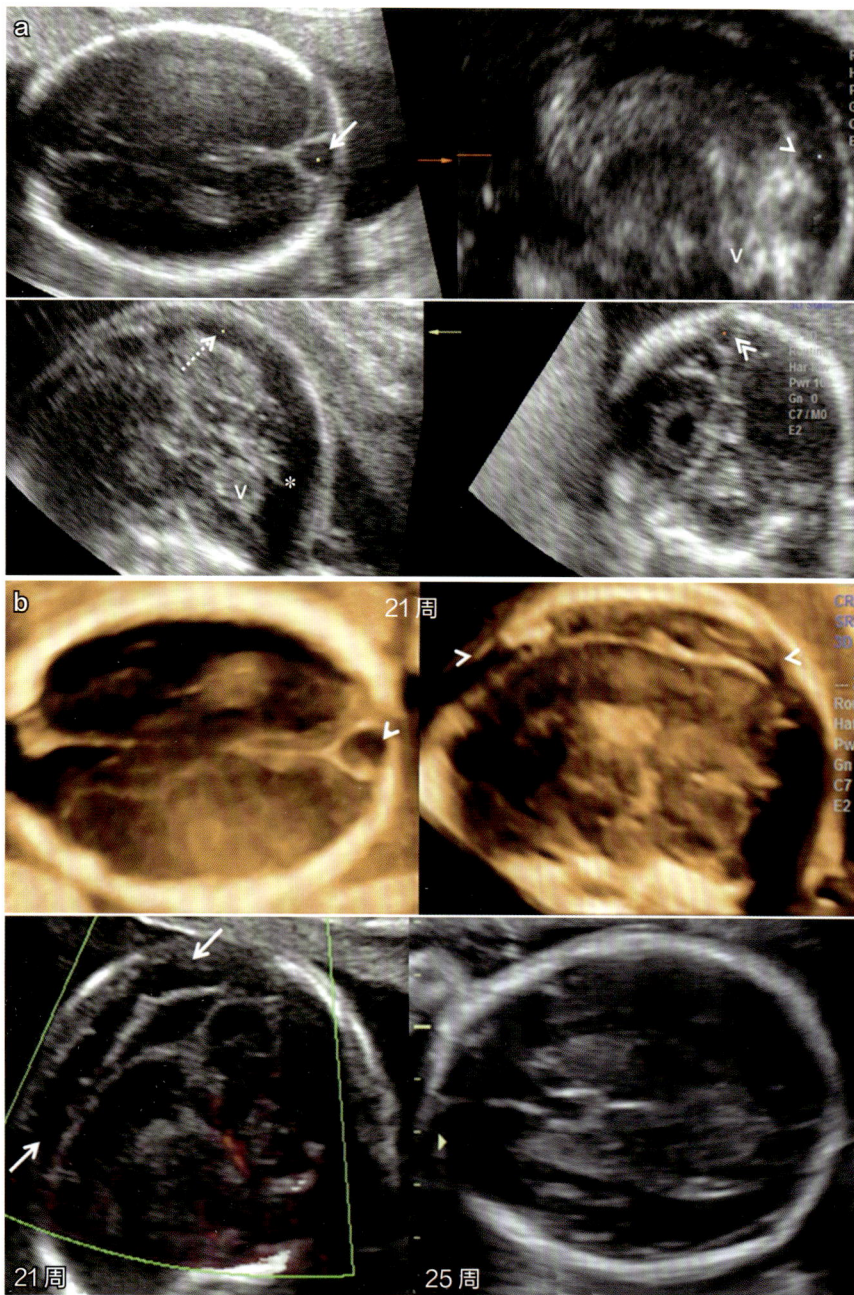

图 10.11 （a）21 周（经腹部超声和三维超声）硬脑膜窦血栓形成；三维多平面重建双平面显示，以经侧脑室横切面为参考平面，由三维多平面重建获得的正中矢状平面。可见颅后窝轴外中线囊性病变，大脑镰似乎分开包围病变，导航点放置于该病变内（实线箭头），该点在正中矢状切面上移动到扩张的上矢状窦（单箭头尖）。下排为正中矢状切面的参考平面和重建的经小脑冠状切面。导航点位于扩张的上矢状窦上方（虚线箭头），在经小脑冠状平面上导航点移动到扩张的上矢状窦（双箭头尖），可见小脑蚓部（V）、窦汇（*）。急性期血栓呈低回声，不是原管腔内容物。硬脑膜窦扩张和无彩色多普勒血流信号是血栓的诊断依据。（b）21 周和 25 周（经腹部超声和三维超声）硬脑膜窦血栓形成；经侧脑室横切面及正中矢状切面三维渲染图像，21 周的正中矢状切面彩色多普勒超声图像和 25 周的经侧脑室横切面二维超声图像。可见扩张的上矢状窦（单箭头尖），其内未见彩色血流信号（实线箭头），在第 25 周的超声检查中，上矢状窦扩张完全消失

10.5 硬脑膜窦畸形

在胚胎发育的过程中，硬脑膜静脉窦会经历一个阶段的增大，增大通常在妊娠中期后段结束。持续增大会导致硬脑膜窦变大，有时甚至会变得巨大，称为硬脑膜窦畸形（dural sinus malformation，DSM）。硬脑膜窦畸形中的血液流动缓慢，容易形成血栓；此外，硬脑膜窦畸形的壁上还会出现小的硬脑膜静脉瘘。目前尚无特定病因的报道。

超声表现如下。

（1）在经侧脑室横切面、经丘脑横切面和经小脑横切面上可见巨大的、轴外的、三角形的颅后窝囊性病变伴浑浊液体，该病变通常将脑中线"撑开"。三角形病变的顶点位于脑中线的前方，基底部毗邻枕骨，病变楔入脑中线，将枕叶分开，并向前方和外侧移位（图 10.12，10.13）。

（2）在经小脑横切面上可见小脑延髓池后方的轴外病变，该病变使颅后窝结构整体前移。

（3）由于病变向前占据了小脑幕幕上和幕下的腔室，其平面必须是硬脑膜。因此，这种病变可以诊断为累及窦汇和邻近的上、下矢状窦和横窦的巨大扩张性硬脑膜静脉窦。

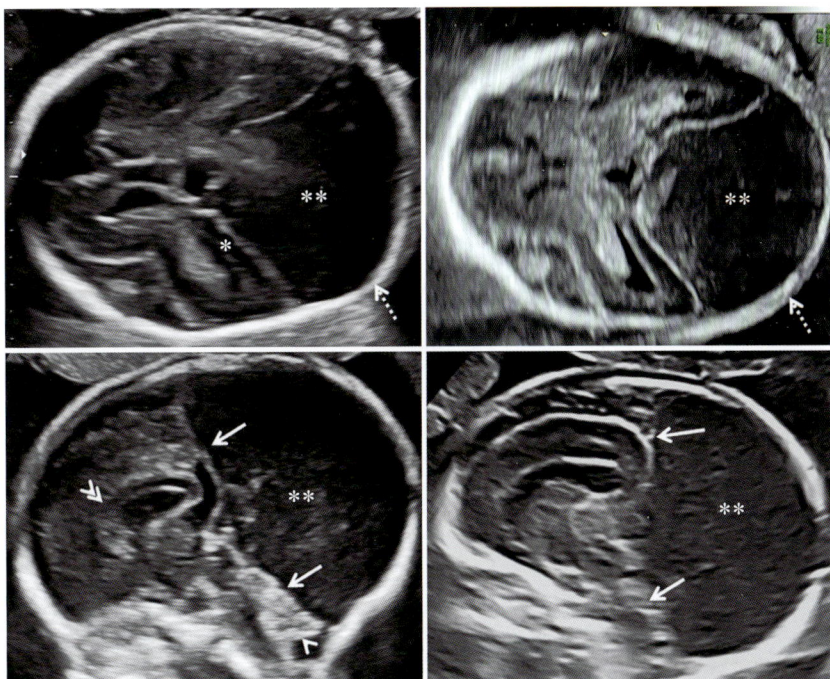

图 10.12　23 周（经腹部超声）硬脑膜窦畸形；经侧脑室横切面、正中矢状切面和右侧旁矢状切面。可见中线处有一三角形的、轴外的、含浑浊液体的囊性病变（**），三角形病变的顶点位于中线并指向前方，基底部毗邻枕骨（虚线箭头），楔入脑中线，将枕叶分开；可见枕叶周围的蛛网膜下腔（*），病变向前方挤压小脑幕幕上和幕下腔室（实线箭头）、小脑蚓部（单箭头尖）、胼胝体（双箭头尖）。这些特征表明病变位于硬脑膜平面，病变中含有流动非常缓慢的血液，所以内容物看起来"浑浊"

（4）在三维超声渲染图像上，可以识别硬脑膜、蛛网膜下腔和枕叶内侧表面。

（5）硬脑膜窦畸形病灶中充满了血液，硬脑膜窦畸形病灶内出现的边界清楚、圆形、呈等回声或低回声的病变伴高回声的边缘代表血块。

（6）硬脑膜窦畸形病灶中的血流速度非常缓慢，因此，无法在彩色多普勒超声上显示。

（7）如果没有血栓形成，在硬脑膜窦畸形病灶以外的上矢状窦和横窦可见彩色多普勒血流信号。

（8）大脑半球外观通常正常。如存在出血和脑室扩张，可被观察到。

（9）心脏可能出现超负荷，表现为心脏扩大、右心优势和三尖瓣反流。

MRI 在以下方面有帮助。

①确定病变平面。

②在 T2 加权图像上，硬脑膜窦畸形病灶中的液体呈等信号至低信号。血块在急性期和亚急性早期信号相对较低（在 T1 加权图像中呈高信号），然后在亚急性晚期变得不均匀，边缘呈高信号。

③在梯度回波序列上，血块呈低信号（磁敏感伪影）。

④必须对脑实质进行评估，以排除出血、梗死或脑沟回的异常。

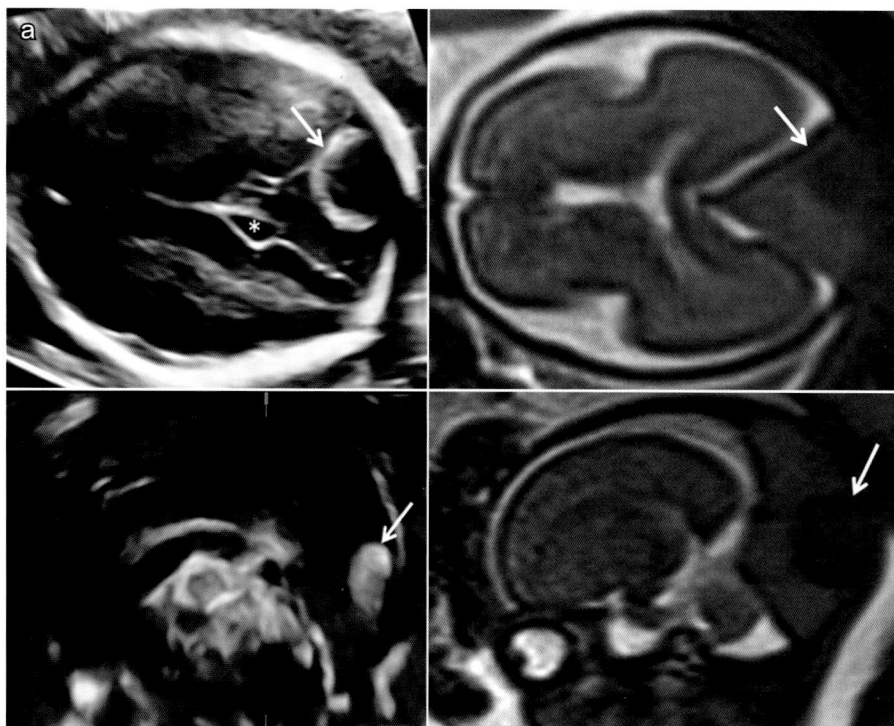

图 10.13 （a）26 周（经腹部超声和 MRI）硬脑膜窦畸形伴血栓；超声和 MRI T2 加权经侧脑室横断层面和经侧脑室矢状层面。病变形态描述与图 10.12 一致。可见顶枕沟的蛛网膜下腔（＊），病变处可见圆形实性病灶（血栓），边缘呈高回声、中心呈低回声（实线箭头），在 T2 加权图像上，血栓边缘呈低信号、中心呈等信号，提示圆形实性病灶为血栓（亚急性）

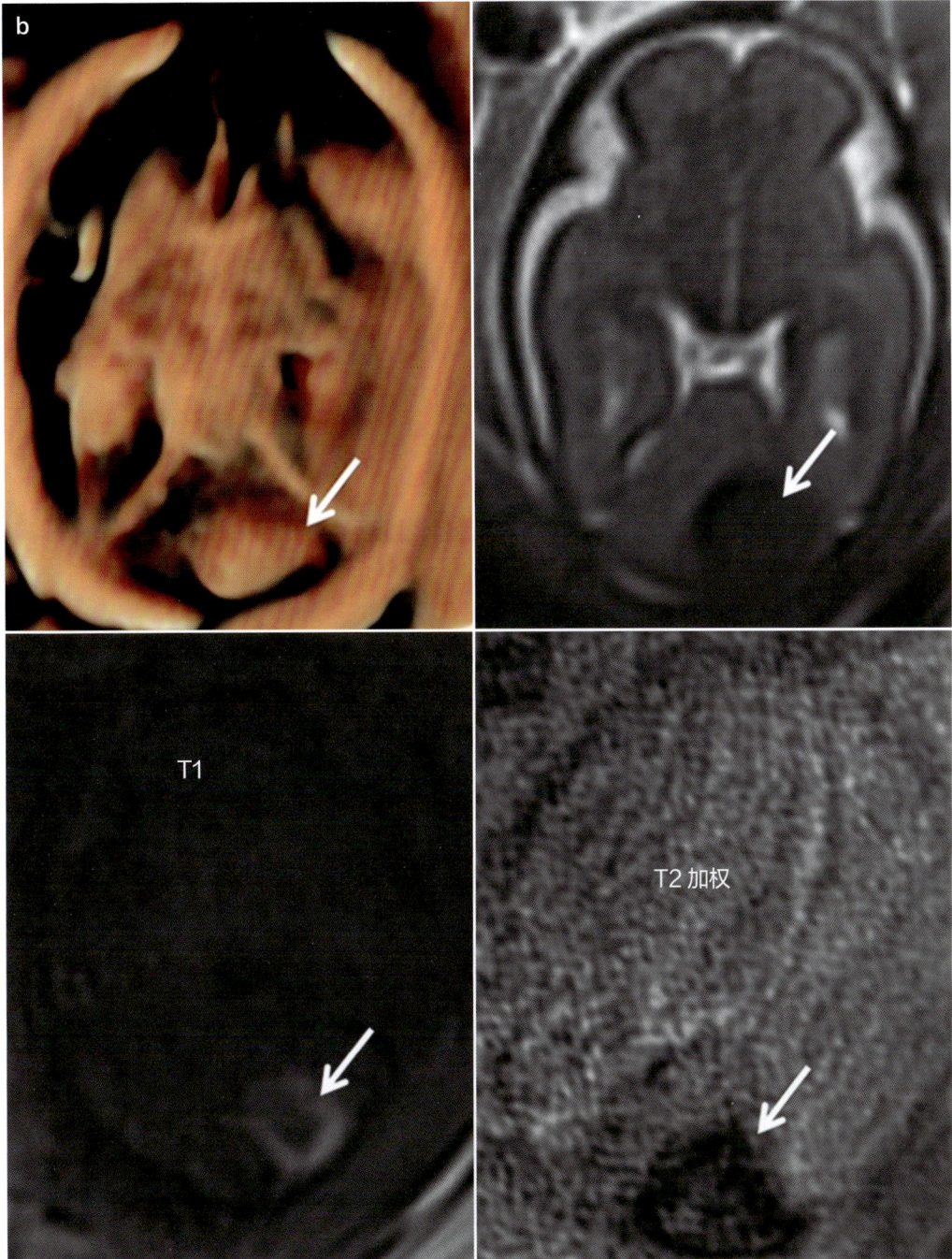

图 10.13（续）（b）26 周（经腹部超声和 MRI）硬脑膜窦畸形伴血栓；经侧脑室横切面三维超声渲染图像以及 MRI、T2 加权、T1 加权及梯度回波序列图像。病变形态描述与图 10.12 一致，病灶内可见圆形实性病灶（血栓），边缘呈高回声、中心呈低回声（实线箭头），在 T1 加权图像上，边缘呈高信号、中心呈低信号，在梯度回波序列图像上可见磁敏感伪影。这些发现均表明圆形病变为血栓

10.6　脑实质囊肿和脑室内囊肿

　　脑实质囊肿和脑室内囊肿包括侧脑室旁假性囊肿、Connatal 囊肿、侧脑室旁白质软化及脉络丛囊肿，它们与侧脑室的位置关系见图 10.14。

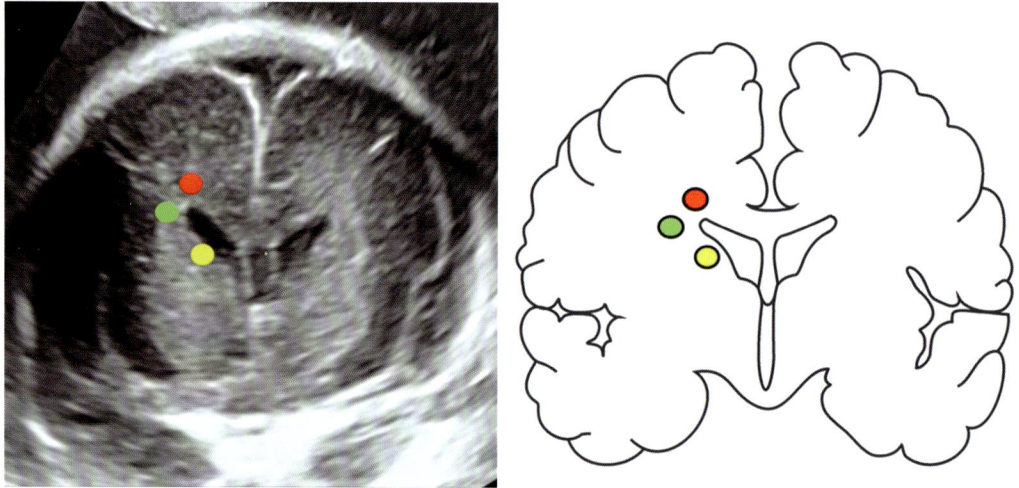

图 10.14　侧脑室外侧上方的室周囊肿是侧脑室旁白质软化（红色），位于外侧水平的是 Connatal 囊肿（绿色），外侧下方的是侧脑室旁假性囊肿（黄色）

10.6.1　侧脑室旁假性囊肿

　　侧脑室旁假性囊肿也称为室管膜下囊肿或生发层溶解囊肿，主要由出血、感染或缺血损伤引起，主要发生在妊娠晚期。侧脑室旁假性囊肿若为孤立性的（即无出血、感染、缺氧或相关畸形的情况），则胎儿预后良好。

　　超声检查表现如下。

　　（1）小的单纯性囊肿（大小从几毫米到一厘米）或生发基质囊肿，位于侧脑室前角下方的丘脑尾状核沟（图 10.15，10.16），这些囊肿也可出现在侧脑室前角外下方、前角的外侧，可能出现分隔。

　　（2）侧脑室旁假性囊肿在经尾状核冠状切面上呈圆形，在旁矢状切面上呈泪滴状。

　　（3）囊肿可以单发或多发，也可以发生在单侧或双侧。

　　（4）在连续的超声检查随访中，囊肿大小可以是稳定的、增大或减小的。

　　（5）根据病因的不同，可能观察到感染或出血的其他特征。

　　（6）在 MRI T2 加权图像上囊肿表现为高信号，在 T1 加权图像上囊肿表现为低信号。如果出血是病因，在梯度回波序列图像上可见磁敏感伪影。MRI 检查可能漏诊小于 5 mm 的病灶，经阴道超声检查有助于发现这些病变。

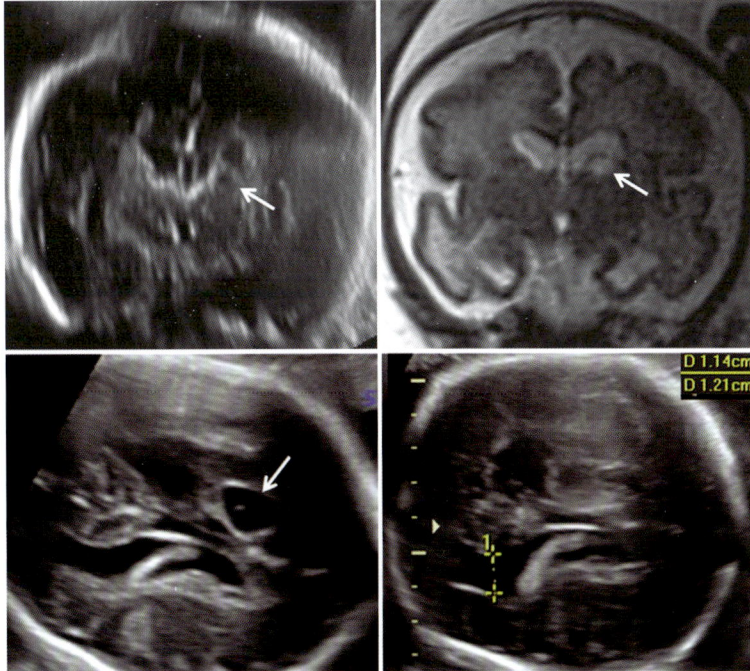

图 10.15　38 周（经腹部超声和 MRI）左侧侧脑室旁假性囊肿；超声和 T2 加权经尾状核冠状层面、斜横断层面。可见左侧侧脑室旁轴内囊性病变（实线箭头），囊肿位于左侧侧脑室下方，双侧轻度侧脑室扩张、头围大于正常值第 95 百分位数、无胎儿宫内生长受限、脐动脉和大脑中动脉多普勒频谱正常

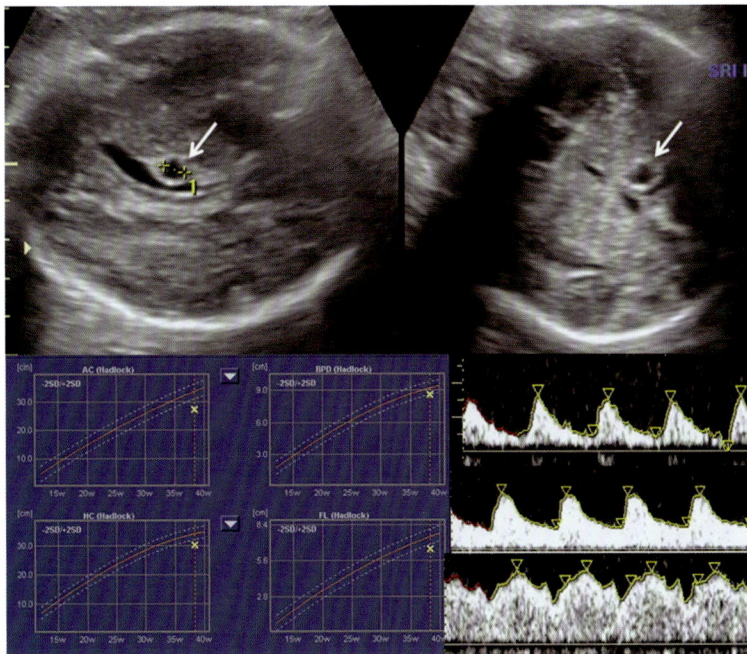

图 10.16　38 周（经腹部超声）胎儿缺氧时右侧侧脑室旁假性囊肿；斜横切面、经尾状核冠状切面、生长曲线，以及脐动脉、大脑中动脉和静脉导管的波形。可见右侧侧脑室轴内假性囊肿（实线箭头），囊肿位于右侧侧脑室下方。严重不对称性胎儿宫内发育迟缓（估计胎儿体重小于正常值第 1 百分位数），脐动脉搏动指数大于正常值第 95 百分位数，大脑中动脉搏动指数小于正常值第 5 百分位数，静脉导管 PI 正常，多普勒超声检查结果提示胎儿缺氧

10.6.2 Connatal 囊肿

Connatal 囊肿是一种正常变异，由侧脑室前角的上下壁相互靠近引起，脑脊液被困在这个相互贴近的上下壁之间，形成囊肿的外观。Connatal 囊肿也称为额角囊肿或侧脑室缩窄，没有病理意义。

超声表现如下。

（1）Connatal 囊肿出现在侧脑室的外角，可发生在单侧或双侧（图 10.17）。

（2）在经尾状核冠状切面上最容易显示。

（3）在旁矢状切面上，Connatal 囊肿表现为细长的囊性结构，外侧与侧脑室前角平行。

（4）囊肿可能随着胎龄的增大而缩小。

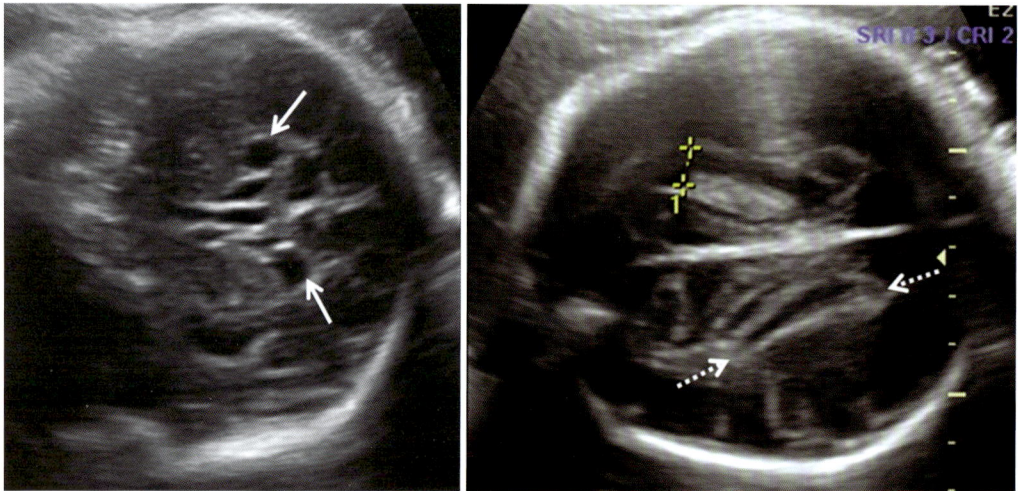

图 10.17　35 周（经腹部超声）双侧侧脑室旁先天性囊肿，Connatal 囊肿；经尾状核冠状切面、比经侧脑室横切面稍高的颅脑横切面。可见双侧对称的侧脑室旁囊肿位于侧脑室外侧（实线箭头），在横切面上囊肿呈纵向的细长结构并与侧脑室平行（虚线箭头）

10.6.3 侧脑室旁白质软化

侧脑室旁白质软化（periventricular leukomalacia，PVL）是一种脑白质病变，由缺氧、缺血和凝固性坏死引起，发生在生长发育受限和多普勒超声波形异常的胎儿中。这些变化发生在分水岭区，即大脑前动脉、大脑中动脉与 Heubner 动脉、豆纹动脉和脉络膜前动脉区域之间的交接区域，这些区域沿侧脑室的外上缘分布。

超声表现如下。

（1）PVL 表现为单个或多个数毫米大小、圆形的侧脑室旁囊肿，可发生在单侧或双侧（图 10.18）。

（2）PVL 可见于侧脑室前角外上方。

（3）在囊肿的周围可见脑实质的高回声。

（4）PVL 也可能出现在侧脑室三角区周围区域。

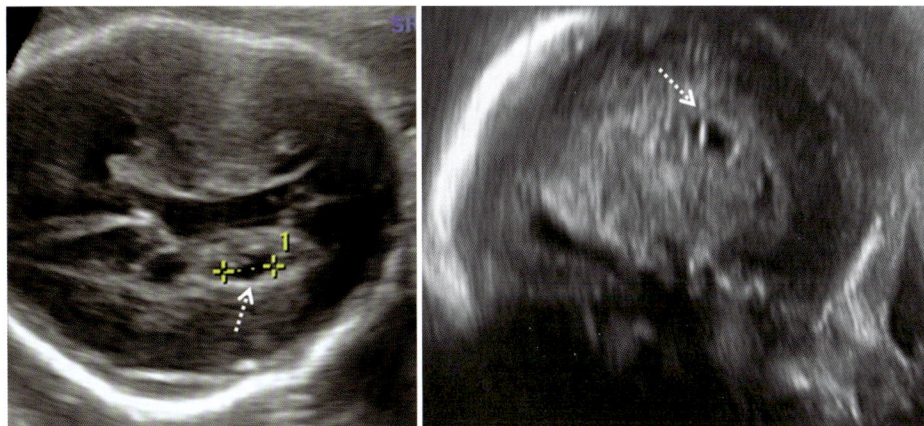

图 10.18　28 周（经腹部超声）右侧侧脑室旁白质软化；比经侧脑室横切面稍高的颅脑横切面和右旁矢状面。可见位于侧脑室前角上方和外侧的轴内囊性病变（虚线箭头）

10.6.4　脉络丛囊肿

脉络丛囊肿（choroid plexus cyst，CPC）是最常见的脑室内囊肿，通常在妊娠中期的常规超声检查中被发现（妊娠第 18 周后），并往往在 26 周自发消退（图 10.19）。CPC 是 18- 三体综合征的软指标，然而，在 18- 三体综合征中，几乎总是合并存在其他指标异常，

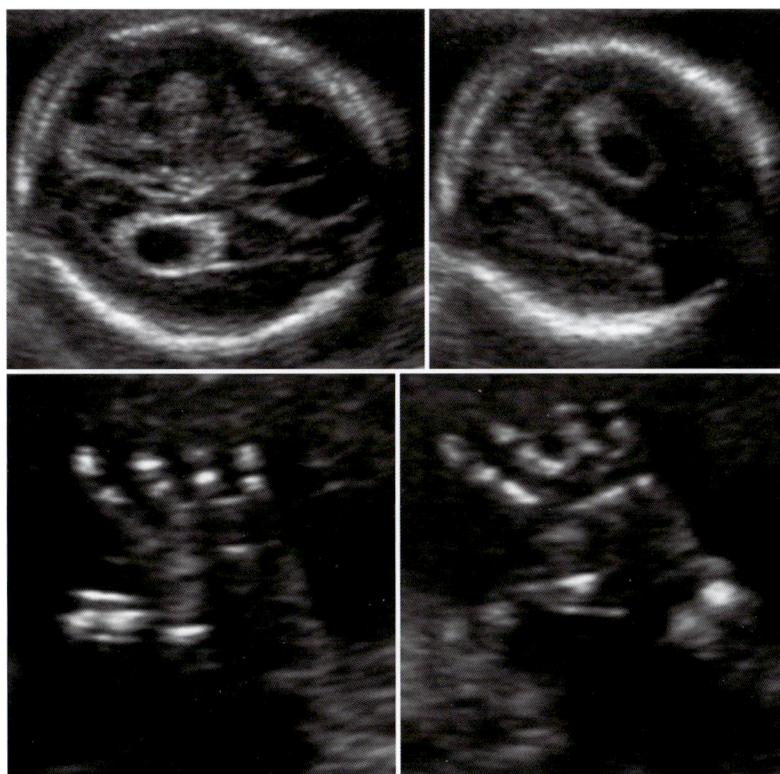

图 10.19　20 周（经腹部超声）双侧脉络丛囊肿；经侧脑室横切面及双手冠状切面。可见双侧脉络丛囊肿、双手不握拳，未发现其他 18- 三体综合征的特征

包括先天性心脏病（室间隔缺损、多瓣膜发育不良、主动脉缩窄）、面部异常（小下颌、低位耳、面裂）、肾脏异常（肾积水、马蹄肾）和四肢异常［拳头紧握、屈曲指（趾）、内翻足、摇椅足］（图 10.20）。囊肿的大小、数量和偏侧性不影响其作为评估染色体异常的软指标。50% 的 18- 三体综合征的胎儿存在 CPC 并伴有其他相关表现，CPC 很少与 21 - 三体综合征相关。如果 CPC 为孤立性的，则不需要进行胎儿染色体核型分析。

超声表现如下。

（1）CPC 表现为高回声的脉络丛血管球内的边界清楚的无回声结构（图 10.19），偶尔可见分隔。

（2）单个或者多个 CPC 可能出现在一侧或者双侧。

（3）CPC 呈圆形或卵圆形，大小通常为 3 ~ 10 mm。

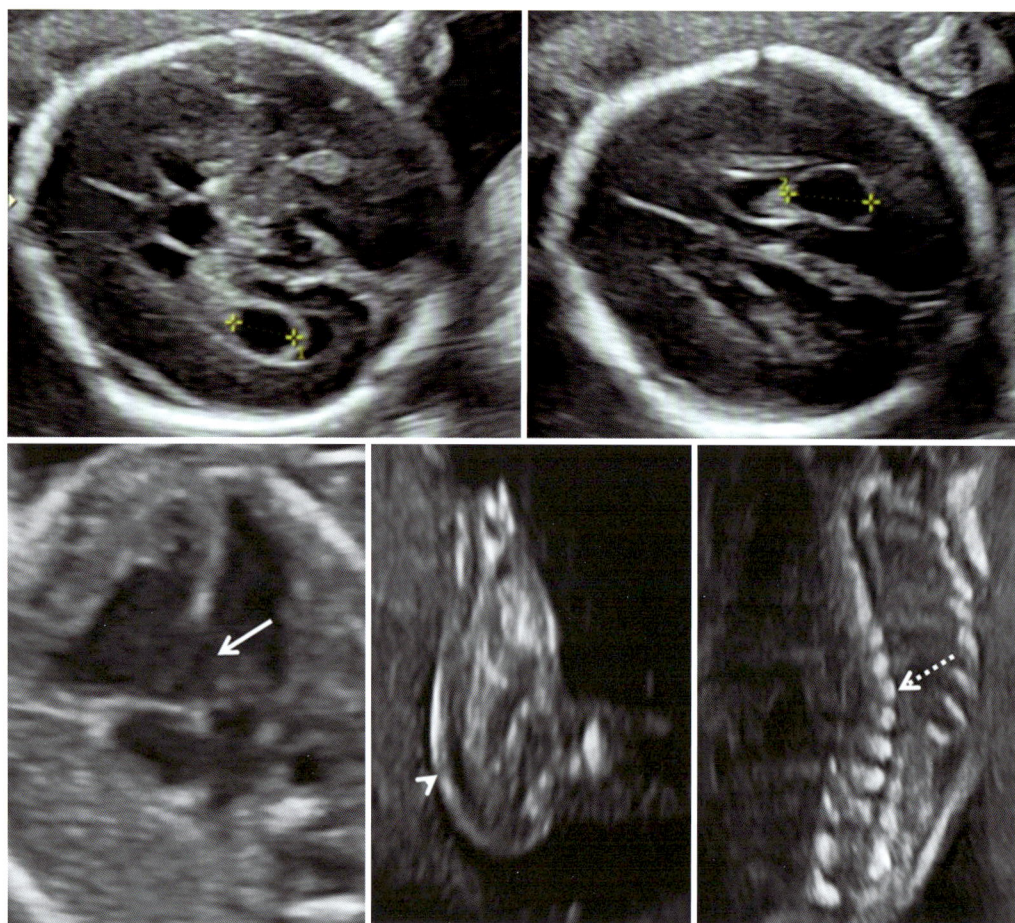

图 10.20 22 周（经腹部超声）18 - 三体综合征；经侧脑室的颅脑横切面、胎儿心脏四腔心切面、右足矢状切面、脊柱冠状切面、双前臂和双手矢状切面、生长曲线、部分核型。可见双侧脉络丛囊肿、流入道室间隔缺损（实线箭头）、右侧摇椅足（单箭头尖）、胸部脊柱侧弯（虚线箭头）、双侧腕部持续屈曲（双箭头处）、胎儿生长受限，染色体核型检测显示为 18- 三体综合征（部分显示）

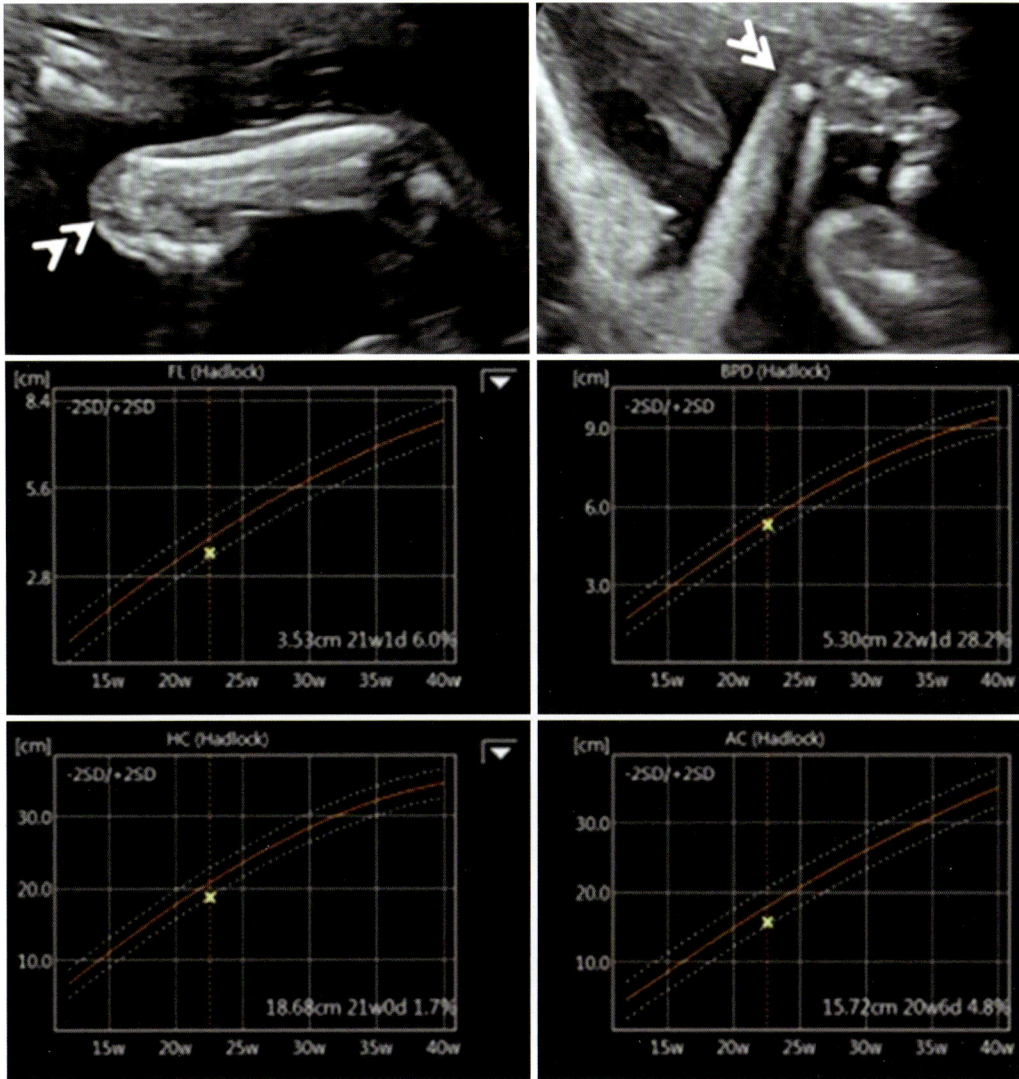

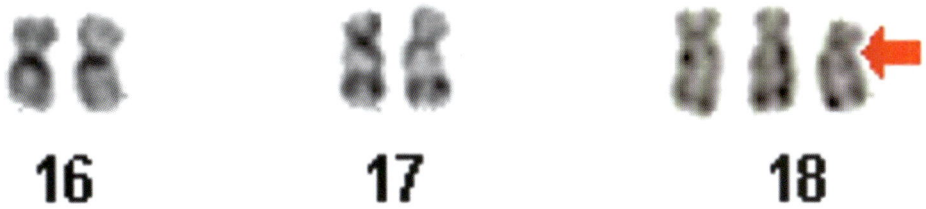

图 10.20（续）

10.7　颅内肿瘤

胎儿颅脑肿瘤属于罕见病变，包括畸胎瘤、星形细胞瘤、原始神经外胚层肿瘤、髓母细胞瘤、脉络丛乳头状瘤和胼胝体周围脂肪瘤等，通常在妊娠晚期出现。仅凭影像学检查可能无法确定肿瘤的类型，预后一般较差（脉络丛乳头状瘤和胼胝体周围脂肪瘤除外）。

超声表现如下。

（1）颅内肿瘤可表现为实性、囊性或混合回声病变，畸胎瘤中可能出现钙化（图10.21，10.22）。

（2）应评估病变的大小和范围。

（3）实性肿瘤的血供可通过彩色多普勒超声检查进行评估。

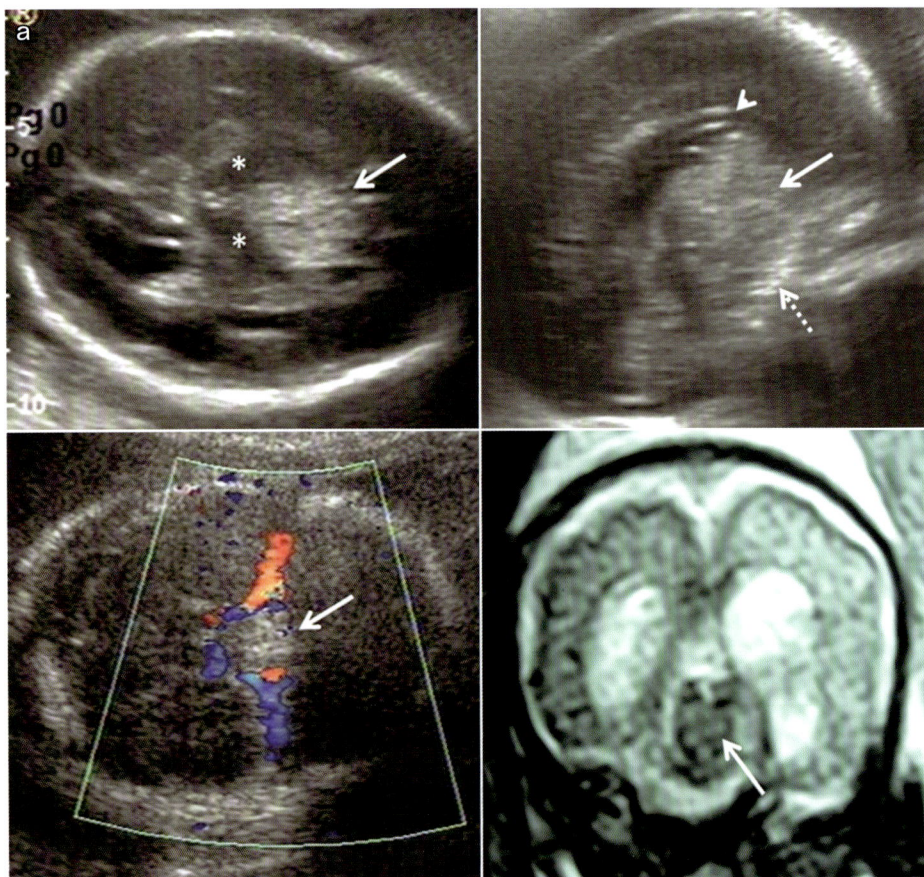

图 10.21　（a）27 周（经腹部超声和 MRI）鞍上实性畸胎瘤；经侧脑室横切面、正中矢状切面、经鞍上横切面彩色多普勒超声图像和 MRI T2 加权冠状位图像。鞍上池可见一大小为 1.9 cm×1.6 cm×2.2 cm 的高回声的、圆形实性占位性病变（实线箭头），病变向后方延伸至脚间池，使大脑脚张开（＊），颅中窝底部位于病变下方（虚线箭头）。胼胝体位于病变的前上方（单箭头尖），Willis 环包绕病灶，在 MRI T2 加权图像上病灶呈低信号，脂肪抑制序列未显示病变的脂肪成分。双侧轻度侧脑室扩张

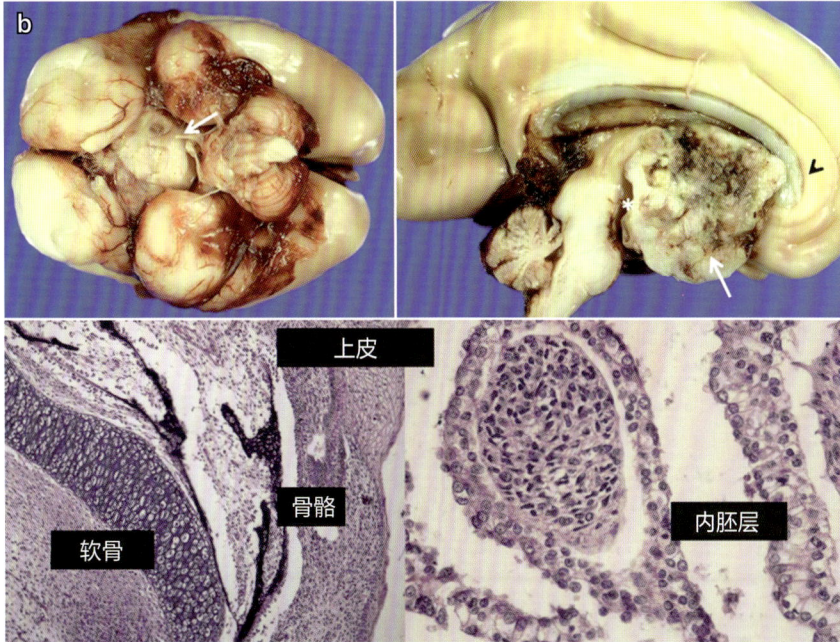

图 10.21（续）（b）27 周（尸检图像）鞍上实性畸胎瘤；颅底观和正中矢状切面，以及肿块的组织病理学图像。可见鞍上实性肿块（实线箭头），病变向后方延伸至脚间池（＊），胼胝体膝部和嘴部位于病变的前上方（单箭头尖），显微镜检查显示病变来自三个原始胚层的组织类型

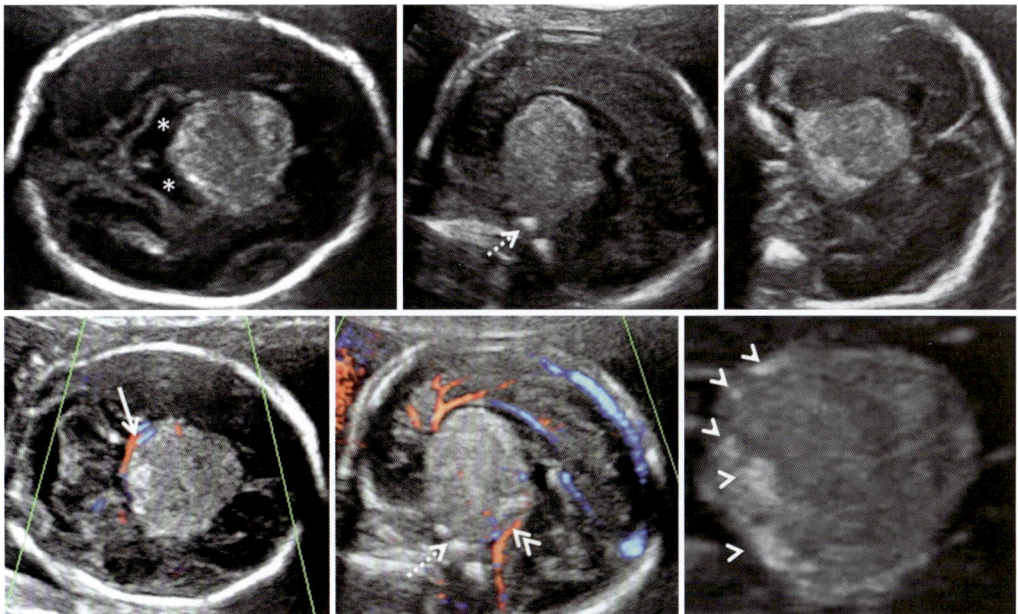

图 10.22 20 周（经腹部超声）鞍上实性畸胎瘤；经丘脑横切面、旁矢状切面、经丘脑冠状切面、经小脑横切面、正中矢状切面的彩色多普勒超声图像和肿块放大切面图像。鞍上池可见一大小为 1.8 cm×2.3 cm×1.7 cm 的高回声的、圆形实性占位性病变，病变向后方延伸至脚间池，使大脑脚张开（＊），颅中窝底部位于病变下方（虚线箭头），胼胝体以胼胝体周围动脉为标志，基底动脉位于病变后方（双箭头尖），Willis 环包绕病灶（实线箭头），病灶内可见多发钙化灶（单箭头尖），无侧脑室扩张

（4）侧脑室扩张是梗阻的表现。

（5）如果存在巨头畸形，应在报告中提示（图 10.23）。

（6）由于胎儿吞咽减少，可能会观察到羊水过多。

（7）需与脑实质出血进行鉴别，出血的超声表现会随着时间的推移而发生变化，而肿瘤的则不会。肿瘤内可见血供以及病灶的生长。

MRI 检查有助于评估病变的大小和范围，并可能有助于组织特征的鉴定。

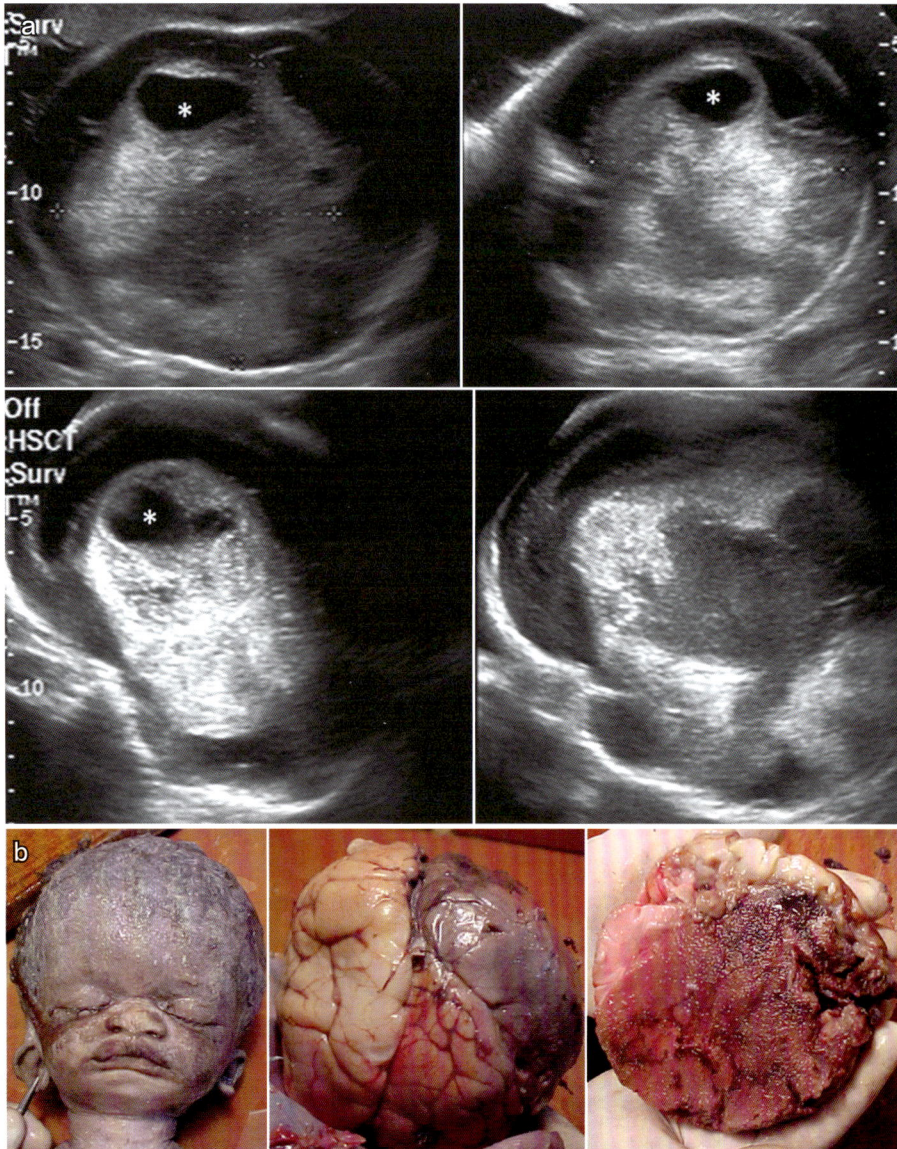

图 10.23 （a）35 周（经腹部超声）颅内巨大的、以实性为主的肿块；横切面、冠状切面和旁矢状切面。可见一巨大的、以高回声和等回声为主的实性肿块几乎完全充满颅内，还可见囊性成分（＊）、巨头畸形（HC 大于正常值第 95 百分位数）。（b）35 周死产（尸检图片）颅内肿块以实性为主。头部和面部的大体照片，大脑的俯视图和横切面图。可见明显的巨头畸形，巨大的实性肿块几乎取代了左侧大脑半球，显微镜检查结果为血管瘤

推荐阅读

1. Rafferty PG, Britton J, Penna L, Ville Y. Prenatal diagnosis of a large fetal arachnoid cyst. Ultrasound Obstet Gynecol. 1998;12:358–61.

2. Pappalardo EM, Militello M, Rapisarda G, Imbruglia L, Recupero S, Ermito S, Dinatale A, Carrara S, Cavaliere A. Fetal intracranial cysts: prenatal diagnosis and outcome. J Prenat Med. 2009;3:28–30.

3. Malinger G, Lev D, Ben Sira L, Kidron D, Tamarkin M, Lerman- Sagie T. Congenital periventricular pseudocysts: prenatal sono-graphic appearance and clinical implications. Ultrasound Obstet Gynecol. 2002;20:447–51.

4. Tan Z-YJ, Naidoo P, Kenning N. Ultrasound and MRI features of con-natal cysts: clinicoradiological differentiation from other supratentorial periventricular cystic lesions. Br J Radiol. 2010;83:180–3.

5. Laurichesse Delmas H, Winer N, Gallot D, Lopes K, Perrotin F, Fluncker S, Geissler F, Beaufrere AM, Vendittelli F, Couture C, Lemery D. Prenatal diagnosis of thrombosis of the dural sinuses: report of six cases, review of the literature and suggested manage-ment. Ultrasound Obstet Gynecol. 2008;32:188–98.

6. McInnes M, Fong K, Grin A, ter Brugge K, Blaser S, Halliday W, Shannon P. Malformations of the fetal dural sinuses. Can J Neurol Sci. 2009;36:72–7.

7. Sherer DM, Onyeije CI. Prenatal ultrasonographic diagnosis of fetal intracranial tumors: a review. Am J Perinatol. 1998;15:319–28.

8. Milani HJ, Araujo Júnior E, Cavalheiro S, Oliveira PS, Hisaba WJ, Barreto EQS, Barbosa MM, Nardozza LM, Moron AF. Fetal brain tumors: prenatal diagnosis by ultrasound and magnetic resonance imaging. World J Radiol. 2015;7:17–21.

姜　伟　译

朱巧珍，曾　晴　校

第 11 章　眼眶

眼眶是包含眼球、眼外肌、神经、血管、泪腺以及脂肪的骨腔或骨窝。

在胚胎学上，眼球在胚胎发育的第 3 ～ 6 周从三个胚层发育而来。视网膜和视神经起源于神经外胚层，晶状体起源于表面外胚层，脉络膜、角膜和巩膜起源于中胚层，眼睑由中胚层褶皱发育而来，表面覆盖以表面外胚层。

玻璃体动脉穿过后房（玻璃体）来滋养晶状体，约在妊娠第 30 周左右消失。眼球的发育会直接影响眼眶的发育。

胎儿眼眶筛查是妊娠中期畸形筛查的一部分，胎儿眼眶的异常可能与颅内病变相关，也可能独立存在。

11.1　超声技术

眼眶可以在横切面和冠状切面上进行成像，横切面可以从前方或经颞部获取（图 11.1a）。从经前额横切面观察晶状体最清晰，从经颞部横切面可以很好地观察玻璃体动脉。在远离眼眶的位置，经颞部入射的横切面上可能难以观察到远场的晶状体。经阴道超声（当胎儿头位于子宫下极时）和高频超声（线性探头）可以提供高分辨率的图像，并能够对眼眶进行详细检查。

11.2　超声解剖学

常规超声检查表现如下。

（1）双侧眼眶均存在。

（2）双侧眼球大小相同（主观评估）。

（3）双眼之间的距离约等于一个眼球的直径。

（4）每个眼眶内可见一个清晰、圆形、囊性（无回声）的眼球和回声轻度增强的球后区域。

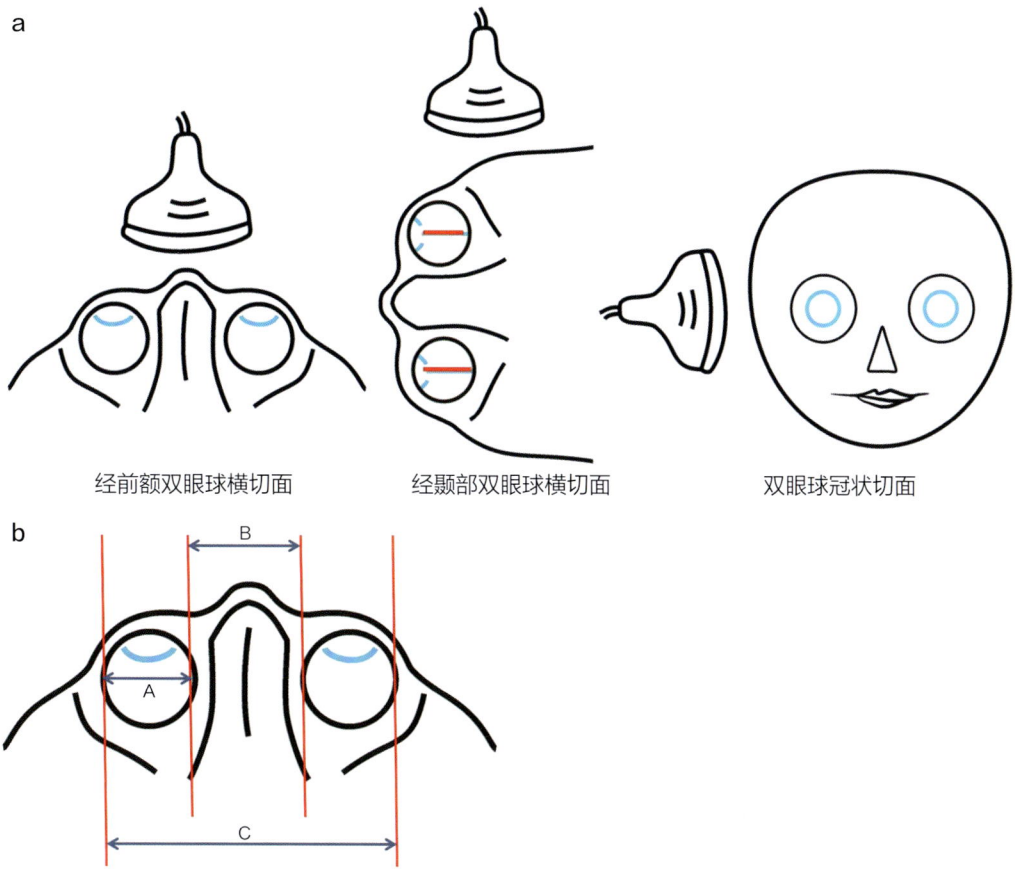

图 11.1 （a）经前额双眼球横切面、经颞部双眼球横切面和双眼球冠状切面示意图。晶状体的超声外观以蓝色表示，玻璃体动脉以红色表示。（b）眼球直径（A）、眼内距（B）和眼外距（C）的示意图

（5）在经前额双眼球横切面上，晶状体显示为靠近眼球前缘的细线样高回声。这代表来自晶状体后囊的反射（与超声波束垂直）（图 11.2）。

（6）在经颞部双眼球横切面上，晶状体显示为靠近眼球前缘的两条平行的短线样高回声。这两条短线样高回声代表晶状体边缘的内侧及外侧产生的反射，可见玻璃体动脉连接眼球的后极（视盘）和晶状体的后壁（图 11.3）。

（7）在双眼球前部冠状切面上，每个眼球中的晶状体均显示为环状回声，在靠近眼球的情况下更容易观察到；在双眼球后部冠状切面上，眼球均显示为圆形的无回声结构，没有晶状体回声。

（8）在妊娠第 11～14 周的超声检查中可以观察到眼球和晶状体回声（图 11.4）。

使用高频超声对眼眶进行详细检查时可以观察以下内容。

（1）用经前额双眼球横切面可以观察晶状体的前缘，通过放大图像可以观察到分隔晶状体前缘和角膜的前房（图 11.5）。

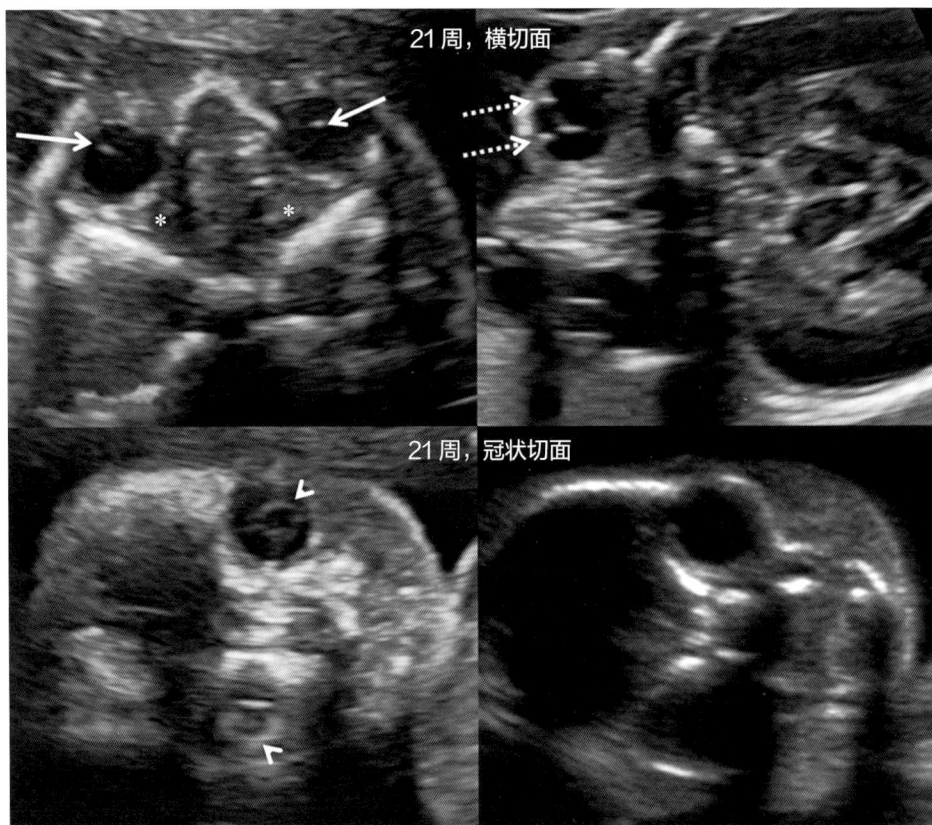

图 11.2　21 周和 20 周（经腹部超声）正常眼眶；使用 1 MHz ~ 5 MHz 超声探头获取的经前额双眼球横切面、经颞部双眼球横切面、双眼球前部和后部冠状切面。显示晶状体后囊（实线箭头）、球后间隙（＊）、晶状体边缘内侧及外侧的镜面反射（虚线箭头），晶状体呈环状高回声（单箭头尖）；后部冠状切面上未见晶状体回声

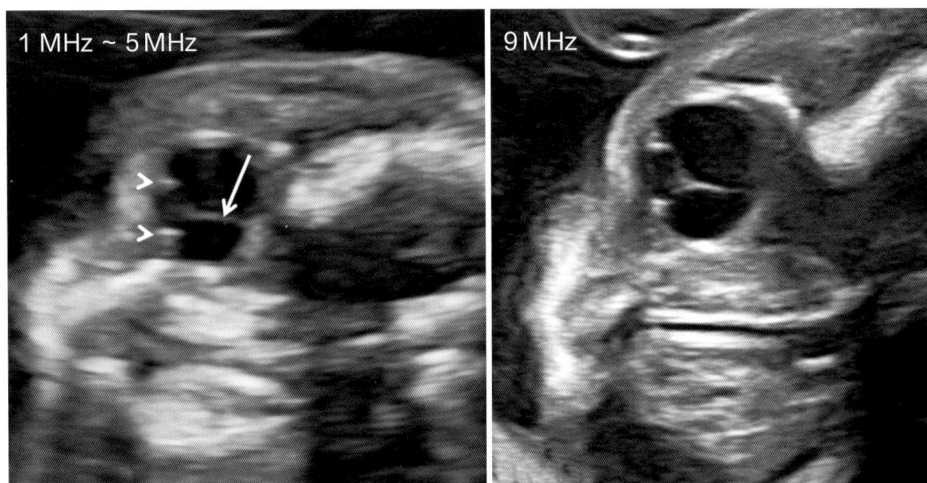

图 11.3　21 周（经腹部超声）正常眼眶；使用 1 MHz ~ 5 MHz 和 9 MHz 探头获取的经颞部双眼球横切面放大图像。显示玻璃体动脉呈细线样高回声（实线箭头），从眼球后壁延伸至晶状体后囊的中部，位于晶状体内缘和外缘高回声（单箭头尖）之间

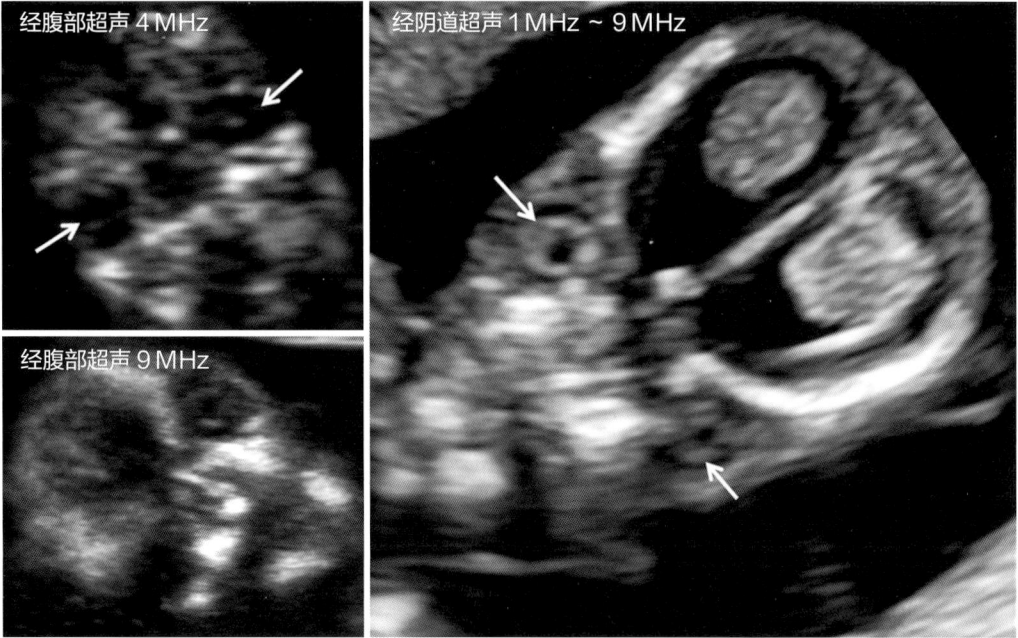

图 11.4 13 周（经腹部超声和经阴道超声）正常眼眶；双眼球冠状切面。显示双侧晶状体（实线箭头）

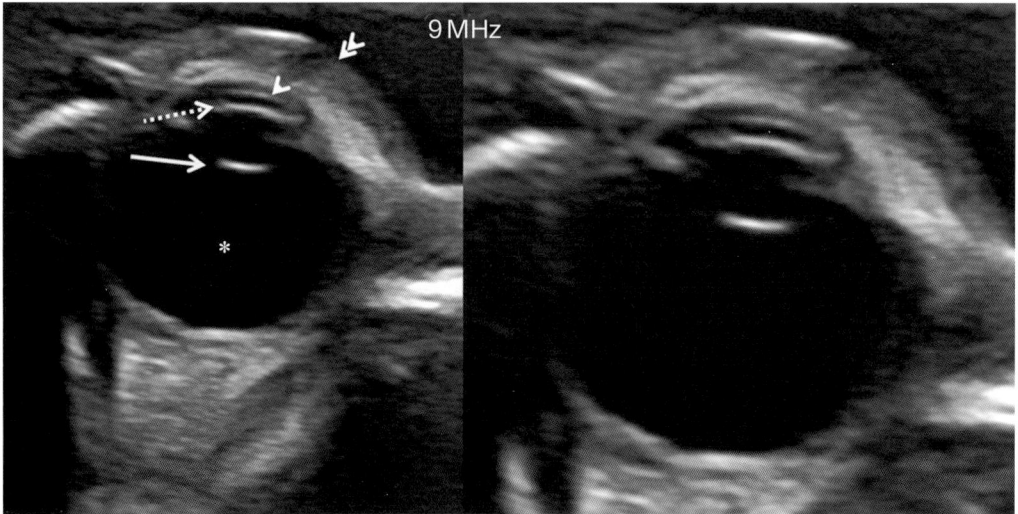

图 11.5 21 周和 20 周（经腹部超声）使用高频超声检查正常眼眶；未放大的和放大的经前额双眼球横切面。可见后房（＊）、晶状体后囊（实线箭头）、晶状体前囊（虚线箭头）、角膜后表面（单箭头尖）、眼睑（双箭头尖）。晶状体前壁和角膜后表面之间的无回声区为前房

（2）眼睑是覆盖眼球的低回声结构，在矢状切面上，睑裂表现为短线样高回声，表面有小凹痕。在经眼睑冠状切面上，睑裂表现为低回声上下睑板（眼睑的纤维骨架）间的长线样高回声。可以观察到胎儿眨眼动作。在妊娠晚期，睫毛表现为纤细的线样高回声（图 11.6）。

（3）在经前额双眼球横切面和经颞部双眼球横切面上可观察到视神经呈低回声线状结构，从眼球的后缘延伸到眼眶的顶点。在经颞部双眼球横切面上可观察到视神经的高回声边缘（图 11.7）。

眼眶的生物学测量。

①眼球直径是单个眼眶内侧壁之间的距离。

②眼内距或眼间距是左右两侧眼眶内侧壁之间的距离。

③眼外距是左右两侧眼眶外侧壁之间的距离。

眼眶的生物学测量最好在经前额双眼球横切面或双眼球冠状切面的放大图像上进行（图 11.1b）。测量光标应放置在眼眶腔和眶骨的交界处。

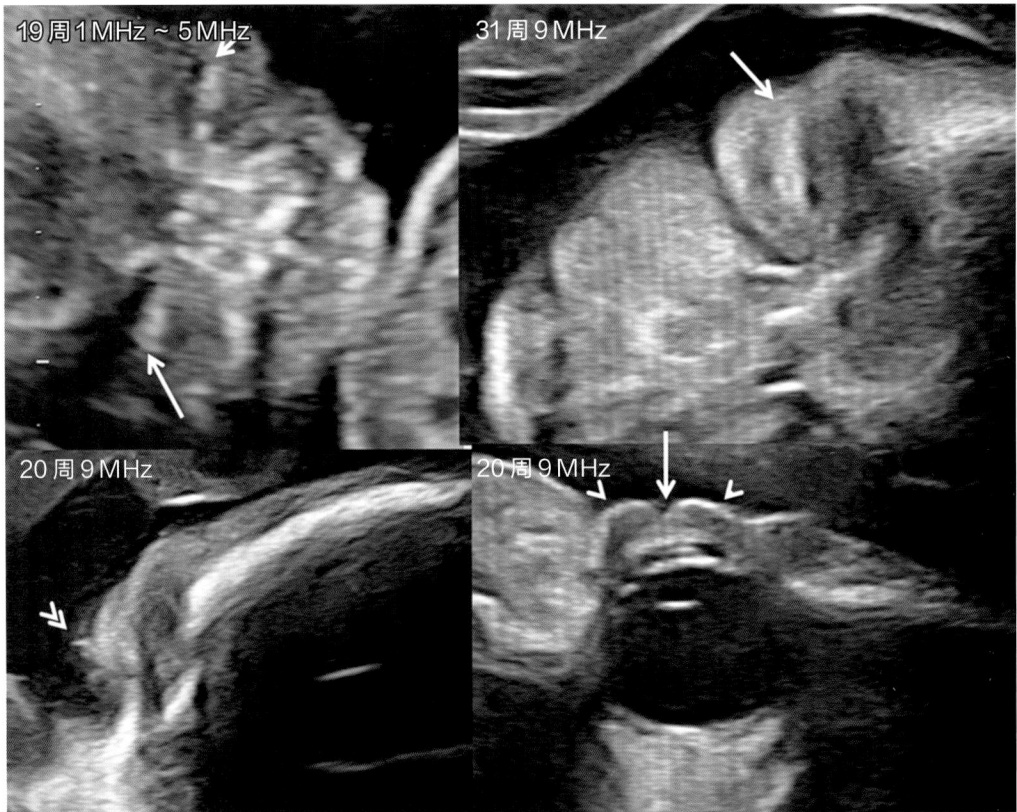

图 11.6 19 周、20 周和 31 周（经腹部超声）使用高频超声检查正常眼眶；双眼球前部冠状切面、放大的经颞部双眼球横切面和眼球旁矢状切面。可见眼裂（实线箭头）、眼睑（单箭头尖）、睫毛（双箭头尖）

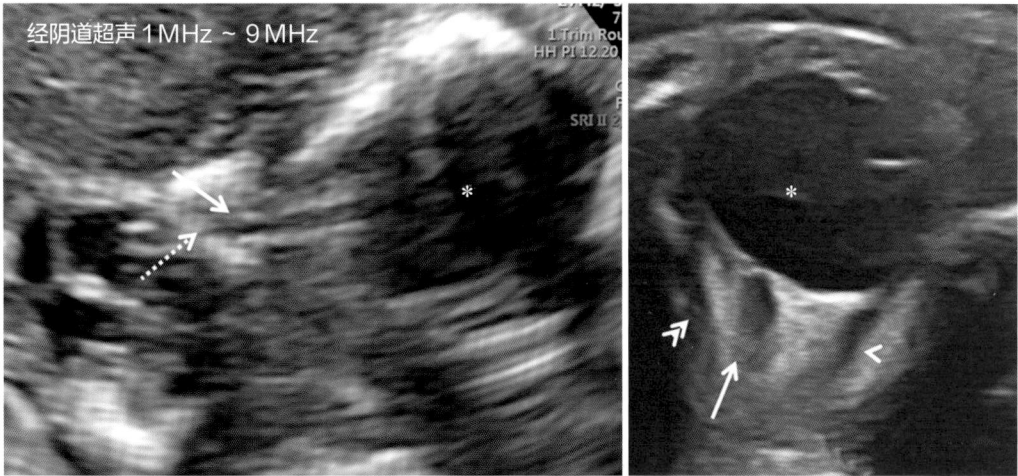

图 11.7　22 周和 30 周（经阴道超声和经腹部超声）使用高频超声检查正常球后间隙；经颞部双眼球横切面和经前额双眼球横切面的放大图像。可见后房（＊）、视神经（实线箭头）、视神经孔（虚线箭头）、内直肌（单箭头尖）和外直肌（双箭头尖）

　　提示进行眼眶详细检查的指征如下。

　　（1）常规检查时发现眼眶异常。

　　（2）眼眶异常常作为合并畸形存在，例如，无叶前脑无裂畸形时可存在眼距过近或独眼畸形，无脑回畸形时可存在视网膜增厚及先天性视网膜剥离、视 - 隔发育不良的视神经评估和鱼鳞病中的眼睑外翻等。

　　（3）当存在既往史或家族史时，有必要进行针对性的眼眶检查。例如，先天性白内障或无眼畸形可以是常染色体显性遗传或隐性遗传。

　　在 MRI T2 加权图像上，眼球显示为高信号圆形结构，前方可见呈低信号的、圆形或卵圆形的晶状体（图 11.8）。

　　眼眶病理学内容在"眼睑""鼻泪管""晶状体""眼球""肿瘤"和

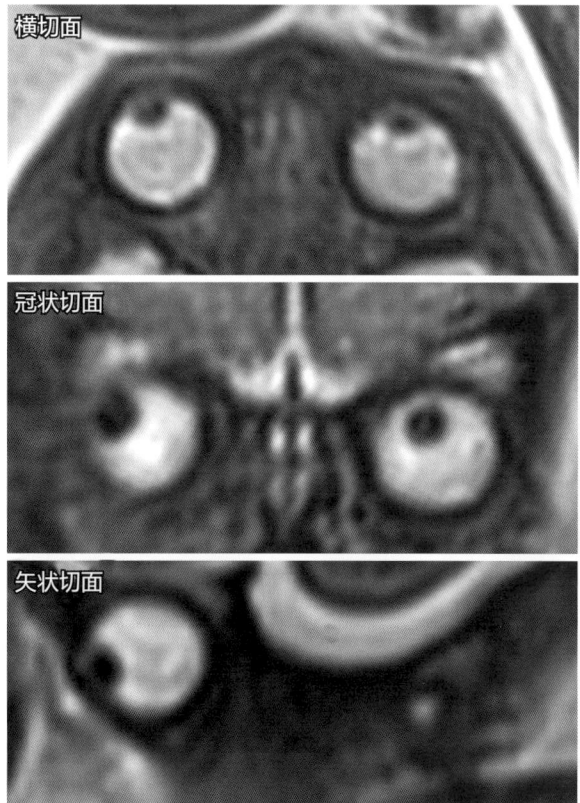

图 11.8　25 周（MRI）正常眼眶；横断层面、冠状层面和矢状层面的眼眶的 T2 加权图像。呈高信号的为圆形的眼球，呈低信号的为圆形的晶状体

眼距异常等小标题下进行讨论。大多数眼眶疾病可能与基因或染色体异常、宫内感染相关，建议行侵入性检测，如染色体核型分析、染色体微阵列检测或分子诊断，并咨询眼科及遗传学专家。

11.3　眼睑

11.3.1　睑外翻

在丑角样鱼鳞病中，眼睑皮肤过度角化并形成瘢痕，导致黏膜－皮肤交界处外翻。外翻的眼睑（睑外翻）会发生水肿，在眼球正前方可见肿胀的低回声结构（图 11.9）。睑外翻通常发生在双侧。鱼鳞病的其他特征包括皮肤皲裂、耳郭变形、唇外翻、手指短小变形和窄胸。

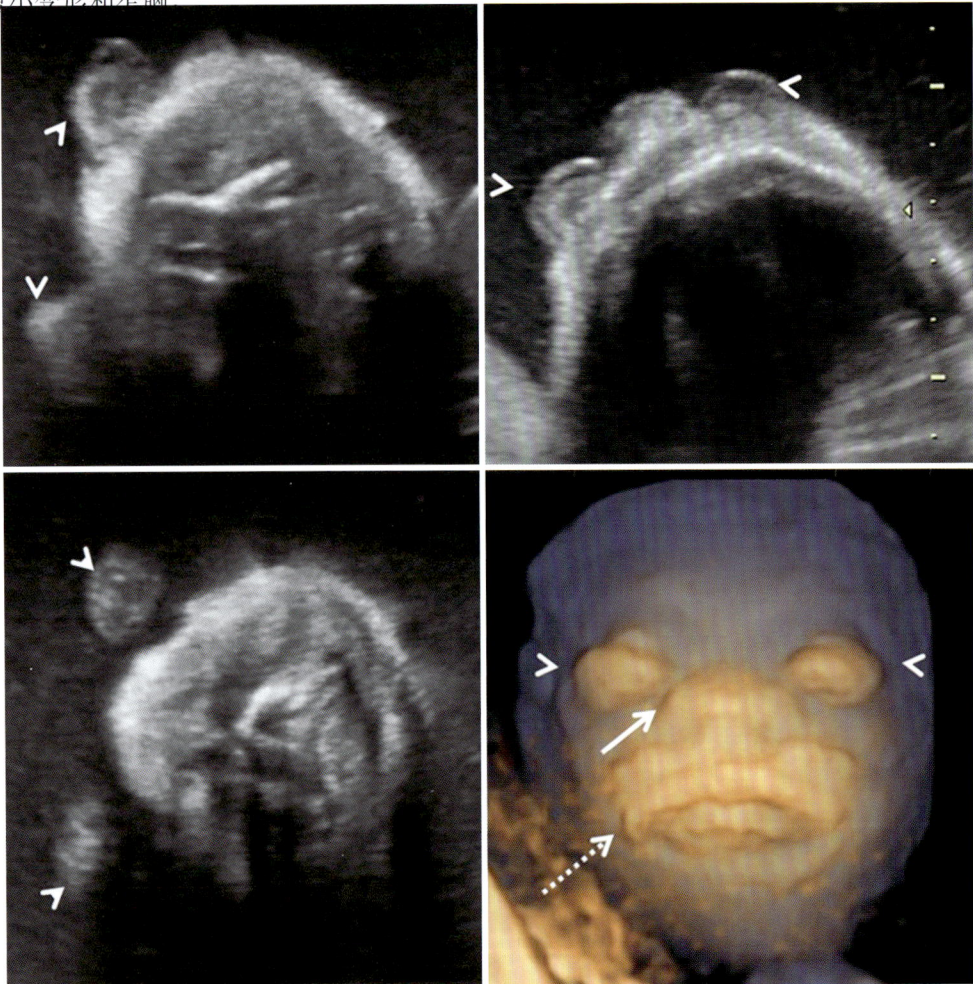

图 11.9　28 周丑角样鱼鳞病胎儿睑外翻（经腹部超声）；经前额和经颞部的眼睑水平横切面、经眼睑冠状切面、颜面部三维超声表面渲染成像。可见双侧眼睑肿胀、外翻且水肿（单箭头尖）、鼻孔扁平外翻（实线箭头）、口唇呈鱼口样（虚线箭头）。注意观察羊水浑浊

11.3.2 隐眼

眼睑分离失败伴有睑裂缺失时称为隐眼（隐藏眼球）。眼睑被一层从前额越过眼眶上方并延伸至脸颊的皮肤替代（图 11.10）。睑裂、睫毛、睑板和泪点缺失。眼球发育可正常或异常，眼球结构混乱或较小。隐眼是 Fraser 综合征（常染色体隐性遗传）的主要特征。Fraser 综合征的其他特征包括生殖器异常、肾脏异常和并指畸形。隐眼的超声表现包括眼眶皮肤连续、睑裂缺失和小眼。在矢状切面和冠状切面上可发现上述特征，最好使用高频探头进行检查。

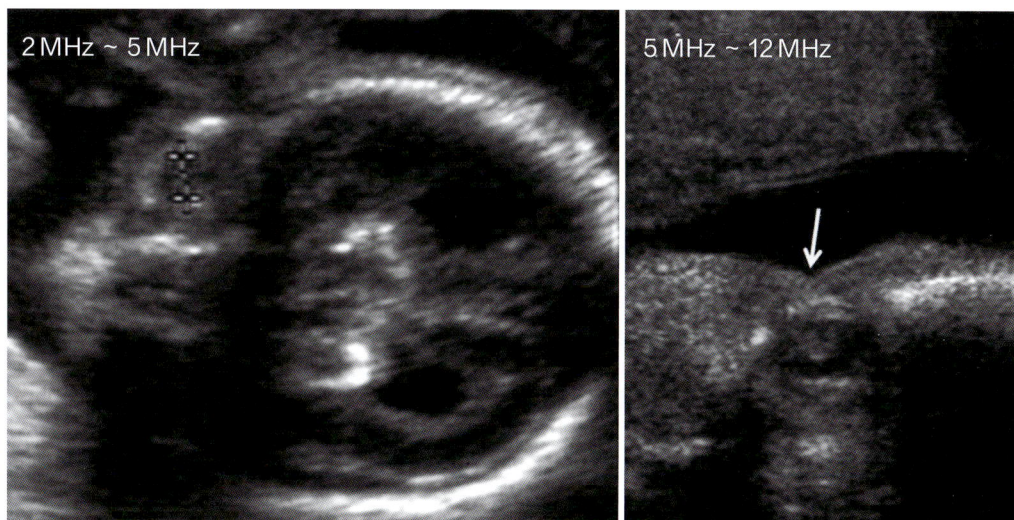

图 11.10　23 周双侧隐眼胎儿（经腹部超声）；经颞部双眼球横切面和经左侧眼球旁矢状切面。可见小眼、眼眶上方皮肤连续、无睑裂（实线箭头）。该胎儿不伴有 Fraser 综合征的其他特征

11.3.3 多毛症

多毛症指非雄激素依赖性的身体某些部位毛发过度生长。与眼部相关的多毛症包括长睫毛和连眉。多毛症可以是某综合征表现的一部分，如 Cornelia de Lange（德朗热）综合征（常染色体隐性遗传，*NIPBL* 基因突变），可合并胎儿生长受限、上肢缺陷、左侧先天性膈疝、先天性心脏缺陷、长睫毛、连眉和妊娠相关血浆蛋白 A 偏低等异常。

超声表现如下。

（1）长睫毛表现为眼睑前方的细线样高回声。

（2）连眉表现为眉毛浓密且在中线处连续。通常胎儿眉间没有眉毛，但连眉胎儿的眉毛由两侧向眉间延伸（图 11.11）。

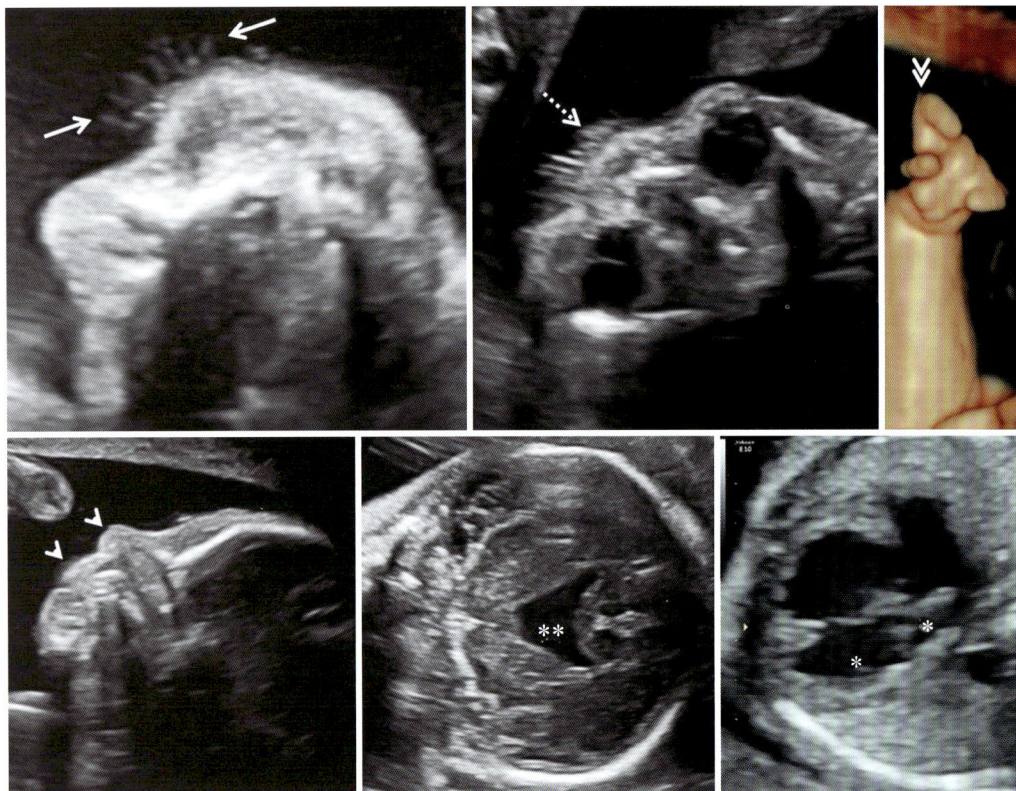

图 11.11　26 周疑似 Cornelia de Lange 综合征胎儿，显示长睫毛和连眉（经腹部超声）；经前额左侧眼睑横切面、眼球横切面、左手三维表面渲染成像、颜面部正中矢状切面、颅脑经尾状核冠状切面和心脏四腔心切面。可见长睫毛（实线箭头）、连眉——眉毛延伸至鼻梁上（虚线箭头）、示指呈钩状（双箭头尖）、侧脑室前角融合与透明隔发育不全（**）、左侧心腔小（*）、左心发育不良综合征、长人中、短鼻（单箭头尖）

11.4　鼻泪管

11.4.1　泪囊膨出

由于鼻泪管近端和远端闭锁或阻塞，鼻泪管内分泌的黏液无法排出而积聚，导致泪囊和鼻泪管扩张，形成泪囊膨出。该异常通常出现在妊娠晚期。

超声表现如下。

（1）内眦内侧薄壁囊肿（图 11.12）。

（2）部分囊肿内可见屑状回声。

（3）25% 病例呈双侧性。

（4）鉴别诊断包括血管瘤、脑膨出和皮样囊肿。

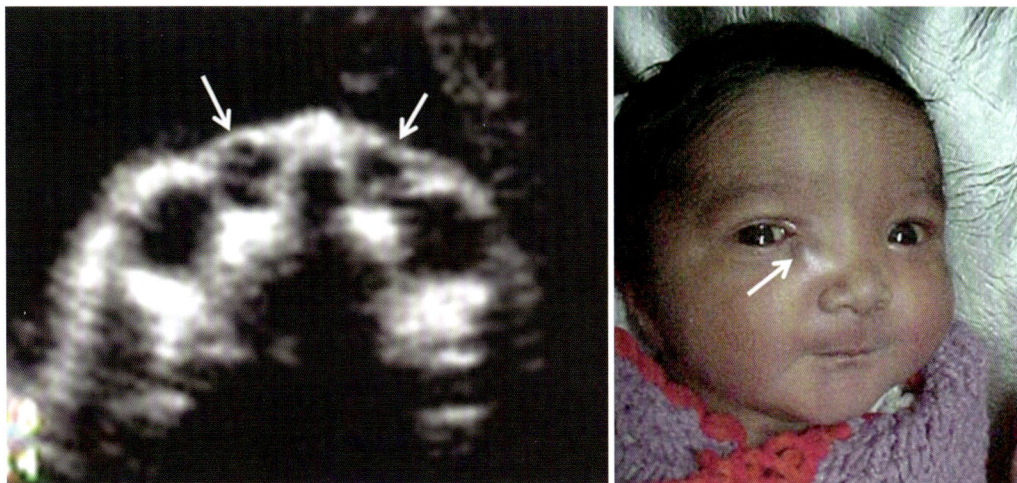

图 11.12　26 周胎儿双侧泪囊膨出（经腹部超声）；经前额双眼球横切面和产后照片。可见双侧眼眶内侧皮下小囊肿（实线箭头）。左侧囊肿在出生时已自行消退

11.5　晶状体

11.5.1　先天性晶状体缺如

先天性晶状体缺如指眼球内无晶状体，是双侧眼球前段（虹膜、睫状体和晶状体）发育异常所致，可见于小眼畸形。先天性晶状体缺如是由 *FOXE3* 转录因子基因（1p32）纯合突变引起的常染色体隐性遗传性疾病，可能累及一侧或双侧眼球。该异常导致的视力缺失无法治疗。

继发性先天性晶状体缺如是风疹病毒感染导致晶状体吸收所致。虹膜、睫状体和前房发育相对较好。

超声表现如下。

（1）经前额双眼球横切面无法显示双侧眼球内晶状体是该疾病的诊断特征（图 11.13）。

（2）玻璃体动脉可能不显示。

MRI T2 加权图像中低信号的晶状体缺失是确诊证据。

11.5.2　白内障

正常晶状体是完全透明的。晶状体蛋白质变性会导致晶状体浑浊，称为白内障。先天性白内障可以是单侧的，也可以是双侧的。大约 1/3 的病例病因不明。由于白内障可为常染色体显性遗传或隐性遗传，故白内障可能是家族性的。另外 2/3 的病例的病

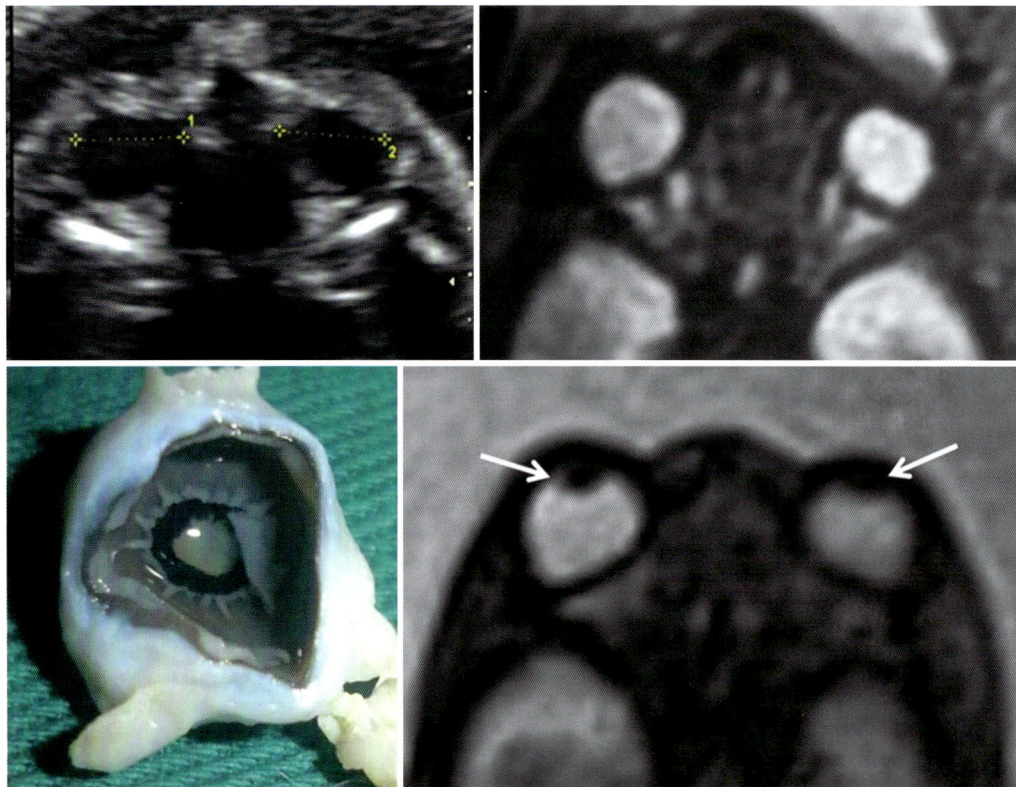

图 11.13   24 周胎儿先天性晶状体缺如（经腹部超声和 MRI）；经前额双眼球超声和 T2W 横断层面、流产胎儿眼球解剖图、正常眼球的 T2W 横断层面对照图。双侧眼球内均未见晶状体，解剖眼球后面观未见晶状体，虹膜和瞳孔可见，比对观察正常胎儿低信号的晶状体（实线箭头）。未见其他相关异常

因可能是宫内感染（如巨细胞病毒、风疹病毒、水痘病毒等的感染）、染色体异常（13号、18 号和 21 号染色体）、代谢紊乱 [半乳糖血症、Zellweger 综合征（肝脑肾综合征）和 Lowe 综合征（眼脑肾综合征）] 或其他类型综合征 [Smith-Lemli-Opitz 综合征（史 –莱 – 奥综合征）、Walker-Warburg 综合征、Robert 综合征（罗伯特综合征）、点状软骨发育不良、Rubinstein-Taybi 综合征（鲁宾斯坦 – 泰比综合征）和 Hallermann Streiff 综合征（哈勒曼 – 斯特雷夫综合征）]。当发现胎儿有白内障时，应进行感染指标检测和染色体核型分析 / 染色体微阵列检测。该异常通常在妊娠中期诊断，但偶尔可在妊娠早期（妊娠第 11 ~ 14 周）诊断。

超声表现如下。

（1）晶状体后囊边缘增厚、回声增强、形状不规则或呈锯齿状。有时整个晶状体呈等回声或高回声（图 11.14 ~ 11.16）。

（2）由于晶状体回声改变或玻璃体动脉退化，玻璃体动脉可能不显示。

（3）晶状体外观正常时不能排除白内障，因为超声透声性可能不能反映光学透光性。

（4）需要详细评估眼结构以排除相关异常，如小眼畸形。

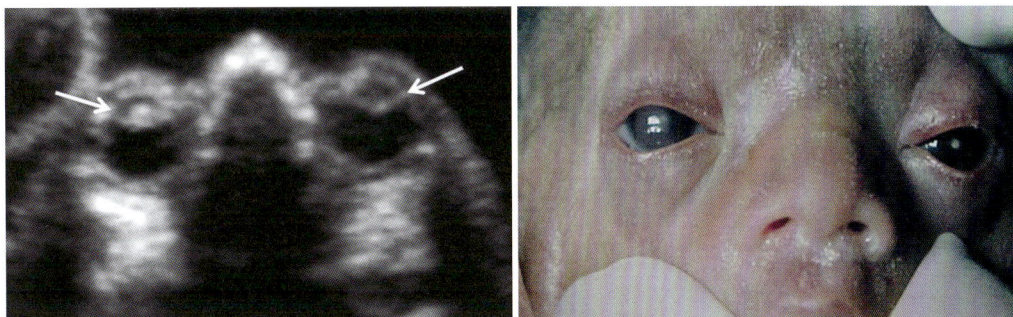

图 11.14　24 周胎儿双眼白内障（经腹部超声）；经前额双眼球横切面和产后图像。可见晶状体后囊增厚（实线箭头），经瞳孔可见左眼白内障

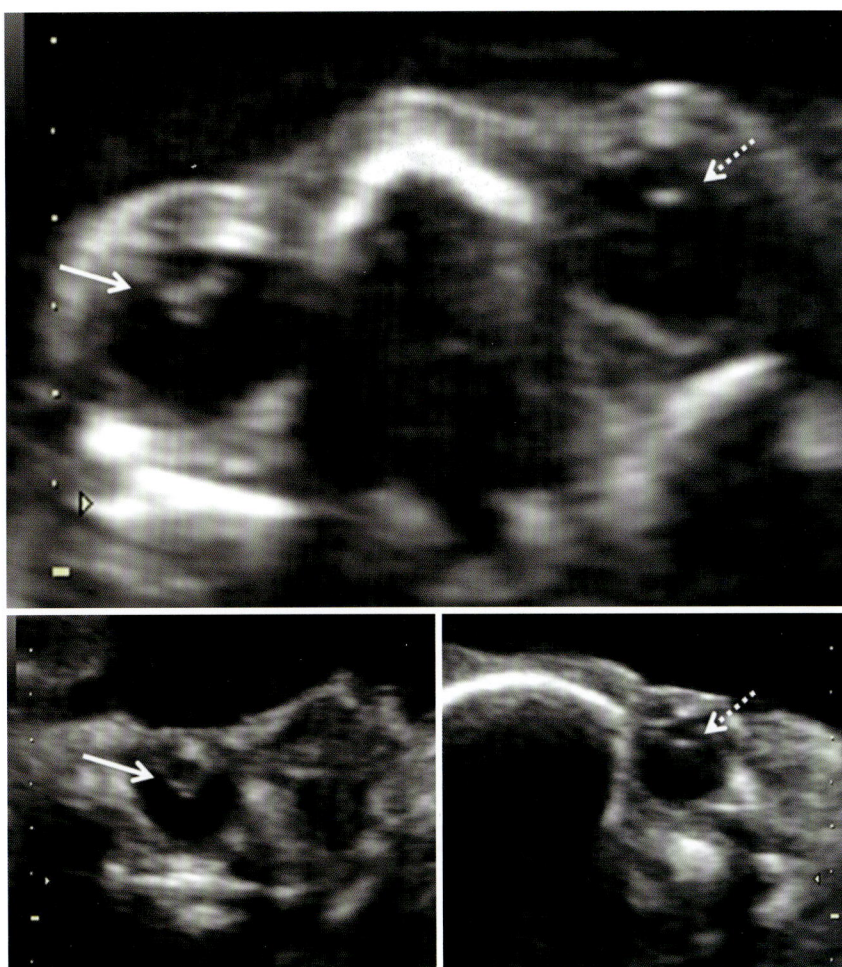

图 11.15　22 周胎儿右眼白内障（经腹部超声）；经前额双眼球横切面和经眼球矢状切面。可见右眼晶状体后囊增厚呈双层（实线箭头），左眼晶状体正常（虚线箭头）

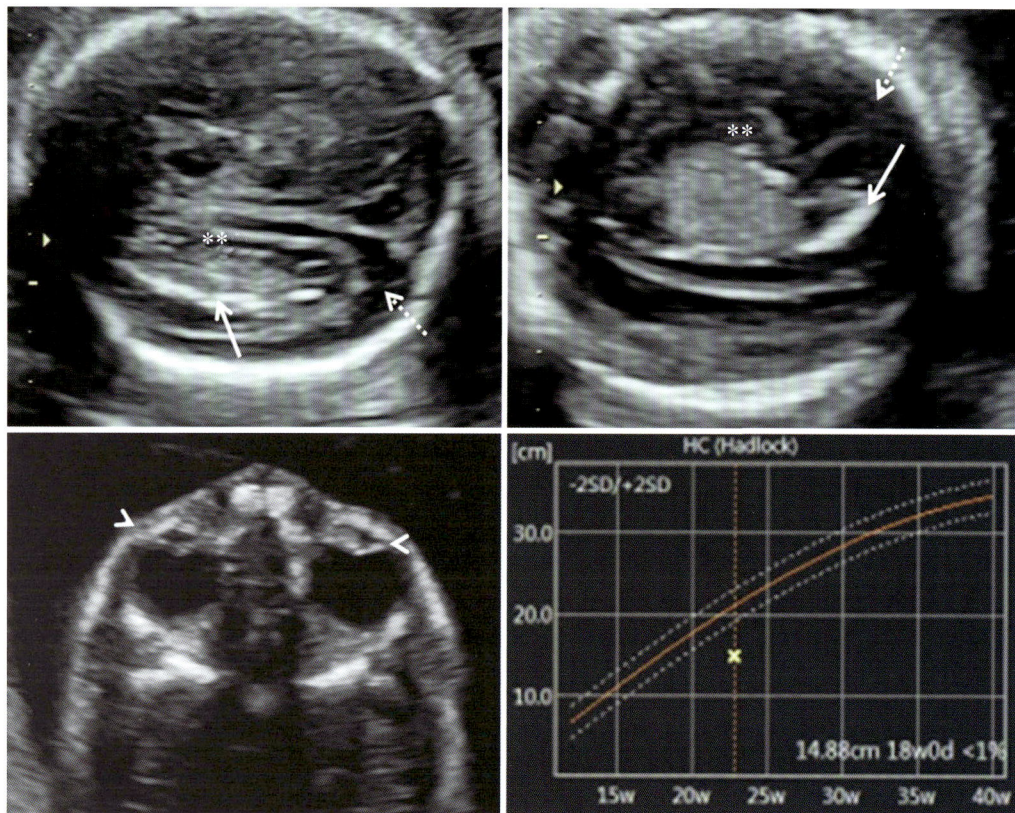

图 11.16　23 周双眼白内障（经腹部超声）；经侧脑室横切面和颅脑斜横切面、经前额双眼球横切面和头围生长曲线。可见脑实质薄且无脑沟回（**）、蛛网膜下腔增宽（虚线箭头）、双侧侧脑室旁钙化（实线箭头）、双眼白内障（单箭头尖）、头围小于均值 −3 SD。母体血清巨细胞病毒 IgM 和 IgG 抗体呈阳性

11.6　眼球

11.6.1　小眼畸形和无眼畸形

　　小眼畸形指眼球异常小。无眼畸形指眼球发育障碍。通过超声难以区分严重的小眼畸形和无眼畸形，只有通过病理检查才能确诊。小眼畸形可以孤立存在，也可以是综合征的一部分。染色体异常（染色体三体、三倍体、缺失、重复、易位）、基因突变（SOX2 等基因突变）、某些综合征（Walker-Warburg 综合征、Fryns 综合征，Meckel-Gruber 综合征和 Fraser 综合征）以及相关疾病（CHARGE 综合征）都有可能存在小眼畸形。环境因素（如感染、母体维生素 A 缺乏、母体酒精成瘾）可能影响发育中的眼球，导致小眼畸形。伴有眼距过窄和无鼻畸形的小眼畸形与无叶前脑无裂畸形相关。伴小头畸形和侧脑室周围钙化的小眼畸形可能与胎儿感染有关。

　　超声表现如下。

　　（1）小眼畸形病例中可见患儿眼球小，眼眶直径小于正常值第 5 百分位数（图 11.17，11.18）。

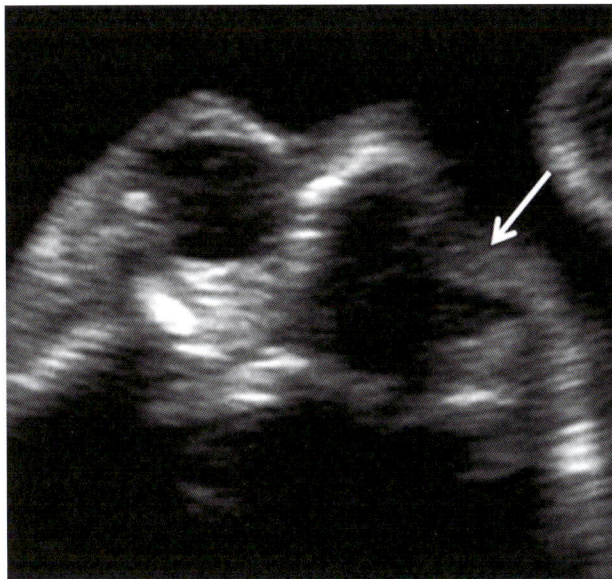

图 11.17　20 周（经腹部超声）右侧小眼畸形；经前额双眼球横切面。可见右侧眼眶小，右侧眼球小且畸形（实线箭头），左侧眼眶和眼球均正常

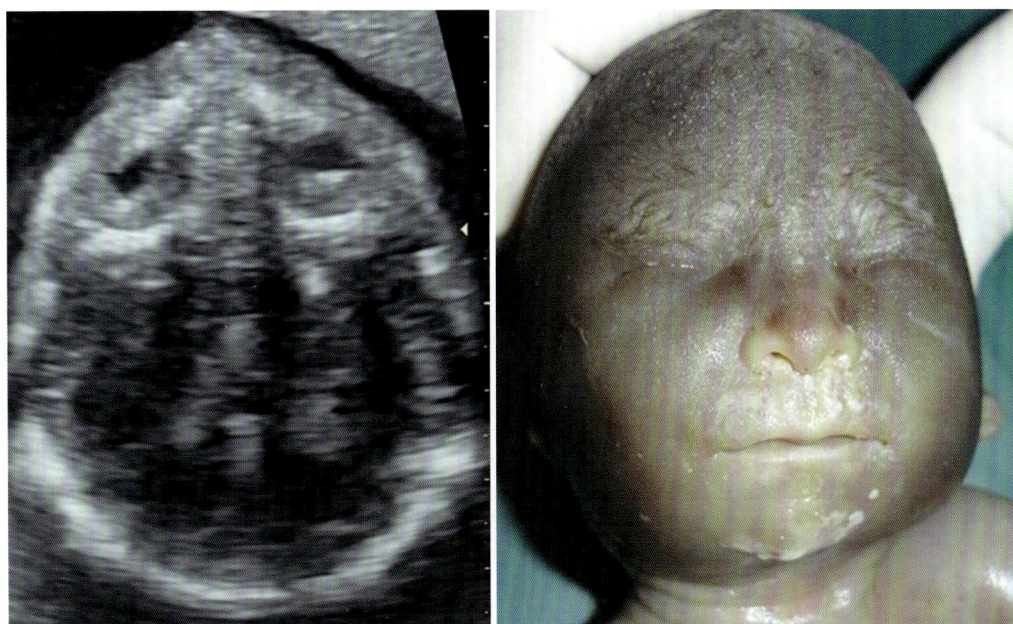

图 11.18　20 周（经腹部超声）双侧小眼畸形；经前额双眼球横切面。可见双侧眼球小且形态异常，晶状体未显示。父母为二级近亲，他们的第一个孩子为双侧小眼畸形，出生后 5 天死亡。本例胎儿的双侧小眼畸形可能是一种遗传性疾病

（2）眼球形状异常（非圆形），形态不饱满。

（3）无眼畸形中，眼球不可见，眼眶小且充满软组织回声（图 11.19）。

（4）连续监测中可见眼眶生长滞后。

（5）可以是单侧的或双侧的。

（6）晶状体可能缺失（图 11.20）。

（7）小眼畸形可以在妊娠晚期才发生，出现这种情况时，在妊娠早期和妊娠中期的超声检查中眼眶的大小正常。

（8）若发现其他异常（如颅脑、颜面、心脏、肾脏和肢体的异常），需警惕合并综合征或感染的可能（图 11.21）。

（9）鉴别诊断包括隐眼和独眼。

（10）胎儿 MRI 检查有助于确诊。

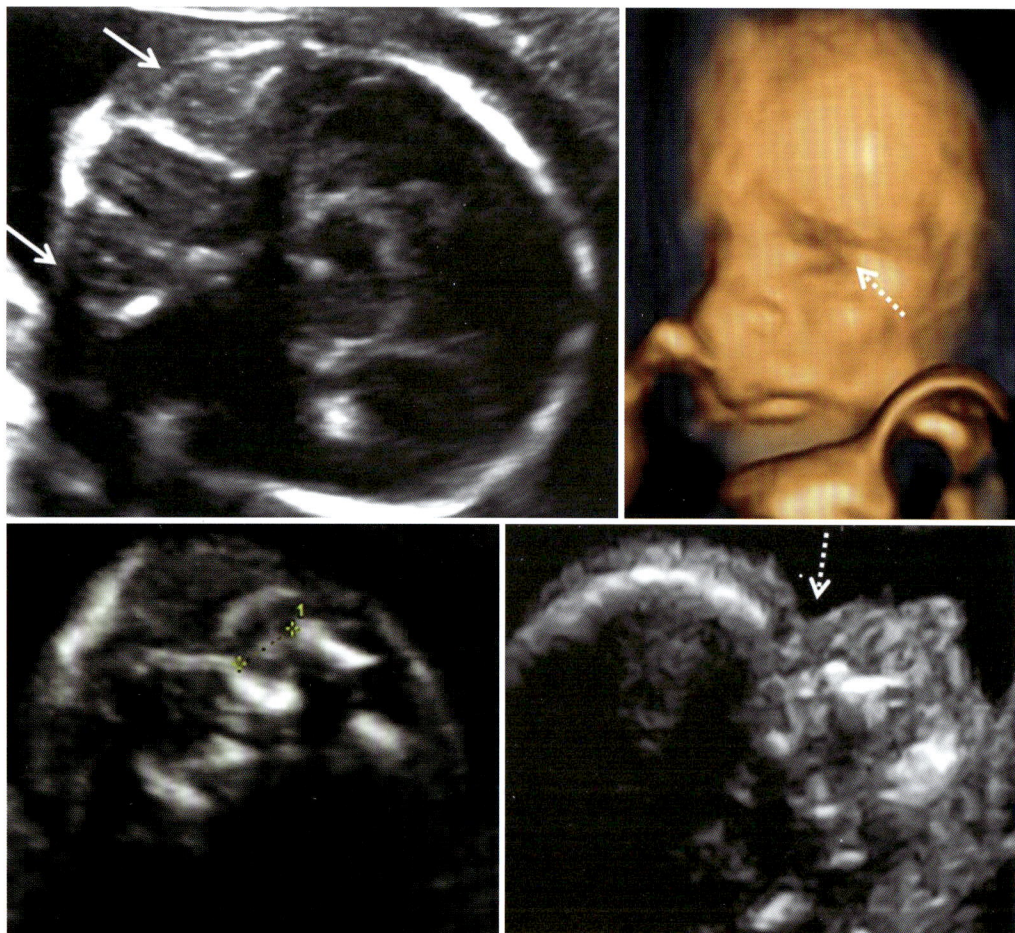

图 11.19　19 周（经腹部超声）双侧无眼畸形；经前额双眼球横切面、经左眼球旁矢状切面及颜面部三维表面渲染成像。可见双侧眼球缺失，眼眶小且充满模糊回声（实线箭头），眼眶直径为 5.6 mm（小于正常值第 5 百分位数），眼眶部位的皮肤表面凹陷（虚线箭头）

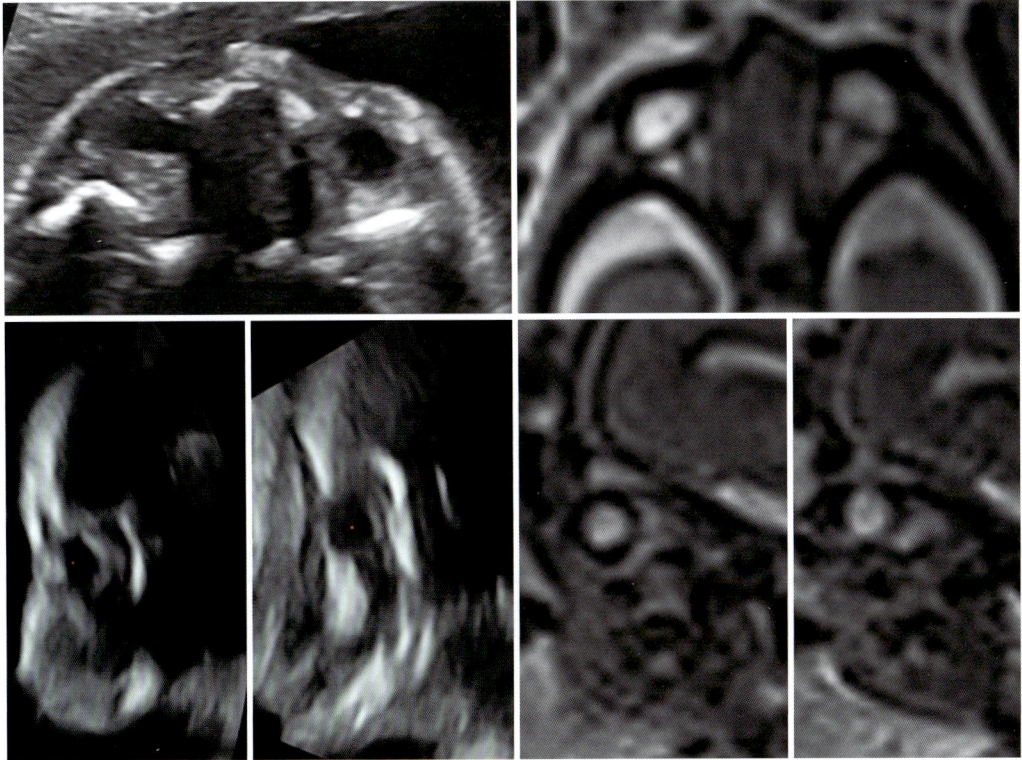

图 11.20　22 周（经腹部超声和 MRI）双侧小眼畸形伴晶状体缺如；超声和 MRI T2 加权的经前额双眼球横断层面、经右侧和左侧眼球旁矢状层面及颜面部三维表面渲染成像。可见双侧眼球小，眼眶直径为 0.9 cm（小于正常值第 5 百分位数），双侧眼球内未见晶状体，在超声和 MRI 横断层面上均可见眼球后缘平直，视神经在 MRI 横断层面上清晰可见

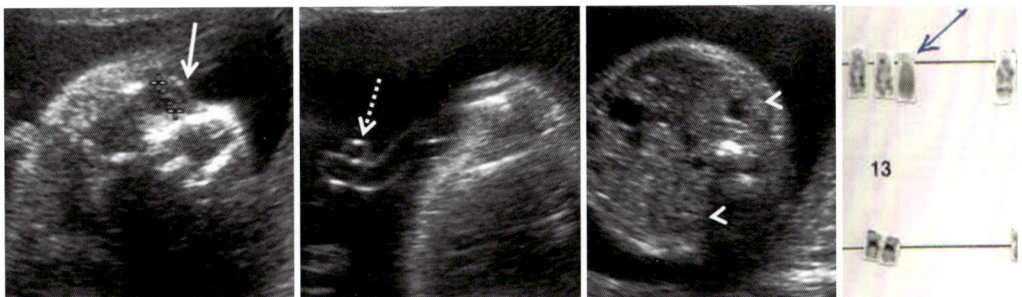

图 11.21　20 周（经腹部超声）双侧小眼畸形、双肾回声增强、单脐动脉，核型为 13- 三体；经前额双眼球横切面、脐带切面、上腹部横切面及核型分析。可见眼眶小（实线箭头）、单脐动脉（虚线箭头）和双肾回声轻度增强（单箭头尖），染色体核型分析结果为 13- 三体

11.6.2　脉络膜和视网膜缺损

在胚胎发育过程中，胚裂从视盘（后）穿过视网膜和脉络膜延伸到晶状体悬韧带和睫状体（前）。正常情况下，胚裂的完全闭合使视神经和眼球分别完全包绕玻璃体动脉和晶状体。闭合始于眼球的赤道部，并逐渐向前和向后推进（妊娠第 37 天）。胚裂在任

何节段的不完全闭合均会导致缺损。当缺损发生在脉络膜和视网膜水平时，局部会形成楔形的薄巩膜层，表面覆盖着发育不良的神经外胚层。该巩膜层在后方腔隙的内下方形成隆起或膨出，称为脉络膜和视网膜缺损，这种缺陷可以通过超声和 MRI 在产前检测到（图 11.22）。如果黄斑受到影响，可能导致视力不佳或失明。

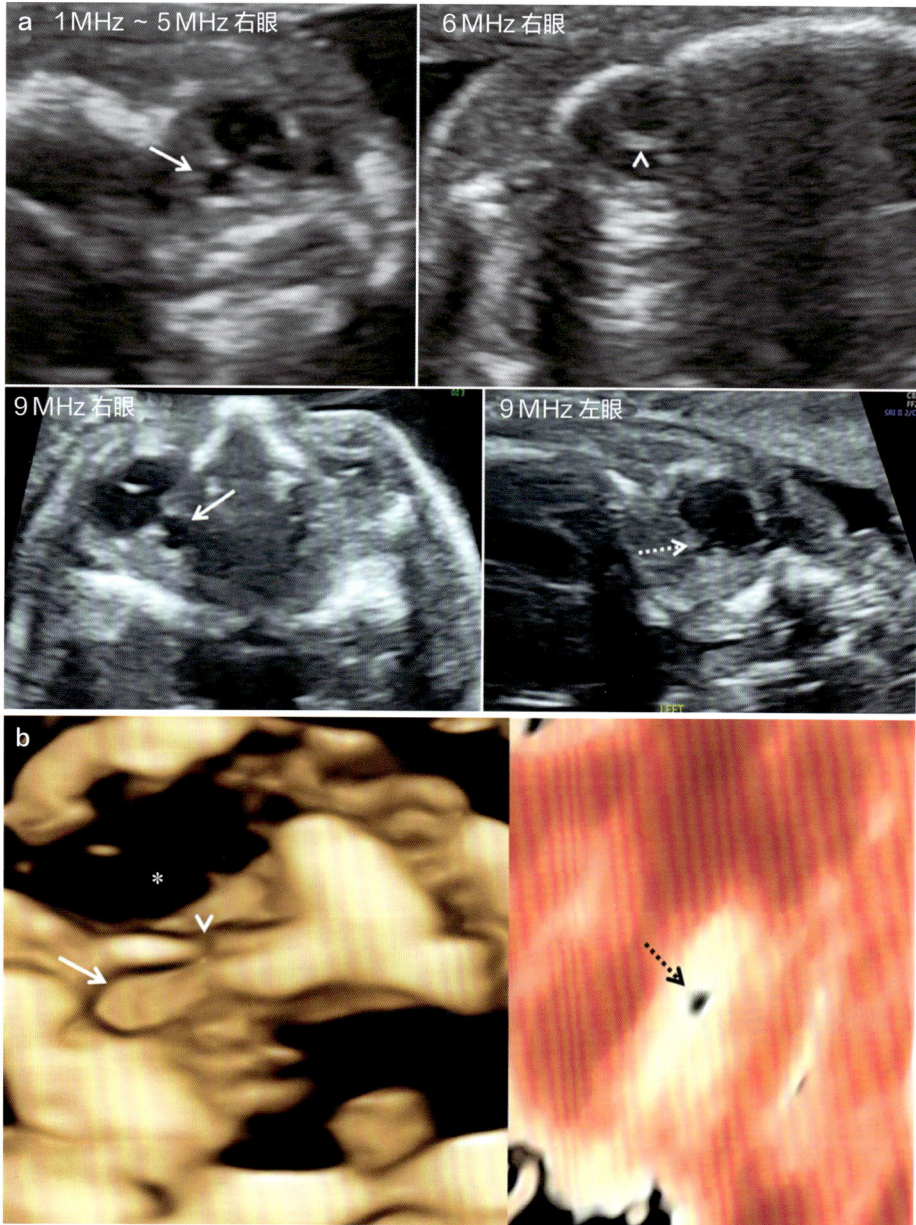

图 11.22 （a）21 周（经腹部超声）双侧视网膜和脉络膜缺损；经前额右眼球横切面、经颞部右眼球横切面，经前额左眼球横切面。可见右眼后腔隙内下方有一个 3.5 mm 的局部膨出（实线箭头），病变的颈部狭窄，右眼内的玻璃体动脉（单箭头尖）增厚，左眼后腔隙内下方有一个 1.0 mm 的局部膨出（虚线箭头）。（b）21 周（经腹部超声）双侧视网膜和脉络膜缺损；右眼三维表面渲染成像显示横切面和冠状切面。可见后腔隙（*）、缺损（实线箭头）、病变的颈部（单箭头尖），从视网膜面可看到缺损口（虚线箭头）

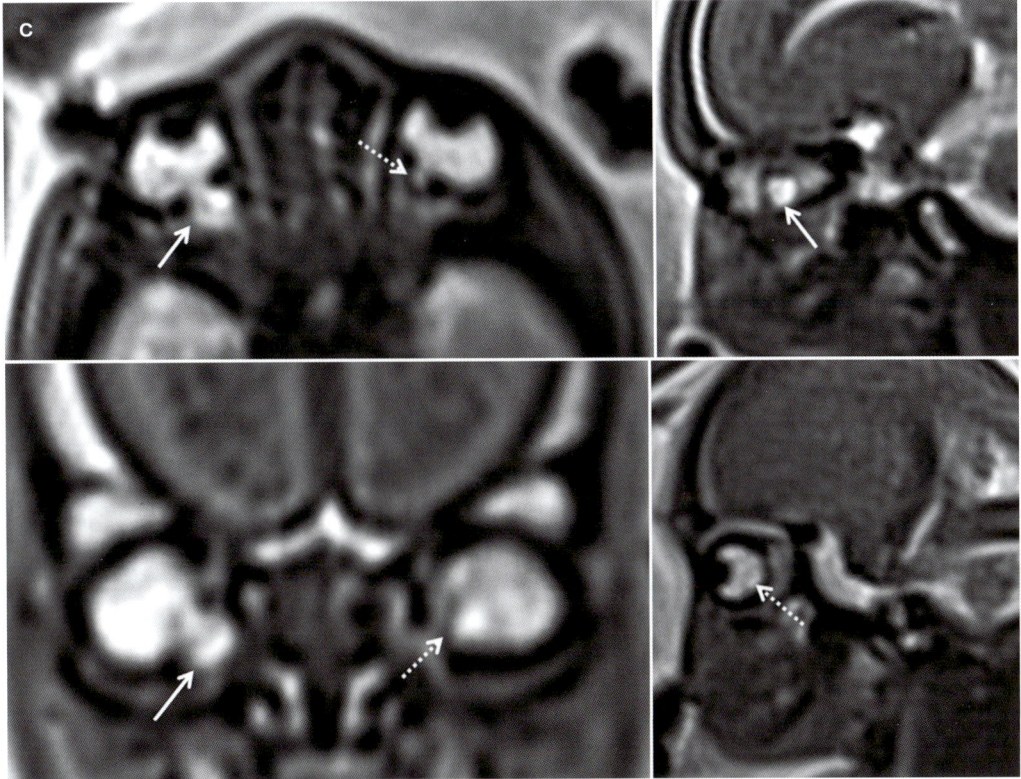

图 11.22（续）（c）21 周（MRI）双侧视网膜和脉络膜缺损；T2 加权经前额双眼球横断层面、冠状层面和矢状层面。可见右眼后腔隙内下方有一个 3.5 mm 的局部膨出（实线箭头），病变的颈部狭窄，左眼后腔隙内下方有一个 1.0 mm 的局部膨出（虚线箭头）

11.6.3 眼球突出

眼球鼓起或突出称为眼球突出，这是眼球过大（巨眼症）或眶骨较浅所致。巨大的眼球可见于巨眼症（先天性青光眼）和轴性近视（马方综合征）。浅眶骨可见于颅缝早闭综合征（Crouzon 综合征）。本章后面将介绍导致眼球前突的球后肿瘤。

超声表现如下。

（1）在经前额双眼球横切面和经颞部双眼球横切面上可以看到鼓起或突出的眼球。

（2）眼眶直径超过正常值第 95 百分位数提示巨眼症（图 11.23）。

（3）在单侧巨眼症中可观察到双侧眼眶直径不一致。

（4）颅骨形状异常、颅缝闭合伴随眼球突出，提示颅缝早闭导致的浅眼眶性突眼（图 11.24，11.25）。

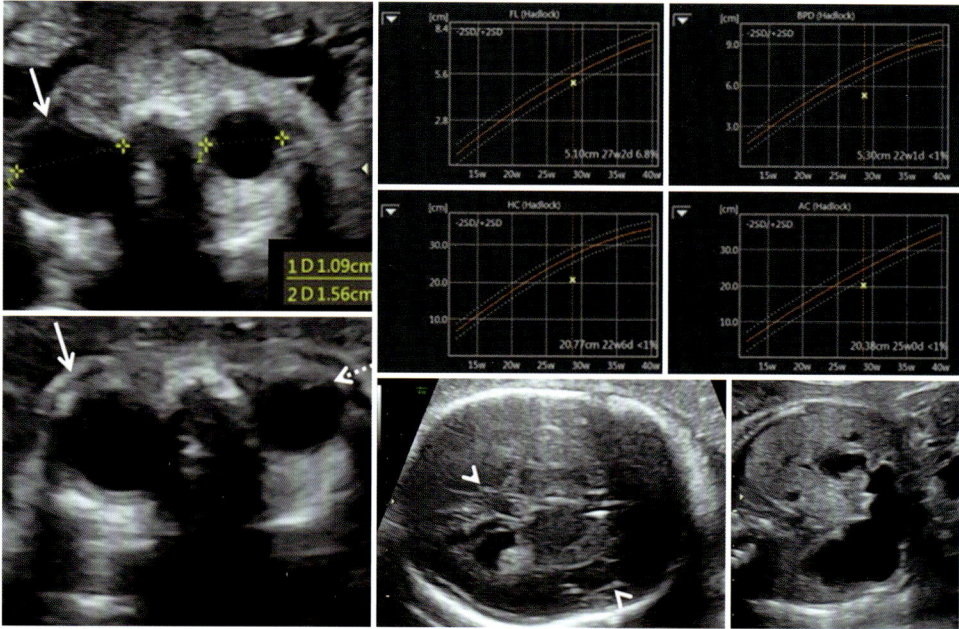

图 11.23　28 周（经腹部超声）无脑回畸形病例中右侧巨眼症导致的右眼球突出；经前额双眼球横切面、生长曲线、经侧脑室横切面、上腹部横切面。由于巨眼症（胎儿可能患先天性青光眼），可见右侧巨大的眼眶（实线箭头），眼眶直径为 1.56 cm，超过了正常值第 95 百分位数，右眼球内未见晶状体，左眼眶大小正常，有晶状体（虚线箭头），匀称型生长受限，外侧裂和顶枕沟发育迟缓（单箭头尖），上腹部可见"双泡征"。该胎儿合并异位肾

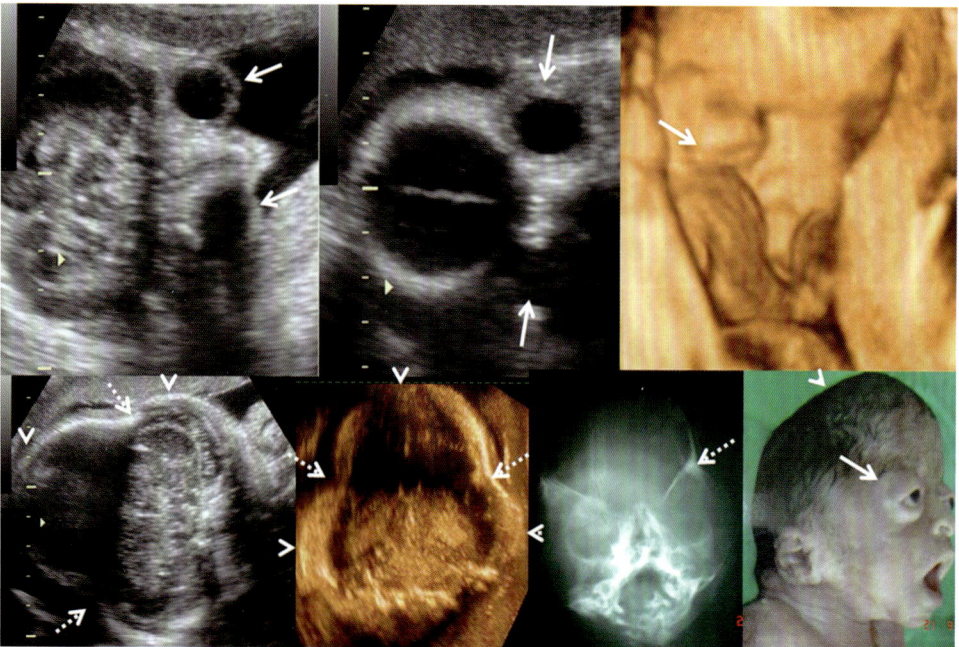

图 11.24　28 周（经腹部超声）颅缝早闭综合征（Crouzon 综合征）导致的眼球突出；经颞部双眼球横切面和冠状切面、颜面部三维表面渲染成像、颅骨二维超声和三维超声冠状切面渲染成像、新生儿颅骨 X 线前后位视图、新生儿面部照片。可见双侧明显突出的眼球（实线箭头），伴双侧颞部隆起的尖颅（单箭头尖），冠状缝早闭（虚线箭头）

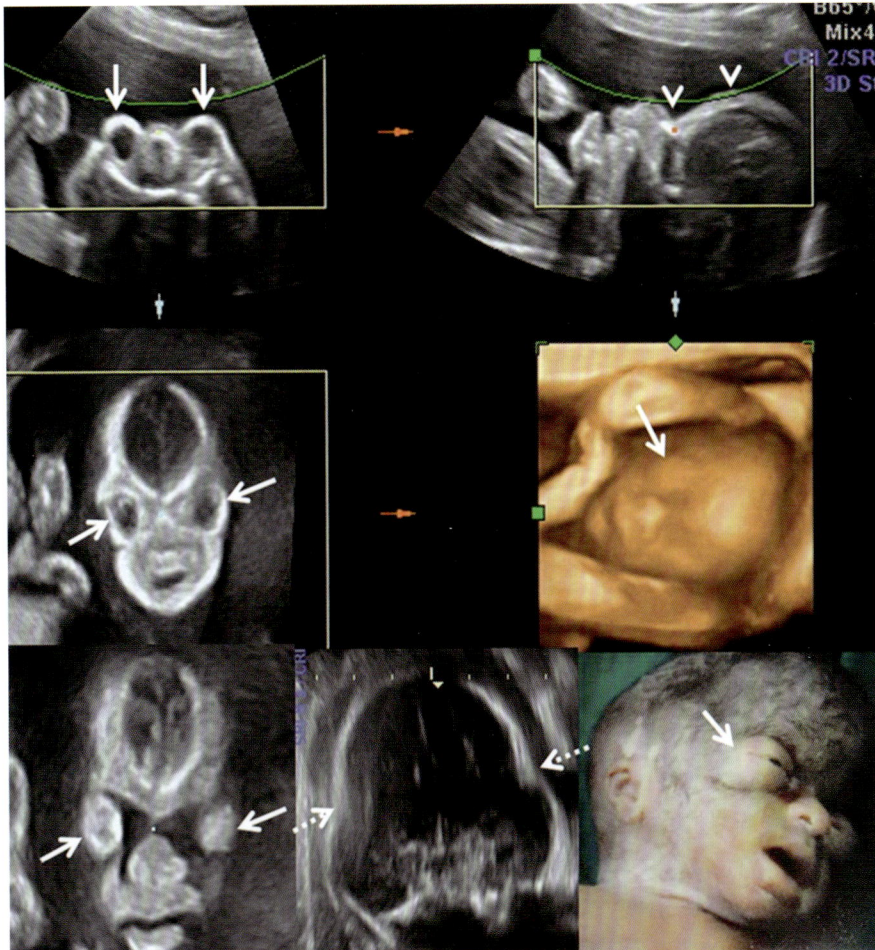

图 11.25　23 周（经腹部超声）颅缝早闭综合征（Crouzon 综合征）导致眼球突出；三维超声多平面成像和渲染成像、双眼球前部冠状切面、颅骨冠状切面、新生儿面部照片。可见双侧明显突出的眼球（实线箭头）、前额隆起和鼻梁塌陷（单箭头尖）、冠状缝早闭（虚线箭头）

11.6.4　玻璃体血管异常

　　正常情况下，原始玻璃体中存在血管网络，该网络由晶状体血管膜（晶状体后的血管鞘）和玻璃体动脉组成。后者表现为呈细小回声的线状结构，从眼球的后壁延伸到晶状体的后囊。该动脉可以在妊娠中期和妊娠晚期前段从经颞部双眼球横切面上观察到。妊娠第 16 周之前可以通过彩色多普勒超声显示玻璃体动脉中的血流。玻璃体动脉从妊娠第 16 周开始退化，直到妊娠第 30 周时完成。因此，妊娠第 30 周后不再显示玻璃体动脉。这标志着原始玻璃体转变为次级玻璃体。原始玻璃体中的血管未能完全凋亡称为永存原始玻璃体增生症（persistent hyperplastic pirmary vitreous，PHPV）或永存胚胎血管（PFV）。这个疾病只能在妊娠第 30 周后才能诊断。当玻璃体动脉持续存在时，其不能与眼球成比例地增长，这会对视网膜形成牵拉，导致视网膜脱离。原始血管系统还容易出血。

　　超声表现如下。

　　（1）在妊娠第 30 周后仍能显示玻璃体动脉。

　　（2）晶状体后囊厚度增加（由血管膜引起的白内障）。玻璃体动脉与晶状体的交界处变厚，呈锥形的高回声结构，其顶部朝后。

　　（3）如果存在视网膜脱离，可以看到一个漏斗形或三角形的膜从下方的脉络膜上剥离。三角形膜的顶部指向前方。持续存在的玻璃体动脉附着在漏斗的顶部（图 11.26）。

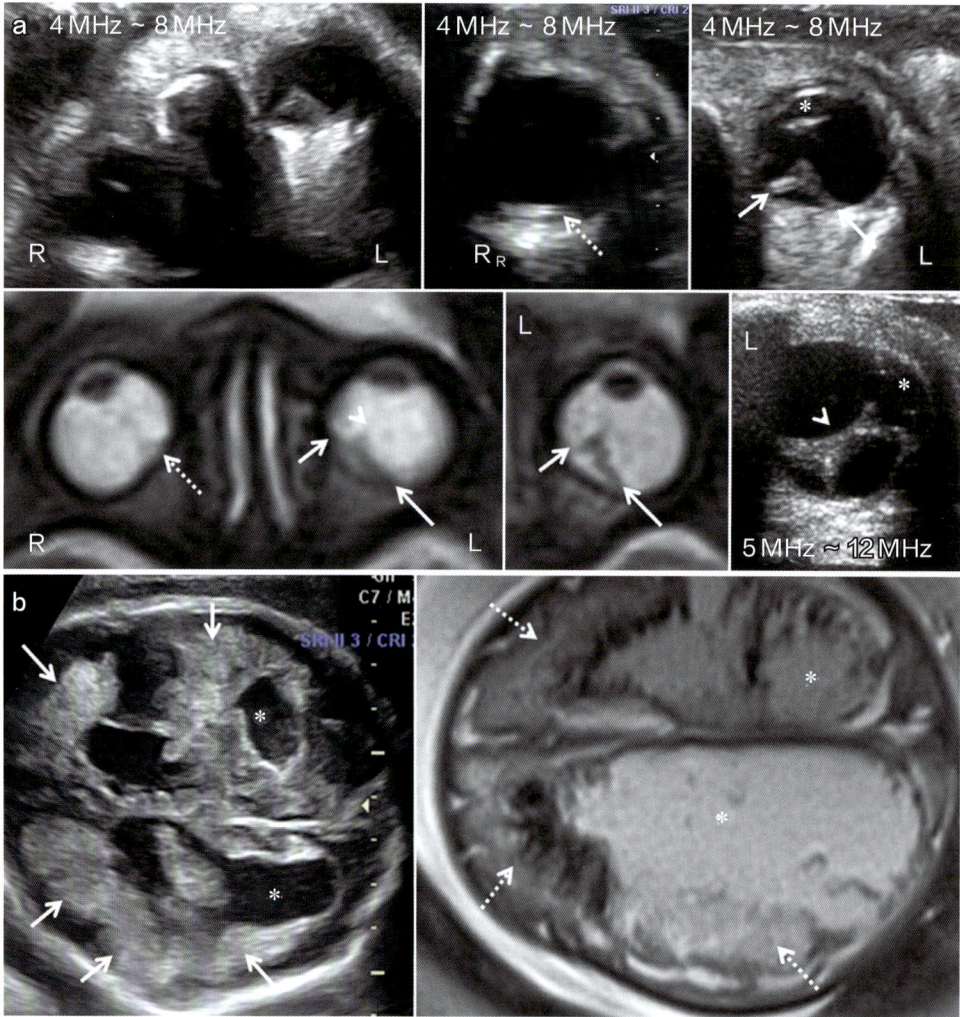

图 11.26 （a）35 周（经腹部超声和 MRI）双侧永存原始玻璃体增生症（PHPV）、牵拉性视网膜脱离和Ⅳ度颅内出血；超声和 MRI T2 加权经前额双眼球横切面。左侧较粗的玻璃体动脉在妊娠第 30 周后仍持续存在（单箭头尖），左侧眼球中可见视网膜脱离，其顶点在 PHPV 处（实线箭头），PHPV 延伸到左侧晶状体的后囊（＊），右侧眼球中有轻微的视网膜脱离（虚线箭头）。（b）35 周（经腹部超声和 MRI）双侧永存原始玻璃体增生症（PHPV）、牵拉性视网膜脱离和Ⅳ度颅内出血；超声和 MRI T2 加权经侧脑室横断层面。可见双侧侧脑室显著扩张（＊），伴有呈不同信号强度的内容物（不同阶段的出血），可见双侧广泛的脑实质回声增高（实线箭头）、垂直于脑室壁的针状低信号（急性室管膜下出血）（虚线箭头），MRI 图像中可见侧脑室扩张程度明显大于 4 小时前的超声表现所示的

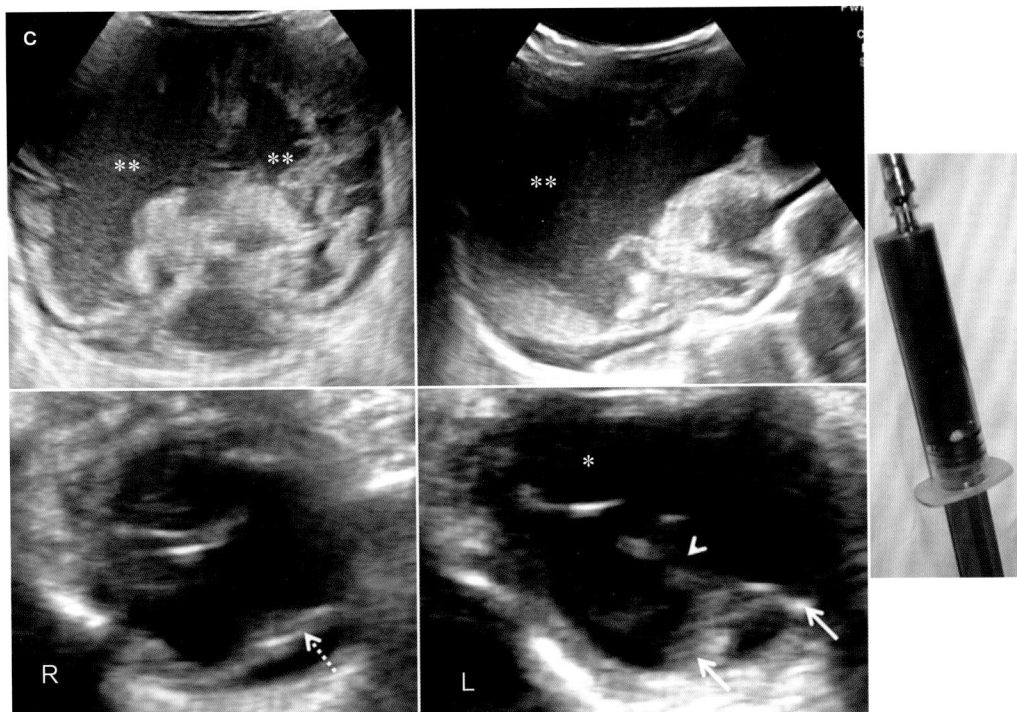

图 11.26（续）（c）35 周（新生儿经囟门神经系统超声检查和眼科超声检查）双侧永存原始玻璃体增生症（PHPV）、牵拉性视网膜脱离和Ⅳ度颅内出血；颅脑冠状切面和左旁矢状切面、双眼球横切面。可见双侧侧脑室显著扩张，内容物浑浊并附有碎片（**），左侧眼球中仍然存在较粗的玻璃体动脉（单箭头尖），左侧眼球中可见视网膜脱离，其顶点在 PHPV 处（实线箭头），PHPV 延伸到左侧晶状体的后囊（*），右侧眼球中有轻微的视网膜脱离（虚线箭头）。男婴在出生后 6 小时死亡，死亡后行侧脑室细针穿刺时抽吸出明显的血液。父母为二级近亲婚配

（4）小眼可能是一个相关发现。

（5）单侧出现时通常为散发性。PHPV 可能出现在 13- 三体综合征和 18- 三体综合征胎儿中。因此，需要进行胎儿染色体核型分析。

（6）PHPV 可能作为遗传性疾病的一部分出现，如 Walker-Warburg 综合征（常染色体隐性遗传），伴有视网膜发育不良和脱离。该疾病的大脑异常已在第 4 章中进行了讨论。

在诺里病（X- 连锁隐性遗传）中，可以看到伴有视网膜脱离的 PHPV。该疾病的其他表现包括胎儿生长受限、大耳、鼻梁塌陷和隐睾症。

正常的玻璃体动脉在胎儿 MRI 图像上是不可见的。在 MRI 图像上看到的玻璃体动脉（T2 加权图像上的低信号线状结构）通常是 PHPV。

患有 PHPV 的胎儿预后较差，因为 PHPV 会导致失明、异常血管反复出血以及青光眼等情况。

11.6.5　视网膜疾病

在 Walker-Warburg 综合征中，视网膜增厚、发育不良，且与下方的脉络膜不连接。视网膜呈锥形结构，其底部朝向晶状体，并围绕晶状体到锯齿缘（视网膜、脉络膜和睫状体的交界处）。锥体的顶点位于视盘（图 11.27）。Walker-Warburg 综合征还伴有鹅卵石样畸形和肌营养不良等。

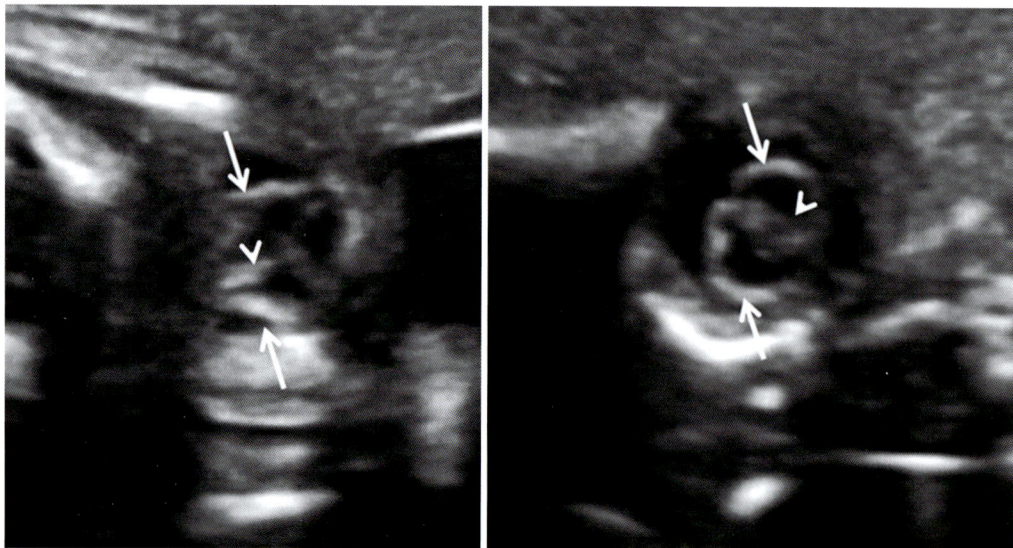

图 11.27　25 周（经腹部超声）Walker-Warburg 综合征伴有双侧永存原始玻璃体增生症（PHPV）和视网膜脱离；左侧眼球放大的经颞部横切面和冠状切面。25 周胎龄，由于发现玻璃体动脉增粗（单箭头尖），怀疑胎儿患有 PHPV，视网膜剥离（实线箭头）

11.7　眼眶肿瘤

眼眶肿瘤可分为眶内起源肿瘤和眶外起源肿瘤两类。眶内起源肿瘤中最常见的是视网膜母细胞瘤。胎儿期，视网膜母细胞瘤呈实性病变，起源于视网膜脉络膜壁并向后凸出。视网膜母细胞瘤主要是 *RB1* 基因突变导致的。有视网膜母细胞瘤家族史的夫妻，若夫妻双方都是致病基因携带者，建议于妊娠早期（大约妊娠第 11 周）行侵入性检测，如绒毛膜活检，以明确胎儿的基因型。对纯合子胎儿进行产前超声监测，有助于早期发现病变，以制订相应的治疗计划。对病灶微小的视网膜母细胞瘤，产前超声或 MRI 检查不容易观察到。

眶外起源肿瘤包括皮样囊肿、血管瘤、畸胎瘤（良性）和横纹肌肉瘤（恶性）。典型的皮样囊肿通常位于眶外颞上部，边界清楚。而血管瘤则表现为眼眶内弥漫性浸润性无包膜病变，可导致眼球突出。另外，畸胎瘤是一种囊实性的肿瘤，常出现在眼球后方、肌锥内（由眼外肌及其肌鞘围成的锥形区域）。畸胎瘤会使眼球向前突出（图 11.28）。在畸胎瘤的实性区域中，可观察到点状钙化灶。用彩色多普勒超声可探及实性区域中的血流信号。此外，先天性囊性眼（congenital cystic eye）是一种较为罕见的畸形，可能是胚胎期视泡内陷失败所致。其在产前超声中可表现为胎儿眼窝内的正常眼球结构被巨大的囊性肿块取代。

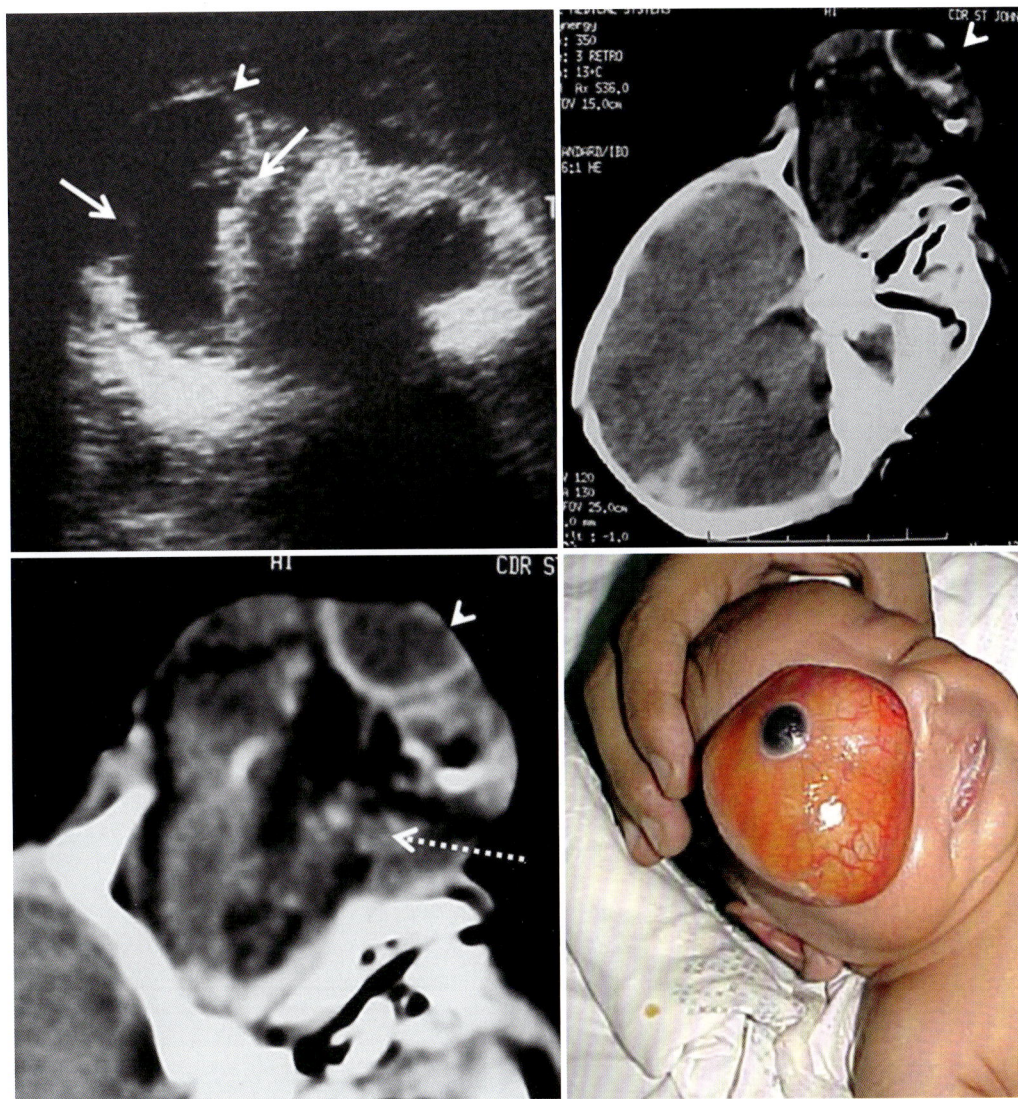

图 11.28　34 周（经腹部超声及产后 CT）右眼眶球后肿块；胎儿经前额双眼球横切面、产后眼部 CT 平扫及产后面部照片。可见胎儿右眼增大（实线箭头），囊实性球后肿块伴局灶性钙化灶（畸胎瘤）（虚线箭头），胎儿眼球完全膨出（单箭头尖）

11.8　眼距异常

11.8.1　眼距过近

眼距过近指眼眶间距（眼间距）小于正常值第 5 百分位数。"眼距过近"是一种形态异常特征的描述用语，而不是最终的诊断结果。与眼距过近相关的异常包括以下内容。

（1）前脑发育异常，以前脑无裂畸形为主，如无叶前脑无裂畸形。在重度眼距过近的情况下，双眼球的间距缩小，几乎相互接触（图 11.29）；其中，独眼畸形（单眼眶）是最严重的类型（图 11.30）。前脑无裂畸形的其他面中部畸形包括无鼻畸形（鼻缺如）、喙鼻和中央型唇裂。当出现眼距过近时，应对胎儿大脑进行详细检查，以发现细微的征象来诊断程度较轻的前脑无裂畸形。

（2）可观察到小头畸形和面裂。

（3）染色体异常，如 13− 三体综合征、21− 三体综合征、部分 15 号染色体短臂三体（trisomy 19P）及 5 号染色体短臂（5P deletion）缺失。

（4）眼距过近常见于多种综合征，包括 Meckel-Gruber 综合征、Coffin-Siris 综合征、William 综合征、Langer-Giedion 综合征、Binder 综合征以及颅缝早闭综合征等。发现眼距过近时，对颅外异常的评估也不可忽视。

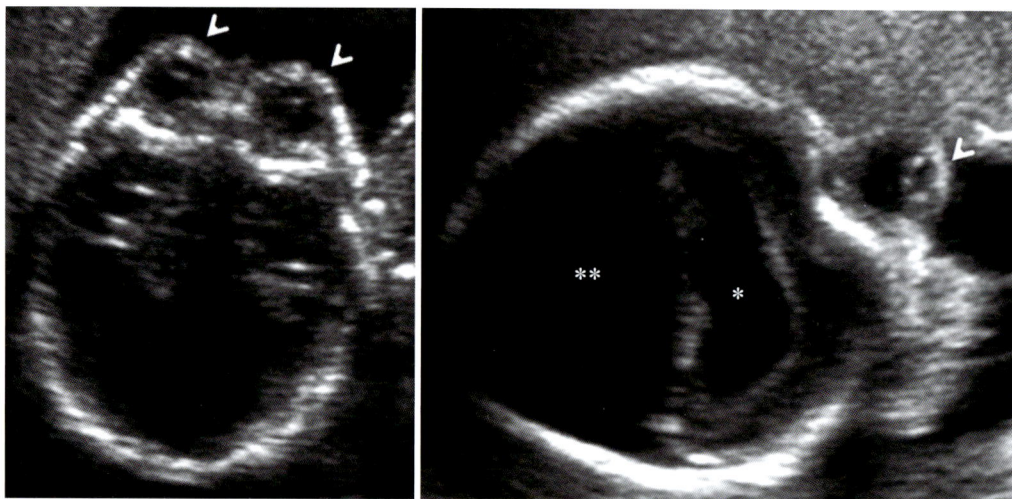

图 11.29　21 周（经腹部超声）无叶型前脑无裂畸形中眼距过近和眼球突出，胎儿经前额双眼球横切面和经侧脑室横切面。可见胎儿眼距过近、眼球突出（单箭头尖）、原始单一脑室（＊）和背侧囊肿（＊＊）

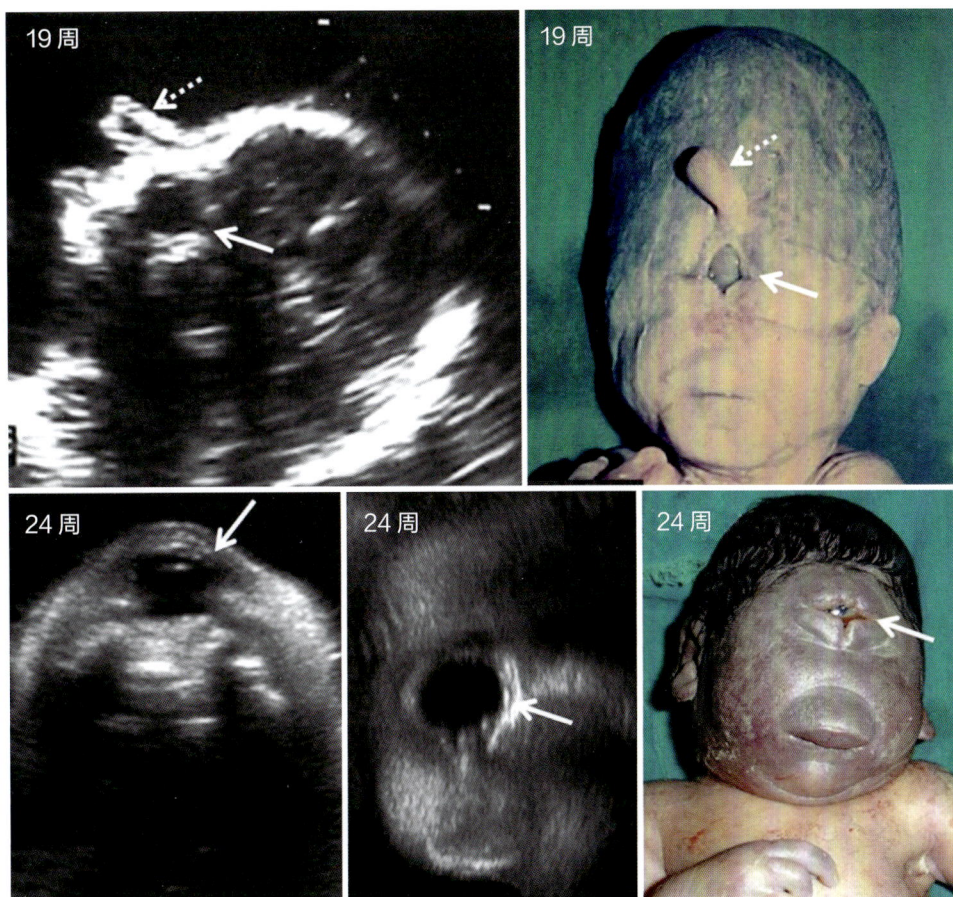

图 11.30　19 周和 24 周（经腹部超声）2 例无叶前脑无裂畸形伴独眼畸形；第 1 例胎儿颜面部正中矢状切面和产后照片，第 2 例胎儿双眼球横切面和冠状切面及产后照片。可见胎儿单一眼眶，中线处可见晶状体（独眼畸形）（实线箭头），第 1 例可见喙鼻（虚线箭头），第 2 例可见鼻缺如（无鼻畸形）

11.8.2　眼距过远

　　眼距过远指眼眶间距（眼间距）大于正常值第 95 百分位数。同样，"眼距过远"也是一种形态异常特征的描述用语，而非最终的诊断结果。发现眼距过远时，进行详细的颅内和颅外评估是非常重要的。与眼距过远相关的异常包括以下内容。

　　（1）染色体异常，如特纳综合征的 X 单体及 22q11.2 缺失。

　　（2）颅缝早闭相关综合征，如 Apert 综合征、Crouzon 综合征等。

　　（3）其他遗传性疾病，如努南综合征、Opitz 综合征、Robinow 综合征、Carpenter 综合征等（图 11.31）。

　　（4）发育异常，如额部、筛部、蝶窦脑膨出及额鼻发育不良（frontonasal dysplasia，FND）（图 11.32）。FND 的其他特征包括宽鼻根、鼻尖凹陷、正中唇腭裂和胼胝体发育不全等。

　　（5）骨骼发育不良，如软骨发育不全 II 型。

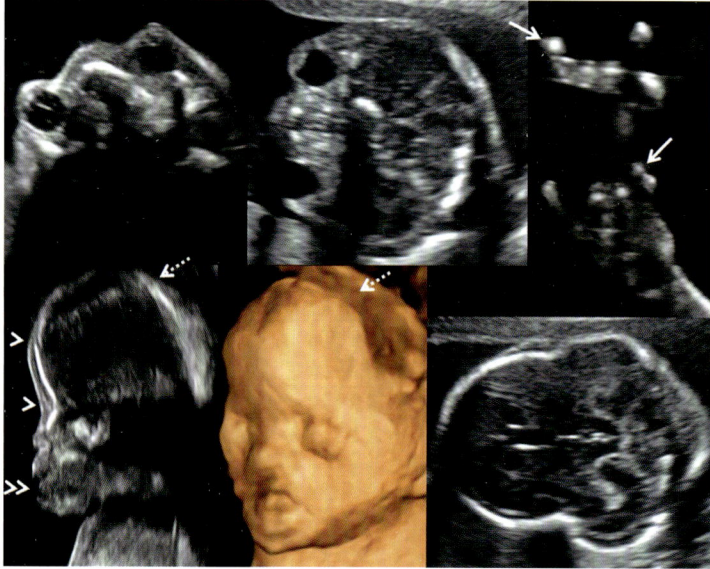

图 11.31　25 周（经腹部超声）Carpenter 综合征（尖头并指畸形Ⅱ型）中眼距过远；胎儿经前额双眼球横切面、双手冠状切面、颜面部正中矢状切面、颜面部三维表面渲染成像及经小脑横切面。胎儿眼间距为 2.0 cm，测值超过正常值第 95 百分位数，可见胎儿双侧轴后多指（实线箭头）、尖头（虚线箭头）、额部隆起及鼻梁塌陷（单箭头尖）以及巨舌（双箭头尖）。可见胎儿头颅呈"三叶草形"、颅缝早闭。值得注意的是，Carpenter 综合征是一种常染色体隐性遗传疾病。父母为三级近亲

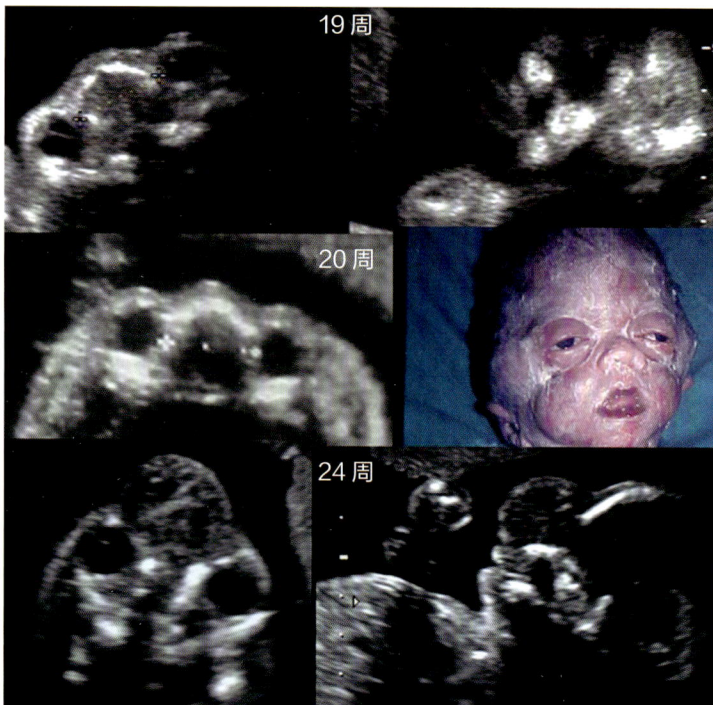

图 11.32　19 周、20 周和 24 周（经腹部超声）3 例眼距过远；3 个病例的经前额双眼球横切面、病例 1 的唇部冠状切面、病例 2 的产后照片、病例 3 的正中矢状切面。3 例胎儿眼间距均大于正常值第 95 百分位数，提示眼距过远；病例 1 是眼距过远合并中央型唇裂，提示额鼻发育不良；病例 2 是眼距过远合并软骨发育不全；病例 3 是额部脑膨出导致的眼距过远

推荐阅读

1. Al-Amry MA. Ocular manifestation of Ichthyosis. Saudi J Ophthalmol. 2016;30:39–43.

2. Spaggiari E, Vuillard E, Khung-Savatovsky S, Muller F, Oury JF, Delezoide AL, Guimiot F. Ultrasound detection of eyelashes: a clue for prenatal diagnosis of Cornelia de Lange syndrome. Ultrasound Obstet Gynecol. 2013;41:341–2.

3. Bault JP, Quarello E. Retinal coloboma: prenatal diagnosis using a new technique, the 'virtual fetal eyeground'. Ultrasound Obstet Gynecol. 2009;33:495–6.

4. Katorza E, Rosner M, Zalel Y, Gilboa Y, Achiron R. Prenatal ultra-sonographic diagnosis of persistent hyperplastic primary vitreous. Ultrasound Obstet Gynecol. 2008;32:226–8.

5. Trout T, Budorick NE, Pretorius DH, McGahan JP. Significance of orbital measurements in the fetus. J Ultrasound Med. 1994;13:937–43.

6. Drought A, Wimalasundera R, Holder S. Ultrasound diagnosis of bilateral cataracts in a fetus with possible cerebro-ocular congenital muscular dystrophy during the routine second trimester anomaly scan. Ultrasound. 2015;23:181–5.

7. Vijayaraghavan SB, Suma N, Lata S, Kamakshi K. Prenatal sonographic appearance of cryptophthalmos in Fraser syndrome. Ultrasound Obstet Gynecol. 2005;25:629–30.

8. Moon YJ, Hwang HS, Kim YR, Park YW, Kim YH. Prenatally detected congenital orbital teratoma. Ultrasound Obstet Gynecol. 2008;31:107–9.

9. Esmer AC, Sivrikoz TS, Gulec EY, Sezer S, Kalelioglu I, Has R, Yuksel A. Prenatal diagnosis of persistent hyperplastic primary vit-reous: report of 2 cases and review of the literature. J Ultrasound Med. 2016;35:2285–91.

10. Paquette LB, Miller D, Jackson HA, Lee T, Randolph L, Murphree AL, Panigrahy A. In utero detection of retinoblastoma with fetal magnetic resonance and ultrasound: initial experience. AJP Rep. 2012;2:55–62.

梁博诚，罗丹丹，谭　莹，朱巧珍　译
秦　越　校

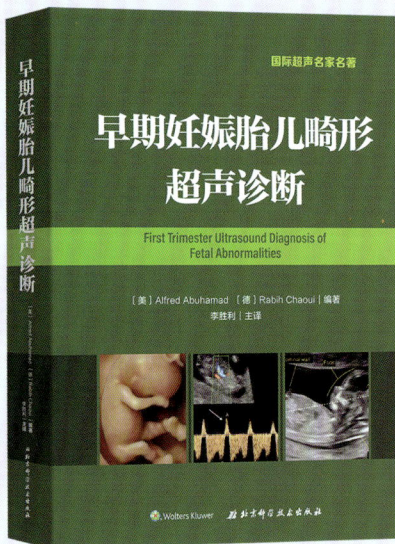

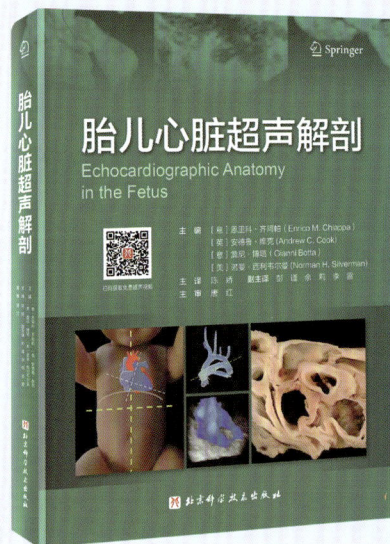

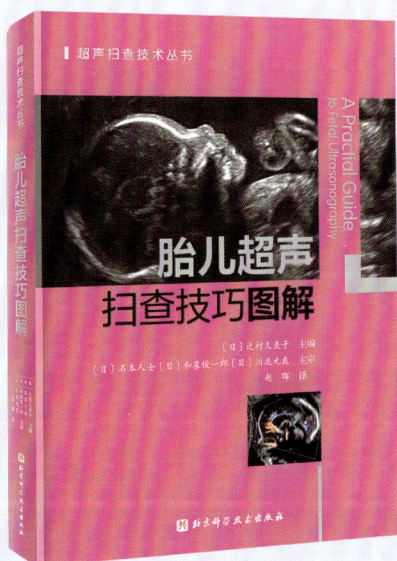

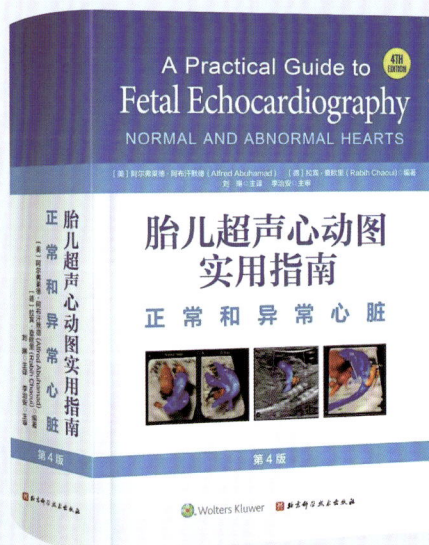